Dr A. LESAGE

MALADIES DU NOURRISSON

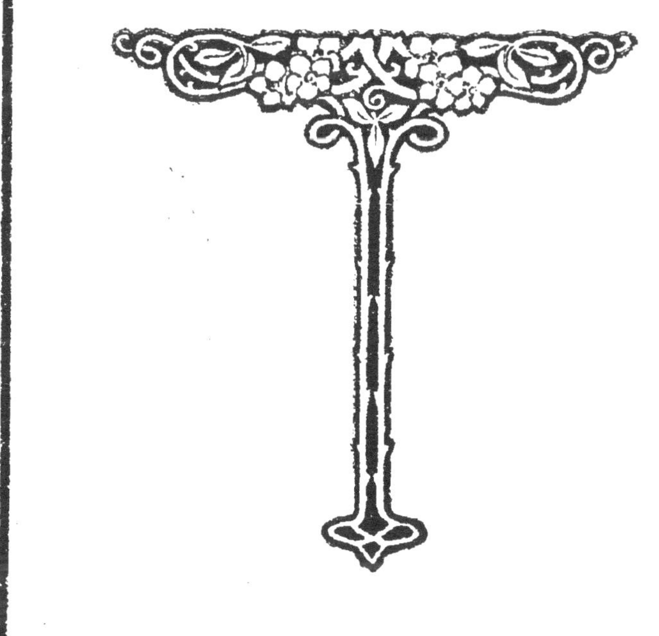

MASSON ET Cie, EDITEURS

Traité
des Maladies
du Nourrisson

Traité des Maladies du Nourrisson

PAR

Le Dr A. LESAGE

MÉDECIN DES HOPITAUX DE PARIS

PARIS

MASSON & Cie, ÉDITEURS

LIBRAIRES DE L'ACADÉMIE DE MÉDECINE

120, BOULEVARD SAINT-GERMAIN

—

1911

PRÉFACE

Le nourrisson a une vie particulière tenant à sa constitution délicate, à son développement intense, à son alimentation spéciale. Sa pathologie en est le reflet. Aussi pour essayer de saisir les causes de ses maladies, est-il nécessaire de connaître le mieux possible le fonctionnement normal de son organisme. Ce sont nos connaissances sur ce point que j'ai rassemblées dans une première partie de ce livre. J'ai essayé de tirer des conclusions de tous les travaux si disparates élaborés à ce sujet et de préciser la part qui revient à chacun dans les progrès successifs.

J'ai principalement étudié les maladies spéciales au nourrisson, ne signalant que pour mémoire celles qui se rencontrent surtout chez l'adulte.

Je me suis efforcé de faire ressortir que nombre de cas étiquetés « gastro-entérites » ne sont que l'expression d'un état général (septicémie, méningite, etc.) et que le cadre des « gastro-entérites », s'est singulièrement rétréci dans ces dernières années. Et, à ce propos, je ferai remarquer combien leur origine est encore entourée d'obscurité, quand on compare l'importance donnée à la « toxicose alimentaire » par l'opinion allemande et à « l'infection intestinale » par l'opinion française.

Le lecteur trouvera des aperçus nouveaux sur la maladie spasmodique, la fièvre de déséquilibre, le coup de chaleur, la maladie d'été, la scarlatine, l'albuminurie scarlatineuse, les cachexies et l'anesthésie du sevrage, la cachexie dermo-lymphatique, les septicémies, la méningite cérébro-spinale, la méningite tuberculeuse, l'élevage des jeunes enfants pendant les trois premiers mois. Ces observations sont le résultat de recherches que je poursuis depuis vingt-cinq ans.

Je saisis cette occasion pour remercier vivement MM. Porée, Guenot et Cousin, d'avoir bien voulu m'aider dans cette tâche.

Dr Lesage.

Paris, 1910.

CHAPITRE PREMIER

HISTORIQUE

Dès la naissance, l'enfant doit prendre le sein de sa mère ou, à son défaut, celui d'une nourrice.

C'est pour le médecin un devoir de faire tout pour favoriser l'allaitement maternel et c'est un véritable crime d'engager la femme à ne pas nourrir, quand elle peut le faire. Médecins et législateurs ont de tout temps encouragé l'allaitement maternel. Le Coran en fait même une obligation et si une mère vient à mourir, une autre femme doit prendre l'enfant et le nourrir en plus du sien[1]. En Grèce, la mère nourrissait comme le dit l'Iliade (chant 22, vers 83). A Sparte, on cédait le pas à toute femme allaitant. Lycurgue obligeait les Lacédémoniennes à donner le sein à leur enfant et Galien disait qu'elles doivent le faire pendant une année. « La nature, écrit Plutarque, en remplissant de lait le sein des mères, montre qu'elles doivent nourrir elles-mêmes l'enfant qu'elles viennent de mettre au jour. »

Pline l'Ancien fit de nombreux écrits sur ce sujet.

Cependant, peu à peu, les sociétés se civilisant, la femme se trouve prise entre le devoir et le plaisir et a de plus en plus recours au lait des esclaves qui l'entourent. C'est la remplaçante qui apparaît.

En Grèce, la nourrice qui allaite est la τιτθή, opposée à la

1. FOLEY, *Clinique infantile*, 1907.

nourrice sèche ou τροφος[1]. — Malgré les philippiques de Plutarque, en Grèce, et d'Aulu-Gelle, à Rome, la nourrice eut de plus en plus de succès. La mode s'en mêla. Chaque mère voulut avoir sa nourrice. D'après d'Espine[2], on vit alors apparaître des marchés de nourrices, au Forum Olitorium, près de la Porte Carmentale. Les nourrices se tenaient auprès d'une colonne, dite lactuaire. — D'Espine cite ce mot attribué à Jules César : « Est-ce que les dames romaines n'ont plus d'enfants ni à porter, ni à nourrir, elles, entre les mains desquelles on ne voit plus que des chiens ou des singes. »

L'abandon de l'allaitement maternel est un signe de décadence. Pendant les siècles suivants, il fut tantôt prôné et tantôt délaissé. Nous le trouvons très en honneur au XIIIe siècle. Le maistre Alebrand de Florence, dans une série de manuscrits, que Soalhat[3] a pu retrouver, décrit les soins à donner au nouveau-né et l'allaitement au sein. Il préconise ce dernier, car pour lui, c'est le lait qui nourrissait l'enfant dans le ventre de sa mère, qui remonte dans les mamelles dès l'accouchement ; il dit qu'à défaut de la mère on doit s'adresser à une nourrice. A propos du choix de celle-ci, il recommande le procédé suivant : on place une goutte de lait sur le plat de l'ongle et on le renverse face vers la terre. Si le lait est trop clair, la goutte tombe de suite, s'il est trop épais, elle ne tombe pas. Le lait doit être ni trop clair, ni trop épais.

A cette époque les reines mêmes nourrissaient. Varillas[4] cite ce mot de la reine Blanche, qui avait surpris une dame de sa suite donnant le sein à son propre enfant : « Je ne puis endurer qu'une autre femme ait droit de me disputer la qualité de mère. »

Cependant, peu à peu, la remplaçante s'implanta. A la cour de François Ier, les femmes nobles cessèrent d'allaiter et eurent de nombreuses imitatrices.

Il y eut bien quelques essais de réaction. Ambroise Paré trai-

1. D'après Paillotte (*Thèse*. Paris, 1890). — 2. *10e Congrès de médecine française*. Genève, 1908. — 3. *Thèse*, Paris, 1908. — 4. Varillas, *Minorité de saint Louis*.

tait de demi-mère toute mère qui ne nourrissait pas. Plus tard Buffon fut un des défenseurs de l'allaitement maternel ; mais ce fut J.-J. Rousseau, qui, par sa violente philippique de l'*Émile*, opéra une véritable révolution :

« Un inconvénient qui devrait ôter à toute femme sensible, de faire nourrir son enfant par une autre, c'est celui de partager le droit de mère, ou plutôt de l'aliéner, de voir son enfant aimer une autre personne autant et plus qu'elle, de sentir que la tendresse qu'il conserve pour sa propre mère est une grâce et que celle qu'il a pour sa mère adoptive est un devoir, car où j'ai trouvé les soins d'une mère, ne dois-je pas rencontrer l'attachement d'un fils. »

Malgré les railleries et les cabales dont l'*Émile* fut l'objet, les conseils de Rousseau furent très écoutés. Malheureusement cet élan fut de courte durée.

Pendant une grande partie du XIXe siècle, on mit beaucoup les enfants « en nourrice ». Les envois de la capitale furent particulièrement nombreux, d'où le nom de « Petits Paris » donné aux enfants envoyés en province. La mortalité fut effroyable, mais ce n'est qu'en 1872 que Roussel et Monod attirèrent l'attention sur ce sujet. Ainsi fut créé, en 1874, la belle loi protectrice du nourrisson : la loi Roussel.

Depuis 1890, Pinard s'est fait en France le défenseur de l'allaitement naturel. On connaît ses aphorismes : « Le lait de la mère appartient à son enfant. » « Toute mère saine doit allaiter son enfant. » C'est pour elle un devoir, la nature le lui a tracé en mettant en elle l'aliment propre à ce dernier ; c'est aussi un avantage, car à la faveur de l'allaitement, le rétablissement de la mère se fait plus régulièrement et mieux, l'appareil génital se trouve bien de la suspension des règles qui accompagne normalement tout ou partie de l'allaitement. Pinard pense même que l'allaitement peut avoir un pouvoir curatif et aider à la résorption des fibromes utérins.

En 1892, Budin crée la première consultation de nourrissons, où les encouragements à l'allaitement au sein sont prodigués.

Depuis, comme nous le verrons, dans un chapitre ultérieur, les consultations de ce genre se sont multipliées. On peut dire que, de tous côtés, les médecins pédiatres ont entrepris une campagne active dans le but de lutter contre la fâcheuse tendance des mères à ne pas donner le sein à leur enfant. Tout porte à espérer que, plus instruites des dangers innombrables que le biberon fait courir aux nourrissons, beaucoup y renonceront et reviendront à l'élevage naturel.

Il n'y a pas qu'en France, où, depuis la poussée industrielle, la mère a cessé d'allaiter, il en est de même en Allemagne. Citons ces paroles de Rudinger (1875). « Dans l'Allemagne, l'allaitement est considéré comme un acte indigne d'une mère vigilante et d'une femme respectable, bon tout au plus pour une bohémienne ou une chaudronnière. On taxe de paresse, une mère qui perd son temps à nourrir son enfant, aussi la femme, victime de ce fatal préjugé, finit-elle par suivre le triste exemple des autres mères de famille. »

Il faut lutter contre les préjugés, car bien des mères cherchent un prétexte pour ne pas allaiter. Dans la classe aisée, beaucoup ne veulent pas nourrir, parce qu'elles entendent dire que l'allaitement déforme et fatigue. Le premier grief est entièrement faux, car la grossesse, sans lactation, déforme tout autant que la grossesse suivie de lactation. Quant au second grief, il tient trop souvent soit à l'indifférence des médecins, soit à leur complaisance. « La ligue des femmes et des médecins, dit. J.-J. Rousseau, dans l'*Émile* (note au tome I), m'a toujours paru l'une des plus plaisantes singularités de Paris. C'est par les femmes que les médecins acquièrent leur réputation et c'est par les médecins que les femmes font leurs volontés. » — La fatigue que peut éprouver la mère qui allaite tient tout simplement à l'absence de réglage et à l'abus des tetées surtout la nuit. La mère a besoin de repos, aussi est-il nécessaire de ne point donner à teter la nuit.

La sage-femme est souvent la cause de l'abandon du sein. Escherich dit que, en Allemagne, 16 pour 100 de ces abandons sont dus à de mauvais conseils donnés par les sages-femmes. Hutzler, cité par Klose[1], pense que sur deux millions de naissances par an en Allemagne, 480 000 décès sont dus aux sages-femmes.

Ainsi, de tous temps, il y eut des mères, qui par nécessité ou snobisme confièrent leurs enfants à des remplaçantes.

L'allaitement artificiel, d'après les abbés Hanard et Cochet[2], remonterait au IIe ou IIIe siècle après J.-C. Ces auteurs ont retrouvé dans les tombeaux gallo-romains des petits vases en terre ou en verre irisé, à panse aplatie et à long goulot que ces auteurs croient êtres des biberons. Cette opinion est critiquée ; suivant Coulon, ces objets seraient des jouets car l'enfant ne peut les tenir à la bouche.

D'Espine (*loc. cit.*) pense que ce n'est réellement qu'au XIIe siècle que l'on trouve mention de l'élevage artificiel (roman de Robert le Diable). Ce mode d'allaitement fut de plus en plus en faveur aux XVe et XVIe siècles, malgré les épîtres de Metlinger, Viret, Simon de Vallambert, Ambroise Paré, Michel de l'Hôpital, etc. La bouillie fut introduite au XVIIe siècle par Van Helmont.

Malgré la campagne de Rousseau, qui donna un moment de vogue à l'allaitement naturel, le succès du biberon persista et augmenta encore jusqu'à ce jour.

Aussi, est-il nécessaire de chercher à faire au mieux cet élevage artificiel. C'est un art, qu'il faut apprendre, je dirai même que cela devient une véritable science.

En 1882, Guéniot disait à l'Académie de Médecine : « Élever avec succès des enfants sans le secours du sein, constitue un art véritable pour l'exercice duquel des bons artistes manquent généralement. » Il ajoute que cet art n'est pas nouveau et à ce propos dit que l'on peut voir, à Besançon, une tombe avec l'épitaphe suivante : « Ci-git Madeleine X... qui par son intelligence, son dévouement et des soins tout maternels sut élever avec succès, à l'aide du biberon, plus de soixante enfants. »

Budin reconnaît également cet art difficile : « Le médecin qui

1. *Arch. méd. enfants*. 1907. — 2. *Normandie souterraine. Sépultures gauloises, romaines, etc.* Paris, 1857.

trouvera le moyen d'élever artificiellement les enfants dans les premières semaines de leur existence avec autant de succès et de sécurité qu'avec l'allaitement au sein aura réalisé un très grand progrès. »

L'allaitement artificiel est un mal social qu'il faut subir mais dont on doit chercher à atténuer les mauvais effets. Parmi toutes les causes qui s'opposent à l'allaitement au sein, l'atelier est certainement la principale.

OBSTACLES A L'ALLAITEMENT MATERNEL

Fatigue. — La mère ayant du lait, la fatigue est-elle une obligation de cesser l'allaitement? Parfois oui, quand il existe de l'amaigrissement, des vertiges, des névralgies, en un mot, des signes avérés d'épuisement et quand la cure de repos ne donne aucun résultat.

En tout cas, on devra lutter jusqu'au bout, surtout si l'on est en plein été, car une semaine de plus de sein, pour un enfant, est souvent le salut.

Il n'est pas rare que la fatigue tienne, tout simplement, à ce que la mère donne le sein la nuit. Je suis absolument opposé aux tetées nocturnes qui sont une des principales causes de la fatigue de l'allaitement. La mère et l'enfant doivent dormir pendant 8 heures; c'est une habitude à prendre dès la naissance.

Agalactie. — L'agalactie n'est pas admise par tout le monde. Pinard[1] dit qu'elle est exceptionnelle, 1 pour 100. D'après Marfan ce serait 10 pour 100. On l'observerait chez des primipares âgées ou chez des malades.

Hypogalactie. — Elle est caractérisée par la faible production de lait. Je ne parle ici que de l'hypogalactie du début de l'allaitement que l'on peut facilement modifier, tandis que l'hypogalactie qui apparaît tardivement vers le sixième ou septième mois devient

1. *Thèse*, de Dluska, Paris, 1894.

souvent définitive, quoi qu'on fasse (Budin). Celle-ci est surtout observée dans les villes et à l'occasion d'une maladie.

On a signalé une hypogalactie héréditaire. Existe-t-elle réellement? Est-il vrai que dans des familles où, de mère en fille, on ne nourrit plus, le sein s'atrophie? Bunge[1] prétend que d'une façon générale, dans tous les pays, le pouvoir d'allaiter diminue parce que dans beaucoup de familles l'allaitement ne se fait plus depuis longtemps et que bien des femmes présentent les tares héréditaires de l'alcoolisme ou de la tuberculose. « La plupart des femmes, dit-il, ne nourrissent pas leurs enfants, parce qu'elles en sont physiquement incapables. » Bunge tire de son travail la conclusion suivante :

Un jeune homme ne doit épouser ni une fille non allaitée par sa mère, ni une fille de tuberculeux ou d'alcoolique.

Marfan[2] n'a pas eu de peine à démontrer l'exagération de cette thèse.

Ce qui est héréditaire est la paresse de nourrir. Il est si facile de charger l'hérédité de ses propres défauts.

Toutes les recherches de Pinard, Dluska[3] et de Marfan[4] montrent que le nombre des femmes qui ne peuvent allaiter est très minime, 20 pour 100 d'après Dluska, 10 pour 100 d'après Marfan, 9,4 pour 100 d'après Mesnil[5], 1 sur 80 d'après Finkelstein. Blacker[6] dit qu'il est exceptionnel à Londres que la femme ne puisse nourrir. Il en est de même à Munich, d'après Nordheim.

L'opinion de Bunge est donc erronée. La femme peut et doit nourrir. Si le lait est peu abondant, on pourra entraîner la glande, par le travail, à fournir une sécrétion plus forte (Bouchacourt[7], Budin[8]).

Avant de conclure à une hypogalactie, entraînant une dispa-

1. *De l'impuissance croissante des femmes à allaiter leurs enfants* Bâle, trad. Legrain, 1900. — 2. *Rev. mens. mal. enf.*, 1902. — 3. *Thèse*, Paris, 1904. — 4. *Traité de l'allaitement*, 1904. — 5. *Thèse*, Paris, 1903. — 6. *Medical chronicle*, 1900. — 7. *Rev. hyg. et méd. inf.*, 1907. — 8. Congrès intern. méd., 1900.

rition définitive, il faut lutter et ne pas se décourager trop vite car le résultat peut se faire attendre plusieurs jours (Budin, Leleu[1]). On a vu le lait revenir après quelques semaines et même quelques mois (cinq mois). Les observations commencent à faire nombre (Quinsac[2], Lust[3], Anderodias[4]).

Depuis longtemps, les nourrices en mal d'hypogalactie implorent sainte Agathe. Cette sainte, qui vivait à Catane au IIIe siècle, subit le martyr et eut les seins coupés. Elle fut enterrée à Catane et de nombreux miracles s'opérèrent sur sa tombe. Vers l'an 1040, ses reliques furent enlevées par une expédition byzantine et transportées à Constantinople. En 1226, la sainte apparut à un officier de l'Empereur et lui ordonna de ramener son corps à Catane sa patrie, ce qui fut fait. Mais en route les officiers qui la ramenèrent ouvrirent le reliquaire, en sortirent les reliques et laissèrent par mégarde la mamelle hors de la caisse. Après leur départ une femme ayant un enfant au sein, s'arrêta et s'endormit. L'enfant se traînant à terre, rencontra la glorieuse mamelle de la sainte, la saisit avec ses lèvres et en tira un lait d'une douceur incomparable, dit la légende. L'évêque prévenu vint, et eut toutes les peines à faire lâcher prise à l'enfant.

A Langon (Ille-et-Vilaine), à Jouvent-le-Bras (Haute-Saône) il existe une chapelle de sainte Agathe, où les nourrices vont en pèlerinage.

Knœpfelmacher[5] a cherché s'il n'existait pas dans le sang une substance lactogène, qui serait la cause de la sécrétion du lait après la grossesse. Les résultats furent négatifs.

On a dit que la sécrétion de la glande mammaire était le résultat d'une influence nerveuse d'origine génitale. Ribbert a montré que cette opinion était erronée, en transportant dans une autre région du corps la glande mammaire. Celle-ci continuait à sécréter, dès qu'on pratiquait la succion.

1. *Thèse* de Paris, 1908. — 2. *Thèse*. Paris, 1903. — 3. Ligue nat. belge pour protect. enfance, 1905. — 4. *Journ. méd.*, Bordeaux, 1906. — 5. *Jahr. f. Kind.*, 1902.

La glande sécrète, dès qu'on l'excite par la succion. Botal au XVIe siècle est le premier à avoir montré que le sein peut fournir une grande quantité de lait : « Plus on tire de l'eau d'un puits, plus il en revient de bonne, plus la nourrice est tetée par l'enfant plus elle a de lait. » Budin insistait constamment sur ce fait, qu'avec de la patience et de l'entraînement on peut presque toujours augmenter de beaucoup la production lactée.

Le pouvoir galactogène de la succion est indéniable : « On a observé des cas, dit Tarnier[1], où cette succion a suffi à faire naître une sécrétion abondante de lait chez des femmes qui n'avaient pas eu d'enfants depuis plusieurs années, chez des vierges, voire même chez des hommes, des boucs, ou d'autres animaux mâles. »

Le meilleur moyen de lutter contre l'hypogalactie est donc la succion régulière par l'enfant, ou par un autre enfant plus fort, sachant tirer le lait. On peut essayer aussi la tetée artificielle. C'est un fait, d'ailleurs bien établi, en art vétérinaire, que l'activité glandulaire est augmentée par la multiplicité des traites. Kellner récemment[2] vient de montrer que la quantité de lait sécrétée, par unité de temps, augmente au fur et à mesure du rapprochement des traites. Fleischmann, Smayers ont observé que non seulement la quantité augmente, mais que le lait devient plus chargé en extrait sec et en beurre. — Ainsi, en trayant les vaches trois fois au lieu de deux, en vingt-quatre heures, on augmente de 6 à 7 pour 100 le volume du lait et sa richesse en matière grasse. Donc toute femme qui n'a pas assez de lait, devra faire travailler son sein par un ou deux enfants.

Tetée artificielle. — Quand on est obligé de soutirer le lait du sein artificiellement, on emploie différents moyens : le plus ancien est le *procédé de la bouteille* sur lequel Goinard[3] vient de nouveau d'attirer l'attention : Prendre une vulgaire bouteille, de préférence en verre blanc, la remplir à peu près d'eau très chaude,

1. *Traité de l'art des accouchements*, 1888. — 2. *Bull. Soc. hygiène alimentaire*, avril 1909. — 3. *Revue de gynécol. et obst.*, 1907.

presque bouillante, qu'on y laisse quelques instants, puis la vider et introduire le bout du sein dans l'orifice du goulot, que l'on aura maintenu bien appliqué contre le mamelon. Peu à peu l'air chaud contenu dans la bouteille se refroidit, et celle-ci fonctionne comme une vaste ventouse, on voit, d'abord, le bout du sein aspiré faire saillie à l'intérieur, puis le lait s'écoule des canaux galactophores, formant parfois une gerbe de plusieurs jets. On peut, du reste accélérer le refroidissement en entourant la bouteille d'un linge humide qui devient le siège d'une évaporation.

Avec ce dispositif très simple, on peut improviser partout un tire-lait, et même recueillir le lait maternel pour le faire absorber à l'enfant, lorsque la tetée ne peut s'effectuer directement.

Ensuite vinrent la pompe-ventouse de Cazaux ; le bout de sein de Bailly, qui provoque une fatigue rapide chez l'enfant, puis les tire-lait de Budin, d'Auvard de Smester qui ne sont pas sans épuiser la mère ou la personne qui fait le vide. On sait qu'ils consistent en un verre à ventouse dans lequel viennent s'aboucher deux tubes en caoutchouc, l'un supérieur pour la personne qui fait le vide, l'autre inférieur pour l'enfant.

M. de Rohan [1] a créé un appareil où alternativement on aspire et on relâche le mamelon, imitant la tetée normale. Une soupape permet la rentrée de l'air, quand le vide est fait. Il faut aspirer lentement et imiter les mouvements de l'enfant au sein, qui se repose de temps en temps (André [2]).

Budin [3] a montré que, si on sollicite beaucoup le fonctionnement de la mamelle, on peut arriver à lui faire sécréter des quantités surprenantes de lait. C'est ainsi qu'en 1895 quatorze nourrices devaient suffir à l'allaitement complet de 40 enfants débiles et partiel de leurs 14 enfants. Aussi les succions étaient incessamment répétées. Le 29 novembre Budin fit peser toutes les tetées pendant 24 heures. Or 7 de ces nourrices avaient donné, en moyenne 2 230 grammes de lait, et même l'une d'elles en avait fourni 2 840 grammes. Mais bientôt, un certain nombre de

1. *Soc. d'obst.*. 1908. — 2. *Thèse*, Paris, 1909. — 3. *Le Nourrisson*, 1900.

nourrissons étant morts par suite d'une épidémie de grippe survenue dans le service, la quantité de lait fournie par les nourrices diminua à tel point que, le 14 janvier 1896, elle tomba à la moyenne de 1 431 grammes. Le service ayant été réouvert, le nombre des enfants augmenta, d'où réaugmentation de la quantité de lait; le 24 février, la moyenne était remontée à 1 621 grammes. Ainsi, suivant les demandes, la quantité augmentait ou diminuait avec la plus grande facilité.

D'autre part, l'exemple de l'allaitement des jumeaux montre ce qu'une femme peut donner de lait.

Bouchacourt[1] a publié, à ce propos, les courbes de deux jumeaux nourris exclusivement par leur mère jusqu'à 7 mois et demi et qui, à ce moment, d'après les calculs proportionnels au poids devaient recevoir quotidiennement plus de 1l,640 de lait ; et cependant cette femme était une primipare.

Plauchu[2], après une tetée faite par un enfant, remplace celui-ci par un second, puis un troisième et voit la quantité de lait augmenter, même doubler. Ainsi une nourrice, qui donne 500 à 600 grammes pendant le premier mois, arrive peu à peu à donner 1 000 grammes et 2 600 grammes à 10 mois. Plauchu pense que, dans un sein en contact avec un seul nourrisson, bon nombre d'acini ne travaillent pas et que ces derniers sont mis en activité par un autre nourrisson.

On sait que, dans toutes les maternités, une seule nourrice donne le sein à plusieurs débiles. Comme souvent l'enfant est trop faible pour teter, on donne le lait à la cuiller, au biberon ou avec la sonde. Ceci est devenu d'un usage courant en France (Voir débilité).

Schlossmann, à Dusseldorf, Finkelstein, à l'hôpital des Enfants-Assistés de Berlin, suivent la même pratique. Comme dans le service de ce dernier, bon nombre d'enfants sont en puissance de syphilis latente, on les nourrit au lait de femme à l'aide du biberon. J'ai vu, dans ce service, des courbes de production de lait des plus

1. *Gaz. Mal. Infantiles*, 1908. — 2. *Soc. méd. Lyon*, 1908.

intéressantes. On obtient 2, 3 et même 4 litres de lait pourvu que la nourrice conserve son nourrisson. On peut donc faire du sein ce que l'on veut. Il est certain que la mortalité infantile pourrait être diminuée, si nous avions dans nos services de nourrissons quelques nourrices productrices de lait.

Certaines femmes ont peu de lait par suite de fatigue et de misère alimentaire. Le repos et l'alimentation viennent rapidement à bout de cet épuisement.

Bouchacourt [1] a fait une étude complète des divers moyens employés pour ramener ou augmenter la sécrétion lactée, en dehors de la succion. Voici quels sont ces procédés :

1° Électricité. — L'application de petites séances d'électrisation, soit statique, soit faradique, semble donner une augmentation de la sécrétion (d'après les recherches de Cl. Bernard à Bedart) ;

2° Mensing et Wratch ont précisé la technique du massage (effleurage et pétrissage de la glande) (Frumusanu [2], Célerier [3]) ;

3° La méthode de Bier a donné de bons résultats entre les mains de Josilre [4] ;

4° Les applications froides et chaudes ;

5° On a vanté l'action galactagogue d'un grand nombre de plantes (anis, fenouil, ortie, galega, etc.). Actuellement on met en pratique l'extrait de graine de cotonnier lequel, après deux ou trois jours d'emploi, augmente la sécrétion, ainsi que la quantité de beurre et de caséine (Barlerin, Oudiette [5], Legrand [6]). L'action de ces médicaments est difficile à juger, car normalement, il y a un accroissement de la sécrétion pendant trois à quatre semaines, puis celle-ci reste stationnaire. Plauchu et Rendu [7] n'ont jamais eu de résultat quand la sécrétion est dans sa période de stabilité. Cependant, il semble que dans un certain nombre de cas ces substances aient eu de l'action. Bouchacourt cite encore l'opothérapie mammaire et placentaire.

1. *Revue hyg. et méd. inf.*, 1907. — 2. *Thèse*, Paris, 1901. — 3. *Id.*, 1904. — 4. *Med. Klinik*, 1908. — 5. *Thèse*, Paris, 1906. — 6. *Journ. Obst. et gyn.*, 1905. — 7. *Lyon Médical*, 1908. — *Soc. obst.*, 1909.

L'inégalité de volume des glandes est-elle une contre-indication à l'allaitement ? — MM. Variot et Lassablière[1] ont fait des mensurations portant sur 550 nourrices de la campagne, d'où il résulte que l'inégalité de volume des seins chez la femme en lactation est très habituelle. Ils ont trouvé la prédominance du sein gauche dans 51 pour 100 des cas et celle du sein droit dans 25 pour 100.

La différence de volume des seins a des conséquences immédiates sur la sécrétion lactée, en particulier sur la quantité et la composition, qui varient dans chaque sein. Parfois la quantité de lait sécrété dans les deux seins qui n'offrent extérieurement qu'une faible différence de volume peut varier du simple au double. Mais, lorsque l'inégalité de volume est très prononcée, la glande dans le sein le plus petit semble atrophiée et peut ne fournir qu'une quantité de lait tout à fait minime, relativement à l'autre sein qui s'hypertrophie.

Sur 40 nourrices dont les glandes avaient été épuisées complètement, la quantité de lait contenue dans chacun des deux seins variait, suivant la différence de volume, entre 46 centimètres cubes et 335 centimètres cubes de lait.

L'asymétrie des seins peut avoir, comme conséquence, des variations notables dans la composition du lait de chaque glande. Alors que la composition du lait du sein le plus développé reste, ou à peu près, normale, celle du sein le plus petit peut être plus ou moins modifiée.

Sur 17 nourrices, dont l'analyse du lait a été faite, séparément pour chaque sein, on a constaté que la composition chimique différait peu lorsque l'inégalité de volume des glandes était peu marquée, mais que la proportion des principes fixes variait beaucoup chez la même femme lorsque le lait était sécrété par des seins inégalement développés. C'est sur le beurre que les variations les plus considérables ont porté. Dans le cas où la différence de volume des deux seins était accentuée, la proportion du beurre dans le sein le plus petit était plus ou moins aug-

1. *Académie des sciences*. 1908.

mentée (soit 52, 61, 93 et même 120 pour 1 000 dans les cas extrêmes). Les variations peuvent porter également sur la teneur en lactose qui est faiblement abaissée (57, 56, 50 et même 4 dans un cas isolé) et sur la teneur en caséine qui est augmentée de 2 à 5 pour 100.

L'anormalité de la composition du lait explique très bien la répulsion des nourrissons à prendre le sein le plus petit. L'asymétrie en est accrue, une véritable atrophie peut en résulter et la nourrice être réduite à un seul sein pour allaiter.

La prédominance du volume d'un sein, du gauche, en général, est due manifestement à ce que les nourrices pour raison de commodité ou d'habitude, le donnent plus souvent au nourrisson. La sécrétion diminue alors dans l'autre sein, parce que la succion y est moins fréquente et moins prolongée.

L'asymétrie des glandes mammaires est probablement transmissible par l'hérédité, car Mme Pilliet-Edwards l'a constatée chez 40 jeunes filles sur 51, avec prédominance du sein gauche dans 55 pour 100 des cas.

Pour remédier à l'inégalité des seins et à ses conséquences, on conseillera aux nourrices de donner d'abord le sein le moins volumineux.

Peut-on allaiter avec un seul sein? — Un des seins peut être complètement supprimé, du fait de l'existence d'un abcès ou d'une cicatrice quelconque. En ce cas, il est démontré que la mère peut nourrir avec un seul sein (Briens[1], Laisney[2], Jeannin et Barlerin[3]).

Brièveté du mamelon. — « Le bout du sein de la mère ne peut être pris par l'enfant une fois sur cent », dit Pinard[4]. Le mamelon, parfois, au lieu d'être saillant est plat (4 cas sur 302) ou ombiliqué, enfoncé, rentré (14 fois sur 302) (Dluska)[5]. D'après Dunaud[6], cette déformation serait due à la pression du corset.

1. *Thèse*. Paris, 1902. — 2. *Thèse*. Paris, 1905. — 3. *Soc. Obst.*, 1905. — 4. *Puériculture du premier âge*. — 5. *Thèse*. Paris, 1894. — 6. *Thèse* de Toulouse, 1909.

L'enfant ne peut prendre le sein bien que celui-ci soit gonflé de lait. L'emploi des appareils de tetée artificielle s'impose. Après quelques séances, le mamelon peut devenir normal et permettre la succion par l'enfant (André[1]).

Crevasses. — Toutes les fois que le lait vient difficilement et que l'enfant fait des efforts de succion et mâchonne le sein, on peut voir survenir des crevasses, principalement à la base du mamelon. On les observe surtout chez les primipares (36 pour 100) (Dluska) et quand le mamelon est plat ou ombiliqué (55 à 60 pour 100). Champion[2] donne les chiffres suivants : 67 pour 100 primipares, 17 pour 100 secondipares, 9 pour 100 multipares.

D'après Rouzaud[3], dans le service de Pinard, les crevasses sont rencontrées chez le tiers des femmes. Elles diminuent avec la multiparité. Plus on prend de précautions de propreté, plus les complications lymphatiques se raréfient. Budin, dans son manuel pratique d'allaitement, conseille de laver les seins avec la solution suivante : deux cuillerées à soupe d'eau bouillie, une d'alcool à 90° degré et un peu de glycérine. Cette lotion a pour but de donner plus de fermeté et de consistance à l'épiderme. Demelin propose même ce lavage des seins avant l'accouchement.

On panse la crevasse, avec de l'eau oxygénée à 12 volumes, coupée de moitié eau bouillie (Wallich). La tetée sera faite artificiellement par les appareils indiqués. Les complications de la gerçure sont la lymphangite et la galactophorite.

La lymphangite débute du troisième au dixième jour après l'accouchement par un frisson. La température monte à 39°, 40°. On note, autour du mamelon, une plaque rouge d'où partent vers l'aisselle des traînées sanguines avec réaction ganglionnaire axillaire. En général, l'arrêt de l'allaitement par le sein malade et quelques pansements aseptiques guérissent rapidement cette complication.

La galactophorite est l'inflammation des canaux due à l'infection des crevasses. On l'observe, principalement, chez les femmes

1. *Thèse*, Paris, 1894. — 2. *Thèse*, Paris, 1904. — 3. *Thèse*, Paris, 1907.

qui ont peu de lait ; l'enfant mâchonne le mamelon et l'infecte. Elle apparaît vers le huitième ou dixième jour par une fièvre légère (38°, 39°). Le signe capital est l'issue du pus par le mamelon. Il suffit de regarder le coton hydrophile qui recouvre le sein pour voir que le lait l'a pénétré, tandis que le pus reste à la surface.

Nous verrons dans l'étude des infections chez le nouveau-né, que l'enfant peut être infecté par la déglutition de ce pus (voir pyodermite).

Le traitement, d'après Bonnaire [1] et Bar [2], consiste : 1° A supprimer l'allaitement par le sein malade ; 2° A exprimer ce dernier légèrement pour en faire sortir le pus ; 3° A laver le sein, mettre une compresse et appliquer une vessie de glace bien cassée, maintenue par un bandage. On continuera l'application de la glace jusqu'à guérison complète. L'enfant prendra seulement l'autre sein et on attendra avant de reprendre l'allaitement par le sein infecté qu'il se soit passé plusieurs jours après la disparition de toute suppuration. Il peut se faire que les deux seins soient infectés ; en ce cas l'enfant sera pendant ce temps, allaité au biberon, quitte à revenir dès que possible à l'allaitement maternel. Si celui-ci se rétablit difficilement on devra essayer la tetée artificielle.

Neufeld [3] dit que cette infection se rencontre chez 3 à 6 pour 100 des femmes. Jeannin et Barlerin [4] donnent la statistique suivante : 8 pour 100 de lymphangite, 4,2 pour 100 de galactophorite.

Grossesse. — On a dit qu'une nourrice devenant enceinte doit cesser d'allaiter. Ceci est une erreur. Le lait est en quantité normale et de bonne qualité (Poirier [5], Copart [6], Guérin [7]). Il est exceptionnel d'observer une diminution ou une disparition du

1. Duchazeaubeneix, *Thèse*, Paris, 1909. — 2. *Pratique de l'Art des Accouchements*, Paris, 1907. — 3. *Thèse*, Paris, 1907. — 4. *Obstétrique*, 1905. — 5. *Thèse*, Paris, 1890. — 6. *Id.*, Paris, 1898. — 7. *Id.*, Paris, 1905.

beurre, comme l'ont signalé Aléssi et Carapelle [1]. Au contraire le beurre aurait plutôt de la tendance à augmenter.

Quant à l'enfant qui se développe dans l'utérus de la nourrice, il évolue suivant les règles classiques et vient au monde avec le poids normal. Donc l'allaitement sera continué à moins que la mère n'éprouve de la fatigue. A Cuba, la mère ne sèvre son enfant qu'au moment de l'accouchement.

Retour de la menstruation. — On croit, en général, dans le public, que le retour des règles est un signe précurseur de la fin de la sécrétion lactée. Ceci a été soutenu (Roche [2]). Or il n'y a rien de fixe. D'après Pinard 41 à 43 pour 100 des nourrices sont réglées et restent bonnes. Gillet [3] donne le chiffre de 45 pour 100 de nourrices réglées au 3e mois, surtout des primipares. Le lait se modifie peu ou pas, et l'allaitement doit être continué malgré la diminution que l'on a pu parfois constater (Pfeiffer [4]).

Cependant, on a signalé chez le nourrisson quelques troubles passagers, sans grande importance :

1° La diarrhée (Wilkinson [5], Lesage [6], Filatow [7], Jacob [8], Roche [9], Budin [10]). On sait que le lait au moment du rut donne de la diarrhée au jeune animal (Leblanc [11]).

2° L'arrêt de poids avec insomnie (Budin, loc. cit.).

3° Une légère élévation de température (Weill et Plantier [12]).

On a parlé, pour expliquer ces troubles, d'une substance toxique, qui se trouverait dans le lait à ce moment.

Il n'est pas rare de constater, à date fixe, chez le nourrisson, une baisse de poids et quelques malaises qui correspondent à une période de règles de la nourrice, alors qu'elles ne sont pas apparentes (menstruation latente de Feer).

S'il survient des métrorragies par trop abondantes on pensera à supprimer l'allaitement.

1. *Revue d'Hygiène et de Médecine infantile*, 1908. — 2. *Thèse*. Paris, 1901. — 3. *Thèse*. Toulouse, 1898. — 4. *Berlin. Klin. Woch.*, 1896. — 5. *The lancet*, London, 1838. — 6. *Traité Grancher*, 1897. — 7. *Traité mal. enfance*. — 8. *Thèse*, Paris, 1898. — 9. *Id.*, 1901. — 10. *Allaitement*, 1907. — 11. *Soc. méd. Lyon*, 1901. — 12. *Thèse*, Lyon, 1903.

Toxines du lait. — Certaines femmes ayant un intestin malade (diarrhée) peuvent avoir un lait qui ne convient pas à l'enfant et semble contenir des toxines. Labbé et Papin[1] y ont rencontré une dose de sulfo-éthers cinq à six fois plus élevée qu'à l'état normal ($0^{gr},02$ à $0^{gr},04$ par litre). Ces faits à moins d'être persistants ne sont pas une contre-indication à l'allaitement.

Influence des émotions. — Une émotion violente peut faire disparaître le lait momentanément. La disparition définitive est tout à fait exceptionnelle comme les cas cités par Quillier[2].

Influence d'une intervention chirurgicale. — A moins d'atteinte sérieuse de l'état général, toute mère opérée peut continuer à donner le sein.

Maladies de la mère. — Pendant longtemps, on a recommandé de cesser l'allaitement dans toute fièvre (Vernois et Becquerel[3]) par suite de la diminution du sucre et de l'augmentation des éléments solides. De même dans toute maladie chronique où la caséine diminue alors que les sels augmentent. Cependant les recherches ultérieures de Ludwig, Guillot, Czerny, Marfan, etc., ont montré que ces modifications du lait sont extrêmement variables, comme d'ailleurs un peu à l'état normal. De sorte qu'elles ne peuvent servir de prétexte pour la suppression de l'allaitement.

Les partisans de cette mesure ont donné des arguments basés sur les recherches de laboratoire, où on a pu, parfois, trouver dans le lait de la femme en fièvre : ou des toxines (diphtérie, tétanos, fièvre typhoïde), ou des agglutinines (fièvre typhoïde) ou des acides gras (acide taurocholique, ictère[4]).

Les résultats de ces recherches expérimentales ont beaucoup contribué à faire maintenir cette règle que toute femme malade doit cesser d'allaiter. En remplaçant le sein par le biberon, les désillusions furent nombreuses et peu à peu une réaction apparut. On chercha, si ce qu'on admettait comme un dogme, était bien exact et l'on eut d'autant plus de raisons de le faire, que les études

1. *Bull. méd.*, 1908. *Rev. méd.*, 1908. — 2. *Thèse.* Paris, 1901. — 3. *Ann. d'hygiène*, 1853. — 4. Mayer, *Berl. klin. Woch.*, 1907.

ultérieures montraient que s'il y avait élimination de toxine par le lait, il y avait également élimination d'antitoxines et de substances immunisantes (antidiphtérique, antitétanique, anticoquelucheuse, etc.). On abandonna donc tous les arguments de laboratoire pour ne voir que la pratique. Perret[1], Trigouet[2], Briens[3], Mesnil[4], Péhu[5] remarquèrent qu'avec le lait d'une mère atteinte de fièvre quelconque, la croissance de l'enfant se faisait parfaitement. Les observations de Roger[6], Lepage, Dufour, Guidi[7], Martin et Lemarquand[8] montrent qu'il en est de même des fièvres dites éruptives, car dès que la maladie se déclare la contagion est déjà faite, si elle a dû se faire. Certains auteurs disent bien d'isoler l'enfant au moment des prodromes de la maladie éruptive, mais il est bien difficile de les reconnaître.

On peut conclure que toute maladie aiguë, quelle qu'elle soit, diminue la sécrétion lactée et peut même la faire disparaître.

Dans l'intérêt de l'enfant l'allaitement doit être continué autant qu'il y a du lait. Si la quantité est insuffisante, on pratiquera passagèrement l'allaitement mixte. Au cas où la sécrétion viendrait à disparaître complètement et où on ne pourrait donner une nourrice à l'enfant, on emploierait, pendant la durée de la maladie, l'allaitement artificiel, et dès que la convalescence le permettrait, on essaierait de reprendre l'allaitement au sein, à l'aide de la tetée artificielle si cela était nécessaire, comme l'ont conseillé Bué[9], Marfan, Comby, Barbier et Bouchacourt[10]. Donc tant qu'il existe du lait, l'allaitement devra être continué : le nourrisson n'en éprouvera aucun mal (parfois quelques vomissements de courte durée). On prendra seulement certaines précautions :

1° Si la plaie du cordon n'est pas fermée, un pansement antiseptique devra la protéger et la mettre à l'abri de toute possibilité d'infection puerpérale.

2° L'enfant sera isolé de la mère sauf au moment des tetées.

1. *Soc. méd. Paris*, 1903. — 2. *Thèse*, Paris, 1902. — 3. *Id.*, 1902. — 4. *Id.*, 1903. — 5. *Journ. Pédiat. et gynécol.*, 1907. — 6. *Maladies infect.*, 1904. — 7. *Rivist. di clinica pediatrica*, 1907. — 8. *Thèse*. Paris, 1904. — 9. *Nord Médical*, 1897. — 10. *Rev. d'hyg. et méd. infant.*, 1907.

3° S'il existe du doute au point de vue angine, on injectera à la mère et à l'enfant du sérum antidiphtérique.

Tout ceci a trait aux maladies aiguës, mais en est-il de même pour les maladies chroniques de la mère ? C'est une question d'espèces. Examinons chacune de ces affections en particulier.

1° **Affections du cœur.** — Peter, Landouzy [1], Marfan [2] défendent l'allaitement aux cardiaques, même si la lésion est compensée. Cependant Tarnier, Budin, Le Roux [3] sont moins intransigeants et recommandent l'allaitement à moins que la malade ne soit trop fatiguée et que la lésion ne soit pas bien compensée.

2° **Anémie pernicieuse, leucémie, cancer, diabète.** — Pas d'allaitement.

3° **Syphilis, paludisme.** — Allaitement.

4° **Tuberculose.** — Tout le monde, depuis Grisolle, Hutin jusqu'à Budin [4], Bar [5], Pinard, Ribemont et Lepage [6], Rénon [7] est d'avis que même au début de la tuberculose, l'allaitement doit être défendu, car il accélère la marche de la maladie. L'idéal serait même de séparer l'enfant de la mère, pour éviter la contagion.

En tout cas, le lait, à moins qu'il n'y ait une mammite tuberculeuse, ne contient pas de bacille (Pasquale de Michele [8], Nicola Fede).

Cependant Budin, Trégouet [9], ont pu faire allaiter des mères atteintes de tuberculose légère et au début. Mais, il faut craindre le coup de fouet, car, ainsi que le fait observer Bar, le fœtus ayant besoin de beaucoup de chaux a déjà épuisé la mère.

5° **Chlorose.** — L'allaitement diminue la chlorose.

6° **La lithiase biliaire** soignée à Vichy peut permettre l'allaitement. La maladie cessera parfois au sevrage.

Néphrite chronique et albuminurie. — On sait combien l'albuminurie de la mère est nuisible pour le fœtus (éclampsie,

1. *Gazette des hôpitaux*, 1884. — 2. *Traité de l'allaitement*. — 3. *Thèse*, 1907. — 4. *Traité des accouchements*. — 5. *Leçons de pathologie obstétricale*. — 6. *Traité d'obstétrique*. — 7. *Traité de la tuberculose*, 1908. — 8. Congrès international hygiène, 1901. — 9. *Thèse*, Paris, 1902.

accouchement prématuré, etc.). On sait aussi que cette affection passe souvent de la mère à l'enfant, à la naissance (voir albuminurie du nourrisson). On peut alors se demander si une mère albuminurique doit ou peut nourrir. Jusqu'en 1896 les avis étaient unanimes contre l'allaitement dans ces conditions. Puis commença la réaction contre l'élevage artificiel, avec Pinard, Budin, Gamelin[1], Perret[2], Jochkewitch[3], Commandeur[4], Montagnon[5], Concetti, Spolverini[6]. Leur conclusion est la suivante : la mère doit nourrir, mais suivre le régime lacté, car contrairement au dicton populaire « le lait chasse le lait », la sécrétion continue à être bonne ainsi que l'indique le plus souvent la croissance de l'enfant et l'absence d'albumine chez celui-ci.

L'allaitement sera contre-indiqué si l'albuminurie augmente, s'il survient des accidents d'urémie, en un mot s'il s'agit d'une forme grave. Dans ce cas la nourrice est indiquée. Il en sera de même si l'enfant présente des convulsions, de l'œdème, de l'albuminurie persistante.

Doit-on suspendre l'allaitement si la mère et l'enfant présentent de l'albuminurie sans urémie? Dans ce cas, je conseille l'allaitement par une nourrice, pour voir si le changement de lait ne fera pas disparaître l'albuminurie. Mais, si cela est impossible, je n'hésite pas à recommander la continuation de l'allaitement maternel.

Toute mère albuminurique devra se mettre au repos et au régime (lacté, déchloruré ou mixte).

Maladies du système nerveux. — On est parfois obligé de défendre l'allaitement, car une épileptique, ou une choréique peut laisser tomber son enfant, une folle peut l'étrangler (Bar[7]). En ces cas, l'enfant sera séparé de la mère.

Maladies du corps thyroïde. — Le nourrisson d'une femme atteinte de goitre peut avoir des signes de myxœdème qui disparaîtront avec la cessation de l'allaitement (Levi et de Rotschild,

1. *Thèse*, Paris, 1896. — 2. *Id.*, 1897. — 3. *Id.*, 1899. — 4. *Soc. méd. Lyon*, 1900. — 5. *Loire méd.*, 1901. — 6. *Rev. hyg. méd. inf.*, 1908. — 7. La folie des nourrices. *Journal des Praticiens*, 1908.

Spolverini [1]). Aussi dès qu'apparaîtront les symptômes frustes du myxœdème, l'allaitement devra être supprimé.

Les substances toxiques et antitoxiques passent dans le lait. On sait que l'on peut traiter un enfant atteint de myxœdème, en donnant à la nourrice de la thyroïdine (Bramwell).

Alcoolisme. — (Voir intoxication alcoolique).

D'une façon générale on est obligé de cesser l'allaitement, si les abus de la mère persistent. Ici encore c'est une question d'espèce. Tout dépend du degré d'alcoolisme.

Morphinomanie. — (Voir intoxication opiacée). On essaiera d'abord la cure de démorphinisation. Si celle-ci échoue, l'allaitement sera supprimé.

Intoxication par le tabac. — (Voir ce mot). On cessera l'allaitement.

Absence de sein ou amastie est naturellement un obstacle absolu à l'allaitement. Ceci est rare, puisque Launois [2] n'en a relevé que 26 cas.

Tumeurs et tuberculose du sein. Abcès ouverts et fistulaires (Chillet [3]). — Pas d'allaitement.

L'IMPOSSIBILITÉ DE L'ALLAITEMENT PEUT TENIR A L'ENFANT

Débilité. — Souvent l'enfant né avant terme n'ayant pas la force de faire les mouvements de succion, la mère perd son lait. On pourra le mettre au sein d'une nourrice, dont le lait vient plus facilement ; dans ce cas, l'enfant de celle-ci, plus fort, pourra teter la mère et entretenir le lait. On est parfois obligé de nourrir l'enfant à la cuiller ou à la sonde.

Enfants sages. — Budin signale des enfants « trop sages », qui dorment constamment et n'ont pas faim. Comme ils ont bon aspect, on n'y fait pas attention, mais la balance indique qu'ils ne profitent pas suffisamment. Tarnier les gavait (gavage de ren-

1. *Rev. hyg. et méd. inf.*, 1908-1909. — 2. Congrès de Reims, 1907. — 3. *Thèse*, Paris, 1909.

fort). Souvent c'est un état maladif que l'on doit soigner. Cette anorexie disparaît généralement avec quelques prises d'un quart ou d'un demi-centigramme de calomel et quelques bains stimulants.

Intolérance pour le lait de femme. — Certains enfants vomissent dès qu'on les met au sein. Cette intolérance existe ou pour toutes les nourrices (Bar [1]) (j'ai rencontré plusieurs cas de ce genre) ou pour une seule, ainsi que j'en ai observé un cas en 1890 [2] :

Une dame, en parfaite santé, bonne nourrice, allaitait son enfant suivant toutes les règles. Cependant, dès les premiers jours, l'enfant se mit à vomir après chaque tetée (une demi-heure après environ); ces vomissements se répétèrent pendant deux mois. De temps en temps à ces vomissements se joignait un peu de diarrhée (deux ou trois selles vertes, bilieuses) indolore, apyrétique et sans tympanisme. L'enfant augmentait peu : à la fin du deuxième mois il pesait 3 600 grammes alors qu'à la naissance il pesait 3 000 grammes.

Malgré un examen complet on ne put découvrir aucune maladie, aucune tare héréditaire du côté de la mère, aucun vice dans son alimentation. Quant à l'enfant il n'était ni syphilitique ni tuberculeux et il était venu à terme. Quelle était la cause de cet état ? On pensa en premier lieu à un lait trop chargé en beurre. L'analyse démontra que le beurre était absolument normal. On pensa alors à la production par la mère de substances solubles, que les analyses chimiques ne savent pas encore déceler. Les recherches furent négatives. La cause étant inconnue, l'expérience suivante fut faite L'enfant fut donné à une nourrice, dont le lait était le même à l'analyse que celui de la mère : l'enfant cessa bientôt de vomir ; les troubles digestifs disparurent, et le poids reprit son accroissement classique. Inversement, la mère prit au sein l'enfant de la nourrice qui jusqu'à ce jour avait été d'une santé parfaite : cet enfant éprouva rapidement des troubles digestifs analogues à ceux du premier nourrisson.

1. *Soc. Obst.*, 1903. — 2. *Thèse* de PAILLOTTE, 1890.

L'expérience était concluante. Le lait de la mère était manifestement impropre à la lactation. On peut émettre l'hypothèse que certaines femmes produisent des substances plus ou moins toxiques élaborées par la glande mammaire, de même que le sang de certains animaux est toxique pour d'autres animaux de la même espèce. Il y a là une question qui mérite d'être étudiée. Ajoutons de plus que la mère ne prenait aucun médicament.

Budin [1], Bouchacourt [2], Variot [3], Hutinel [4] ont vu des cas identiques.

Souvent ces troubles digestifs ne sont pas dus au lait de la nourrice, mais à l'enfant atteint d'aérophagie ou de maladie spasmodique. Avant de conclure à l'intolérance et de changer de nourrice, il faut s'assurer si cela ne tient pas au nourrisson (voir aérophagie et maladie spasmodique). Certains vomissements de l'enfant peuvent venir de ce que la mère n'a pas assez de lait (vomissements par inanition de Variot). Il suffit de changer de nourrice pour que tout rentre dans l'ordre.

Refus de l'enfant de prendre le sein. — Il existe des enfants qui ne veulent pas prendre le sein quel qu'il soit. J'ai observé une famille où, héréditairement, l'enfant refuse de prendre le sein, que ce soit celui de la mère ou celui d'une nourrice.

Paresse de l'enfant à prendre le sein. — Le même fait peut être rencontré, l'enfant ici tette de temps en temps, mais le plus souvent refuse de prendre le sein par paresse, il n'aime plus teter. Cela tient à l'habitude du biberon ; c'est un des inconvénients de l'allaitement mixte.

Bec de lièvre. — L'enfant ne peut prendre le sein (Planchon et Rendu [5], Bailleul [6]) ; on devra le nourrir à la cuiller ou à la sonde.

Le coryza et la paralysie faciale occasionnent une gêne passagère dans l'allaitement.

1. *Le Nourrisson*, 1900. — 2. *Bull. Soc. obst.*, 1903. — 3. *Journal des Praticiens*, 1904. — 4. *La Clinique*, 1908. — 5. *Journal des Praticiens*, 1907. — 6. *Thèse*, Paris, 1908.

CHAPITRE II

CONSTITUTION DU FŒTUS

A l'origine, le fœtus est une véritable éponge : il contient 97^{gr},54 d'eau et seulement 0^{gr},001 de matières fixes. Peu à peu ces dernières substances augmentent et l'eau diminue, comme l'indique le tableau suivant emprunté à Michel et Perret[1].

COMPOSITION RAPPORTÉE A 100 DE FŒTUS FRAIS

AGE	POIDS en GRAMMES	EAU	CENDRES	CaO	MgO	P²O⁵	Cl	AZOTE	ALBUMINES	GRAISSES
2 mois 1/2. .	17,8	93,82	»	»	»	»	»	0,685	4,39	»
3 à 4 mois. .	125,8	89,95	1,729	0,465	0,0270	0,489	»	1,100	7,05	0,397
5 mois. . . .	445 »	87,80	1,948	0,597	0,0258	0,643	0,240	1,322	8,46	0,888
5 mois. . . .	448 »	86,95	2,485	0,790	0,0314	0,842	»	1,390	8,90	0,798
6 mois. . . .	672 »	85,02	2,512	0,850	0,0328	0,833	»	1,644	10,51	1,210
7 mois. . . .	1024 »	84,73	2,487	0,804	0,0307	0,788	0,289	1,563	10,01	1,823
A terme. . .	3335 »	69,16	3,373	1,393	0,0405	1,282	0,193	2,179	13,96	11,750

Le fœtus se développe de plus en plus, ainsi que le montrent les graphiques ci-joints empruntés à Barbier[2].

Après la naissance, l'augmentation journalière diminue graduellement d'intensité.

Au début de la grossesse, le fœtus augmente surtout par l'albumine et à la fin par la graisse.

1. *Rev. hyg. et méd. infantiles*, 1906. — 2. *Soc. Thér.*, 1903.

La chaux, dont il n'a que faire au début, devient pour lui un énorme besoin, à la fin de la gestation, car il acquiert dans les

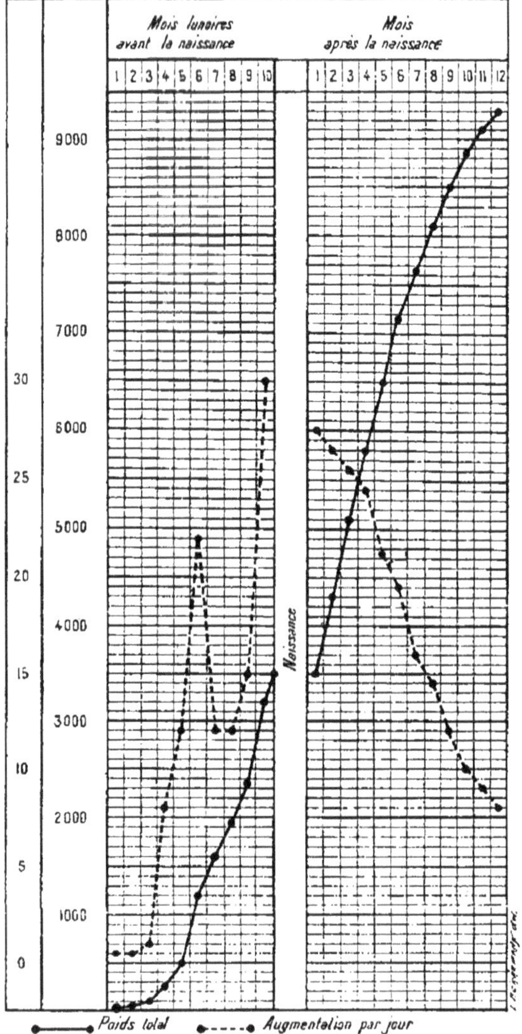

Fig. 1. — Courbe d'augmentation du fœtus (*à gauche*) jusqu'à la naissance, et de l'enfant (*à droite*) jusqu'à 13 mois.

deux derniers mois les 8/10 de la chaux, qu'il contiendra à la naissance (Bar[1]).

1. *Leçons de path. obstétricale.*

ACCROISSEMENT DU FŒTUS					AUGMENTATION DE LA TAILLE d'après Alliot (thèse Paris 1905).
MOIS LUNAIRE	JOURS	POIDS en grammes.	AUGMENTATION DE POIDS		
			par mois.	par jour.	
Fin du 1er mois. . .	28	5	5	0,18	»
— 2e — . . .	56	11	6	0,22	»
— 3e — . . .	84	57	46	1,8	»
— 4e — . . .	112	284	227	8	»
— 5e — . . .	114	634	350	12,5	14cm
— 6e — . . .	168	1 216	582	24	17
— 7e — . . .	196	1 569	353	12,5	21
— 8e — . . .	224	1 911	342	12,5	25-28
— 9e — . . .	252	2 334	423	15	35
— 10e — Terme.	280	3 200	866	30	»

Il en est de même du fer, d'après Bunge et Hugounenq[1], dont la fixation se fait principalement dans les trois derniers mois, comme le montre le tableau suivant, emprunté à Hugounenq.

NUMÉROS	AGE DU FŒTUS	SEXE	POIDS en KILOGRAMMES	PEROXYDE DE FER (Fe^2O^3) EN GRAMMES.		
				pour l'organisme total.	pour 100 parties de cendres.	pour 1 kilogramme poids vivant.
1	4 mois 1/2	féminin.	0,522	0,060	0,432	0,115
2	5 mois	id.	0,570	0,061	0,327	0,107
3	5 mois	id.	0,800	0,073	0,400	0,091
4	5-5 mois 1/2	id.	1,115	0,106	0,378	0,095
5	5 mois 1/2	id.	1,285	0,126	0,383	0,098
6	6 mois	id.	1,165	0,119	0,387	0,102
7	à terme	masculin.	2,720	0,383	0,396	0,140
8	à terme	id.	3,300	0,421	0,397	0,120

D'après Leenhardt[2], 38 à 42 pour 100 de fer sont dans le

1. *Journ. physiol. et path. générale*, 1899, 1900, 1906. — 2. *Thèse*, Paris, 1906.

sang et 60 pour 100 sont en réserve dans le foie, qui contient à la naissance trois fois plus de fer que celui de l'adulte (Guillemonat[1]).

CONSTITUTION DE 100 PARTIES DE CENDRES DU CORPS DU NOUVEAU-NÉ (HUGOUNENQ)

	MOIS 4 A 4 1/2	MOIS 4 1/2 A 5	MOIS 5 A 5 1/2	MOIS 6	MOIS 6 1/2
CO^2.	»	1,5	0,96	0,90	0,32
Cl.	8,99	9,91	8,59	7,75	8,53
S^2O^5.	37,74	32,33	34,36	34,94	35,39
SO.	1,46	1,27	1,80	1,78	1,46
CaO.	32,60	38,21	32,50	34,60	34,13
MgO.	1,47	»	1,58	»	1,17
K^2O.	9,12	1,21	8,28	7,21	8,45
Na^2O.	12,23	13,75	12,62	10,62	10,95
F^2O^3.	0,43	0,33	0,40	0,39	0,38

A la naissance, le corps est donc ainsi constitué d'après les recherches de Michel et Camerer. — 100 grammes de nouveau-né contiennent :

	Eau.	Matériaux fixes.	Sels.	Azote.	Albumine.	Graisses.
Michel. . .	69,16	30,84	3,373	2,179	13,96	11,75
Camerer. .	71,20	28,8	2,40	1,92	11,50	13,50

1 gramme d'azote = 6gr,41 d'albumine.

D'après Bar, il y aurait 1gr,40 de chaux pour 100 de tissu.

Le corps du nouveau-né est donc très riche en eau, plus riche en graisse qu'en azote (la graisse, en effet, constitue la moitié des substances solides). Plus l'enfant prend de l'âge, moins il a d'eau et plus il a de substances fixes.

L'abondance de l'eau montre que les échanges nutritifs sont très marqués chez le nourrisson.

1. *Soc. Biol.*, 1897.

CHAPITRE III

VIE NORMALE

Dès le premier jour, l'enfant se trouve aux prises avec le milieu extérieur. Il doit vivre de sa propre vie, s'entretenir et croître. Aussi sa vie sera-t-elle intensive. Tout indique que l'assimilation et la désassimilation sont beaucoup plus fortes à cet âge que plus tard, par rapport au poids du corps.

La base de la vie du nourrisson est certainement la digestion. Tout repose sur elle : le bon ou mauvais développement de tous les organes en résultera. Il est donc important d'étudier ce sujet en détail, avant de passer à l'étude des autres fonctions.

DE LA DIGESTION

De la naissance jusqu'au sevrage, la digestion du lait domine toute la physiologie. Toutes les autres questions biologiques en sont la résultante : échanges nutritifs, croissance, etc. Il est une notion scientifique bien établie, c'est que le lait est modifié par les sécrétions des diverses glandes digestives, si bien qu'il est transformé en une substance absorbable par la paroi intestinale.

Jusque dans ces dernières années, on pensait que les glandes du tube digestif étaient des organes indépendants, exerçant individuellement leur fonction particulière, sans que le mécanisme spécial de chacune d'elles fut étroitement lié à celui des autres. Le suc salivaire modifiait les hydrocarbones ; le suc gastrique, les albumines; le suc pancréatique, les graisses et les sucres.

C'était la division du travail, la spécialisation de la glande. Cependant Claude Bernard avait montré que la bile aide l'action du pancréas. C'était un premier fait à l'encontre des choses admises, mais qui resta isolé pendant de longues années.

C'est surtout à la suite de recherches récentes qu'apparaît une solidarité étroite entre les diverses sécrétions (Pawlow[1], Bayliss et Storling), grâce à l'application de la méthode des fistules, qui permet d'obtenir les diverses sécrétions à l'état de pureté[2]. Par exemple: nous savons maintenant que le liquide pancréatique pur est inactif, le contact de l'entérokinase lui étant indispensable pour acquérir l'activité nécessaire à la digestion. — D'autre part le pancréas ne sécrète suffisamment ce liquide pur et inactif que s'il reçoit l'excitation de la sécrétine. En un mot toutes nos sécrétions digestives se tiennent et entrent en collaboration intime pour présider à la transformation chimique des aliments.

L'isolement des diverses actions glandulaires en un endroit précis a perdu également beaucoup de terrain. La spécialisation de chaque glande pour une fonction bien nette a été exagérée. — Il est certain que le suc gastrique modifie surtout les albumines; cependant il contient de la lipase qui modifie les graisses. Plus on descend vers l'intestin et plus on voit les diverses sécrétions se charger en ferments différents. N'a-t-on pas trouvé toutes les variétés de diastases dans le liquide entéritique? Il n'en est pas moins vrai que le « gros travail de dislocation » se fait pour chaque aliment en des endroits précis (albumines dans l'estomac, graisses dans le duodénum et l'intestin grêle, etc.).

Voilà tout un groupe de faits dévoilés par la physiologie, en ces dernières années.

La chimie biologique fait également chaque jour de nouveaux progrès.

Nous savons maintenant que l'organisme absorbe l'aliment

1. *Die arbeit der Verdauüngdrüsen*. Wiesbaden, 1898. — 2. Recherches de Frémont sur l'estomac isolé.

complètement transformé, rendu homologue aux tissus de l'organisme, si bien qu'il ne provoque dans le sang aucune apparition d'anticorps ou de précipitines. C'est ce qui se passe chez l'enfant sain (Bauer[1], Hamburger et Speck[2], Micheli[3]). D'autre part, chez l'enfant malade — et c'est là un signe de maladie — l'organisme peut absorber des aliments non transformés « hétérologues » que les tissus peuvent difficilement s'approprier, en ce cas apparaissent dans le sang des anticorps et des précipitines (Bauer, Moro[4]).

L'étude de la transformation des aliments en corps absorbables, homologues aux tissus, se poursuivit de plus en plus et s'approfondit. On trouva d'abord un premier degré de transformation « les peptones » (propeptones, métapeptones, etc.).

Puis Danilewski montra un degré plus avancé, les « plastéines », qui sont les éléments homologués, absorbables. Ce sont eux que Bayer[5] appelle « peptoïdes » et Botazzi[6] « entéroprotéides ».

Fischer et son école, dans de nouvelles recherches, étudient plus profondément le phénomène de la transformation des aliments en éléments absorbables, homologues aux tissus. Ils prennent, comme base, l'expérience suivante : si on traite l'albumine par des acides forts, celle-ci se décompose en éléments simples : les acides aminés, qui se combinant entre eux d'une façon variable, produisent les diverses variétés d'albumine.

Les sécrétions digestives, surtout le suc pancréatique, agissent comme les acides forts. Mais la dislocation est ici plus lente et passe par une série de corps intermédiaires, les polypeptides, les dipeptides, ayant ou non la réaction du biuret, amers, solubles dans l'eau, précipités par l'acide phosphotungstique, possédant, en un mot, la majorité des caractères attribués à ce qu'on appelait autrefois les « peptones ». Les acides aminés sont donc à la base. On peut, *in vitro*, les grouper entre eux de plusieurs façons et refaire des albumines nouvelles, variables suivant le groupement.

1. *Arch. für Kinderh.*, XLII. — *Berlin. klin. Woch.*, 1906. — 2. *Wiener klin. Woch.*, 1904. — 3. *Arch. per le scienze medic.*, 1906. — 4. *Münch. med. Woch.*, 1905. — 5. *Hofmeister's Beiträge*, 1903. — 6. *Arch. di fisiologia*, 1904.

Dans le tube digestif, ces recombinaisons se font constamment et donnent naissance à des albumines dialysables et absorbables. La digestion devient ainsi un travail d'analyse suivi d'un travail de synthèse.

La présure produit cette dislocation, mais celle-ci est beaucoup moins avancée qu'avec le suc pancréatique. Elle dégrossit surtout les albumines en polypeptides. Le suc pancréatique agit plus profondément et produit les acides aminés.

Ainsi, tout le long du tube digestif, surtout dans l'estomac et l'intestin grêle, on observe toute une série de corps (polypeptides, dipeptides, acides aminés). Ceux-ci comprennent d'une part les acides diaminés (lygine, arginine, histidine), et d'autre part les acides mono-aminés (tyrosine, leucine, glycocolle) provenant soit de la dislocation, soit de la reconstitution des albumines (Zeitsch)[1].

Fischer va plus loin encore. Plus l'albumine ingérée est voisine de l'albumine des tissus, plus ce travail est simple. Aussi l'absorption du lait de femme est-elle un jeu pour le nourrisson, tant l'aliment est simple, bien élaboré par la glande mammaire et de même constitution « naturelle » que les tissus de l'enfant. Que de difficultés, au contraire, avec l'allaitement artificiel !

En présence d'un aliment élaboré par un autre animal et dont la constitution est tellement différente de celle des tissus du nourrisson, les glandes digestives sont obligées de fournir un travail intensif et, peu à peu et péniblement, s'entraînent à ce travail forcé. Heureux, si l'organisme a, de naissance, suffisamment de force pour accomplir cette tâche !

L'art d'élever artificiellement le nourrisson ne réside-t-il pas tout entier dans cet entraînement progressif et méthodique des glandes ?

Chaque animal doit être nourri par le lait de son espèce. C'est une loi naturelle contre laquelle on ne peut se prévaloir (Si-

1. *Physiol chemie*, 1903. — *Soc. clinique de Berlin*, 1906.

mon[1], Joly et Filhol[2], Meyer, Finkelstein, Escherich, Schlossmann[3], Moro, Brüning[4], Pfaündler[3]). Moro a nourri avec du lait de femme des jeunes chiens, qui sont morts. De même Brüning n'a pu élever des jeunes cobayes et lapins avec du lait de vache. J'ai fait des expériences identiques qui ont donné les mêmes résultats.

On pénètre plus profondément le phénomène digestif par l'étude physique — électrique — de la constitution intime du contenant et du contenu intestinal.

Tout n'est que colloïde, dit Lœb[5]. C'est le propre même des sécrétions digestives, qui ne contiennent, au microscope, aucun élément visible et qui apparaissent à l'ultra-microscope comme formées d'une grande quantité de granulations très fines (Zysmondi, Cotton et Mouton, Henri, Iscovesco, Stodel).

Un colloïde est négatif quand il précipite la solution colloïdale d'hydrate de fer à 2 pour 1000 et ne modifie pas la solution colloïdale de sulfure d'arsenic. Un colloïde positif possède la réaction inverse. Les seuls éléments positifs de l'organisme sont l'hémoglobine et le suc gastrique. Toutes les autres sécrétions sont négatives.

On comprend que le chyme sortant de l'estomac (colloïde positif) se mélangeant avec le suc pancréatique (colloïde négatif) change de signe, car cette dernière réaction l'emporte. Plus l'aliment modifié, disloqué dans l'intestin, formera un colloïde voisin du colloïde des cellules de l'organisme, plus l'absorption sera facile et moins les cellules organiques seront modifiées. Il y a identité des colloïdes (absorbés ou absorbants). C'est la vie parfaite de l'enfant au sein. Au contraire, chez l'enfant nourri au lait de vache, le colloïde absorbé étant éloigné du colloïde organique, celui-ci l'absorbera moins et plus difficilement.

Que dire encore, des méthodes de cryoscopie et de conductibi-

1. *Die Frauenmilch nach ihren chem. in physiol. verhalten dargelstatt.* Berlin, 1838. — 2. Acad. méd. Belgique, 1855. — 3. Cités par Pfaundler (*Münch. méd. Woch.*, 1907). — 4. *Wiener klin. Rundschau*, 1906. — 5. *The dynamik of living Matter*, 1906, Mac Millan, New-York.

lité électrique qui ont permis d'approfondir l'étude des fonctions générales des glandes digestives. Déjà Dreser et Koranyi avaient noté que le point cryoscopique du sérum le plus souvent rencontré est $\Delta = 0°,56$. Winter a repris cette étude et a montré que toutes les variations du Δ sanguin oscillent autour d'un point limite, d'une constante $\Delta = 0°,55$ (de 0°,50 à 0°,60) vers laquelle la « concentration moléculaire » revient toujours.

Contenant le même nombre de molécules, le sérum sanguin est, de ce fait, en « équilibre osmotique ».

Le point Winter est la base des études cryoscopiques de l'organisme. Il ne faut pas juger ce point isolément, mais dans ses relations avec les divers Δ des sécrétions glandulaires.

Le chlorure de sodium est l'élément essentiel de cette mise en équilibre des divers points Δ des glandes avec le sérum sanguin. A lui seul, en effet, ce sel représente les deux tiers des molécules en circulation qui se dissocient facilement dans les solutions et sa masse moléculaire est si petite qu'elle traverse aisément les membranes des cellules glandulaires.

A l'origine de toute sécrétion est l'échange osmotique autour du point Δ du sang. Une sécrétion est d'autant plus différenciée que son point Δ s'écarte du Δ sanguin. Ainsi le lait est toujours en équilibre avec le sang, car son point est $= 0°,55$.

Chaque glande obéit à ces échanges. Le chlorure de sodium est l'agent physique qui entraîne le ferment, par échange osmotique, en dehors de la cellule glandulaire [1].

Si nos connaissances sur les sécrétions digestives acquièrent de plus en plus de précision, que d'ignorance, au contraire, sur le rôle des cellules épithéliales du tube digestif dans l'acte de la digestion et surtout de l'absorption !

On sait que Duclaux a établi que certains microbes mis en présence d'un aliment donné s'adaptent à ce milieu et sécrètent la diastase nécessaire à la dislocation de cet aliment (Tyrothrix). Pawlow et son école ont appliqué cette notion à l'étude de la di-

1. WINTER, *Arch. de Physiologie*, 1896, p. 115, 233, 305.

gestion. Les glandes digestives en présence de tel aliment s'entraînent à sécréter la diastase convenable ; il se fait une adaptation progressive de l'organisme. Ainsi Bierry et Portier, Sistot[1], ont fait apparaître la lactase en donnant du lactose.

Un autre point, bien mis en lumière par Arthus, est l'action des sels sur les diverses diastases digestives.

Si on dialyse les différentes sécrétions (pancréatique, intestinale, etc.), leur action spécifique de dislocation de l'aliment disparaît. Pour la voir réapparaître, l'adjonction des sels est indispensable. Ainsi le liquide pancréatique possède un pouvoir lipolytique cinquante fois plus grand en présence des sels de calcium ou de magnésium (Cordier)[2].

SÉCRÉTIONS SALIVAIRES

Il existe deux salives : l'une *active* sécrétée par la glande parotide et une partie de la sous-maxillaire ; l'autre *inactive,* sécrétion muqueuse sans importance qui sert à lubréfier la surface et qui est fournie par les glandes sublinguales et une partie de la sous-maxillaire.

1° **Salive active**. — La glande parotide est une glande en grappe dont les acini sont tapissés par des cellules grosses, turgides et farcies de granulations, qui masquent le noyau (fig. 1).

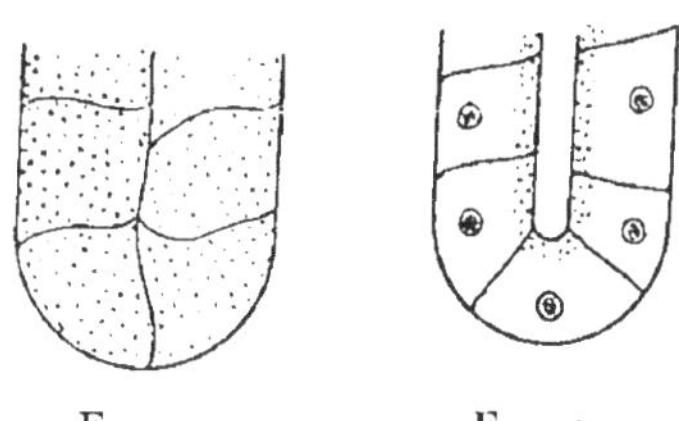

FIG. 1. FIG. 2.

Elles remplissent tout l'acinus au repos, si bien que la lumière du canal disparaît. Ces granulations sont contenues dans un réseau très fin.

1. *Arch. di fisiologia*, vol. IV. — 2. *Thèse*, Paris, 1909.

Dès que la glande entre en travail, les granulations sont entraînées par l'eau et le chlorure de sodium, la cellule s'affaisse et son noyau devient visible (fig. 2). La sécrétion est limpide, fluide, séreuse, riche en albumine et en ptyaline sans mucus. On sait que la ptyaline est le ferment spécifique de la salive, qui transforme l'amidon en dextrine, puis en glycose. Autrefois on admettait qu'elle n'existait pas à la naissance et qu'elle apparaissait plus tard au moment du sevrage. Cependant les recherches de Schiffer[1] et Schilling[2] ont montré que le ferment existe déjà en petite quantité chez le fœtus. — Dans le premier mois de la vie, son pouvoir serait de 1/10e de celui que l'organisme possède plus tard, d'après Vogel[3] et Sweifel[4]. — Mais peu à peu, durant la première année, il augmente, si bien qu'à huit mois, il est le double de ce qu'il était au premier mois et à douze il acquiert le même taux que chez l'adulte (Korovin[5], Albertoni[6], Moll[7], Hugh Neilson et Oliver Tery[8], Finizio[9]).

D'après ces derniers auteurs, ce pouvoir amylolytique, mesuré de neuf heures du matin à neuf heures du soir est figuré par une courbe dont le point le plus élevé est à midi. De plus, la salive recueillie immédiatement après la tetée, aussi bien qu'une heure après, ne présente pas de variations de ce pouvoir par rapport à la salive recueillie avant le repas.

Malgré l'existence du pouvoir amylolytique dans les premiers mois, le nourrisson ne supporte pas ou supporte peu les amylacés avant le troisième mois. C'est l'avis unanime.

Cependant, en cas de maladie digestive, Heubner[10] a établi que l'organisme pouvait tolérer une petite quantité de ces substances.

Le lait ne séjourne pas dans la cavité buccale, aussi le rôle de la salive y est-il minime. Mais il faut penser que celle-ci est avalée et qu'elle peut continuer son action dans l'estomac. Les

1. *Berlin. klin. Woch.*, 1872. — 2. *Jahrb. f. Kinderh.*, LVIII, 1903. — 3. *Traité des mal. enfants*, 1869. — 4. *Arch. für Gynækol.*, 1875. — 5. *Jahrb. für Kinderh.*, LVIII. — 6. *Gazetta med. Venetia*, 1873. — 7. *Monatsch. f. Kinderh.*, 1905. — 8. *Amer. Journ. of physiology*, XV. — 9. *Rev. hyg. et méd. inf.*, 1909. — 10. *Berlin. klin. Woch.*, 1895.

recherches de Roger et Simon[1] montrent que le suc gastrique a une action d'arrêt sur la salive qui reprend son activité dans l'intestin.

2° **Salive inactive.** — Sécrétée par les glandes à mucus, glandes en grappes dont les acini présentent constamment un canal central tapissé de cellules pyramidales, transparentes, claires à noyau petit refoulé à la périphérie et entouré de fines granulations (fig. 3). Le protoplasma (fig. 4) est peu colorable et formé d'un réseau fin contenant le mucigène. Au moment de l'activité de la glande, l'eau entraîne cette substance et la cellule s'affaisse. Au fond des culs-de-sac, on note des amas de cellules en croissants, dits de Gianucci (G.).

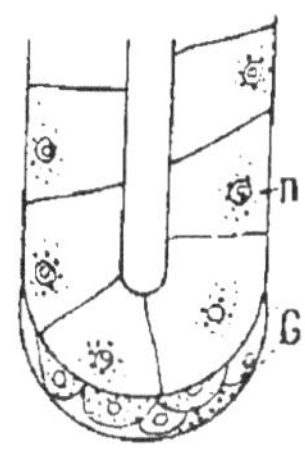

Fig. 3.

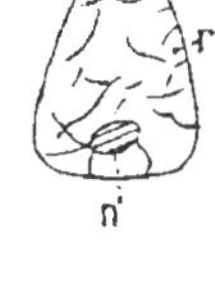

Fig. 4.

La sécrétion muqueuse est épaisse, visqueuse, filante, alcaline, riche en mucine et ne contient pas de ptyaline. Elle devient plus forte au moment des excitations nerveuses et dentaires. Elle est plus abondante chez l'enfant soumis à l'allaitement artificiel et chez celui qui présente un obstacle naso-pharyngé (végétations). La salive totale, faiblement sécrétée d'abord, augmente rapidement avec les efforts de succion. La réaction est neutre ou à peine alcaline. L'acidité est due aux fermentations buccales. La glande sous-maxillaire, étant un mélange des deux variétés de glandes précédentes, produit une sécrétion, qui tient des deux.

Le bouche du nourrisson contient des microbes. Elle est infectée rapidement dès la naissance par les microbes de l'air et de la peau de la nourrice. La flore est pauvre, chez l'enfant au

1. *Soc. Biol.*, 1907.

sein, jusqu'au moment de l'éruption dentaire; elle est plus variée chez l'enfant élevé au biberon (Gampo[1], Bonnaire et Keim[2], Lewkowicz[3], Nobécourt et Vicariis[4], Jeannin[5]).

SÉCRÉTIONS DE L'ESTOMAC

De la bouche à l'estomac, la muqueuse du tube digestif contient des glandes à mucus analogues aux sublinguales, dont la sécrétion sert à lubréfier la surface. La paroi stomacale présente des particularités glandulaires. Les glandes sont en tube, simples dans la région du cardia (2/3 gauches) et ramifiées dans la région pylorique (1/3 droit); elles sont pressées les unes contre les autres, tant leur nombre est grand.

Toutes sont tapissées d'une couche unique de cellules, dites principales (p.) prismatiques, claires, à gros noyau, situé à la périphérie (fig. 5). De-ci, de-là, entre leur fond et la paroi de la glande existent des cellules dites bordantes (b.) se glissant entre les cellules principales, de forme et de volume variables, grosses, volumineuses, rondes, bondées de granulations, à contours nets, dans la région du cardia, elles sont très petites dans la région pylorique (cellules de Stoehr, de Nüssbauer).

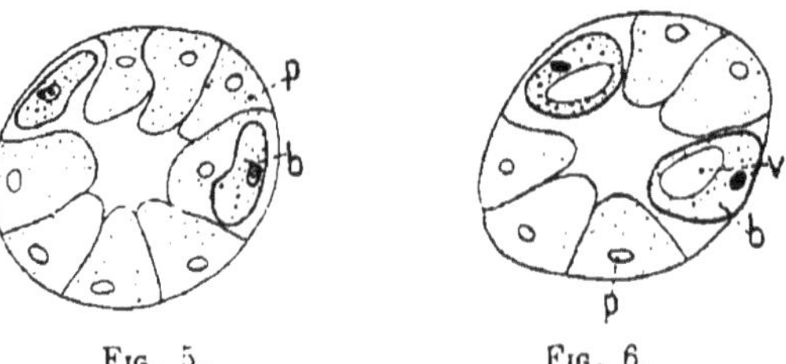

Fig. 5. Fig. 6.

Les opinons sont partagées sur la nature de ces cellules bordantes. Les uns en font des éléments à part spéciaux et sécréteurs des ferments (pepsine, lab.); les cellules principales

1. *Pediatria*, 1899. — 2. *Presse médicale*, 1900. — 3. *Arch. méd. exp.*, 1901. — 4. *Arch. méd. exp.*, 1905. — 5. *Rev. hyg. et méd. infant.*, 1905.

produisant le liquide acide, chloré. D'autres admettent qu'elles représentent les éléments jeunes des cellules principales. En tout cas, au moment du travail digestif (fig. 6) Heidenhain a montré que si les cellules principales ne présentent que des variations légères, les cellules bordantes, au contraire, se vident de leur contenu qui est remplacé par des vacuoles (v.). On admet, généralement, que dans la région pylorique, ces cellules bordantes, n'existent qu'à l'état d'ébauche, ne jouent aucun rôle et que la sécrétion est purement muqueuse, neutre ou alcaline (estomac à jeun, Frouin et Schémiakine, Ambard et Foa[1]).

Le véritable suc gastrique, actif, acide est produit seulement par les glandes de la région cardiaque (2/3 gauches). Frouin[2] dit que la sécrétion est continue à jeun en dehors de toute action réflexe, mais peu acide, visqueuse et n'ayant aucune action sur l'albumine.

D'après Pawlow et Paratcheck cette sécrétion se prolongerait dans le duodénum. Il existe dans la région pylorique de ce dernier des glandes produisant de la présure. — D'après Fischl, la différenciation des cellules (en bordantes et principales) n'existe pas encore dans les premiers mois de la vie.

Suc gastrique. — En 1824, Prout ayant découvert de l'HCl libre dans le liquide stomacal, — on a admis, pendant un quart de siècle, que le taux de l'acidité était celui d'une solution aqueuse correspondante en Hcl. En 1834, Eberlé fit avec cette sécrétion des digestions artificielles. En 1838, Wassmann montra qu'elles pouvaient se faire, grâce à un ferment, qu'il isola, la pepsine, substance qui ne pouvait avoir d'action qu'en milieu acide. En 1875, Hammarsten et Schmitt[3] découvrirent chez le nourrisson le lab ferment ou présure au lieu de pepsine.

Il existe donc dans l'estomac du nourrisson deux produits : 1° le ferment présure ; 2° la sécrétion chlorurée acide.

Premier stade. — Présure ou lab ferment qui d'après Ham-

1. *Soc. biologie*, 1905. — 2. *Soc. Biologie*, 1909. — 3. *Beiträge zur anatomie und physiologie*, 1875.

burger et Beperk[1], se trouve chez le fœtus. — A jeun l'estomac, souvent neutre, contient le ferment qui est principalement sécrété au moment du travail digestif.

La présure dédouble la caséine en deux éléments : d'une part une albumine soluble (lactosérum ou protéose) non modifiée par l'acidité et d'autre part, une albumine qui se coagule du fait de son union avec les sels de chaux (Hammarsten, Arthus et Pagès[2], Couvreur[3]). Il est à noter que les sels de chaux (chlorure de calcium et phosphate de chaux) ne font rien par eux-mêmes, il faut qu'il y ait eu, avant eux, l'action modificatrice de la présure. Une acidité faible à 7 pour 100 (évaluée en HCl) est nécessaire pour que la présure agisse[4].

Deuxième stade. — La sécrétion acide apparaissant, la présure et l'élément acide se fixent sur ces grumeaux et les disloquent. Le premier résultat est un produit chloro-organique. L'élément acide aide l'action de la présure[5]. La sécrétion de la présure et de la pepsine n'a aucune relation avec la sécrétion chlorée acide. Les deux sécrétions sont indépendantes[6]. La présure peut même manquer. Aussi Dungern at-il proposé de la faire absorber sous forme de « pegnin milk ».

D'après Biedert, le ferment a une action de coagulation beaucoup plus rapide sur le lait de vache que sur le lait de femme.

La présure est un type de diastase, c'est-à-dire qu'à dose minime, elle est capable de modifier des quantités énormes de lait (30 000 fois son poids de lait).

Étudiée à l'ultra-microscope, la coagulation est caractérisée par la concentration, en plusieurs points des grains colloïdaux, qui composent la caséine liquide. Entre les amas, les grains disparaissent. Ce n'est plus un colloïde.

1. *Jahrb. f. Kinderh.*, t. XII. — 2. *Arch. physiol.*, 1890-1893, 1894. — 3. *Soc. Biol.*, 1906. — 4. Hermann; Boas; Ewald; Dastre; Pugliese, *Arch. di fisiologica*, 1906. — 5. Hammarsten; Reichmann; Cassel et Heubner; Czerny; Borie; Pawlow et Paratscheck; Petry; Blum; Bœhme; Spiro, *Beiträge zur chemie und physiologie*. 1906. — 6. Hammerschlag, Gwith, Linossier, Troller, Roth, Kuttner, Schiff.

Pepsine. — On trouva, cependant, dans l'estomac du nourrisson, de la pepsine, comme chez l'adulte, mais on pensa que son rôle n'apparaissait évident que plus tard, au moment du sevrage, quand l'enfant prend d'autres aliments que le lait.

On vécut sur cette idée que le lab ferment est seul actif : il coagule le lait d'abord, puis il commence la dislocation de l'albumine. Cependant peu à peu, le rôle de la pepsine devient plus évident. On admit qu'elle seule disloque et digère l'albumine (le rôle de la présure étant seulement de coaguler), même sans adjonction de l'élément acide (Ramsay [1]). — Rosenstern [2] démontre que la quantité de pepsine augmente jusqu'à trois mois, puis reste stationnaire et qu'elle est beaucoup plus abondante chez l'enfant alimenté au lait de vache.

Noyau peptique. — Nencki et Sieber vont plus loin et pensent que le ferment de l'estomac ou « noyau peptique » est très complexe et contient plusieurs éléments : le lab, la pepsine et d'autres, encore inconnus. Les recherches de Tedeschi [3] tendent à donner du poids à cette opinion. — Allaria [4] admet que la production des « plasteines » est indépendante et du lab ferment et de la pepsine.

En tout cas — et c'est là la difficulté des recherches — il n'existe, d'après Meyer [5], aucune fixité dans l'élaboration de ces ferments, tant ils sont variables d'un jour à l'autre.

Sécrétion chlorurée acide. — Jusqu'en 1853 on admettait que les glandes de l'estomac sécrétaient de l'HCl libre. A cette époque Bidder et Schmidt montrèrent, que si on enlève l'HCl libre, il reste des éléments chlorés, dont l'acidité est équivalente à l'acidité de la sécrétion. En 1878. Ch. Richet établit que l'HCl peut manquer ou se combiner. La question restait donc obscure quand Winter (*Chimisme stomacal,* 1891. — *Soc. chimique,* 1895. — *Arch. Phyiol.*, 1896. — *Soc. Philom.*, 1907-1908) montra : 1° que le suc gastrique n'a pas les mêmes propriétés qu'une solution d'HCl au même titre (action sur l'oxalate

1. *Jarhrb. f. Kinderh.*, 1908. — 2. *Berlin. klin. Woch.*, 1908. — 3. *Il policlinica*, 1904. — 4. *Arch. méd. des enfants*, 1907. — 5. *Sem. méd.*, 1903.

de chaux, le violet de méthyle, etc.). — 2° Qu'en desséchant le suc gastrique, l'HCl libre disparaît et que l'acidité persiste cependant au même degré. Winter créa ainsi une méthode d'examen du suc gastrique en dosant : *a*) les chlorures minéraux ou fixes : *b*) l'HCl libre; *c*) les chlorures qui se combinent à l'albumine, combinaison qui donne l'acidité au suc gastrique, car l'HCl manque souvent. En tout cas la quantité des chlorures combinés est, ordinairement, quatre fois plus élevée que la quantité d'HCl libre. La méthode de Lükke est dérivée de la méthode de Winter. Winter montra qu'à jeun, la concentration moléculaire est due à la liquéfaction des cellules glandulaires ($\Delta = 0{,}36$). Dès que l'aliment parvient dans l'estomac, la sécrétion chlorurée acide se fait. Il s'établit un courant du sang vers la cavité gastrique, à travers les cellules glandulaires, si bien que le Δ descend à 0,56, 0,60. Cette sécrétion est de l'eau chargée de chlorure de sodium qui provient du sang. C'est ce sel qui modifie le point Δ du suc gastrique pendant la digestion. Dans le suc gastrique comme dans le sang, le chlorure de sodium représente les deux tiers des molécules dissoutes. La marche de la concentration moléculaire vers 0,55-0,60 est plus ou moins rapide. A ce sujet, chaque estomac a sa note, sa vitesse, qui est l'énergie digestive, suivant la qualité de l'osmose.

Toutes ces combinaisons chimiques ne se font pas brusquement; il existe une courbe d'évolution, si bien que le Δ qui est de 0,36 au début, descend à 0,60 pour remonter à 0,36 à la fin de la digestion. La concentration moléculaire est le poids de matière dissoute dans l'unité de volume (en centimètres cubes). Elle s'élève donc vite, puis baisse de plus en plus, si bien qu'au repos, elle fait équilibre à la concentration du plasma sanguin.

L'évacuation stomacale vient quand tout le cycle chimique est terminé. La concentration moléculaire varie ainsi à chaque minute de l'évolution. Il ne faut pas la juger d'après une valeur à un moment donné, mais d'après la succession des valeurs.

Donc tout le chlore du suc gastrique provient du sang (T). Il se combine en partie avec l'albumine, c'est le chlore combiné acide

(C) alors qu'une partie reste inutilisée à l'état minéral, c'est le chlore fixé (F). De cette combinaison il se dégage ou non de l'HCl libre (H), si bien qu'une digestion peut être parfaite sans ce dégagement qui est accessoire. L'élévation de la valeur (C), est en raison directe de la quantité d'albumine fixatrice.

ÉVOLUTION DE LA DIGESTION. — Des recherches déja anciennes[1] avaient noté la réaction acide du suc gastrique, pendant la digestion et l'avaient rapporté à l'HCl libre. Or cette réaction est due et à l'acide lactique et aux sels chlorés acides de sécrétion, car l'HCl libre n'existe pas dans une digestion normale d'enfant au sein. Sa présence est un signe de maladie[2].

Czerny, puis Bauer et Deutsch[3] ont démontré que seulement à la fin de la digestion, on trouvait une dose d'HCl libre oscillant entre 0gr,40 et 2 grammes pour 100. D'après Hamburger et Sperk, on le voit apparaître une heure et quart à deux heures après le début de la digestion chez l'enfant au sein, et plus tard chez l'enfant au biberon. Cet acide libre est en plus grande quantité chez ce dernier, d'ailleurs le lait de vache en fixe une plus forte dose que le lait de femme.

Le lait de vache provoque une sécrétion abondante, qui indique un état presque maladif, d'excitation et de surmenage, comme le montrent les analyses suivantes :

Enfant de 6 mois au sein Tetée 100 gr. Examen 3/4 d'heure après.	Enfant de 4 mois au biberon. Biberon 110 gr. Examen 3/4 d'heure après.
A = 0,105 %	A = 0,178 %
T = 0,139	T = 0,188
F = 0,059	F = 0,093
C = 0,080	C = 0,095
H = 0	H = 0,001

On voit, par ces analyses, que la digestion du lait de vache

1. LEO ; HEUBNER ; WOLKMANN ; MONCORVO ; CASSEL ; VON PUTEREN ; PIPPING. — 2. WINTER, *Chimisme stomacal*. 1890. — CLOPATT, *Rev. méd.*, 1892. — THIERCELIN, *Thèse*, Paris, 1894. — ZOTOW, *Thèse*, Saint-Pétersbourg, 1895. — Marcel et Henri LABBÉ, *Rev. mal. Enf.*, 1897. — CZERNY. — REICHMANN, HAMBURGER et SPERK, *Jarh. f. Kind.*, XII. — BORIE, *Thèse*, Toulouse, 1899. — 3. *Jahrb. f. Kind.*, 1898.

exige un travail intensif qui est presque le double de celui de la digestion du lait de femme.

Cependant Jemma[1] et Netter[2] disent qu'il y a, *in vitro*, identité entre les deux processus digestifs.

L'étude du chimisme montre que le coupage ne modifie pas cette élévation du travail digestif. La combinaison de la sécrétion chlorée avec la caséine coagulée est le premier degré de la digestion. Elle en est la signature chimique. Elle est variable, comme quantité, ainsi que le taux du chlore inutilisé. Certains auteurs (Reichmann) disent que toute la caséine coagulée subit la combinaison. D'autres tels que Hammarsten, Léo, Arthus et Pagès admettent qu'une partie de la caséine coagulée reste intacte et passe telle que dans l'intestin. Pendant longtemps, on a attribué, avec Biedert, la digestibilité difficile du lait de vache aux modifications purement physiques de la caséine (volume des grumeaux, etc.), l'attaque de la caséine étant d'autant plus aisée que les grumeaux sont plus fins. Cependant les recherches de l'école de Fischer (Abderhalden et Schittenhelm[3]) montrent que toutes les caséines quelle que soit leur provenance, qu'il s'agisse du lait de femme ou de vache, ont une teneur identique en éléments primordiaux ou acides aminés.

D'autre part, les travaux de Czerny, Ganghofner, Langer, Langstein[4] et Heubner établissent qu'à 5 pour 100 près, la caséine du lait de vache subit la même digestion que la caséine du lait de femme (identité de dislocation, identité de peptones produites, etc.).

Quel est donc le résultat de la digestion gastrique? Dans une première période la caséine est coagulée par la présure, ce qui met en liberté de l'albumine soluble (lacto-sérum-protéose). Dans une seconde période, la présure unie à la sécrétion chlorée acide digère la caséine coagulée, d'où combinaison chloro-caséine acide.

Mais, d'après l'école de Fischer, la dislocation va plus loin et,

1. *Clinica med.*, 1899. — 2. *Prog. médic.*, 1899. — 3. *Zeitsch. für Physiol. Chemie*, vol. XLVII. — 4. *Jahrb. f. Kinderh.*, 1906.

si une partie passe non modifiée dans l'intestin, une autre partie subit une dislocation plus forte par la présure, d'où production de substances plus avancées en polypeptides et même en éléments primordiaux (acides aminés).

La paroi stomacale absorbe-t-elle pendant ce travail? D'après Richet[1] la paroi absorbe la protéose et, d'après Fischer, les recombinaisons d'acides aminés entre eux qui sont dialysables et absorbables dès que le taux des polypeptides produits dépassent 10 pour 100. La paroi absorbe également les sels solubles et l'eau (Richet[2], Falloise[3], Laurow[4], Zung[5], Siegfried Toch[6]). Que deviennent les autres éléments? La lactose n'est pas attaquée, d'après certains auteurs, et passe telle que dans l'intestin. Cependant d'autres auteurs ont admis la présence dans le suc gastrique d'un ferment spécial, la lactase, qui produirait une certaine dose d'acide lactique. Celle-ci serait très faible et absente dans une digestion normale. La présence d'une notable quantité d'acide lactique indiquerait des fermentations microbiennes et un état maladif (Zotow[7]).

Jusqu'en ces dernières années, on admettait que le suc gastrique respecte les graisses. Cependant en 1858 Marcet[8] remarque qu'elles peuvent être dédoublées. Ce fait a été observé par Cash[9], Ogata[10], Müller[11], Klemperer et Schnerlen[12], Volhard. Celui-ci établit qu'elles peuvent être disloquées, si elles sont émulsionnées, puis dédoublées en glycérine et acides gras par l'existence d'une lipase sécrétée surtout par les cellules du grand cul-de-sac et peu par les glandes de la région pylorique. Ce fait a été confirmé par Stade, Benech et Guyot, Pekelharing, Gallinga, Fromme et Zinsser[13], Lequeur[14], Falloise[15].

1 et 2. *Progrès méd.*, 1881. — 3. *Arch. de physiologie*. 1906. — 4. *Zerts of Physiol. chemie*, t. XXXII. — 5. *Contrib. à la digestion des alb.*, Bruxelles, 1902. — 6. *Archiv. of Kind.*, 1903. — 7. *Thèse* de Saint-Pétersbourg, 1895. — 8. *The Medical Times and gaz.*, vol. XVIII. — 9. Cash, *Du Bois Raymond's Arch.*, 1880. — 10. Ogata, *idem*. 1881. — 11. Muller, *Zeitsch. of klin. med.*, t. XII. — 12 Klemperer et Schnerlen, *idem*. t. XV. — 13. *Beiträge für Chemie und Physiol.*, LVII, 1906. — 14. Lequeur, *Soc. Chimique*. 1907. — 15. *Arch. inter. physiol.*. 1906.

Sedgwick[1] a montré que la lipase existe dès la naissance et pense que l'acidité parfois intense du contenu gastrique du nourisson est due aux acides gras produits. La sécrétion de la lipase n'est pas parallèle à la sécrétion de la présure ni de l'élément chloré (Heinsheimer[2] et Pesthy[3]).

La graisse nature sort la dernière de la cavité gastrique. Elle tient le pylore fermé (Pawlow et Yünz[4]) et joue un rôle inhibiteur sur la sécrétion gastrique. De là l'observation que le lait écrémé est mieux supporté que le lait ordinaire (Virchello, Lintvorer[5], Gilbert et Chassevant[6], Sirotinine[7], Carnot et Chassevant[8]).

Tels sont les résultats de la digestion gastrique chez le nourrisson en période de lactation.

Au moment du sevrage, dès que l'enfant prend d'autres aliments que le lait (potages, soupes), le pouvoir digestif de l'estomac se modifie, s'élève et tend à se rapprocher du chimisme stomacal de l'adulte.

Enfant au sevrage.	Adulte.
A = 0,112 %	A = 0,190 %
T = 0,164	T = 0,320
F = 0,056	F = 0,110
H = 0,004	C = 0,170
C = 0,108	

Capacité de l'estomac. — On a cherché à déterminer la capacité stomacale, soit en faisant des mensurations sur le cadavre, soit en évaluant le poids et le volume des tetées, soit en ayant recours aux deux méthodes précédentes.

On a abandonné la mesure de la capacité par le volume des tetées car, disait-on, l'estomac ayant son axe vertical, une partie du lait ingéré passe, pendant la tetée directement dans l'intestin.

1. *Jahr. f. Kinderh.*, juillet 1906. — 2. *Deutsch. med. Woch.*, 1906. — 3. *Wien. klin. Woch.*, 1906. — 4. Acad. Méd., Belgique, 1906. — 5. *Journal de physiologie et de path. gén.*, 1900. — 6. *Soc. biol.*, 1902. — 7. *Thèse* de Saint-Pétersbourg, 1903. — 8. *Soc, biologie*, 1906.

L'étude de la mensuration sur le cadavre est la meilleure[1]. L'estomac, d'abord peu volumineux se développe rapidement pendant les huit premières semaines, puis plus lentement.

La capacité dépend et de la résistance élastique de la paroi et du pouvoir contractile des fibres musculaires. On peut rencontrer des estomacs petits et contractés qui résistent à la distension, tandis que d'autres se laissent distendre, la capacité étant limitée par la simple élasticité de la paroi. Certains estomacs, non contractés, ont perdu toute élasticité, si bien qu'ils ont d'emblée leur maximum de capacité. Il est donc indispensable de s'adresser à des enfants normaux, ne présentant aucune affection de l'estomac, ni aucune trace d'atrophie.

Tout dépend aussi de la pression avec laquelle on remplit l'estomac. Pfaundler a insisté sur l'influence du sphincter pylorique. La capacité est en raison directe de la fermeture de l'orifice : plus celui-ci est fermé et contracté, plus la capacité a de la tendance à augmenter.

A âge égal, la capacité gastrique est plus grande chez l'enfant allaité artificiellement que chez l'enfant au sein.

Smitkin avait admis qu'il existe une relation proportionnelle entre la capacité de l'estomac et le poids de l'enfant. Plus ce poids est élevé et plus la capacité gastrique est grande.

Cependant Zucarelli et Variot disent qu'il existe, au contraire, pendant les premières semaines, une relation entre la capacité et la taille de l'enfant, car à ce moment le poids gagne peu, alors que l'estomac et la taille grandissent rapidement et dans de notables proportions.

A la naissance, d'après Alliot[2] il existe de grandes différences

1. Fleischmann, *Grundlage d. Klinik der Pédiatrik, I Band* Wien, 1875-77. — Steiner, *Compendium der Kinderhkrank.* 1878. — Frolowsky, *Thèse* de Saint-Pétersbourg,. 1876. — Emmett Holt, *Arch. of Pediatrics*, 1890. — Zucarelli, *Thèse* de Paris, 1894. — Ballantyme, *Physiol. du système digestif de l'enfant*, 1895. — Morgan Rotch, *Arch. of Pediatrics*, 1896. — Marfan, *Traité de l'allaitement.* — Pfaundler, *Wien. klin. Woch.*, 1897. *Uebermagen capacität und gastrektasie in Kindesalter*, 1898, Stuttgart. — 2. *Thèse*, Paris, 1905.

de capacité, suivant qu'il s'agit d'un enfant né à terme ou avant terme (Voir tableau page 138).

Durée de la digestion gastrique. — Depuis longtemps, on a observé que l'enfant pouvait vomir le lait deux heures après la tetée. On pensait alors à un état maladif ou à un retard dans l'évacuation stomacale, car on était persuadé que l'estomac était vertical et qu'une partie du lait devait passer immédiatement dans l'intestin.

Czerny[1] a montré qu'il n'en est rien et que le lait reste dans l'estomac jusqu'à deux heures pour le lait de femme et trois heures pour le lait de vache. L'évacuation ne se fait que si tout le travail digestif est terminé. Cependant on avait admis, par l'examen des fistules duodénales, que le lait passe de l'estomac dans l'intestin pendant la digestion stomacale. Ceci tient à la fistule. Cette méthode est excellente, quand on veut obtenir une sécrétion, mais elle est mauvaise pour étudier la motricité de la paroi. En effet si on compare les résultats obtenus par les divers auteurs, on s'aperçoit que le temps de séjour dans l'estomac varie suivant le siège de la fistule. Rien ne modifie la statique musculaire comme l'existence d'une fistule. Aussi le procédé est-il à rejeter quand on veut étudier la motricité.

La radioscopie (avec écran) a permis à Leven et Barret[2] de bien fixer nos idées sur la durée de séjour du lait dans l'estomac du nourrisson. Il ne faut pas employer le bismuth qui provoque l'ouverture rapide et fréquente du pylore.

Il est classique de dire, d'après les nécropsies, que l'estomac du nourrisson est *petit, vertical,* sans cul-de-sac et que peu à peu il devient horizontal, en cornemuse, chez l'adulte. Or il n'en est rien, la radioscopie montre que pendant la vie l'estomac est horizontal (fig. 7).

Après ingestion de 10 centimètres cubes de lait, l'image est horizontale et son niveau reste le même quelle que soit l'inclinaison du corps. Au-dessus de lui est une zone claire ou chambre

1. *Prag. méd.*, 1893. — 2. *Presse méd. clin. inf.*. 1906

à air (c.). Plus l'ingestion augmente, plus la zone claire diminue. La paroi est *inerte* et se laisse distendre. Après quelques instants très courts, *brusquement*, la zone claire disparaît (fig. 9) l'estomac est plein et se *contracte en masse* autour du liquide ingéré qu'il emprisonne ; il devient ramassé, globuleux et sombre.

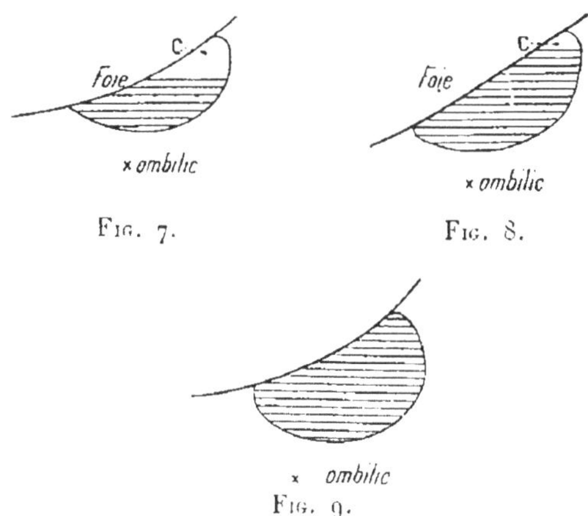

Fig. 7. Fig. 8.

Fig. 9.

Quel que soit le lait ingéré (lait de femme, lait de vache pur ou coupé, cru ou stérile), la figure est la même et reste identique, pendant une heure quarante-cinq minutes à deux heures. Il semble bien difficile d'admettre pendant ce temps un passage quelconque dans l'intestin. Au contraire, quand le travail gastrique est terminé, le pylore s'ouvre et la figure sombre disparaît.

La radioscopie montre donc que, si le travail chimique intrastomacal est différent suivant la nature du lait, la statique reste la même. La brusquerie de contraction totale qui survient dès l'ingestion permet d'expliquer la régurgitation du trop-plein de l'estomac.

Ce procédé établit parallèlement aux recherches du chimisme gastrique, qu'il faut 2 à 3 heures pour que la digestion stomacale soit terminée (un peu moins de temps pour l'enfant au sein que pour l'enfant au biberon) et pour que le pylore puisse s'ouvrir et l'évacuation se faire.

Le minimum entre les tetées, même dès le premier jour, doit être de trois heures.

L'expérimentation (Lesage et Leven[1]) faite sur des petits chats, tués à diverses périodes de la digestion gastrique, par injection de chloroforme dans le cœur, montre que le lait ne passe pas dans le duodénum avant une heure et demie à trois heures, qu'il s'agisse du lait maternel ou d'un autre lait. La brusquerie de la mort, l'ouverture immédiate de l'abdomen, l'examen rapide de la région pylorique, permettent d'éviter les contractions agoniques des voies digestives qui faussent les résultats.

Les opinions erronées que l'on avait sur la statique de l'estomac tiennent à ce que l'on se fiait à la verticalité de l'organe observée à l'autopsie pour conclure au passage du lait dans l'intestin pendant la tetée. La verticalité de l'estomac est un phénomène purement cadavérique.

SÉCRÉTION PANCRÉATIQUE

Le pancréas est une glande en grappe dont les acini sont tapissés par deux variétés de cellules.

1° Les unes sécrétant le liquide pancréatique sont cylindro-coniques (fig. 10), séparées les unes des autres par de fins canalicules, dits de Langerhans (*a*), qui les isolent également de la paroi. A un examen minutieux, on remarque que la cellule est formée de deux parties séparées par un canalicule dit de Saviotti (*s*) et réunies par un noyau allongé (*n*). La zone située près de la paroi (*d*) est striée et ne présente aucune modification pendant la sécrétion. Au contraire, la zone centrale (*c*) donnant sur le canal acineux est bourrée de granulations fines qui cachent le noyau. Au moment de l'activité glandulaire, elles s'affaissent et la lumière du canal devient plus large. Cette zone est la partie sécrétante et active de la cellule qui produit le liquide pancréatique pur.

2° Les autres éléments (cellules centro-acineuses) sont situés

1. 2e Congrès des Gouttes de lait. Bruxelles, 1907.

dans le canal, accolés aux cellules précédentes (fig. 10), petits, aplatis, allongés, réfringents, fusiformes. D'après Laguesse, ce sont des cellules épithéliales mobiles, qui glissent à la surface des cellules sécrétantes, pénètrent dans les canaux de Langerhans, séparent les cellules et créent ainsi des débouchés au liquide sécrété : ce sont de véritables amibes.

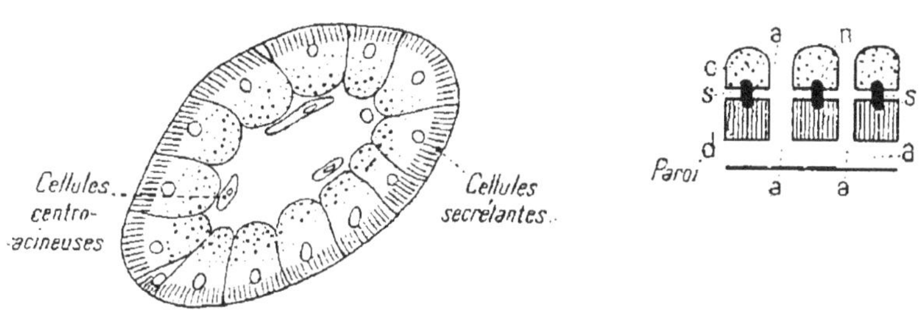

Fig. 10.

3° Les îlots de Langerhans sont des organes indépendants, accolés à la glande digestive, organes de sécrétion interne, à la manière du thymus. Je n'en parlerai pas, car ils ne jouent aucun rôle dans la digestion.

Depuis les recherches de Claude Bernard (1849) on admettait que le liquide sécrété et excrété par le pancréas modifiait, d'une part, les albumines et les peptones à l'aide d'un ferment spécial, la trypsine, et d'autre part les graisses et les sucres par des ferments correspondants. On savait également que la glande, grâce à des éléments spécialisés (îlots de Langerhans), donnait naissance à une sécrétion dite interne, absorbée par la circulation générale.

La question en était là, quand les recherches de Pawlow et Chepowalinskoff, puis de Delezenne et d'un grand nombre d'auteurs vinrent modifier complètement nos idées à ce sujet.

A la suite d'expériences minutieuses, ces auteurs ont démontré que le liquide pancréatique *pur, sans mélange avec la sécrétion* de la muqueuse intestinale, ne possède aucune action sur les albumines et peptones et qu'il n'acquiert de l'activité que par son mélange avec un ferment spécial, l'entérokinase, sécrétée par la muqueuse de l'intestin grêle.

Les opinions des auteurs sont partagées sur l'existence de la trypsine dans le liquide pur.

Pawlow admet la présence d'un ferment inactif, le trypsinogène, qui, au contact de l'entérokinase, se transforme en trypsine active. Delezenne croit à la présence de la trypsine, dont l'activité n'apparaîtrait que si l'entérokinase a modifié l'albumine en la sensibilisant, à la manière d'un mordant. Bayliss et Storling[1] sont de l'avis de Pawlow : le trypsinogène se transformerait en trypsine par fermentation, à l'aide de l'entérokinase.

Larguier des Bancels[2], en suivant l'opinion de Delezenne, a pu remplacer le mordant « entérokinase » par un colloïde positif (bleu de toluide ou rouge du Congo) uni à un électrolyte (azotate de baryum ou de calcium). D'après Delezenne[3] l'action serait due aux sels précédents et non au colloïde.

Le liquide pancréatique pur n'a donc aucune action sur les albumines et les peptones.

Il agit, au contraire, d'une façon manifeste sur les graisses neutres, qu'il émulsionne et dédouble en glycérine et acides gras. Ceux-ci au contact des bases, contenues dans la bile, se combinent et donnent naissance à des savons solubles dans l'eau et dialysables. Cette action sur les graisses est due à un ferment particulier, la lipase ou stéapsine. Elle est caractéristique de la sécrétion pure du pancréas, qui n'a pas besoin du contact de l'entérokinase. Cependant, comme nous le verrons plus loin, l'action de la lipase est aidée par les sels biliaires.

Le liquide pancréatique pur présente un pouvoir amylolytique léger, grâce à une diastase qu'il contient, l'amylase qui transforme l'amidon en maltose (Bierry, Terroine et Giaja[4]). Pour continuer la transformation en glycose, il est nécessaire d'acidifier légèrement, ce que fait le liquide duodénal. L'aide de ce dernier est donc indispensable pour mener à bonne fin la transformation de l'amidon. Pozerski[5] attribue aux sels contenus dans

1. *The Journal of Physiology*. t. XXXII, 1905. — 2. *Soc. de Biol.*, 1905. — 3. *Soc. de Biol.*, 1905. — 4. *Soc. de Biol.*, 1905-1906. — 5. *Soc. de Biol.*, 1905.

la cavité duodénale un rôle important dans cette transformation.

Le liquide pancréatique pur est donc mis en valeur par les diverses sécrétions de la muqueuse du duodénum.

Les sécrétions pancréatique et duodénale sont provoquées par l'arrivée du contenu stomacal, qui est acide et contient des albumines non modifiées ou peu modifiées, des polypeptides (peptones, etc.), quelques acides aminés, des graisses neutres, quelques acides gras, des sucres, etc. L'acidité est peut être le meilleur provocateur de ces sécrétions; ainsi Dolinski et Gottlieb ont montré que le même fait est observé en injectant dans le duodénum une solution de HCl à 5 p. m.

Le liquide pancréatique, ainsi mis en valeur, finira par transformer les albumines et leurs dérivés, les polypeptides, en éléments plus simples, qui seront absorbés tels que ou se réuniront entre eux en corps nouveaux absorbables, plus faciles à se combiner avec les divers éléments de l'organisme. Déjà le suc gastrique a disloqué l'albumine, donné naissance à des polypeptides, mais comme Fischer et Abderhalden l'ont établi, n'a pas continué plus loin son œuvre de dislocation. Ce dernier rôle est dévolu au liquide pancréatique.

La graisse, peu atteinte par le suc gastrique, subira sa transformation connue; de même, l'amidon. On avait admis avec Weinland et Baindbridge, que la lactose était modifiée par le liquide pancréatique (en acide lactique); mais les recherches de Portier et Bierry[1] ont établi que cette tranformation est faite par le liquide intestinal.

Les divers ferments, constituant le liquide pancréatique pur, existent chez le fœtus (Delezenne et Pozerski, Albertoni, Langendorff, Hammarsten) et prennent de l'importance à mesure que l'alimentation devient plus abondante et plus variée. A volume égal de substance à modifier et de liquide pancréatique pris chez le nourrisson et chez l'adulte, la puissance digestive est nettement inférieure chez le premier. Il semble donc que la

1. *Soc. de Biol.*, 1905.

quantité de ferment soit moins élevée. Il suffit, d'ailleurs, de comparer le pancréas (3 à 4 gr.) d'un nouveau-né avec le même organe (35 gr.) d'un enfant de 5 ans.

Nous verrons plus loin que le meilleur moyen d'obtenir le liquide pancréatique *pur* est d'injecter à l'animal, présentant une fistule de la glande, un liquide d'origine intestinale, la sécrétine.

Nous avons vu que le suc gastrique pur est un colloïde positif (Iscovesco[1]). Le contenu stomacal, à son passage dans le duodénum, est également un colloïde de même réaction. Or le suc pancréatique et le suc duodénal sont des colloïdes négatifs. De la combinaison de ces deux variétés de colloïdes, résulte d'abord une précipitation de l'élément négatif. La digestion pancréatique ayant lieu, le résultat obtenu est un colloïde complexe, de réaction négative, qui sera absorbé par la muqueuse intestinale.

Si l'on étudie la digestion duodénale à l'aide de la chimie et de la physique, on voit que le chyme sortant de l'estomac contient, outre des peptones et des polypeptides, une certaine quantité de chlorure de sodium. Le suc pancréatique poursuit l'œuvre de dislocation de l'albumine commencée par le suc gastrique et agit sur les sucres. De ce travail résulte une mise en liberté de chlorure de sodium, de telle façon que la courbe de peptonisation (jugée par le biuret) est courte, alors que la courbe de conductibilité électrique, tout en lui étant parallèle, est beaucoup plus longue. La courbe du pouvoir rotatoire se confond avec cette dernière. La digestion duodénale se terminant, le chlorure de sodium est de nouveau recombiné, les sucres sont absorbés, les albumines sont complètement transformées, les courbes reviennent au zéro (Bayliss[2], V. Henri[3]).

SÉCRÉTIONS DES GLANDES DE L'INTESTIN

La sécrétion de la muqueuse intestinale est complexe et con-

1. *Soc. de Biol.*, 1905-1906. — 2. *Arch. sc. biol.*, Saint-Pétersbourg, t. XI, 1905. — 3. *Soc. de Biol.*, 1903.

tient divers éléments, qui ont chacun leur action spéciale sur la digestion (sécrétine, entérokinase, liquide entéritique pur, mucus).

Sécrétine. — Popielski puis Dolinski et Gottlieb ont montré que soit le chyme acide, à son arrivée dans le duodénum, soit une injection duodénale d'une solution d'HCl à 5 p. m., augmentent la sécrétion pancréatique. On attribuait ce résultat à la présence de l'élément acide. L'explication précise a été fournie par les recherches de Bayliss et Storling[1].

Les glandes de la muqueuse duodénale sécrètent une substance spéciale insoluble, la prosécrétine, qui, au contact de l'acidité du chyme, se solubilise et devient sécrétine. Celle-ci augmente la sécrétion du pancréas. Il suffit pour s'en convaincre d'injecter dans les veines d'un animal (à fistule pancréatique) une macération (en solution chlorhydrique) de la muqueuse duodénale. Le liquide pancréatique coule abondamment par la fistule ; on le dit « de sécrétine ».

Delezenne et Pozerski [2], tout en confirmant la découverte de ces auteurs, n'admettent pas la transformation de la prosécrétine en sécrétine. Celle-ci est produite telle que, soluble ; et si la présence d'un acide est nécessaire, ceci tient à l'existence d'une antisécrétine dans la muqueuse, substance détruite par l'acide.

Camus [3] puis Hallion et Lequeux [4] ont démontré l'existence de la sécrétine chez le fœtus et le nouveau-né.

Cette substance ne semble pas exister dans l'iléon ; elle est localisée au duodénum. D'après Enriquez et Hallion[5], la sécrétine, comme l'entérokinase, existe dans la muqueuse de l'estomac, les ganglions, la rate, et serait d'origine leucocytaire.

La sécrétine, ferment soluble, n'est pas détruite par la chaleur ; elle est soluble dans l'alcool à 90°, insoluble dans l'alcool absolu, dialysable ; détruite par les sels de mercure, de plomb et par l'acide phospotungstique ; non précipitable par le tanin.

1. *The Journal of Physiol.*, vol. XXVIII, p. 325, 1902. — 2. *Soc. de Biol.*, 1903. — 3. *Journal de Path. gén.*, 1902 et *Soc. de Biol.*, 1903. — 4. *Soc. de Biol.*, 1906. — 5. *Société de Biologie*, 1902.

Entérokinase. — Pawlow et Chepowalinskoff ont montré que les glandes de la muqueuse intestinale, dans toute son étendue, sécrètent une substance qui rend actif le liquide pancréatique pur, inactif, comme nous l'avons dit plus haut. La transformation des albuminoïdes ne peut s'effectuer par le suc pancréatique pur, sans le mélange avec l'entérokinase.

Cette substance, ferment soluble, est atténuée par le chauffage à 60° et détruite à 70°, précipitée par l'alcool absolu, le phosphate de chaux, la globuline ; elle dialyse difficilement et se fixe sur la fibrine.

Delezenne donne une origine leucocytaire à l'entérokinase (couche lymphoïde de la muqueuse et follicules clos) ; on peut, en effet, rendre actif le liquide pancréatique pur, par l'adjonction de leucocytes ordinaires. Les expériences de Herzen et Waller, Moussu et Charrin, Ciaccio, tendent à montrer que, pendant la digestion, de l'entérokinase se produit dans la rate et les ganglions. Or, on sait qu'à ce moment apparaît une poussée leucocytaire.

Liquide entéritique pur. — Nous connaissons l'action de l'entérokinase et de la sécrétine, adjuvants du liquide pancréatique pur.

Le suc entéritique agit-il sur les albumines ? D'après Abderhalden et Zernuchi [1], il contient une diastase analogue à la trypsine, l'erepsine, qui agit sur les albumines non modifiées. D'après Cohnheim, Foa [2], Mays [3] l'érepsine serait un ferment spécial, différent de la trypsine. Tandis que cette dernière modifie l'albumine d'œuf et la gélatine, l'érepsine n'agit que sur les peptones et la caséine, qu'elle transforme en substances cristalloïdes.

Le suc entéritique agit-il sur les graisses ? Dastre et Bokay ont montré qu'il agit seulement sur les graisses émulsionnées (par exemple le lait). Abelmann, Umber et Bruglish [4], Lerites admettent également l'existence d'une entérolipase qui augmente à mesure que l'on se rapproche du gros intestin. Ainsi, dans le

1. *Zeitsch. für physiol. Chemie*, t. XLIX, 1906. — 2. *Arch. di fisiologia*, XIV. — 3. *Zeitsch. für physiol. Chemie*, 1906. — 4. *Arch. für exper. Pathol. et Pharmac.*, vol. LV, n°s 2 et 3.

duodénum ce ferment dédouble 30 à 32 pour 100 de graisse, dans l'iléon 57 pour 100, dans le gros intestin 76 pour 100.

La graisse est donc digérée dans l'estomac, dans le duodénum et dans l'intestin (gastrolipase, pancréaticolipase, entérolipase). D'après Frouin, le liquide entéritique centrifugé ne contient pas la lipase qui serait fournie par les cellules épithéliales. Le suc entéritique agit-il sur les amidons et sucres? On y trouve, en effet, de l'amylase, de la maltase, de la sucrase, de la lactase (Dastre, Lombroso, Scheunert, Spallita, Orban, Paschutin, Davenière et Pozerski, Falloise [1]). Chacune de ces diastases agit *in vitro* sur la substance correspondante. D'après Bourquelot, Frouin et Porcher [2] de même que l'entérolipase, l'entérolactase n'existe pas dans le liquide intestinal centrifugé privé des cellules. Toutes ces diastases existent chez le fœtus (Bierry).

Le liquide entéritique contient une substance qui excite la production du suc entéritique, par injection, comme le suc gastrique excite la sécrétion gastrique et la sécrétion du liquide pancréatique (Frouin [3]). Cette substance n'est pas la sécrétine car elle n'agit pas sur la production du suc pancréatique ; elle n'est pas une diastase, car elle résiste à la chaleur ; elle est précipitable par l'alcool à 95°.

Toutes ces sécrétions intestinales ont par elles-mêmes peu d'action digestive, par rapport à la sécrétion pancréatique. Elles aident et activent cette dernière et parachèvent son œuvre. Parfois, si le foie et le pancréas sont insuffisants, la lipase intestinale peut suppléer et dédoubler les graisses. Pour étudier ces diverses sécrétions, on se sert ou de la macération de la paroi intestinale ou du procédé d'Ambard, Binet et Stodel [4] qui consiste à doser l'action d'un poids donné de matières fécales, sur un poids donné d'amidon. On dose le sucre produit en une heure (sucre-heure-gramme).

Sécrétion du mucus. — Les glandes à mucus tapissent tout

1. *Arch. de physiol.*, t. II, 1905. — 2. *Soc. de Biol.*, 1906. — 3. *Soc. de Biol.*, 1905. — 4. *Soc. de Biol.*, 1907.

le tractus intestinal et sécrètent, d'une façon continue, le mucus sous la forme de petits flocons de 6 à 10 μ colorés ou non par le pigment biliverdine. Grâce à la bile, ce mucus se dissout peu à peu dans l'intestin grêle et se mélange à son contenu (Roux et Riva [1]). Le mucus est la seule sécrétion de la muqueuse du gros intestin ; il sert à faciliter le glissement du contenu intestinal. Parfois il est sécrété en grande quantité et on le voit à la surface du bol fécal. La bile a une action dissolvante sur le mucus ; les sucs pancréatique et gastrique n'ont aucune action sur lui (Béclard, Beaunis, Roux et Riva [2]).

Il existe dans la muqueuse intestinale une substance, la mucinase, qui a la propriété de coaguler le mucus (Roger). Son action est contre-balancée par l'action dissolvante de la bile. Si cette dernière fait défaut, le mucus subira la coagulation. On admet qu'il existe dans la bile un ferment anticoagulant du mucus (Nepper et Riva)[3].

Celui-ci ne paraît jouer aucun rôle dans la digestion. On lui a attribué une action antiseptique : aussi certains auteurs (Disse et Charrin) ayant remarqué que la sécrétion du mucus est beaucoup moins abondante chez le nourrisson que chez l'adulte et qu'elle est localisée au sommet des villosités, ont pensé trouver l'explication de la vulnérabilité plus grande de la muqueuse chez le petit enfant. Or, on sait, surtout, depuis les recherches de Behring, que l'épithélium intestinal du nourrisson n'a pas encore acquis la résistance qu'il aura plus tard et ne s'oppose pas au passage des microbes.

SÉCRÉTION BILIAIRE

A la naissance, le foie volumineux acquiert de nouvelles propriétés : la bile s'écoulant dans l'intestin vient jouer un rôle important, quoique secondaire, dans l'acte de la digestion. A ce

1. *Soc. de Biol.*. 1906. — 2. *Soc. de Biol.*, 1906. — 3. *Soc. de Biol.*, 1906.

moment elle est riche en pigments biliaires (excreta) et pauvre en acides et en sels (cholestérine, acides biliaires, lécithine, glycocolle). Or ce sont ces derniers éléments qui agissent sur la digestion. Peu à peu, avec l'entraînement, leur production augmente. Le foie sécrète donc des sels (taurocholates et glycocholates), qui, parvenus dans la cavité intestinale, s'unissent aux acides gras (dédoublement des graisses par la gastrolipase, l'entérolipase et le suc pancréatique) et forment des savons. On admet qu'une graisse ne peut être absorbée qu'à l'état de savon. Tel est le rôle de la bile découvert par Claude Bernard.

La bile, d'après Dastre, peut in vitro, par elle-même, émulsionner la graisse à l'instar du liquide pancréatique, mais ce rôle est minime. Son action principale est, au contraire, de fixer les acides gras, de les neutraliser par ses bases et de donner des savons absorbables.

La bile fait comme la sécrétine et l'entérokinase, elle active le liquide pancréatique, l'entérolipase et l'entérolactase (Frouin et Porcher[1], Otto von Furth et Schültz[2]). Cette action stimulante serait due à ses sels (Rackford, Bondi et Müller, Magnus[3]).

La bile possède encore une action : 1° d'excitation sur les fibres musculaires de l'intestin, comme les graisses ; 2° d'antisepsie sur le milieu intestinal ; 3° de dissolution du mucus intestinal, en contre-balançant les effets coagulants de la mucinase.

A la naissance, la bile coule abondamment (300 grammes par 24 heures) ; elle est riche en pigments et pauvre en sels, ce qui explique, que dans les premières semaines, la graisse est peu supportée. Cette activité dure jusqu'au troisième mois. A cette époque la sécrétion n'augmente que dans de faibles proportions au point d'atteindre seulement 500 grammes par jour à un an.

Pigments biliaires. — La bile, chez le vivant (examen fait sur des suppliciés et à l'aide des fistules biliaires de Schwann et Dastre) est un liquide jaune rougeâtre. Le pigment fondamental

1. *Soc. Biol.*, 1907. — 2. *Hofmeister's Beiträge*. 1906. — 3. *Zeitsch. für physiol. Chemie*, vol. XLVIII.

est la bilirubine combinée aux alcalins sous forme de bilirubinate de soude (Dastre [1]).

Sous l'influence d'une oxydase, ce pigment se transforme en partie en biliverdine, dans la vésicule biliaire. In vitro, cette transformation se produit au contact de l'acide azotique, du sublimé et de l'eau oxygénée.

Il existe encore deux autres pigments, mais à l'état de traces : 1° la biliprazine (pigment jaune, rouge brun ou vert clair). Quand il est jaune l'acide acétique le verdit ; quand il est vert l'alcali le jaunit ; 2° l'urobiline, dite encore stercobiline ou hydrobilirubine (Hayem et Winter).

On admet que le pigment fondamental, la bilirubine, est une transformation de l'hémoglobine du sang par la cellule hépatique.

Après la mort, les microbes envahissent la vésicule biliaire, si bien qu'à la nécropsie la teinte de la bile a changé (vert noir). C'est une oxydation de la bilirubine en biliverdine (Letienne [2], Lippmann [3]). Pendant la vie la bile coule dans l'intestin et peut y subir deux modifications ;

1° l'une *d'oxydation* avec production de biliverdine ;

2° l'autre *de réduction* [4] avec production d'un pigment nouveau, l'urobiline intestinale ou stercobiline (Masius et van Lair), de nature identique à l'urobiline urinaire. On peut obtenir des pigments de passage entre la bilirubine et la stercobiline (le chromogène).

Salkowski et Muller, puis Gilbert ont établi que chez le nourrisson normal, pendant quelques semaines après la naissance, la réduction est absente (pas de stercobiline, pas de chromogène), puis peu à peu cette réduction apparaît et devient nette. Il s'ensuit que, pendant ces premières semaines, la bilirubine traverse l'intestin sans être réduite pouvant seulement y subir une oxydation. L'apparition de la réduction d'après Triboulet, Ribadeau-

1. Nouvelles recherches sur les pigments biliaires. — 2. *Thèse*, Paris, 1891. — 3. *Idem*, 1904. — 4. Action due soit aux microbes de l'intestin, soit à des ferments réducteurs sécrétés par l'intestin (Gilbert et Herscher, *Presse médicale*, 1908).

Dumas et Harvier[1] est plus précoce et plus brusque chez l'enfant au biberon que chez l'enfant au sein. Quand cette réduction existe, elle se produit en un endroit limité de l'intestin (6 centimètres au-dessus de la valvule iléo-cæcale et au niveau du cæcum). Elle manque dans le côlon.

Il y a un certain nombre de procédés chimiques pour déceler la bilirubine et la stercobiline dans les matières fécales. Schmidt[2] a récemment donné une méthode rapide et pratique : à une solution aqueuse de matières fécales, on ajoute quelques gouttes de sublimé au millième. La stercobiline devient rose et la bilirubine verte, ainsi que l'indiquent les figures ci-jointes[3].

Si les deux pigments font défaut, la teinte ne subit aucun changement.

Triboulet vient de modifier la méthode de Schmidt et de la rendre plus nette, en exagérant le pouvoir modificateur du sublimé, grâce à l'adjonction d'acide acétique.

Voici la formule de la méthode de Triboulet :

Eau distillée	100cc
Sublimé	3gr,50
Acide acétique	1cmc

A cet effet, on prend gros comme un pois, de matières fécales, que l'on malaxe dans un tube à essai rempli aux 2/3 d'eau distillée. Puis on ajoute 10 grammes de la solution. En 10 heures, quelquefois 24 heures, la réaction colorée est évidente. En appliquant cette méthode, à l'étude des matières fécales normales du nourrisson, on note :

1° que l'intestin de tout enfant bien portant, au sein, ne présente, pendant quelques semaines, que de la bilirubine et de la biliverdine. Peu à peu apparaît *lentement* la réaction de la stercobiline, qui se surajoute à la première (rose à la surface, verte au fond). Plus l'enfant grandit, plus la réaction rose de la stercobiline devient nette ;

1. *Soc. Péd.*, 1909. — 2. *Examen fonctionnel de l'intestin par le régime d'épreuve*, 1909. — 3. Figures dues à l'obligeance de Triboulet.

2° que la réaction de la stercobiline apparaît plus rapidement, chez l'enfant élevé au biberon. Triboulet, Ribadeau-Dumas et Harvier montrent que l'opinion classique, de l'intermittence de

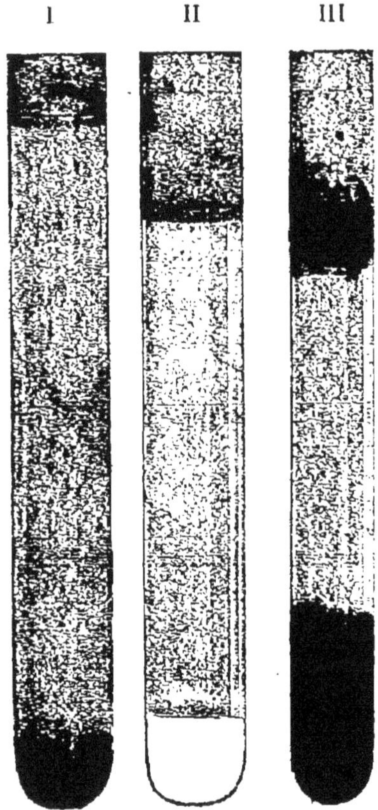

Fig. 11. — I. Stercobiline (normal) — nourrisson (sein ou biberon) liquide *trouble*. — II. Dépôt blanc comme lait — Acholie pigmentaire — liquide *clair* (atrophique). — III. Biliverdine (nourrisson au sein) liquide ± trouble (± normal).

l'écoulement biliaire dans l'intestin, est applicable au nourrisson. La poussée biliaire est à son maximum à midi et à son minimum le matin.

DÉCHETS DE LA DIGESTION

Il existe des différences entre les matières fécales de l'enfant au sein et celles de l'enfant au biberon.

Enfant au sein. — Le résidu du lait non absorbé présente la composition suivante :

	MICHEL (1)	UFFELMANN (2)	LEVINE (3)	CAMERER	RUBNER ET HEUBNER
	pour 100	pour 100	pour 100	pour 100	pour 100
Graisses. . . .	20 à 25	13,90	30	26,5	28,40
S. azotées. . . .	4,10	peu	4,5	4,75	4,60
Sels.	10,80	10	10	7,95	9,63
Chaux.	3,32	3,33	»	»	»
Acide phosphorique.	0,73	»	»	»	»
Eau.	70 à 83	84	75 à 85	»	»

Lactose. — On ne décèle pas trace de lactose, mais des acides lactique et acétique provenant de son dédoublement.

(1) *Union pharmaceutique*, 1898.
(2) *Deutsch. Arch. f. Klin. med.*, XXVIII.
(3) *Thèse de Saint-Pétersbourg*, 1900.

On ne trouve qu'à l'état de traces, la leucine, la tyrosine et l'indol (par suite de l'absence de putréfaction du contenu intestinal). L'analyse permet de montrer l'existence d'une petite quantité de mucine et de divers ferments (saccharifiant, peptonisant, inversif). On voit donc que la quantité d'azote ingérée est presque totalement absorbée, puisque une notable quantité de l'azote des matières fécales est fournie par l'épithélium intestinal.

Les matières grasses sont formées de graisses neutres, d'acides gras libres et d'une petite quantité de savons de chaux (4,70 sur 28,40 d'après Rubner et Heubner).

Enfant au biberon. — Les auteurs ne sont pas d'accord sur le taux de la matière azotée contenue dans les matières fécales. Ainsi la majorité[1] admet qu'elle oscille entre 7 et 30 pour 100,

1. Raudnitz, *Prag. med. Woch.*, 1893. — Lange, *Jahr. f. Kind.*, 1895. — Bendix, *Idem.*, 1896. — Grosz, *Idem*, 1897. — Lange et Behrend, *Idem.* 1897. — Knöpfelmacher, *Beitrage zur Klin. med. und chir.*, 1898. — Keller *Centr. für innere Med.*, 1898.

alors que Blauberg[1], Heubner[2] et Michel[3] ont noté des chiffres entièrement identiques à ceux que nous avons donnés pour l'enfant au sein (3 à 4 pour 100). Cette divergence tient probablement à la différence des rations alimentaires. Plus un enfant prend de lait, plus les déchets en substances azotées augmentent. Cependant, d'après Keller[4], dans ces cas l'organisme en absorberait et fixerait une plus grande quantité.

Le lactose et les substances grasses sont utilisés de la même façon que chez l'enfant au sein (graisse, 31 pour 100); on trouve peu de graisses neutres et d'acides gras, mais surtout des savons de chaux.

Tout le monde est d'accord pour dire que les matières fécales de l'enfant au sein contiennent peu de cendres (3 à 6 pour 100, Bendix) alors que chez l'enfant au biberon, cette quantité s'élève à 15 et 22 pour 100 (Bendix), 30 pour 100 (Michel).

Cette élévation du taux des cendres est due à la chaux (savons et phosphate de chaux) et au phosphore. Ainsi, d'après Michel, les cendres donneraient les chiffres suivants :

Cendres	Chaux.	Acide phosphorique.
28,30	14,24	8,31
22,10	11,68	4,28
34,30	17,69	8,45
25,70	12,26	7,67

C'est cet excès de phosphate de chaux, qui donnerait aux matières fécales, la teinte pâle et la sécheresse et non l'excès de caséine ou de matières grasses. Les matières fécales contiennent souvent de l'indol, qui indique un certain état de putréfaction intestinale.

Caractères des matières fécales. — D'après Bouchaud et Camerer, chez l'enfant au sein, dans les premiers mois, la quantité journalière émise est de 15 grammes; quantité qui augmente à

1. *Étude sur les fèces des nourrissons*, 1897, Berlin. — 2. 73e réunion des médecins allemands, Hambourg, 1901. — 3. *Rev. hyg. et méd. infant.*, 1906. — 4. *Central. f. inn. med.*, 1898.

40 grammes, 50 grammes dans les mois qui suivent (de 2 à 3 pour 100 de lait ingéré). Chez l'enfant au biberon la quantité est en général plus élevée de 4 grammes à 7gr,40 pour 100. D'ailleurs elle varie suivant la quantité de lait ingéré. Chez certains enfants, les hépatiques, on peut noter, malgré une très faible alimentation, l'émission d'une masse fécale énorme. La mère fait la remarque qu'on ne sait « où l'enfant va le chercher ».

Le nombre des selles est de 3 à 4 pendant les premiers mois, 2 à 3 à la fin de la première année, puis de 1 à 2 en deuxième année. Le nourrisson n'a aucune action sur la musculature qui agit d'elle-même obéissant à des raisons variables. Chez l'enfant au sein, les selles sont « œufs brouillés » jaunes d'or teinte due à la bilirubine, qui n'a subi ni oxydation, ni réduction. Elles verdissent cependant à l'air (biliverdine par oxydation). Peu ou pas d'odeur. Réaction légèrement acide (réaction d'Uffelmann : acide lactique).

Chez l'enfant au biberon, l'aspect des matières reflétera la nature du lait ingéré (lait cru, stérilisé, homogénéisé). Même chez un enfant bien alimenté, elles sont un peu odorantes. Réaction neutre ou légèrement alcaline. Elles sont, en général, ou plus colorées ou moins colorées que chez l'enfant au sein : chez un enfant bien nourri, la couleur tend à se rapprocher de la teinte normale. Plus le lait est chauffé, plus le contenu de l'intestin devient dur (constipation). Biedert, Selter[1] ont basé toute une séméiologie des maladies digestives, d'après l'aspect macroscopique des langes de l'enfant (voir affections digestives). A l'état normal, les selles ne doivent être ni vertes, ni blanches ; elles doivent être homogènes et ne contenir aucun grumeau, ni de caséine, ni de graisse. Au microscope, on ne doit observer que des microbes, des débris d'épithélium intestinal, des granulations protéiques et des granulations de graisse non absorbée. Tout corps étranger est anormal (amas de graisse neutre, cristaux d'acides gras, amas de savons, etc.). L'étude macroscopique,

1. *Die Verwertung der Fecesuntersuchung*, Stuttgard, 1905.

microscopique et chimique des selles, est d'une très grande importance, pour juger de la capacité de digestion et d'absorption des divers aliments (voir affections digestives). D'après Oppenheimer[1] toute digestion normale produit de l'hydrogène et de l'acide carbonique.

MICROBES ET DIGESTION

Il existe des microbes dans l'intestin. Leur nombre augmente à mesure que l'on se rapproche du gros intestin, où ils sont au maximum.

Si l'enfant est au sein, la digestion normale laisse peu de déchets; s'il est au biberon, elle en laisse une quantité variable, qui sera d'autant plus élevée que le nourrisson absorbera plus d'aliments. La suralimentation donnera beaucoup de déchets inutilisés par l'organisme, car la puissance digestive et la puissance d'absorption de la paroi intestinale ont leurs limites. Il y a action, sur ces déchets, c'est-à-dire fermentation par les microbes normaux. Les produits de cette fermentation sont, en partie, éliminés par les selles, mais une partie est absorbée, passe dans le sang, et ensuite dans les urines.

Si la fermentation est intense, les produits augmenteront et pourront occasionner une intoxication.

Microbes de l'intestin. — Lœwenhoeck, Frerichs, Gros et Billroth, Nothnagel ont attiré l'attention sur l'importance de l'étude des microbes de l'intestin.

Dès 1884, Stahl, puis Brieger, commencèrent à isoler les bactéries, mais le véritable travail de base est dû à Escherich[2] qui découvrit le B. coli et le B. lactis aerogenes, dans l'intestin quelques heures après la naissance. L'enfant vient au monde avec un intestin vierge de toute infection microbienne, mais rapidement le canal digestif est ensemencé.

1. *Zeitsch. f. physiol. Chemie*, 1906. — 2. *Die Darmbakterien des Säuglings*, Stuttgard, 1886.

Escherich montre que ces microbes sont des ferments lactiques, c'est-à-dire qu'ils décomposent le glucose et le lactose en donnant de l'acide lactique et qu'ils n'ont aucune action sur les albumines. Le B. lactis aerogenes se trouve surtout dans l'intestin grêle, le B. coli dans le gros intestin.

Le travail d'Escherich est donc le premier, qui mette un peu de clarté dans cette étude si complexe. Depuis il s'est fait un grand nombre de travaux sur ce sujet ; chaque auteur a suivi une voie particulière poursuivant un but variable.

1° **La flore intestinale dépend de l'alimentation.** — Cette notion de la plus haute importance a été établie par Macadyen, Nencki et Sieber qui montrent que l'alimentation fait développer tel microbe, alors que les autres restent stationnaires (surtout à l'état de spores). Une autre alimentation est-elle donnée, le microbe prédominant s'atténue alors que ceux qui étaient au repos apparaissent. Ce qui se dégage de tout cela, est que les flores se succèdent, mais ne disparaissent pas. Leurs éléments prennent plus ou moins d'importance suivant l'alimentation.

L'influence de celle-ci sur la mise en action de tel ou tel microbe a été confirmée et bien mise en valeur par les recherches de Tissier [1], sur la flore normale de l'intestin du nourrisson.

La flore normale a été depuis étudiée par Moro [2] et Jacobson [3]. Chez l'enfant au sein, le microbe de base est le bifidus. On y trouve encore le B. acidophilus, le pseudo-diphtericus gazogenes, le coccobacillus minutissimus gazogenes, etc.

Le B. bifidus prédomine, alors que chez l'enfant au biberon, ce microbe cède le pas à d'autres. Le nombre de ceux-ci augmente avec l'alimentation azotée et diminue avec l'alimentation par hydrates de carbone, tel que le lait.

Tout le monde a constaté que l'adjonction d'hydrates de carbone diminue la putréfaction de l'albumine. De là la vogue générale des farines.

1. *Thèse*, Paris, 1900. — *Annales Inst. Pasteur*, 1908. — 2. *Jarh. f. Kinderh.*, 1900 et 1905. — 3. *Annales Inst. Pasteur*, 1908.

Il est certain que la flore de l'enfant au biberon contient beaucoup plus de variétés microbiennes que celle de l'enfant au sein. Ce fait a été remarqué par Escherich dès les premiers jours de la vie La première infection est très riche chez ce dernier, elle l'est moins chez l'enfant au sein. Chiray et Sartory [1] ont observé fréquemment du muguet chez l'enfant au biberon.

Si l'on voulait encore une autre démonstration de la différence entre les laits de femme et de vache, on la trouverait dans cette action sur la flore intestinale.

Tissier montre bien l'influence de l'alimentation au moment du sevrage. De nouveaux aliments sont ingérés par le nourrisson. La flore de l'allaitement persiste, c'est la « flore fondamentale », qui reste fixe et constante (B. bifidus, enterocoque, B. coli, B. acidophilus, B. exilis, B. III de Rodella), puis apparaît une flore nouvelle « surajoutée », qui est variable, comme espèces microbiennes (B. perfringens, etc.), suivant l'alimentation. Avec le régime végétarien, cette seconde flore a peu d'espèces microbiennes qui augmentent au contraire avec le régime azoté. Cette flore surajoutée est à craindre, car elle produit, par son action sur les aliments, des substances de toxicité variable, qui sont absorbées par l'organisme (on peut juger la quantité absorbée par le taux des éléments sulfo-conjugués contenus dans l'urine). La flore fondamentale est au contraire, formée de microbes qui ont une action empêchante sur le développement de la flore à l'azote.

Le fait que la flore des hydrocarbones décompose les sucres et donne naissance à de l'acide lactique a engagé les médecins à donner du lactose aux nourrissons (Behrend et Sieber [2], More [3]). Mais bientôt on remarqua que, si la dose en est forte, le lactose a l'inconvénient d'attirer l'eau, de produire de la diarrhée et d'exagérer le péristaltisme intestinal.

Aussi a-t-on essayé le sucre de canne, le sucre de raisin, le

1. *Soc. Biol.*, 1907. — 2. *Journ. of Kinderh.*, 1857. — 3. *Dublin Hosp. Gaz.*, 1858.

maltose qui auraient le pouvoir de fermenter plus vite que le lactose et de donner une plus grande quantité d'acide lactique.

D'après Albertoni [1] en une heure il y a 20 pour 100 de lactose décomposé, 60 pour 100 de glycose, 70 pour 100 de maltose et saccharose. Hedon [2] et Schaps [3] admettent que l'absorption du sucre dépend de sa concentration ; or à solution égale la concentration moléculaire est deux fois plus élevée avec le glycose qu'avec le lactose.

On est divisé sur la question de la variété de sucre à ajouter au lait. Les uns s'en tiennent à une faible dose de lactose, d'autres à la saccharose, etc. Nous verrons plus loin, en étudiant le coupage du lait, que cette idée d'ajouter divers sucres s'appuie également sur d'autres arguments.

2° **Études de l'action des microbes sur les diverses substances absorbées.** — Escherich, ainsi que nous l'avons vu, a montré que les microbes qui agissent sur les hydrates de carbone, n'ont pas d'action sur les albumines. Ce fait a été confirmé par tous les travaux ultérieurs [4]. Ces microbes donnent des acides lactique, paralactique, acétique, carbonique, formique. La question en était là quand parurent les travaux de Weber [5], Bienstock [6], Tissier [7], Metchnikoff [8], qui établirent que la putréfaction des albumines était due à des anaérobies. Bienstock montre que l'un d'eux le B. putrificus est un microbe délicat facilement détruit par le groupe des microbes précédents destructeurs des hydrates de carbone et producteurs d'acide lactique. Le bacille putrificus en baguette de tambour, est mobile, à spores, poussant aisément dans le lait sans le coaguler, mais en digérant la caséine, à la manière des Tyrothrix. Il produit de l'hydrogène

1. Acad. Sciences, Bologne, 1888. — 2. *Arch. intern. Pharmacie et Thérap.*, 1900. — 3. *Klin. Woch.*, Berlin, 1907. — 4. Baginsky, *Zeitsch. f. physiol. Chemie*. 1888. — Moro, *Jarh. f. Kind.*. 1898. — Schlossmann, *Id.* — Heubner, *Id.* — Weinland, *Zeitsch. f. Biol*. 1899. — Ruypel, *Beiträge zur exper. therapie*, 1900. — Strasburger, *Deutsch. Arch. Klin. med.*, 1900. — 5. Weber, *Arbeiten aus dem. Kaiserl. Gesundheit*, 1900. — 6. *Arch. für hygiene*, 1901. — 7. *Ann. Inst. Pasteur*, 1903. — 8. Acad. Sciences, 1908.

sulfuré, de l'ammoniaque, des bases aminés, des acides valérianique, butyrique et de la leucine. Metchnikoff et Yungano établissent que ce microbe existe constamment dans l'intestin, avec deux autres microbes de la putréfaction, le B. aérogènes (Welch et Nuttall) ou B. perfringens, et un bacille mobile (B. sporogenes de Klein). Metchnikoff a montré que ces microbes sécrètent des toxines, résistant à 100° et tuant le lapin. Passini indique qu'il suffit d'une légère modification du milieu nutritif pour que ces microbes anaérobies (bacille de la gangrène gazeuse) qui ne donnent pas de toxine, lorsque le milieu albuminoïde contient moins de 1 pour 100 de sucre de raisin, en produisent dès que le taux de sucre dépasse 2 et 3 pour 100.

Le scatol et l'indol sont dus à d'autres anaérobies qui jouent un rôle moins important dans la dislocation des albumines. La division se précise entre microbes destructeurs des hydrocarbones et microbes destructeurs des albumines.

Tavel et Lanz, Nencki, Hopkins et Cole continuent cette étude de l'action des microbes sur les substances alimentaires et démontrent, comme l'avait dit Bienstock, que la formation de l'indol et du scatol n'est pas sous la dépendance des microbes anaérobies de dislocation de l'albumine. Nencki dit même que ces deux substances sont le résultat de la digestion normale de l'albumine par le suc pancréatique. Ce dernier donne l'acide scatolamino-acétique qui se transforme en scatol et en indol par les microbes.

Tissier, Klecki, Rodella, Veillon et Zuber ont découvert récemment un grand nombre de microbes anaérobies de putréfaction de l'albumine (B. perfringens, saccharobutyricus, B. III de Rodella, coccobacillus perfœtens, Staphyl, parvulus, etc.). La liste s'allonge tous les jours.

3° **Recherche du siège de ces deux fermentations.** — Macfayden, Nencki, Sieber établissent que les microbes du groupe acidifiant ont leur centre d'action dans l'intestin grêle, alors que les microbes destructeurs de l'albumine agissent principalement dans le gros intestin, si bien que la flore de l'intestin grêle est surtout aérobie et la flore du gros intestin anaérobie. Cette division générale a été admise par tous les auteurs qui ont étudié depuis, plusieurs points de détails (Tavel et Lanz, Klein, Kohlbrugge, Landsberger, Hawthorn, Nobécourt et Rivet[1]). Ces études ont montré :

1° Que la flore de l'intestin grêle est pauvre et que parfois le duodénum ne contient qu'un nombre infime de microbes. Les uns ont pensé que cette pauvreté tient à l'action stérilisante, soit des cellules épithéliales, soit des sécrétions intestinales ; d'autres à l'action du bacille coli, qui gêne le développement des autres microbes ;

2° Que la flore du gros intestin est au contraire d'autant plus abondante que les déchets albumineux sont plus élevés ;

3° Que dans ce dernier foyer les microbes meurent en grande quantité, si bien que nombre d'entre eux observés dans les selles sont à l'état de cadavres, car il existe une contradiction entre la quantité des bactéries observées au microscope et le peu de cultures obtenues.

4° **Étude de l'élimination des produits de la putréfaction intestinale.** — Czerny, Lesage, Hawthorn, Haushalter et Spillmann montrent l'absence de toxicité des matières fécales normales. Les produits de la putréfaction sont en partie brûlés dans l'organisme et en partie éliminés par les urines à l'état d'acides sulfo-conjugués. La quantité de ces derniers est proportionnelle à l'intensité de la putréfaction, c'est-à-dire de l'ingestion d'albumine (Salkowski, Jaffé, Labbé et Vitry[2]).

Les recherches de Falloise[3] tendent à montrer que si les produits de putréfaction ne se retrouvent pas dans les selles, on peut déceler leur présence dans la cavité intestinale. Si l'on étudie le contenu de l'intestin pris dans les différentes régions du tube digestif, on observe que la toxicité est au maximum au niveau de l'intestin grêle et qu'elle va en diminuant à mesure qu'on appro-

1. *Sem. méd.*, 1907. — 2. *Soc. Biol.*, 1906. — 3. Acad. Royale de Belgique, 1907 et Congrès Avancement des sciences, Lille, 1909.

che du gros intestin. Contrairement à ce que l'on pourrait penser, le gros intestin est donc la partie la moins infectée. C'est dans le duodénum que le contenu intestinal est le plus toxique, comme on a pu le voir, en se servant du produit d'un malade ayant une fistule de l'intestin grêle.

Ce ne sont plus ici les microbes, ni les ferments qui sont en cause, mais plutôt la nature chimique des matières albuminoïdes transformées par la digestion et les sucs biliaires et pancréatiques en véritables poisons. Et même, si on isole un segment de l'intestin grêle et qu'on laisse son contenu subir un commencement de putréfaction, celui-ci devient moins toxique.

Comment se produit cette diminution progressive de toxicité? On a pensé à une action antiseptique de la bile, mais ce pouvoir est faible. D'après Charrin, ce serait la muqueuse même de l'intestin qui détruirait les poisons en les arrêtant au passage. Si, en effet, on injecte à un animal un extrait préparé avec de la muqueuse intestinale bien lavée, on retrouve les mêmes phénomènes d'intoxication qu'avec le contenu intestinal lui-même. C'est donc bien au niveau de cette muqueuse que se fait l'accumulation des poisons. Mais pour remplir ce rôle protecteur il est indispensable que cette muqueuse soit saine. L'auto-intoxication ne doit pas exister à l'état normal, mais elle peut se produire quand la muqueuse intestinale ne remplit plus ses fonctions d'une manière suffisante.

5° **Action de l'acide lactique.** — L'acide lactique gêne le développement des microbes de l'intestin. En 1886, Hayem et moi avons montré qu'en faisant ingérer de l'acide lactique aux nourrissons atteints de diarrhée, on pouvait modifier ce trouble digestif. J'ai observé[1] qu'en faisant ingérer à des cobayes, atteints de choléra expérimental, de l'acide lactique, celui-ci pénètre dans la cavité intestinale, dessèche la pulpe de desquamation par son action astringente et possède une action antimicrobienne, comme l'indique la mise en culture du milieu qui devient stérile[1].

1. *Thèse*. Paris, 1889.

Les recherches ultérieures de Grundzach[1], Schmitz[2], Singer[3] viennent confirmer l'action de l'acide lactique sur les putréfactions intestinales en montrant la diminution des éthers sulfo-conjugués dans l'urine.

Cette question prit une nouvelle tournure avec Bienstock, puis Tissier[4], qui établirent que les microbes acidifiants pouvaient empêcher le développement des microbes de putréfaction en présence du sucre qu'ils décomposent en acide lactique.

Tissier fait observer que cette lutte n'existe pas seulement entre les acidifiants et les putréfiants, mais encore entre les diverses variétés d'acidifiants : ainsi un ferment acide fort peut arrêter le développement d'un ferment acide faible. De là est née la pratique d'ajouter du lactose au lait pour aider et augmenter l'action des microbes acidifiants.

Dans ces dernières années, sous l'impulsion de Metchnikoff, ses élèves Tissier et Cohendy ont étendu cette question de la lutte microbienne et ont pensé que tout en prenant le régime hydrocarboné, sous la forme de sucre, il était bon d'ingérer une nouvelle flore acidifiante plus active : le bacille paralacticus. Le milieu intestinal devient acide et élimine peu à peu les anciens microbes. Mais toute cette flore d'importation ne fait que passer dans l'intestin, elle a de la difficulté à s'y implanter, aussi est-il nécessaire d'ingérer tous les jours une nouvelle dose de microbes.

Comme le dit Metchnikoff[5] : « Il faut tâcher de transformer cette flore sauvage de l'homme en une flore cultivée représentée par des espèces bénignes ou du moins inoffensives. » La grosse difficulté est d'adapter ces nouveaux microbes au milieu qui présente de grandes variations individuelles. Chaque terrain intestinal a sa flore particulière que l'on peut modifier, en apparence, par l'alimentation et la bactériothérapie journalière, mais arrivera-t-on à la changer complètement en ne touchant pas au terrain ? C'est une espérance.

1. *Zeitsch. f. klin. med.*, 1893. — 2. *Zeitsch. für physiol. Chemie.* 1894. — 3. *Therap. Monatsheft.* 1901. — 4. *Ann. Inst. Pasteur.* 1901. — 5. *Bulletin de l'Inst. Pasteur.* 1903.

Il existe un grand nombre de ferments lactiques : le bacillus bifidus (Tissier) que l'on trouve chez l'enfant au sein et qui est un acidifiant faible. Le ferment lactique obtenu spontanément par l'exposition du lait à l'air est également un acidifiant faible. Il est aérobie et donne peu d'acide lactique inactif sur la lumière polarisée.

Kosaï, Weigmann, Leichmann, Gunter et Thierfelder ont montré qu'il y avait des ferments dits paralactiques donnant de l'acide lactique droit. Dans ces dernières années, on s'est ingénié à trouver celui qui, ingéré dans l'intestin, produirait le plus d'acide lactique (Massol et Grigoroff, Metchnikoff, Tissier, Cohendy[1]).

On a isolé ces divers paralactiques des laits employés depuis longtemps en Orient (lait bulgare, maya, Yoyourth). L'emploi de ces cultures, chez le nourrisson, est souvent difficilement supporté.

6° **Étude de l'action des microbes sur les graisses.** — Il existe dans l'intestin des déchets de graisse. On sait que bon nombre de bactéries saponifient les graisses à la manière de la lipase (Sommaruga[2]). Escherich a pu isoler de l'intestin du nourrisson différentes espèces qui saponifient les graisses du lait dans les proportions suivantes :

Bacillus subtilis.	36,19 %
Streptoccocus gracilis.	8,8
Bacillus lactis aérogènes.	34,24
Bacillus coli aérogènes.	62,7

Toutes ces recherches ont été faites *in vitro,* mais *in vivo,* Nencki, Muller, Klemperer, Scheurlen, doutent de cette action.

MUSCULATURE ET ABSORPTION INTESTINALES

L'intestin est plus long chez l'enfant que chez l'adulte comparativement à la longueur du corps (voir page 139). Benecke[3]

1. *Soc. Biol.*, 1906. — 2. *Zeitsch. f. hygiene*, XVIII. — 3. *Die Anat. Grundlagen der Constitut. anomalien der Menschen*, Marburg, 1878.

dit, qu'à la naissance, la longueur de l'intestin est à la longueur du corps, comme 570 est à 100 (470 : 100 chez l'adulte).

Les matières alimentaires traversent le tube digestif en un temps variable suivant la contraction de la paroi. Les mouvements alternatifs de dilatation et de resserrement du calibre, par suite de la contraction musculaire sont, à l'état normal, de faible amplitude et passent inaperçus. S'ils sont visibles, il existe un état pathologique (contracture, spasme, obstacle).

De même à la palpation, on ne doit percevoir aucun segment, d'après Sigaud[1]. En suivant sa méthode de percussion, en trois points (stomacal, cæcal et intestinal), on doit obtenir un son « simple » uniforme en tous ces endroits, car il y a adaptation parfaite de la paroi sur la masse alimentaire.

Nous verrons, en étudiant les altérations pathologiques de l'intestin, l'importance des modifications observées dans la percussion.

Un enfant bien portant et bien nourri, suivant toutes les règles de l'hygiène, ne doit pas avoir un gros ventre. Vu de profil, celui-ci doit à peine faire saillie. La paroi musculaire doit être solide : les muscles droits ne doivent pas être séparés et laisser passer entre eux la masse intestinale. La hernie de la ligne blanche est un état pathologique, de même l'éventration latérale ou ventre de batracien.

En un mot, la masse intestinale ne doit être ni distendue ni forcée.

La durée du transit des aliments à travers tout le canal digestif oscille entre 18 et 20 heures. Il est plus court, si la quantité d'aliments ingérés est élevée, s'ils contiennent beaucoup de graisse et si l'écoulement biliaire est abondant. Pour mesurer la durée de ce trajet, il suffit de faire ingérer à l'enfant, dans un peu de lait, 0gr,20 environ de poudre de carmin et de noter l'apparition de la première selle rouge.

1. *Traité clinique de la digestion*, 1908. — Chaillou et Mac Auliffe, *Précis de la digestion*, 1903.

Nous avons vu que la paroi de l'estomac possède, à un léger degré, le pouvoir d'absorber l'eau, les sels et une certaine quantité d'acides aminés (simples ou combinés). Mais le véritable siège de l'absorption est tout le long de l'intestin. Voici d'ailleurs le tableau, que nous empruntons à London et Polowzona[1].

	Zones de digestion.		Zones d'absorption.	
	—		—	
Albumines.	1/3	des albumines sont digérées dans l'estomac.	0	
	1/2	dans le duodénum.. . . .	1/8	absorbées.
	1/10	1re partie de l'iléon. . . .	1/3	—
	1/50	2e — —	2/7	—
Graisses. .	1/4	dans l'estomac.	0	—
	1/2	dans le duodénum.. . . .	1/4	—
	1/25	iléon 1re partie..	1/7	—
	1/5	— 2e —	1/4	—

La question de l'absorption est réduite (les substances étant digérées et dialysables) à une différence de tension superficielle entre le milieu digestif et le milieu sanguin. Ainsi dans l'estomac, la tension superficielle étant de 6 mill., par conséquent voisine de celle du sang, l'absorption est minime, comme nous l'avons vu. Au contraire, dans l'intestin, la tension est faible et l'absorption forte. La tension superficielle du suc gastrique est élevée ; le chyme, en pénétrant dans le duodénum, reçoit le contact de la bile alcaline, de sorte que la tension baisse et le courant osmotique se dirige vers le sang (Traube[2], Billard[3]). L'eau, les sels, les sucres, les albumines dialysables (acides aminés et dérivés de combinaisons) sont absorbés.

La graisse neutre n'est pas dialysable, il faut qu'elle soit dédoublée en acides gras, qui, se combinant aux bases, donnent des savons dialysables et solubles dans l'eau. Le phosphore est ainsi mis en liberté et absorbé.

Une digestion sera d'autant meilleure, qu'il y aura moins de

1. *Zeit. für Chemie.* 1906. — 2. *Arch. f. die gesammte physiol.*. C. V., 1904. — 3. *Soc. Biol.*, 1906.

phosphates dans les selles, plus de savons produits et plus de phosphore absorbé (Freund[1]).

Le pouvoir de l'absorption de la graisse augmente à mesure que l'on se rapproche du gros intestin. Il semble que le suc pancréatique et la bile aient de l'action sur l'absorption ; en effet quand ces deux organes sont insuffisants, malgré l'action de suppléance de l'entérokinase qui dédouble les graisses, les savons ne sont pas absorbés (London et Polowzona[2]).

La capacité digestive individuelle de Lynch ou coefficient d'utilisation intestinale d'Atwater est la propriété de digérer tout ou partie des aliments ingérés. Ceci varie d'un enfant à un autre.

Nos connaissances sont peu étendues sur la capacité digestive pour la caséine et les hydrates de carbone.

Nous avons quelques notions sur l'absorption de la graisse (Nobécourt et Merklen[3], Gautier[4]).

Certains enfants peuvent ingérer de grandes quantités de graisse et les absorber. D'autres en ingèrent peu et absorbent la presque totalité. D'autres en ingèrent une dose convenable et en absorbent peu (dyspepsie graisseuse). La capacité digestive est donc des plus variables. Il faut l'étudier pour chaque organisme, à l'aide de l'analyse des déchets.

Quel est le rôle joué par l'épithélium intestinal dans cette résorption ? Nous savons que les cellules épithéliales forment une barrière solide au passage des microbes, sauf au moment de la digestion (passage des microbes dans le sang) ; qu'elles sécrètent un certain nombre de diastases, et qu'elles n'absorbent pas les toxines. Mais nous ne savons que peu de chose sur leur rôle dans la résorption ou absorption.

Cependant Mingazzini et Bremer[5] ont pu suivre dans l'intérieur des cellules, des sphérules protéiques, qui pendant la digestion vont au fond de la cellule, contre la membrane basale et passent dans les capillaires.

1. *Jahr. für Kinderh.*, 1905. — 2. *Loc. cit.* — 3. *Rev. mal. enfance*, 1904. — 4. *Thèse* de Paris, 1905. — 5. *Journ. of Medic. Research* (t. XV).

ENFANTS au SEIN	AUTEURS	POUR 100 D'INGÉRÉ, IL Y A D'ABSORBÉ							
		ALBUMINE	GRAISSES	S. MINÉRALES	Ph^2O^5	CaO	K^2O	Na^2O	Mg
en moyenne	Camerer.	93,70	94,40						
en moyenne	Nobécourt et Merklen.	96		52,4					
15 premiers jours	Michel.	moyenne de 7 cas 90 à 95 = 93,60	94 à 98 = 95,38	moyenne de 4 cas 72 à 83 = 78,84	moyenne de 3 cas 88 à 94 = 91,63	moyenne 59,42			
15 jours	Ullmann.	76 (1 cas)							
2 mois	Keller.	84 à 87 (2 cas)	97 à 98 (2 cas)		79 à 84 (2 cas)				
2 mois	Rubner et Heubner.	83,12 (1 cas)	94,41 (1 cas)	79,42 (1 cas)					
3 mois	Michel et Perret.	89,5 (1 cas)	97,5 (1 cas)	73 (1 cas)	73,2 (1 cas)	47,5 (1 cas)			
4 mois 3/4	Bendix.				89,17 (1 cas)	75,80 (1 cas)	87,44 (1 cas)	9,36 (1 cas)	66,67 (1 cas)
6 mois	Blauberg.			81,82 (1 cas)	89,17 (1 cas)	75,8 (1 cas)	87,44 (1 cas)	9,36 (1 cas)	66,67 (1 cas)
ENFANTS au BIBERON									
7e jour	Ullmann.	38,9 (1 cas)							
2 mois 3/4	Keller.	93,7 (1 cas)	96,7 (1 cas)		87 (1 cas)				
4 à 5 mois	Michel et Perret.	91,38 (1 cas)	90,63 (1 cas)		67,60 (1 cas)	39,65 (1 cas)			
7 mois 1/2	Rubner et Heubner.	93,5 (1 cas)	96,5 (1 cas)	60,70 (1 cas)	53,28 (1 cas)	45,14 (1 cas)	82,82 (1 cas)	75,94 (1 cas)	37,18 (1 cas)
7 à 8 mois	Netter.	91,13 (1 cas)	94 (1 cas)		42 (1 cas)	27 (1 cas)			

	POUR 100 D'INGÉRÉ, IL Y A DE FIXÉ									Az URINAIRE p. 100 d'ingéré.
SO^3	Az	Ph^2O^5	CaO	Na^2O	CENDRES	K^2O	Mg	F^2O^3	Cl^2	
	moyenne 73 à 85	77 à 87,3	55,6 à 82,8	75,7 à 85	35,3 à 52,5				43,4	9 à 19,5
	30,5 à 45 (2 cas)	53,5 à 54,1 (2 cas)		30,5 à 45 (2 cas)						42 à 54
	26,3 (1 cas)									52
	46 (1 cas)	45,2 (1 cas)	39,5 (1 cas)	46,9 (1 cas)	30,1 (1 cas)				24,8	42
75,50 (1 cas)		46,6 (1 cas)	64,5 (1 cas)			39,8 (1 cas)	37,3 (1 cas)	71,4 (1 cas)	88 / 9,8 (SO^3)	
75,5 (1 cas)		45,9 (1 cas)	64,5 (1 cas)		45,9 (1 cas)				88 (1 cas)	
	34,1 (1 cas)	37,1 (1 cas)		34,1 (1 cas)						59,5
74,52 (1 cas)	24,1 (1 cas)	24,6 (1 cas)	44 (1 cas)	24 (1 cas)	48 (1 cas)	11,5 (1 cas)	11,3 (1 cas)	20 (1 cas)		70,5

Voyons, d'après le tableau ci-joint, quelle est l'intensité de l'absorption jugée par la chimie [1].

D'après Krosnogorsky [2], la quantité de fer absorbée, chez l'enfant au sein, est de 80 pour 100 et la quantité fixée de 75 pour 100. Au contraire, les proportions diminuent avec les laits étrangers, tels que le lait de chèvre. Ainsi :

Lait cru. . . .	absorbé.	33 %
	fixé.	28
Lait bouilli. . .	absorbé.	15
	fixé.	7

Un simple coup d'œil sur ce tableau montre que l'utilisation du lait de femme est presque complète pour les substances azotées et les graisses. L'extrait sec est utilisé dans une proportion considérable (95,55 pour 100, d'après Michel).

L'acide Ph^2O^5 est également très absorbé (91,63 pour 100 en moyenne). On trouve seulement les valeurs des cendres et de la chaux un peu faibles. Ainsi 59,42 pour 100 pour la chaux et 78,84 pour 100 pour les cendres.

A mesure que l'enfant grandit, l'utilisation reste la même, cependant l'acide phosphorique tend à être moins bien absorbé.

D'après les analyses de Blauberg et de Bendix, on peut voir que la résorption des sels (autres que ceux que je viens de citer) est également élevée pour la K^2O, le Cl^2.

Elle est au contraire faible pour CaO, MgO, Fe^2O^3, SO^3 et surtout pour NaO^2.

Le sucre est absorbé en totalité.

Chez l'enfant au biberon, l'absorption ou résorption du sucre et de l'azote paraissent à peu près identiques.

1. Rubner et Heubner, *Zeitsch. für Biol.*, XXXVI et XXXVIII. — Camerer, *Der Stoffewechsel der Kinder*, 1896. — Michel, *Soc. obst. de France*, 1892, 1897, 1899. *Presse médicale*, 1898 et *Rev. d'hygiène et méd. infantile*, 1906. — Blauberg, *Zeitsch. f. Biol.*, 1900. — Steinitz, *Thèse* de Breslau, 1900. — Uffelmann, *Deutsch. Arch. für Klin. medic.*, XXVIII. — Netter, *Thèse*. Paris, 1900. — Chahuhet, Nobécourt et Merklen, *Rev. des Mal. de l'Enfance*, 1904. — Lange, Bendix, etc. — 2. *Jahr. f. Kinderh.*, 1906.

Mais il existe une notable différence avec tous les sels et surtout avec Ph^2O^5, Mg, Fe^2O^3 dont la dose est peu élevée et, avec NaO^2 dont la quantité est supérieure.

La différence d'absorption du phosphore dans les deux modes d'allaitement tient à ce que la combinaison du Ph. avec les substances organiques est plus élevée dans le lait de femme que dans le lait de vache qui contient une forte proportion de combinaisons salines.

L'enfant résorbe donc de l'eau, de l'azote (Mat. albuminoïdes), du carbone (graisse et sucre). Il en fixe une partie et en élimine par la peau, les poumons et l'urine.

Échanges nutritifs chez l'enfant au sein. — On a étudié mathématiquement ces échanges. Recherches de Heubner et Rubner avec Bendix, Winternitz et Wolpert[1]. Observation 4 du tableau.

Un enfant, au sein pesant 5kgr,220 a ingéré chaque jour 613 grammes de lait.

	Azote.	Carbone.	Eau.
	—	—	—
Il a résorbé. . .	0,996	34,44	543,30
éliminé. . .	0,733	33,49	536
fixé	0,263	0,95	7,30

Si l'on examine maintenant les échanges de l'eau, chez cet enfant, on voit que la majeure partie s'élimine par les urines 322 grammes sur 536 — 35 par les fèces et 179 par la peau et le poumon.

Pour 0,733 d'azote éliminé :
0,520 le sont par l'urine
0,039 — la sueur
0,174 — les fèces.
Pour 33,49 de carbone éliminé :
30,93 le sont par la respiration
0,65 — l'urine
1,91 — les fèces.

Michel (1re observation du tableau). — Enfant d'une semaine

1. *Arch. f. hygiene*, XXVI. — *Zeitsch. f. Biologie*, XXXVI-XXXVIII.

pesant 3 635 grammes, prenant chaque jour 590 grammes de lait. Résultats obtenus pour la journée :

	Ingéré.	Éliminé par urine et fèces.	Fixé.
	grammes.	grammes.	grammes.
Azote	1,61	0,355	1,255
Sels minéraux	1,35	0,745	0,605
Chaux	0,272	0,094	0,177
Acide phosphorique	0,276	0,051	0,225

Michel et Perret [1] ont étudié un autre enfant de 2 mois et demi (5e observation du tableau) pesant 4 725 grammes et prenant 900 grammes de lait par jour.

Ce nourrisson fixait journellement :

Azote	0,784		
Sels	0,526 dont	Chaux	0,149
		Ph^2O^5	0,121
		Chlore	0,069

Nous savons peu de chose sur l'absorption et la fixation du chlorure de sodium. — Nobécourt [2] admet que chez l'enfant au sein, sur 100 grammes de sel ingéré, 64 pour 100 sont gardés et 35 pour 100 éliminés par les urines.

Pierra [3] a étudié les échanges du chlorure de sodium, pendant le premier mois, chez un enfant au sein augmentant de 13 grammes par jour. Voici les chiffres obtenus :

NaCl du lait.	NaCl de l'urine.	NaCl des fèces.	NaCl utilisé.
0,261	0,143	0,020	0,096

Le chlorure de sodium est donc utilisé dans la proportion de 36,7 pour 100.

Un enfant, qui augmente de 15 grammes par jour, fixe $0^{gr},10$ de sel.

C'est avec les parties fixées que l'enfant fait son augmentation de poids. D'après Michel, l'azote n'entre que pour un tiers ou

1. *Soc. d'obst.*, Paris, 1899. — 2. *Soc. péd.*, 1908. — 3. *Soc. obst.*, 1905.

un quart dans cet accroissement. Ainsi 8gr,14 d'albumine (= 1.255 d'azote) pour une augmentation de 35gr,25 par jour; ou 5 grammes d'albumine (0,784) pour une augmentation de 18gr,66 par jour. Le reste est fourni par l'eau, les sels, les graisses et les sucres.

Échanges nutritifs chez l'enfant au biberon. — Ils ont été étudiés par Rubner et Heubner (Observation 9 du tableau).

Enfant de 7 mois et demi pesant 7570 grammes, élevé au lait bouilli et non coupé, mais additionné de 35 grammes de lactose par litre.

Voici les chiffres par 24 heures.

	Ingéré.	Éliminé.	Fixé.
	—	—	—
Azote	4,26	3,53	0,73
Carbone	62,92	56,75	6,17

		Urine.	Sueur et respiration.	Fèces.
		—	—	—
Azote éliminé =	3,53	3,067	0,186	0,281
Carbone . . . =	56,75	1,84	52,08	2,83

L'enfant a gagné 24 grammes par jour, décomposés, d'après Camerer, de la façon suivante en grammes :

7,50 Carbone
1 Hydrogène
0,70 Azote
1,70 Oxygène
1,10 Matières minérales
12 Eau.

Élimination de l'eau et de l'acide carbonique. — Heubner et Rubner ont étudié l'élimination de la vapeur d'eau et de l'acide carbonique par heure et par mètre carré. Ils donnent les chiffres suivants qui montrent que l'enfant au sein élimine moins d'eau et d'acide carbonique que l'enfant au biberon.

Élimination par heure et par mètre carré.

		grammes.		grammes.
Enfant au sein	CO^2	13,5	H^2O	22,86
— biberon	CO^2	17,3	H^2O	30,60

Camerer a noté également entre les deux allaitements les différences suivantes au sujet de l'eau :

	Eau fixée.	Éliminée par les urines.	selles.	peau et poumons.
	—	—	—	—
Sein : pour 543,3 de lait ingéré.	7,3	322	35	179
Biberon pour : 857.	12	424	97	324

Le même auteur donne le tableau ci-joint qui montre bien l'importance du rôle des poumons et de la peau et insiste avec raison, sur les erreurs que l'on doit commettre, si on ne tient pas compte de ces éléments, pour établir l'état de la nutrition.

ENFANT DE 10 SEMAINES ÉLEVÉ AU SEIN

	QUANTITÉS ABSORBÉES 800 gr.	ACCROISSEMENT DE POIDS 25 gr.	EXCRÉTION TOTALE 775 gr.	PAR URINE 520 gr.	PAR FÈCES 20 gr.	PAR PEAU et poumons 235 gr.
Eau..	708	18	690	517	16,2	156,8
Sels..	1,4	0,7	0,7	0,5	0,2	»
Substances organiques. .	90,6	6,3	84,3	2,5	3,6	78,2
Azote.	1,3	0,5	0,8	0,6	0,2	»
Carbone.	45,4	3,9	41,5	0,9	2,2	38,4
H.	6,8	0,6	6,2	0,2	0,3	5,7
O.	37,1	1,3	35,8	0,8	0,9	34,1

L'enfant, d'après Voit et Pettenkofer et Forster, élimine une fois et demie à 2 fois et demie plus d'acide CO^2 que l'adulte. Cette élimination est un peu moins forte chez l'enfant au sein. Weiss[1] vient de reprendre cette étude. Un adulte élimine par kilogramme et par heure $0^l,250$ à l'état de veille et $0^l,160$ pendant le sommeil.

Le nouveau-né, pendant la première semaine de la vie, élimine 2 et 4 fois plus : de $0^l,337$ à $1^l,064$. Il existe, à ce sujet, de très grandes variations individuelles, qui sont indépendantes et du sommeil et des cris.

1. Acad. méd., 1909.

Il en est de même de l'absorption de l'O, qui oscille entre $0^l,404$ et $1^l,248$ dans les mêmes conditions.

Weiss prend, comme base des échanges pulmonaires, l'indice d'oxygénation, c'est-à-dire, le rapport de l'O absorbé à ce qu'il devrait être d'après la surface. Ce rapport, chez l'adulte = 1. Chez le nouveau-né il est au-dessous, mais bientôt il se relève et monte à 1,5, 1,8. L'indice d'oxygénation est donc élevé chez le nourrisson.

Telles sont les notions que nous possédons sur la résorption, la fixation et l'élimination des diverses substances ingérées.

Conclusion. — 1° Dans la vie d'entretien et d'accroissement de l'enfant, qu'il soit au sein ou au biberon, l'eau joue un grand rôle, puisque sur 25 grammes d'accroissement, il y a 18 grammes d'eau.

2° La fixation d'azote diffère, suivant qu'il s'agit de l'enfant au sein ou au biberon.

D'après la majorité des auteurs, tandis que l'enfant au sein fixe le tiers de l'azote absorbé et en élimine les deux tiers, l'enfant au biberon en fixerait seulement le sixième et en éliminerait cinq sixièmes.

Keller pense que 50 pour 100 de l'azote absorbé est fixé pour l'enfant au sein et seulement 35 pour 100 pour l'enfant au biberon.

Plus ce dernier absorbe d'azote, plus il en brûle, plus il en élimine (urines chargées), mais il en fixe toujours peu. C'est la loi de l'équilibre azoté. « L'organisme, dit Lambling[1], tend à adapter la désassimilation azotée à la grandeur de l'apport azoté alimentaire .» Cependant Keller[2] admet que dans ces cas de gavage, l'organisme arrive à fixer plus d'azote.

3° Ce qui différencie l'azote du lait de femme de l'azote du lait de vache, c'est que le second est difficile à fixer.

4° Cette fixation serait facilitée par l'adjonction de graisse.

5° L'enfant au sein fixe deux fois plus d'azote et de graisse que l'adulte.

1. *Traité de patho. générale*, tome III. — 2. *Centr. für innere Med.*, 1898.

On voit par ces quelques faits que nos connaissances au sujet de la nutrition commencent à s'établir. On a déjà montré à l'aide de la chimie la différence notable, qui existe entre le lait de femme et le lait de vache, au point de vue de la digestion, de l'absorption et de la fixation des divers éléments.

Nous allons étudier maintenant, le fonctionnement de tous les organes, pendant la vie du nourrisson. Nous passerons d'abord en revue les fonctions rénales. Connaissant ce qui entre et ce qui sort, nous pourrons étudier plus fructueusement la vie des autres organes et la croissance.

FONCTION URINAIRE

Pendant les deux premières années, le rein présente un gros volume par rapport au poids du corps. Dans la suite ce rapport diminue ($0^{gr},88$ % du poids du corps à la naissance, $0^{gr},48$ %, chez l'adulte).

L'organe garde une situation basse, comme à la naissance. Il perd la forme lobulée vers la fin de la première année. La substance corticale est peu développée et moins épaisse que la substance médullaire.

A mesure que l'enfant grandit et que le bassin s'élargit, la vessie descend dans la cavité tout en conservant une capacité faible, ce qui explique la fréquence des mictions. L'urètre se modifie peu, il garde une paroi mince, fait qu'il est bon de connaître pour la pratique du cathétérisme, et il est accolé au rectum par suite du faible développement de la prostate.

Urine. — En plus grande quantité, claire et aqueuse, ne donnant aucun dépôt chez l'enfant au sein ; elle est moins abondante, plus foncée et tache souvent le linge chez l'enfant au biberon.

Plus la dose de lait ingéré est élevée, plus le taux de l'urine augmente. D'après Reusing[1] la quantité varie suivant l'âge, à volume égal de lait.

1. *Zeitsch. f. Geburtsch. u. Gynækol.*, XXXIII.

Ainsi pour 100 grammes de lait de femme, le bébé émet :

		grammes.	
Au 3e jour de la vie		23	d'urine
4e	—	27,6	—
5e	—	43,9	—
6e	—	50	—
7e	—	57,6	—
8e	—	62,5	—

Peu à peu la quantité augmente et monte à 200, 300, 500 grammes par jour ; elle devient proportionnelle à la quantité de liquide absorbé. Quand l'enfant prend un litre de lait de femme, il émet 650 à 700 grammes.

L'émission de l'urine se fait en même temps que la défécation. Il y a 2 à 3 mictions le premier jour, puis bientôt 7 et 8.

L'étude des urines est le plus souvent négligée chez le nourrisson. Ceci tient à ce qu'il les émet constamment et à la nécessité d'employer des appareils spéciaux pour les recueillir[1].

Malgré les difficultés et les causes d'erreurs, nous commençons à avoir quelques aperçus sur les variations des éléments pendant la première année. Dès que le bébé, par éducation, parvient à garder l'urine (du 6e au 12e mois), cette étude prend de plus en plus de précision[2].

La caractéristique de l'urine à la naissance est d'une part sa concentration et d'autre part sa teneur élevée en acide urique. Cette dernière substance ensable le rein et produit les « infarctus uratiques » découverts par Cless en 1841 puis étudiés par Schlossberger (1848) et Wirchow (1850) et Parrot. On trouve, en effet, les canaux collecteurs de la substance médullaire (pyramides), remplis d'une poussière rouge brique, finement granu-

1. Ces appareils, mis en place, permettent de recueillir l'urine émise pendant un certain nombre d'heures. Citons celui de Raudnitz (*Prag. med. Woch.*, 1892), de Marfan (*Soc. méd. Hôp.*, 1897). Lesné et Merklen se sont servis d'un condom fixé à la base de la verge et vidé de son contenu à chaque miction (*Bull. méd.*, 1901). — 2. Recherches de Bouchaud, Parrot et Robin, Ultzmann, Martin et Ruge, Hecker, Vierordt, Camerer, Ballantyme, Carron de la Carrière et Monfet, Michel et Perret, Charrin et Guillemot, Lesné et Merklen.

leuse, formée de petites sphères, qui s'agglomèrent en bâtonnets — ce sable n'est jamais observé dans la substance corticale. Au microscope, on constate que ces petites sphères sont formées de fines aiguilles d'urate de soude, disposées concentriquement.

La présence des infarctus uratiques est un fait normal, qui tient à ce que ces déchets uratiques ne sont pas solubilisés, vu la faible quantité de liquide ingéré. Bientôt celle-ci augmente et les urines deviennent claires. L'urine normale n'a pas d'odeur, elle est légèrement acide le matin et neutre dans le reste de la journée.

Ce tableau a été dressé en rassemblant les analyses faites par divers auteurs. On remarquera que le chiffre de l'urée est élevé.

Chez l'enfant au biberon, il serait journellement d'après Lesné et Merklen[1] de

0,09	par k. g. fin	1re semaine.
0,23	—	1er mois.
0,30	—	3e mois.
0,50	—	au sevrage.

D'après Nobécourt et Merklen[2] ce chiffre serait moins élevé chez l'enfant au sein (0gr,04 par kilogramme et par jour).

Hutinel et Lesné, cependant, donnent comme chiffre moyen 15 centigrammes. Il ne semble pas que pendant toute la lactation au sein ce chiffre faible varie (Keller, Michel et Perret, Rubner et Heubner).

Au sevrage le taux d'élimination tend à augmenter à 0gr,16 et à se rapprocher du minimum observé chez l'adulte. Le rapport de l'acide urique à l'urée montre que plus l'enfant croît, plus la transformation des déchets en urée augmente, si bien qu'à 3 ans le rapport baisse à 1/30, à 5 ans à 1/50.

L'élimination du chlorure de sodium a été surtout étudiée par Nobécourt et Merklen[3]. D'après ces auteurs, sur 100 grammes de chlorure ingéré 64 grammes sont retenus par l'organisme. La rétention est plus forte chez l'enfant bien portant ; elle l'est moins chez les malades ou chez ceux dont le poids est stationnaire.

1. *Rev. mens. des Mal. de l'Enfance*, 1901. — 2. *Soc. de Péd.*, 1906. — 3. *Soc. de Péd.*, 1908.

TABLEAU DE LA VARIATION DES URINES

	PREMIÈRE MICTION du matin. Capacité moyenne de la vessie.	QUANTITÉ en 24 HEURES dose maximum.	QUANTITÉ par KILOGRAMME	QUANTITÉ par 100 GRAMMES de lait de femme.	DENSITÉ	URÉE par 24 HEURES	URÉE par KILOGRAMME et par jour.	URÉE par LIVRE d'urine.
	centimètres cubes.	grammes.	grammes.	grammes.		traces à la naissance.		
1er jour.	5 à 10	30 à 48	»	»	1 010	0,077	0,02	»
2e jour.	10 à 25	53	»	»	1 009 à 1 006	0,15 à 0,25	0,09	de 3 à 4 grammes.
3e jour.		80 à 172	»	23				
4 à 6 jours.		204	»	»				
9 à 15 jours.	15 à 30	150 à 357	»	»	1 004 à 1 002	0,91	0,23	
18 à 21 jours.	20 à 30	385	»	»	1 003			
2e mois.	25 à 35	378	100	»	1 005	1,41	0,34	
3e mois.	»	447		»				
4e mois.	»	517		»				
5e et 6e mois.	»	600	75	»	1 011	3	0,56	
7e et 8e mois.	»			»	»	»	»	
12e mois.	»	700	»	»	»	»	»	
15e mois.	»		29	»	1 015	9	0,61	»

TABLEAU DE LA VARIATION DES URINES *(Suite.)*

	RAPPORT de L'URÉE à l'azote total	ACIDE UNIQUE par 24 heures.	RAPPORT de L'ACIDE urique à l'urée.	CHLORURES par 24 HEURES	CHLORURES par KILOGRAMME	PHOSPHORE en 24 heures.	PHOSPHORE par KILOGRAMME	ACIDE SULFURIQUE par kilogram.	POINT Δ $\frac{\Delta}{NaCl}$
		traces à la naissance.							
1er jour	»	indosable	»	traces.	0,01 à 0,13	traces.	»	»	
2e jour		»	»		»	»	»	»	
3e jour		»	»	0,04	»	»	»	»	$\Delta = (-)\ 0,25$
4 à 6 jours	de	0,02	1/9		»	»	»	»	$\frac{\Delta}{NaCl} = 3,22$
9 à 15 jours		»	»	0,06	0,03	0,20	0,003	0,008	
18 à 21 jours	0,70 °/o	»	»	»	»	»	»	»	
2e mois									
3e mois		0,15	1/15	0,21	0,05 à 0,07	0,67	0,016	0,008	$\Delta = -\ 0,41$
4e mois	à								$\frac{\Delta}{NaCl} = 4,47$
5e et 6e mois		»	»	»	»	»	»	»	
7e et 8e mois	0,94 °/o	»	»	»	»	»	»	»	
12e mois		»	»	»	»	»	»	»	»
15e mois		»	1/56	»	0,31	»	0,050	»	»

Il n'y a donc aucune relation entre l'ingestion de sel et son excrétion. Cependant, comme pour les phosphates, la quantité, qui est si faible tant que l'enfant prend du lait, augmente dès qu'une autre alimentation intervient.

L'urine normale ne contient pas d'indican (Senator, Escherich, Hochsinger, Kahane, Djouritch[1]). L'épreuve du bleu de méthylène, par Lesné et Merklen[2], montre que cette élimination est faite en 12 à 18 heures et que son maximum est de la cinquième à la septième heure.

La créatinine vient du muscle, on la trouve chez le nourrisson à la dose de 6 à 9 milligrammes par kilogramme, d'après Ambert et Morrill[3], alors que chez l'adulte l'élimination en est de 26 milligrammes. Cette différence tient à ce qu'il y a moins de tissu musculaire chez le nouveau-né.

On trouve, dans l'urine normale des acides aminés et des corps volatiles et aromatiques (Emden et Riese[4], Soldin[5]) provenant du tube digestif. Leurs quantités journalières sont :

	Enfant au sein.	Enfant au biberon.
	grammes.	grammes.
Sulfo-éthers. . . .	0,004	0,012
Phénols.	4,65	11,57
Acides volatiles. . .	9	55

Ces chiffres ont trait naturellement à l'enfant nourri rationnellement, car s'il y a surcharge et de ce fait putréfaction, la quantité de ces substances augmente dans les urines.

La comparaison entre l'enfant au sein et l'enfant au biberon permet de voir que le premier élimine peu d'urée, peu de chaux et peu de phosphore, à l'inverse du second. Cette différence tient à ce que chez le premier la fixation est à son maximum.

1. *Thèse* de Paris, 1894. — 2. *Soc. de Péd.*, 1901. — 3. *Journ. of Biol. chemistry*. 1907. — 4. *Hofmeister's Beiträge*, vol. VII. — 5. *Jahr. f. Kinderkeilk*, 1907.

FONCTION CIRCULATOIRE

A la naissance, après la ligature du cordon, la circulation placentaire ou fœtale prend fin. A la première inspiration, le poumon se déplisse et le vide ainsi produit fait appel du sang. La circulation est créée. Le cordon ombilical s'oblitère, le canal artériel et le canal veineux d'Aranzi se ferment et se transforment en un cordon fibreux. Vers la seconde ou la troisième semaine de la vie le trou de Botal s'oblitère peu à peu. Chez le fœtus, le ventricule droit est plus développé que le gauche et les oreillettes plus développées que les ventricules. Pendant les premiers mois, le nourrisson présente une vitalité intense, due à ce qu'il doit non seulement s'entretenir, mais encore croître. La circulation périphérique est large et facile. Le cœur est beaucoup plus gros par rapport au corps que chez l'adulte, car il doit fournir plus de travail (il est la 120e partie du corps, alors que chez l'adulte il est la 146e).

Dimensions du cœur, étudiées par Bizot[1].

	LONGUEUR		LARGEUR		ÉPAISSEUR	
	Garçons.	Filles.	Garçons.	Filles.	Garçons.	Filles.
Naissance. . . .	5cm, 14	5cm, 10	6cm, 09	5cm, 83	2cm, 44	2cm, 28
15 ans. . . .	7cm, 67	6cm, 59	8cm, 35	7cm, 04	3cm, 16	2cm, 84

ÉPAISSEUR DU VENTRICULE GAUCHE.

	BASE		MILIEU		POINTE	
	Garçons.	Filles.	Garçons.	Filles.	Garçons.	Filles.
Naissance. . . .	0cm, 67	0cm, 57	0cm, 65	0cm, 63	0cm, 43	0cm, 46
15 ans. . . .	0cm, 81	0cm, 74	0cm, 86	0cm, 72	0cm, 52	0cm, 54

ORIFICES DU CŒUR.

O A V C		O A V D		O A		O P	
Garçons.	Filles.	Garçons.	Filles.	Garçons.	Filles.	Garçons.	Filles.
5cm, 68	5cm, 86	6cm, 68	6cm, 09	3cm, 83	3cm, 62	4cm, 20	3cm, 83
7cm, 14	7cm, 16	8cm, 80	7cm, 67	4cm, 81	4cm, 28	5cm, 03	4cm, 60

1. *Mémoires de la société médicale d'observation.*

A la naissance, l'épaisseur de la paroi des deux ventricules est à peu près identique, car il y a égalité de travail ($0^{cm},44$ à $0^{cm},48$ pour la paroi gauche, $0^{cm},34$ à $0^{cm},44$ pour la droite (Bednar).

D'après Engel le rapport du poids du ventricule gauche est de 1,3 au poids du ventricule droit qui est de 1. Chez l'adulte ce rapport monte à 2,62.

Dès le premier jour, par suite de l'établissement de la circulation pulmonaire la cavité du cœur droit s'élargit alors que sa paroi ne se modifie pas, car le travail à fournir est minime : le tronc de l'artère pulmonaire étant court et large et la capacité des veines pulmonaires étant le double de celle des artères. La paroi du ventricule droit à l'inverse de celle du ventricule gauche, n'augmente pas d'épaisseur.

Muller[1] a montré qu'une des caractéristiques du cœur chez le nouveau-né est l'absence de graisse péricardique. Ce n'est que vers le deuxième mois qu'elle commence à apparaître puis à augmenter lentement.

Poids et volume. — (Voir page 136). — On sait que chez le nourrisson, le rapport de la surface au poids est plus élevé que chez l'adulte, d'où déperdition plus grande de calorique et circulation plus active. Le même auteur établit que le poids du cœur suit ce rapport, c'est-à-dire développe sa masse en proportion de l'étendue de la surface d'évaporation et de réfrigération. Ainsi pour un corps de 1 à 20 kilogrammes la surface correspondante à 1 kilogramme est de 500 à 720 et le poids du cœur de 670 milligrammes. Tandis que pour un corps de 40 à 60 la surface correspondante à 1 kilogramme est de 300 centigrammes et le poids du cœur de 220 milligrammes.

Le cœur est donc énergique malgré son petit volume et les artères ont un large calibre. Puis, peu à peu, le cœur grossit, alors que les artères n'augmentent que légèrement. Les capillaires sont plus larges et plus nombreux que chez l'adulte ; ceci est dû

1. *Die Massen Verhältnisse des Menschilden Herzens.* 1882.

à la réfrigération. Toute la circulation est donc dominée par la surface du corps.

D'après Alix[1] les artères sont d'abord égales aux veines, 1 = 1. Puis les veines s'élargissent et finissent par dépasser les artères, d'où 2 = 1.

Ce qui caractérise la circulation est : 1° la faiblesse de la pression artérielle ; 2° la rapidité de la circulation ; 3° l'accélération du pouls.

D'après Vierordt : La pression est de 111 millimètres, chez le nouveau-né et de 138 millimètres à 3 ans. D'après Trumpp[2] la tension est plus élevée au moment du cri et à l'état de veille. Elle est stable chez l'enfant au sein, oscille chez l'enfant élevé artificiellement et chez l'eczémateux. D'après ce même auteur, l'alimentation augmenterait la pression. Or les recherches de Oppenheim et Banchwitz[3] infirment cette opinion.

Avec le sphygmomanomètre de Potain, en gonflant à demi la poire, qui est appliquée sur le vaisseau, Grumbach[4] a obtenu pendant les premières années 5 à 15 de l'échelle de Potain. Nobécourt[5], avec l'appareil Vaquez, trouve une pression de 9 à 10. Donc, la pression est faible par rapport à celle de l'adulte, car les vaisseaux sont larges.

Le cœur a peu de travail, il n'y a pas de résistance artérielle et cependant la masse proportionnelle du sang est la même. Celle-ci qui s'écoule à travers l'unité de poids, dans l'unité de temps est de 379 chez le nouveau-né et 206 chez l'adulte. Donc, la vitesse de la circulation est plus grande chez l'enfant car il y a faible tension artérielle, impulsion énergique et accélération des battements du cœur.

Le cœur se ralentit quelques instants après l'accouchement, puis il devient fréquent. Le nombre des pulsations est :

1. *Etude sur la Biologie de la première enfance*. — 2. *Tabel of Kind.*, 1906. — 3. *Arch. f. Kinderh.*, 1905. — 4. *Thèse* de Lyon, 1902. —5. *Soc. Péd.*, 1908.

D'après Elsässer, Mignot, Jacquemier et Lediberder, Trousseau, Henoch.	130. .	1er jour.
	120. .	1re semaine.
	133. .	2e —
	131. .	3e —
	132. .	2e mois.
	128. .	3 à 6 mois.
	120. .	6 à 12 mois.
	100. .	2e année.

Il y a donc, d'après Dastre et Morat, prédominance de l'appareil accélérateur sur le système frénateur. Le cri, la tetée donnent 14 à 16 pulsations en plus (Seux) et la veille 40 de plus que le sommeil.

Le pouls est irrégulier. Cette arythmie est physiologique, elle a été vue par tout le monde. Stoll, Czerny, Comby [1] ont noté, pendant le sommeil, une suite de pulsations rapides suivies de pulsations lentes. Les variations du pouls montrent que l'on ne peut se fier sur lui pour juger la question de la fièvre et que seul le thermomètre doit servir.

La pointe du cœur est, chez le nouveau-né, au 4e espace (Stœffen, Rauchfuss, von Dusch, Sahli, von Stark, Weill), puis elle descend en dehors de la ligne mamelonnaire et elle devient moins extérieure. En effet, Rauchfuss montre, qu'à la naissance, le diamètre sterno-vertébral et le diamètre transversal de la cage thoracique sont égaux (8 centimètres), puis ce dernier augmente par la poussée épiphysaire du cartilage costal (Hüter). Le second bruit à la base ne prédomine pas sur le premier, il est moins fort à l'aorte qu'à l'artère pulmonaire, vu la faiblesse de la tension artérielle. Le cœur reste fœtal.

Nodosités normales d'Albini. — Vues par Cruveilhier, en 1849, et étudiées surtout par Albini, en 1856, puis par Haushalter et Thiry [2]. La valvule est due à un bourgeon musculaire, qui est recouvert, dans la suite, par un bourgeon endocarditique. Le reste de ce dernier forme le bord libre de la valvule, on en

1. *Arch. méd. enfants*, 1898. — 2. *Arch. de méd. expérimentale*, 1898.

trouve encore des vestiges sous la forme de petites nodosités arrondies du volume d'une tête d'épingle, à surface lisse, brillante, d'une couleur blanc rosé, siégeant sur le bord libre des valvules auriculo-ventriculaires. Elles disparaissent à la longue. Leur nombre varie de 10 à 20 pour une valvule.

Hématomes nodulaires. — Vus par Luschka[1], Virchow[2], Parrot[3], Haushalter et Thiry[4]. Ce sont de petites saillies noires, comme une concrétion sanguine ou une parcelle de charbon, sphériques, fermes, sèches, formant corps avec la valvule à laquelle elles adhèrent (d'où la difficulté de les enlever, même avec un scalpel). Leur volume est celui d'une tête d'épingle à un grain de chènevis, elles sont quelquefois polypiformes (Kahlden). Elles siègent sur la face supérieure ou auriculaire de la valvule auriculo-ventriculaire, de la mitrale ou de la tricuspide, non sur le bord libre comme les nodosités d'Albini, mais à un demi-centimètre du bord. On les rencontre chez 50 pour 100 des nouveau-nés (Luschka et Elsässer). Ces petites saillies normales ne sont pas congénitales, elles sont de formation récente et peuvent être observées dans la première enfance. Il y en a, en général, de 3 à 5 par valvule. L'étude anatomique montre que ce sont des petits kystes cloisonnés à contenu sanguin et à paroi fibreuse recouverts d'un dépôt fibrineux. On a fait, à leur sujet, quelques hypothèses.

Autrefois, Parrot et Luschka admettaient qu'ils n'étaient qu'une variante des nodosités d'Albini. Mais les recherches de Darier[5] ont établi que les valvules ne présentent pas de vaisseaux, à leur bord libre ; ces kystes sanguins sont donc d'une autre origine. D'après Haushalter et Thiry, il y a, à la surface *ventriculaire* de la valvule, des diverticules limités par les insertions des muscles papillaires. Du sang pénètre dans ces diverticules, qui, du fait des contractions musculaires, se ferment. Ainsi se forment les kystes sanguins qui, vu la faible résistance du tissu

1. *Arch. Wirchow*, Bd. 2, 1857. — 2. *Pathol. des tumeurs.* — 3. *Arch. de physiol.*, 1874. — 4. *Loc. cit.* — 5. *Arch. physiol.*, 1888.

de la valvule, sont refoulés peu à peu, à la surface auriculaire. Giovanni Berti[1] admet une tout autre cause. Pour lui, à l'origine, la valvule présente un certain nombre de vaisseaux, dont une partie s'oblitère en laissant, çà et là, des tronçons ; ce sont ces derniers qui sont les hématomes.

RATE ET MOELLE OSSEUSE

La rate est refoulée en arrière contre la colonne vertébrale, masquée par l'estomac et le côlon. Chez certains enfants, elle est en ptose, si bien qu'elle se présente au-devant de l'estomac et peut être accrochée avec la main ; en ce cas sa loge normale est sonore.

Sa structure présente quelques particularités : les cellules lymphatiques de la pulpe sont plus grosses que celles de l'adulte ; les corpuscules sont également plus développés et plus nombreux. Son rôle est de donner des globules rouges. Pendant les premiers mois les hématies sont nucléées. La moelle participe à ce processus hématopoiétique, aussi est-elle gorgée de sang (Voir anémies).

SANG ET SYSTÈME LYMPHATIQUE

(Voir anémie).

L'organisme du nourrisson contient proportionnellement une quantité de sang supérieure à celle de l'adulte (1/15 du poids du corps, d'après Wecker et Schücking). La densité est plus forte pendant le premier mois (1,060 à 1,057), puis elle diminue (1,048), et ce n'est que plus tard qu'elle deviendra normale (1,055).

Pendant les premières semaines le nombre des globules rouges

1. *Arch. für Kinderheilk*, 1901.

est de 6 millions, mais bientôt ce chiffre descend à 4 millions. Durant les quatre premiers jours de la vie, on trouve dans le sang les globules rouges à noyau, qui sont caractéristiques de l'évolution fœtale. Ils persisteraient plus longtemps chez l'enfant né avant terme. On les trouve encore, durant quelques mois, dans la rate et la moelle osseuse, mais ils disparaissent du sang. On peut rencontrer également, pendant la première semaine, des globules rouges granuleux. Les hématoblastes, d'après Hayem, sont plus nombreux qu'ils ne seront plus tard.

Les cellules lymphatiques sont en quantité élevée pendant la première année et peu à peu leur nombre diminue[1]. Voici, comment se répartiraient les éléments lymphatiques, chez le nouveau-né et le nourrisson :

	Nouveau-né.	Nourrisson.
	—	—
Lymphocytes.	13,9 °/o	17,2 °/o
Gros mononucléaires. . . .	8,2	12,8
Petits mononucléaires. . . .	10,1	35,3
Polynucléaires neutrophiles. .	65,1	31,2
Polynucléaires éosinophiles. . .	0,7	0,7

Dans les deux premiers jours, on note jusqu'à 22 000 globules blancs; mais ce chiffre tombe rapidement à 12 000. Ces oscillations sont très marquées, surtout pour le bébé élevé au biberon chez lequel existerait, pendant la digestion, une poussée leucocytaire normale (Moro).

L'hémoglobine, pendant les quatorze premiers jours, est élevée, puis son taux diminue jusqu'à une constante. Bunge[2] a montré que le lait de la mère ne fournit pas assez de fer et qu'il existe dans le foie du nourrisson une réserve que celui-ci a faite pendant la vie fœtale et dans laquelle il puise. Le foie contient de 5 à 9 fois plus de fer que celui de l'adulte.

Ce tableau, emprunté à Bunge, démontre l'insuffisance en fer

1. Schiff, Takosu, Japha, Gundolin et Meunier, Vernet. — 2. *Chimie Biol.*, 1891.

du lait de la mère alors que les autres éléments du lait et du nouveau-né sont identiques.

	Chien nouveau-né 100 gr. de tissu contiennent	100 gr. de lait de la mère contiennent
	—	—
Potasse.	11,42	14,98
Soude.	10,64	8,80
Chaux.	29,52	27,24
Magnésie. . . .	1,82	1,54
Ph^2O^5.	39,42	34,22
Chlore.	8,35	16,90
Fer.	0,72	0,12

A un moment donné, vers le huitième mois, la réserve normale en fer s'épuise, le lait ne suffit plus pour alimenter l'enfant en cette substance et ce dernier doit prendre d'autres aliments.

La fibrine est beaucoup plus abondante que chez l'adulte : d'où la facilité de la coagulation du sang chez le nourrisson. Son sérum est plus riche en chlorure, mais moins en potasse et en soude. Schiff[1] a étudié les variations du résidu sec, des cendres et des substances albuminoïdes, pendant les premiers jours de la vie. Le résidu sec, de 26 pour 100 le 1er jour, tombe à 23,07 pour 100 le 10e jour. Les cendres, de 1,1 pour 100 au 1er jour, tombent à 0,97 pour 100 le 3e jour, remontent à 1,07 pour 100 pendant quatre jours et retombent à 0,98 pour 100 le 10e jour.

La quantité des substances albuminoïdes varie suivant que la ligature du cordon est faite de suite ou tardivement. Ainsi :

	1er jour.	10e jour.
Ligature immédiate. . .	23,58 %	20,78 %
Ligature tardive. . . .	23,73	22,73

D'après Schiff, le résidu sec est plus élevé la nuit que le jour, à l'inverse des cendres. Le sexe, qui n'a aucune influence sur le résidu sec et les cendres, a de l'action, au contraire, sur les albuminoïdes. Ainsi on note 28,89 pour 100 de ces substances chez le garçon et 21,99 pour 100 chez la fille. Chez les enfants de

1. *Jahrb. f. Kind.*, 1906.

primipare, les cendres sont plus élevées que chez les enfants de multipare. Dans les deux cas, on ne note aucune action sur le résidu sec et les albumines.

Plus l'enfant est fort, plus les cendres et le résidu sec sont élevés. Plus il est faible, plus la proportion des albumines est forte.

D'après Cathala et Daunay [1], la résistance globulaire est également inférieure à celle de l'adulte. Mais peu à peu, cette résistance augmente, si bien qu'à douze mois elle devient identique (Paris et Salomon [2], Lesné et Gaudeau [3]).

Gilbert, Lereboullet et Stein [4] montrent qu'il existe normalement, chez le nouveau-né, une cholémie sans urobilinurie, ni cholurie. Le sérum est riche en pigments : d'où la facilité de production de l'ictère.

Système lymphatique. — La circulation est active et les échanges intenses. Les ganglions sont largement ouverts à toutes les substances absorbées (poisons, microbes, etc.). On sait que Behring et Calmette ont admis que le bacille de Koch pouvait franchir facilement la barrière lymphatique mésentérique et gagner le médiastin, alors que, chez l'adulte, les ganglions ont un tissu plus resserré et arrêtent au passage les divers éléments étrangers.

Le ganglion lymphatique produit les éléments lymphocytaires. Il réagit, à la moindre infection, parfois même un peu trop.

GLANDES A SÉCRÉTION INTERNE

(CORPS PITUITAIRE, CORPS THYROIDE, THYMUS, CAPSULE SURRÉNALE).

Toutes ces glandes ont une action évidente d'excitation sur la nutrition des cellules de l'organisme, elles règlent les échanges et la croissance par leurs diverses sécrétions (hormone de Storling). Pour que les fonctions se passent régulièrement, il faut

1. *Soc. Biol.*, 1908. — 2. *Soc. Biol.*, 1903. — 3. *Soc. Péd.*, 1906. — 4 *Soc. Biol.*, 1908.

que toutes ces sécrétions soient en harmonie, en équilibre (équilibre endocritique de Levi et de Rotschild), car elles réagissent l'une sur l'autre, en même temps qu'elles ont une spécialité d'action sur telle ou telle variété des cellules du corps. Si l'une d'elles vient à manquer, tout l'échafaudage de la nutrition s'écroule. Les sécrétions persistantes n'étant plus tempérées par leur voisine produisent alors de véritables désordres. Mais parmi ces glandes, c'est le corps thyroïde qui paraît jouer le plus grand rôle (action sur le tissu cutané, le système pileux; action sur l'appétit et la faim, action sur l'assimilation des sels de chaux; production de substances antitoxiques, qui détruisent les poisons produits dans l'organisme, etc.). Le poids est de 1gr,50 à 2 grammes (Garnier[1]).

Le corps pituitaire agit plutôt sur les systèmes osseux et nerveux, sur la tonicité musculaire. Il produit également des substances antitoxiques et contient moins de colloïde que dans les années ultérieures. Les vésicules et les cellules sont moins grosses et prennent moins bien les couleurs. Le tissu est très serré et formé d'éléments sécréteurs jeunes (Thaon)[2].

Thymus. — Pendant les deux premières années, le thymus est développé; il s'étend au-devant de la trachée jusqu'au bord inférieur de la deuxième côte. Sa matité se confond avec la matité cardiaque. Son poids est de 3gr,60 et atteint 7 grammes à la seconde année. Le thymus est lobulé, blanc grisâtre. C'est une ancienne glande à sécrétion interne qui agirait sur la croissance, la calcification des os, la motilité et la pigmentation cutanée; elle devient ensuite un dépôt de lymphocytes.

Capsules surrénales. — Très développées chez le fœtus elles recouvrent complètement l'extrémité supérieure du rein, et s'atrophient dès la naissance. Leur altération tuberculeuse provoquerait de l'infantilisme (Dezirot[3]).

Chez le nourrisson, le rôle des capsules surrénales paraît être extrêmement minime.

1. *Thèse* de Paris, 1899. — 2. *Thèse* de Paris, 1907. — 3. *Thèse*, Paris, 1898.

SYSTÈME NERVEUX

(Poids, voir page 136). La croissance du cerveau, comme celle du tissu osseux, est indépendante du reste du corps. Le poids double avant la fin de la première année qui représente, sans contredit, la période de plus grande activité du développement cérébral. On comprend, à voir ce développement intensif du cerveau, le volume énorme de la tête par rapport à la taille (1/10 du poids chez l'enfant, 1/40 chez l'adulte).

Pendant les premiers mois, ses fonctions n'existent pour ainsi dire pas : d'ailleurs, l'écorce n'a pas encore toute son épaisseur. Le cerveau est mou, rougeâtre, rempli d'eau et de sang. Les sillons et les circonvolutions sont à peine ébauchés et les cellules cérébrales peu développées.

A la naissance, la moelle est toute petite. Vers le quatrième mois apparaissent les renflements. Sa partie inférieure est située très haut au niveau de la troisième vertèbre lombaire, d'où les racines des nerfs sont plus élevées à leur émergence.

Le développement complet de la moelle (faisceau pyramidal) demande la première année. Pendant ce temps, tout le système nerveux est délicat, friable, sensible, avide de phosphore que l'enfant doit trouver dans son alimentation, non pas à l'état de phosphates salins, mais de phosphore organique. On admet généralement que le cerveau joue un rôle inhibiteur sur le fonctionnement de l'axe médullaire. Pendant les six premiers mois, cette inhibition n'existe pas et la moelle est abandonnée à elle-même ; d'où tous les réflexes sont exagérés.

D'ailleurs, tous les mouvements sont automatiques, involontaires et purement réflexes. Chez le fœtus, ces réflexes existent déjà, puisque l'on retrouve dans le méconium du liquide amniotique et des éléments gras de la peau (vernix caseosa).

Réflexes. — Le premier mouvement réflexe, visible à la naissance, est la première inspiration qui est le résultat du contact de l'air sur la peau. Cette question a fait le sujet de nombreuses recherches [1].

Le réflexe rotulien est toujours exagéré pendant la première année, peu à peu il devient normal.

Le réflexe plantaire de Babinski est constamment accompagné d'extension du gros orteil jusqu'à six mois ; puis, tantôt d'extension, tantôt de flexion pendant la seconde année, enfin de flexion dès la troisième année. Kabischer dit que l'apparition de la flexion est due à l'apprentissage de la marche. D'après Engstler, il n'en est rien, car bon nombre d'enfants, qui ne marchent pas encore, présentent déjà le réflexe de la flexion.

Le réflexe des lèvres ou de la bouche (Lipreflexe de Thomson) est constant dans la première année (131 cas sur 131 d'après Zaimonsky). La percussion de l'orbiculaire des lèvres en dehors de la commissure labiale et au-dessus de l'angle de la bouche chez un enfant endormi détermine l'apparition d'un mouvement des lèvres tel qu'on le rencontre dans la succion.

Thomson dit que ce réflexe n'existe réellement que :

1° Quand il produit des mouvements coordonnés qui peuvent servir à un but déterminé.

2° Quand il disparaît au réveil de l'enfant.

Ce réflexe peu à peu devient moins net en seconde année et disparaît. Escherich [2] a signalé le tiraillement de la commissure labiale du côté opposé à la partie percutée avec relèvement de l'aile du nez de ce côté.

Le réflexe de Brudzinsky ou réflexe centro-latéral des membres inférieurs consiste en une forme particulière des mouvements réflexes, qui se rencontrent seulement dans certaines affections nerveuses. C'est donc un réflexe pathologique. Supposons, en effet, un enfant atteint d'hémiplégie gauche. Si nous mettons en flexion complète sur le bassin la jambe droite saine, nous

1. Recherches de Laurent, Batchoussy, Eulenbourg, Pekityaens, Passini, Engstler, Bourtheim, Kabischer, résumées dans la thèse de Zaimonsky (Paris, 1909). — 2. Moro, *Wiener klin. Woch.*, 1906.

voyons la jambe gauche paralysée exécuter un mouvement d'extension. Or cette extension réflexe ne se produit pas du côté non paralysé quand on met en flexion la jambe gauche.

Le réflexe oculaire, dès qu'on approche brusquement un objet, apparaît vers le deuxième mois d'après Keating [1].

Quant au réflexe de teter quand on met un doigt sur les lèvres, il apparaît au premier jour.

Dès la naissance, les pupilles réagissent à la lumière. Citons encore comme réflexes la toux ou le vomissement provoqué en touchant le pharynx ; l'occlusion de l'œil en touchant la conjonctive ; le réflexe palpébral dès qu'on approche brusquement un objet, ou dès qu'on percute les points de sortie du nerf sus-orbitaire.

Le nourrisson semble présenter une faible sensibilité générale à voir des insectes se promener sur ses yeux, son nez, sa bouche sans qu'il fasse le moindre mouvement.

Ouïe. — Pendant une quinzaine de jours l'enfant ne paraît pas entendre. Ceci tient à la constitution de l'oreille. En effet le conduit auditif est vertical, la membrane du tympan est horizontale et la caisse renferme du mucus épais (Magendie), résultat probable de la fonte de la couche épithéliale qui est tuméfiée (Troltsch, Wreden, Wendt). Peu à peu, par suite du développement du rocher, le conduit devient horizontal, la membrane devient oblique, la caisse se remplit d'air et se vide de son mucus. Alors le nourrisson entend des bruits forts, il sursaute et ferme les yeux. Bientôt, il semble percevoir mieux, et vers le troisième mois, il commence à tourner la tête à la perception d'un bruit [2].

L'ouïe devient rapidement excellente, chez certains enfants, si bien qu'ils perçoivent des bruits faibles que l'adulte n'entend pas.

Vue. Goût. Odorat. — Pendant les premiers jours, le bébé ne semble pas voir, les yeux sont sans expression, les mouvements sont lents et assez fréquents. Cependant toute lumière vive le fait cligner par pur réflexe et les pupilles se contractent.

1. *Encyclopédie*, 1890. — 2. PREYER, L'âme de l'enfant. — ZIMMERMANN, *Zeitsch. für Ohr.*, 1907.

Bientôt la vue apparaît mais sans aucune sensibilité, puisque le nourrisson peut fixer le soleil sans être incommodé.

A quatre mois, il reconnaît sa mère ou sa nourrice et parfois crie au contact d'une personne étrangère. Il sait très bien où se trouve le sein, voit s'il est nu ou caché par le vêtement, se rend parfaitement compte des préparatifs de la tetée et manifeste son impatience. Il veut prendre les objets qu'il voit et fait le geste de les toucher avec l'index.

Le cristallin est fortement convexe, d'où un certain degré de myopie qui permet d'expliquer la loucherie facile du nourrisson. Il fixe ce qu'il voit de près, souvent le bout de son nez. Il n'a pas de larmes.

L'enfant perçoit très bien la différence entre le sel et le sucre, ce dont on peut facilement juger en regardant sa mimique expressive et ne perçoit que les odeurs très fortes (vinaigre ou ammoniaque).

Sensations. — La faim est la première sensation, elle engendre le cri. Dès que l'enfant a bu, il s'endort. Vers le deuxième mois, il manifeste son contentement par un sourire.

Peu à peu les sensations deviennent plus variées : le plaisir, la peur, la douleur. Mais toutes les impressions reçues sont fugitives, il n'a de mémoire que pour l'acte répété. Si l'enfant se réveille au moment de la tetée, ce n'est pas par mémoire, mais par le réflexe physique de la faim qui s'est régularisé.

On ne peut fixer son attention ; la vue d'un autre objet la détourne immédiatement.

L'enfant au sein est aimable, gai, riant aux éclats, s'amusant de tout. L'enfant au biberon est éteint, souvent triste, résigné, souriant peu. Tous sont égoïstes, exigeants et jaloux. Il suffit qu'une infirmière prenne un enfant dans les bras pour qu'un autre crie. Il n'aura de cesse qu'il ne soit à son tour sorti du berceau. J'ai vu même, parfois l'enfant exiger la place entière et ne pas admettre le partage des bras. Cet égoïsme et cette jalousie ne font, en général, que croître, surtout si l'enfant est gâté.

Dans toutes ces sensations le fait qui domine est la satisfaction de l'habitude. Si on n'a pas appris au nourrisson à avoir des satisfactions (en dehors de la tetée) celui-ci les ignore, et reste tranquillement dans son berceau. Mais la répétition d'un même acte devient vite un besoin. De là ces mauvaises habitudes que l'on voit encore de balancer, de donner une sucette, de donner le sein et le biberon à toute heure de jour et de nuit. Il est tout aussi facile d'habituer, dès la naissance, l'enfant à teter toutes les trois heures que toutes les demi-heures. Ces besoins irréguliers s'implantent, comme les autres, et il très difficile d'arriver à bien régler un enfant alors qu'il a pris de mauvaises habitudes dans les premiers jours.

Mimique. Voix et cris[1]. — Ce qui apparaît d'abord chez le nourrisson est la mimique, qui serait la persistance de ce qui existait seul autrefois, avant l'apparition du langage parlé (Darwin). Avant de posséder le langage, le nourrisson comprend la mimique. Il n'a d'abord, à sa disposition, que le cri inarticulé, inconscient, pour manifester ses sensations de faim, de douleur, de colère, etc. A cinq semaines, apparaissent le rire et les pleurs ; il commence à gazouiller : c'est son premier langage. Le cri devient conscient, intentionnel ; c'est le résultat d'impressions sensorielles. A cinq ou six mois, il commence à émettre quelques sons, quelques articulations de mots (m. b, ma, ba, etc.). Vers un an, il bredouille quelques mots. La fille paraît, en général, parler plus tôt que le garçon (Sereaux)[2]. Il y a lieu de s'inquiéter, si dans la seconde année, l'enfant émet des sons incompréhensibles (crainte de surdi-mutité ou d'idiotie). Le langage peut être gêné par une malformation de la bouche ou du pharynx.

Sommeil. — Le nouveau-né a besoin de beaucoup de sommeil. Il dort entre chaque tetée et se réveille automatiquement à l'heure de cette dernière pendant le premier mois.

On doit l'habituer, dès la naissance à dormir toute la nuit.

1. Perez, *Développement de l'enfant.* — Preyer, *L'âme de l'enfant.* — Taine, *L'Intelligence.* — 2. *Thèse* de Paris, 1908.

Pendant le deuxième et le troisième mois il reste éveillé un quart d'heure, une demi-heure ; à cinq mois, une heure. Puis peu à peu le temps de veille augmente, si bien qu'à douze mois, en dehors de la nuit, il dort seulement quelques heures le matin et quelques heures le soir.

Le sommeil est d'abord lourd et profond, puis il devient léger ; au moindre bruit l'enfant sursaute.

Il doit dormir dans une chambre à 16°-18° l'hiver ; et l'été en plein air ou dans une chambre avec la fenêtre ouverte. Il faut l'habituer à sommeiller dans un berceau, spontanément sans aucun chant ni mouvement. On le placera la tête au Nord et les pieds au Sud ce qui est la position normale pour obtenir un bon sommeil.

Le sommeil du nourrisson est silencieux, la bouche est fermée avec quelques mouvements, « le rêve de succion ». On doit examiner le cavum et les cavités nasales de tout enfant qui dort la bouche ouverte et qui salive : dans ce cas on constatera souvent la présence de végétations.

Tout enfant qui a de l'insomnie est souffrant (alimentation trop forte ou insuffisante, alcoolisme de la nourrice, éruption dentaire, etc.). Certains enfants se réveillent par le froid du mouillage. Parfois le nourrisson ne dort pas et crie parce qu'il est piqué par une épingle du maillot, ce qui est plus fréquent qu'on ne pense.

Système musculaire et premiers pas. — A l'inverse de l'adulte chez lequel il est le grand régulateur thermique, le système musculaire ne joue aucun rôle chez le nourrisson, car toute la dépense d'énergie siège aux poumons et à la peau.

Il a peu de tissu musculaire 23 pour 100, au lieu de 43 pour 100 chez l'adulte. Jusqu'au deuxième mois ce tissu est faible et n'obéit pas à la volonté, aussi la tête n'étant pas soutenue oscille en tous sens. Au troisième mois, les sens étant suffisamment développés pour percevoir, la sensation va provoquer l'apparition du mouvement volontaire. La sensation crée l'idée, et l'idée crée la volonté. Aussi voit-on apparaître quelques mouvements volontaires de préhension (du biberon, des objets). Le bébé commence à s'accrocher au cou de la personne qui le porte. Puis les mouvements volontaires deviennent plus précis, plus nombreux, plus forts, la tête commence à se tenir droite. Au quatrième mois, il peut déjà rester assis quelques instants mais oscille à droite et à gauche. Le sens de la position et de l'équilibre apparaît bientôt. Vers le onzième mois il essaye de se tenir debout et à quinze mois il fait quelques pas hésitants, les jambes écartées, la démarche titubante. Puis peu à peu la fermeté de la marche s'accentue.

D'une façon générale, les enfants nourris au sein marchent plus tôt que les enfants nourris au biberon, et les enfants maigres que les enfants gras.

Au sujet des premiers pas de l'enfant il ne faut pas se hâter, il faut attendre que celui-ci fasse lui-même son premier effort. Il est ridicule de vouloir faire marcher un enfant trop tôt ; si on le pousse, il peut le faire mais aux dépens de la rectitude du squelette : les jambes et la colonne vertébrale se courbent. Souvent un enfant qui aura marché de trop bonne heure sera fatigué et refusera de continuer. Le mieux est de le laisser faire, tomber, se relever, s'accrocher à des chaises. Un enfant doit apprendre à marcher seul. Quand *spontanément* il aura pris possession de son attitude définitive, il faudra le surveiller au point de vue de la rectitude.

Si, par suite de la faiblesse d'un groupe de muscles, le pied se dévie soit en dedans, soit au dehors, il sera nécessaire de tenir le pied en possession convenable à l'aide de chaussures à tige élevée. Les enfants atteints d'une maladie infectieuse et les rachitiques marchent plus tardivement.

Avant l'apparition de la marche, le tissu musculaire reste stationnaire et dès que les efforts apparaissent les muscles se développent, mais se fatiguent rapidement ; le nourrisson est incapable d'un effort soutenu : aussi lâche-t-il un objet dès qu'il l'a pris.

Système osseux. — Pendant la première année les os se transforment, le cartilage de conjugaison est le siège de toute leur activité au point de vue de leur allongement. S'il y a lésion de ce centre, l'accroissement en souffre.

D'après Basch[1], le thymus joue un rôle important dans la nutrition de l'os et l'ossification des cartilages. En effet, après avoir enlevé le thymus à de jeunes chiens, il note que les os deviennent flexibles et élastiques, la marche difficile, puis impossible. Le tissu de l'os devient mince et peu calcifié, les espaces médullaires singulièrement spongieux, les trouées osseuses fines et friables. Le cartilage épiphysaire est gros et la portion ossifiée peu étendue. Les cartilages de conjugaison renferment une plus grande quantité de tissu cartilagineux ; d'où les os longs croissent peu en longueur.

Toutes ces lésions sont surtout évidentes sur les os des pattes postérieures. Ces faits sont à vérifier.

Tête. — A la naissance, le crâne présente des sutures libres, les os peuvent chevaucher les uns sur les autres (traversée de la filière pelvienne). Le cuir chevelu est épais et adhère à l'aponévrose du muscle sous-jacent, il est mobile et se plisse facilement.

L'ossification est plus avancée à la base qu'au sommet. Il existe deux fontanelles fermées par une membrane qui réunit les os du crâne : la fontanelle antérieure et la fontanelle postérieure.

Cette dernière est petite et se ferme rapidement. La première est large, béante (21 millimètres entre ses deux côtés opposés). D'après Elsœsser, elle s'élargit pendant les premiers mois jusqu'à 31 millimètres. Elle peut se fermer plus tôt en cas de microcéphalie ou rester longtemps ouverte dans diverses maladies (rachitisme, hydrocéphalie, etc.). Ordinairement la fontanelle est à fleur de tête ; si elle est bombée ou déprimée l'organisme souffre. Comme le dit Pinard : « c'est la balance du pauvre ».

Le crâne grossit pendant les deux premières années. Son développement dépend du contenu : plus le cerveau et le liquide céphalo-rachidien se développent plus le crâne grossit.

1. *Jahrb. of Kinderh.*, 1906.

La suralimentation est souvent accompagnée d'hydrocéphalie et de ce fait, d'une augmentation du volume de la tête qui disparaît dès qu'on soumet l'enfant à la diététique.

Les mensurations fréquentes du crâne permettront de juger l'état de santé et de dépister les hydrocéphalies latentes.

Pendant que le crâne grossit, la face reste petite et en retard car les maxillaires se développent très lentement et les sinus ne sont encore qu'à l'état de fente. Le crâne se développe régulièrement jusqu'à 6 mois (Ciaudo, *thèse*, Paris, 1904) (voir page 137).

Thorax. — Le cou est petit et court, il s'allonge peu à peu. Le thorax a une circonférence inférieure de 1 à 2 centimètres à celle de la tête. Il doit y avoir presque égalité entre elles à l'âge de deux ans (voir page 137).

Le diamètre biacromial (Filatow) est de 12 centimètres à la naissance, 15 centimètres fin première année et 17 centimètres, fin seconde ; il est le cinquième de la taille.

Le périmètre thoracique sous-mammaire est de 31 centimètres à la naissance. D'après Filatow il reste en proportion constante avec la taille et le crâne, il dépasse constamment de 7 à 10 centimètres la moitié de la taille et reste inférieur de 2 centimètres au périmètre du crâne. Plus un enfant est fort, plus les deux périmètres se rapprochent : au contraire un enfant mal nourri présente un thorax peu développé (Pierra et Barlerin[1]) (page 137).

D'après Cruchet et Sérégé, la cage thoracique s'accroît beaucoup en première année, dans ses diamètres vertical et transversal, si bien que le foie, qui dépasse normalement les fausses côtes, tend à ne plus les dépasser et à se cacher sous elles. On sent alors un rebord mince et souple.

Pendant les deux premières années, le thorax est un peu convexe et la respiration est surtout abdominale. Les côtes sont flexibles, aussi, à la moindre altération du tissu osseux (rachitisme) et à la moindre résistance, les côtes s'aplatissent latéralement et le sternum proémine en avant.

1. *Soc. Obst.*, 1905.

La colonne vertébrale étant entourée de muscles encore peu développés reste faible et obéit à toutes les positions données. Cependant elle est droite. Ce n'est que lorsque l'enfant s'assied que les courbures normales tendent à apparaître. On sait l'importance de la faiblesse des muscles dans la production des déformations de la colonne vertébrale.

Le ventre, pris entre un petit thorax et un petit bassin, tend à faire hernie en avant. Un enfant bien réglé et bien portant doit montrer de profil une légère saillie du ventre et ne pas en avoir sur les côtés. Tout ventre gros est dû à une mauvaise hygiène alimentaire. Les muscles antérieurs doivent être fermes et ne pas présenter entre eux une hernie de la ligne blanche ni, en dehors d'eux, une hernie latérale (ventre de batracien). L'ombilic est d'abord très proche de la symphyse pubienne, puis il remonte, peu à peu, pour être bientôt à égale distance entre celle-ci et l'appendice xyphoïde. Dès que l'enfant s'assied ou se tient debout, le bassin s'élargit ; il est plus large chez la petite fille.

Les membres. — Ce n'est que dans la seconde année que l'enfant commence à s'en servir d'une façon active et constante ; ils s'allongent et se développent. La flexibilité des os explique pourquoi la moindre altération de leur tissu provoque l'apparition de courbures.

Variot[1] a pu, à l'aide de la radiographie, suivre le développement du squelette de la main. Celui-ci se fait suivant la taille et nullement suivant l'âge. De 18 à 20 mois, avec une taille de 75 à 78 centimètres, on voit apparaître le point d'ossification complémentaire dans le cartilage épiphysaire aux 2e, 3e et 4e premières phalanges et au 2e métacarpien. A 22 mois, avec une taille de 78 à 80 centimètres, on voit ce point à la 5e première phalange et au 3e et 4e métacarpien. A deux ans, avec 80 centimètres de taille, il apparaît aux deuxièmes phalanges.

1. *Soc. méd. des Hôp.*, 1905.

FONCTION RESPIRATOIRE

Dès la naissance, l'enfant crie, l'air entre dans la cage thoracique et dilate le poumon en déplissant les alvéoles. Il respire par le nez : aussi toute obstruction siégeant sur le canal nasopharyngé sera-t-elle une cause de gêne pour la respiration et pour la succion.

Le nombre des respirations est d'abord de 30 à 50 par minute, à six mois de 30 à 35 et en seconde année, de 25. Cette fréquence de la respiration est due à la petitesse des poumons et au grand besoin d'oxygène par suite de l'intensité des échanges. Outre cette fréquence, la respiration présente encore des irrégularités (Vallois et Fleig)[1] portant sur le rythme et l'amplitude et pendant la veille et pendant le sommeil. Il y a souvent des arrêts surtout en expiration. Pendant le sommeil la respiration est calme et ne se fait que par le diaphragme, les côtes se soulèvent à peine. Mais, dès que l'enfant s'éveille, les côtes se soulèvent rapidement et le nombre des respirations augmente.

A l'auscultation la respiration est rude, forte, renforcée, plus marquée à la partie moyenne de la poitrine principalement à droite : c'est la respiration puérile, que l'on attribue à l'étroitesse des bronches. Une oreille non prévenue a de la tendance à admettre une lésion pulmonaire, vu la force et la rudesse de la respiration. L'air pénètre peu dans les sommets, car le nourrisson a une respiration diaphragmatique : aussi dès qu'on l'assied, apparaît une légère dyspnée, si le ventre est un peu développé. L'auscultation renseigne aisément sur l'existence des irrégularités et des pauses respiratoires. La percussion donne une sonorité normale. Les vibrations ne sont pas perçues.

En étudiant les échanges, nous avons vu que le poumon émet beaucoup plus d'acide carbonique que celui de l'adulte et une très notable quantité de vapeur d'eau.

1. Acad. Sciences, 1905.

Peau.

La peau est le siège d'une vie intense : Aussi est-il indispensable de la tenir constamment propre. Ce n'est pas là un des moindres résultats de la méthode, dite anglaise, où le bain est donné tous les jours et même matin et soir. La peau est doublée d'un pannicule adipeux qui diminue ou disparaît, dès qu'il y a insuffisance de nutrition ou maladie. Chez certains enfants, nourris au lait stérilisé, cette couche adipeuse peut prendre un développement anormal (mauvaise graisse), car la peau qui la recouvre est pâle et cireuse et ne présente pas l'aspect rosé qui est l'apanage des enfants en bonne santé. A la naissance la sécrétion sébacée est très forte et recouvre la surface du corps d'une couche qui disparaît avec les premiers bains. C'est le vernix caseosa. Elle continue d'être abondante, pendant la première année, surtout au niveau de la tête. On note, en effet, l'existence, sur la face, de petits grains jaunes, saillants, formés par les glandes sébacées engorgées (millium). — Sur le cuir chevelu, si la peau n'est pas nettoyée, cette sécrétion sébacée peut s'accumuler sous la forme de croûtes. — D'après Jacquet et Rondeau [1], cette séborrhée manque dans 17 pour 100 des cas ; elle est très légère dans 34 pour 100 et elle est un produit pathologique, qui protège le fœtus contre l'action du liquide amniotique. Le vernix caseosa est plutôt observé dans les accouchements anormaux. — La graisse est surtout accumulée au niveau des régions pileuses (le dos, les épaules, les sourcils, les plis).

La sécrétion sudorale, au contraire est peu active chez le nourrisson. Dans les premières semaines, la peau est sèche et desquame, en même temps que tombe le léger duvet, qui la recouvre.

L'épaisseur du derme est moitié moindre que chez l'adulte. La pigmentation normale apparaît dans la première année. La couche cornée est peu épaisse : ce qui permet l'absorption de

1. *Ann. dermat. et syphil.*, 1905.

certains médicaments, mais défend mal le tégument contre les infections de surface (Charrin et Delamare[1], Weill).

Le tact n'est guère développé pendant les premiers mois, il apparaît peu à peu. Le bébé, par suite de la radiation intense, perçoit bien le chaud et le froid : aussi se trouve-t-il mal de l'exposition au froid et bien de la chaleur et des bains chauds.

Par la peau s'irradie la « chaleur d'excrétion » (Chauveau). Cette perte de calorique est beaucoup plus élevée à cet âge, car la surface du corps par rapport au poids est beaucoup plus étendue, comme nous le verrons au chapitre des calories.

La perte d'eau, cutanée et pulmonaire, qui accompagne la perte de chaleur varie suivant l'alimentation. L'enfant au sein élimine moins d'eau et moins d'acide carbonique que l'enfant au biberon. Ainsi, par jour et par kilogramme, l'enfant de 9 semaines, au sein, observé par Rubner et Heubner, élimine 38gr,20 d'eau alors que l'enfant de 7 mois 1/2 au biberon en élimine 44,40. De même le premier élimine 13gr,5 de Co^2 par heure et par mètre carré alors que le second en élimine 17gr,3.

Camerer[2], Cramer[3], Johanessen et Wang[4] ont étudié ces faits de perspiration insensible.

Voici les chiffres donnés par Camerer (par jour et par kilogramme) :

2e-4e jour.	5e-10e jour.	11e-14e jour.	3e semaine.
—	—	—	—
40 à 43 gr.	34 gr.	39 gr.	42 à 50 gr.

4e semaine.	7e semaine.	14e semaine.	22e semaine.	32e semaine.
—	—	—	—	—
35 gr.	37 gr.	42 gr.	46 gr.	63 gr.

Ces chiffres sont une moyenne, car la perte d'eau varie avec les heures de repas : elle peut s'élever dans l'heure qui suit la tetée.

D'après Schick[5] on observe quatre à cinq semaines après la

1. Acad. Sciences, 1903. — 2. *Der Stoffwechsel des Kinders.*, 1896. — *Zeitsch. für Biol.*, 1900. — 3. *Archiv. für Kinder,* 1901. — 4. *Zeitsch. für physiol. Chemie.* 1898. — 5. *Jahr. für Kinderh.*, 1908.

naissance une ligne unguéale, caractérisée par la présence sur les ongles des mains et des pieds, d'un bourrelet convexe vers le bord libre. On peut le rendre plus évident, en passant un peu d'encre. Comme toutes les raies pathologiques des ongles, la ligne unguéale chemine vers le bord libre, puis disparaît. D'après la date d'apparition, on peut penser qu'elle est l'indice d'un trouble de nutrition intense, qui se passe à la naissance et qui se caractérise également par la diminution de poids et la desquamation.

La sensibilité de la peau du nourrisson aux infections est énorme. Aussi Weill[1] a-t-il proposé d'employer des linges stérilisés : les linges simplement lessivés n'empêchant pas l'infection.

La graisse, formant le pannicule sous-cutané, présente une constitution chimique, qui varie suivant l'âge (Knoepfelmacher et Lehndorff[2]) et l'alimentation. Ainsi plus l'enfant avance en âge, plus la quantité d'iode baisse et plus la quantité d'acide oléique augmente. Chez l'enfant au sein, la graisse est plus chargée en iode que chez l'enfant au biberon. Le point de fusion oscille entre 43,5 et 47,4. La graisse contient peu d'acides gras libres.

Température. — « Toutes choses égales d'ailleurs, dit Gavarret[3], la température des enfants est d'autant plus influencée par celle du milieu ambiant et leur puissance de calorification est d'autant plus faible qu'on les observe à une époque plus rapprochée de la naissance. »

A ce moment, la température rectale est à 37°,7, 37°,8, supérieure à la température de la mère. Après quelques minutes, elle baisse brusquement de 1°, par suite du refroidissement périphérique. Mais bientôt, dès que l'enfant a repris son équilibre, la température remonte et se maintient à 37°,5 (supérieure de 0°,5 à celle de l'adulte) (H. Roger, Würster, Schfafer. Davy, Bärensprung, Edwards et Roger).

Parfois le nouveau-né se refroidit à 36°,5 et présente, en ce cas, une baisse de poids assez forte (Lépine[4]).

1. *Presse médicale*, 1909. — 2. *Zeitsch. f. exper. Path. u. therapie*, 1905. — 3. *De la chaleur chez les êtres vivants*. — 4. *Soc. Biologie*, 1869.

D'après Demme, la température baisse d'un dixième de degré, après le repas, pendant une demi-heure, puis remonte, dépasse la température normale de deux à huit dixièmes pendant les deux heures de la digestion et revient ensuite à 37°.

Les efforts et les cris font monter le thermomètre de quelques dixièmes. Plus l'enfant est jeune, plus la température baisse pendant le sommeil de 0°,3 à 0°,9 (Demme, Allix[1]).

La température est plus élevée le soir de deux dixièmes (Andral et Gavarret 1855, Mignot 1851 et Allix 1867).

D'après Demme, Pilz et Zit[2], la température varie suivant les heures de la journée. Si bien qu'il y a un maximum entre midi et quatre heures et un minimum entre six et huit heures du matin. Moins la température ambiante est élevée et plus la baisse nocturne augmente. Plus la température de la chambre est élevée pendant la nuit, plus ce minimum tend à disparaître.

L'enfant reste ainsi sensible au froid pendant les trois premiers mois, puis il peut lutter plus facilement. Au moment du sevrage, dès que l'enfant marche, la courbe prend peu à peu l'aspect qu'elle aura plus tard c'est-à-dire un maximum de cinq à huit heures du soir et un minimum vers deux heures du matin (Finlayson[3], Saint-Albin[4]).

La question paraissait jugée, quand Weill[5], Tiberius[6], Finkelstein et Jundell ont attiré l'attention sur l'influence du genre d'allaitement. La courbe de l'enfant au sein ne présenterait pas les variations indiquées plus haut, qui s'observeraient chez l'enfant au biberon. Goffergé[7], récemment, montre que dans tous les cas, la courbe présente les différences établies par Finlayson et Saint-Albin : élévation le jour due aux mouvements, abaissement la nuit dû au refroidissement. La tendance à la monothermie est due à l'absence d'activité. L'alimentation bien faite, d'après Nobécourt et Mercklen[8] n'a aucune influence sur la courbe. Mais

1. *Thèse*, Paris, 1867. — 2. *Zeitsch. für Biol.*, Munich, 1888. — 3. *Glascow. med. Journal*, 1869. — 4. *Thèse* de Paris, 1904. — 5. *Soc. méd. Lyon*, 1902. — 6. *Thèse*, Lyon, 1902. — 7. *Jahrb. für Kinder.*, 1908. — 8. *Revue mensuelle mal. enfance*, 1907.

si l'alimentation est défectueuse, on voit apparaître une élévation de la température à 37°,5, 38°, de sorte que le thermomètre est un excellent moyen de juger la valeur de l'alimentation.

DIVERS POINTS D'HYGIÈNE

Vêtement. — Dans les pays chauds on ne met aucun vêtement à l'enfant. Au Congo l'usage est de coucher les enfants nus sur la terre pour les endurcir et les rendre plus agiles. Ils arrivent, de cette façon, à se mouvoir et à se traîner sur les genoux beaucoup plus rapidement. Ils jouissent d'une grande liberté, à tel point que lorsque le bébé peut se tenir debout on le laisse courir partout avec une sonnette au cou pour ne pas qu'il s'égare. Au Sénégal et au Brésil, un simple pagne suffit. Dans les pays tempérés, à cause du froid, on met un vêtement.

Autrefois, dès la naissance, on enveloppait l'enfant bras et jambes dans des bandes de toile « σπάργανα » (Homère) (fasciae des latins) après lui avoir fait sa toilette avec de l'eau salée et lui avoir donné à boire quelques gorgées de vin et de miel. On se demande à quoi répondait cet usage d'entourer l'enfant de bandelettes qui le tenait immobile et rigide et lui faisait quitter brusquement l'attitude en chien de fusil, qu'il avait dans la matrice. N'était-ce pas un souvenir de la momie ou la crainte de voir l'enfant marcher à quatre pattes par un retour ancestral ? (Darwin). Il semble que l'on craignait surtout que les membres ne se déformassent. L'application des bandelettes était tout un art. On peut voir dans nombre de tableaux anciens des enfants emmaillotés de la sorte.

Plus tard il y eut une réaction : médecins et philosophes discutèrent. Les uns, qui voulaient faire prendre au corps des formes particulières, donnaient à certaines bandelettes la possibilité d'exercer des compressions locales plus ou moins fortes. Ainsi, autour de la tête, on mettait un bandeau pour faire le crâne et l'allonger. Cette mode en usage dans certains pays produisait un enfoncement de l'os. En 1834, Trille s'éleva contre ce reste de barbarie. Broca[1] en 1871 a encore rencontré cette coutume dans quelques endroits, à Toulouse, par exemple. Peu à peu, au lieu du lien qui serrait le crâne, on vit apparaître le bonnet, le béguin, que l'on voit encore parfois de nos jours dans les campagnes.

D'autres, sous prétexte de rendre les enfants vigoureux, conseillaient de les couvrir à peine, sans s'inquiéter du froid. Entre ces opinions extrêmes apparut le maillot. Ce fut d'abord un morceau de toile ou d'étoffe quelconque dans lequel on entourait et on serrait plus ou moins l'enfant. Puis pour donner du soutien à la colonne, on blinda le corps du maillot au niveau du thorax avec des tiges rigides. Winslow Locke, puis J.-J. Rousseau protestèrent contre cette rigidité : « Point de bandes, dit ce dernier dans l'*Émile,* point de maillot, des langes flottants et larges qui laissent les membres en liberté et qui ne soient ni lourds, ni assez chauds, pour empêcher qu'il sente les impressions de l'air. »

Peu à peu le maillot devient beaucoup plus souple. Il consiste en un lange de laine, recouvert d'un carré de tissu éponge et d'une couche de toile. Le nourrisson revêtu d'une chemisette qui descend à l'ombilic, d'une brassière de tricot et d'une seconde brassière de piqué ou de molleton est placé sur ce maillot. On rabat, d'abord, sur chaque jambe étendue les bords de la couche de toile, on entoure l'enfant de la couche moyenne, puis du lange de laine. Le tout est maintenu autour de la poitrine et des jambes à l'aide d'épingles de nourrice. On évitera de serrer la partie supérieure du thorax et la base des vaisseaux des bras. On évitera également de serrer les jambes, il faut qu'elles puissent remuer librement.

Ce maillot n'est guère employé que pendant les premières semaines et même beaucoup de personnes le délaissent complètement pour employer le maillot dit anglais. Il consiste en une simple couche de toile, puis de tissu éponge dont on passe les

1. *Soc. Anthropologie.*

pointes entre les cuisses de l'enfant. Le tout est revêtu d'une petite culotte s'attachant sur la ligne médiane du ventre et le devant des cuisses. Les genoux et les jambes sont ainsi libres et recouverts de petits bas et de chaussons de laine. Le même système est employé en Amérique, mais le cou et les bras sont à nu.

La première condition que doit avoir le vêtement est d'être souple et d'une propreté rigoureuse. Aussi est-on obligé de changer l'enfant très souvent. L'enfant bien nourri au sein se mouille fréquemment. Le changement permet d'éviter le contact de l'humidité et la macération de la peau des fesses. Ce linge doit être chaud, sec et stérile car il ne faut pas oublier qu'à cet âge la peau est d'une extrême sensibilité et qu'elle s'infecte à la moindre excoriation.

Il est évident que le maillot dit anglais est supérieur; d'ailleurs il n'y a qu'à voir avec quelle satisfaction le bébé aime à s'étendre et à se remuer. Naturellement les linges qui sont en contact direct avec l'enfant doivent être en toile fine ; on doit les préférer aux tissus de coton et aux tissus grossiers.

On ne doit mettre au nourrisson ni flanelle ni bonnet.

Berceau. — De tout temps, les nourrices ont bercé les enfants pour les endormir ou les empêcher de crier. De là la forme que l'on a donné aux berceaux. Un demi-cylindre creux dans la concavité duquel on place l'enfant. Ainsi une carapace de tortue, un morceau de bois évidé en forme de canot, etc. Dans certains pays de Russie, on se sert d'une toile tendue sur un châssis de bois suspendu au plafond par quatre cordes. Une corde, flottante attachée au châssis, permet de le balancer.

Pourquoi balance-t-on les enfants? L'enfant est par nature porté au sommeil, s'il ne dort pas c'est qu'il n'en a ni envie ni besoin. Le sommeil qu'on lui procure en le berçant ne peut être bon. « C'est un étourdissement, dit Desessars[1], semblable à celui que l'on fait naître, à une poule en la tournant après lui avoir

1. *Éducation corporelle des enfants en bas âge*, an VII de la République. — *Traité de l'éducation des Enfants*, 1760.

mis la tête sous l'aile. Le balancement, quelque doux qu'il soit ne produit qu'un étourdissement souvent de peu de durée. L'enfant accoutumé à ce moyen ne peut plus dormir sans lui. Il faut alors le bercer de plus en plus fort. » Buffon dit qu'il ne faut pas habituer l'enfant à dormir grâce à un mouvement rythmique, sans quoi il ne peut plus s'en passer. Dès le moyen âge on a ajouté des chansons modulées. Au XIIIe siècle Alebrand de Florence[1] recommande de chanter des « cançonnetes beles et douces ». Le médecin de Henri II, Jérome de Monteux, avait fait, à ce sujet, un livre de chansons pour endormir les petits enfants.

Le bébé doit, dès sa naissance, être placé dans le berceau, ne pas être bercé et ne pas être trop couvert. L'été on le recouvrira, à distance, d'une gaze, pour éviter toute piqûre d'insecte. On ne doit pas l'attacher au berceau, comme cela se faisait autrefois, par des liens que les Grecs appelaient « incunabula ». Le berceau doit être assez élevé pour être hors de la portée des animaux domestiques, car il ne manque pas d'exemples d'enfants étouffés par un chat, un chien.

De même on ne doit pas coucher avec un nourrisson, car on peut, sans s'en apercevoir, l'étouffer en dormant. Ce danger a été signalé en Angleterre dès le moyen âge. En 1265, d'après Withington[2], l'Église exhortait du haut de la chaire les mères à ne pas coucher avec leurs nourrissons. En 1291, d'après le même auteur, l'Église punissait de l'excommunication toute femme coupable d'avoir étouffé son enfant.

Cette sollicitude de l'Église pour l'enfant a disparu, cependant dans certains diocèses (Gironde) on fait encore cette recommandation dans les extraits de baptêmes.

De nos jours, en Angleterre et dans le pays de Galles, plus de 1 600 nourrissons meurent chaque année étouffés par leur mère. L'ivresse en est la cause principale : car c'est surtout dans la nuit du samedi au dimanche ou dans les nuits de fête que ces accidents se produisent. Ce fait est tellement évident, que la Cham-

1. *Thèse* de Soalhat, 1908. — 2. *Histoire de la Médecine.*

bre des Communes en 1908 a adopté le bill suivant : « Si un nourrisson meurt étouffé, la personne qui a causé la mort, étant âgée de plus de 16 ans et sous l'influence de la boisson au moment où elle s'est couchée, sera considérée comme coupable de négligence grave portant atteinte à la vie de l'enfant et ainsi sera passible d'un châtiment déterminé[1]. »

Station verticale. — Il est d'observation commune que le nourrisson aime à être pris dans les bras, il semble en éprouver du bien-être puisqu'il crie dès qu'on le recouche. On a remarqué également que les enfants trop longtemps couchés cessaient de croître. Desessarts, dans son traité (*loc. cit.*), dit qu'il faut lever le nourrisson plusieurs fois par jour. Aussi, comme il est difficile à bien des mères qui travaillent de tenir leur nourrisson dans les bras plusieurs heures par jour, l'ingéniosité populaire, dans certaines régions, a trouvé soit des crochets au mur, auxquels on suspend l'enfant, soit des planches un peu inclinées soutenues par un pied oblique sur lesquelles on l'attache, la « cabernote » du Poitou. Dans mon service de l'hôpital Hérold, comme nos infirmières ne sont pas suffisamment nombreuses pour porter les nourrissons dans les bras plusieurs fois par jour, on met ces derniers dans la journée sur des cabernotes. Le nourrisson ne crie pas et semble se plaire dans cette position. A la pouponnière de Montgeron, j'ai pu comparer des enfants mis à une même alimentation, dont les uns restaient dans leurs berceaux et les autres étaient pris fréquemment dans les bras, et noter que les seconds poussaient beaucoup mieux.

Chez un certain nombre d'entre eux dont la courbe était stationnaire au lit, le fait de les mettre en station verticale, sans rien changer au régime, suffisait pour leur donner une poussée de croissance. On peut se demander — et c'est une étude que je poursuis — si la station verticale n'a pas une action heureuse sur le développement.

D'autre part, on sait par les nécropsies, que bon nombre de

1. *Lancet*, 1908.

nourrissons longtemps couchés, présentent une infection des cavités de l'oreille due au décubitus. Or dans les autopsies d'enfants soumis à la station verticale, j'ai pu noter l'intégrité des cavités auriculaires. Ne fût-ce que pour éviter cette infection, la position verticale pendant quelques heures par jour peut être recommandée.

Bains. — Le tégument externe jouant un très grand rôle chez le nourrisson, il est indispensable de lui donner un ou deux bains journaliers pendant quelques minutes, à 35°. On le lave avec un tampon de coton. A la naissance le premier bain sera donné avec un peu de vaseline pour débarrasser l'enfant de la couche grasse qui le recouvre.

Le bain est la base des soins à donner au bébé ; il est aussi important que l'alimentation.

Il est même curieux de voir des enfants mal nourris se porter convenablement, grâce aux bains journaliers. On a attribué le teint frais des nourrissons anglais à l'usage du bain. Je ne le crois pas, car il ne manque pas en Angleterre d'enfants qui ne sont pas baignés et qui cependant sont roses. Je crois plutôt à une question de race, les Anglais étant généralement blonds. D'autre part on peut se demander si cela n'est pas dû au climat humide qui provoque toujours un état légèrement congestif des téguments externes. Il en est de même en Hollande et dans tous les pays où il y a beaucoup d'eau.

On peut baigner tant que l'on voudra un enfant de race latine on aura un bel enfant, mais il n'aura jamais ce teint anglais, si spécial.

L'enfant, à la naissance, a en général beaucoup de cheveux qui tombent ensuite ; cette alopécie est normale. Il ne faut pas la mettre sur le compte des lavages de la tête laquelle doit être tenue propre, comme toutes les autres parties du corps.

Sorties. — La première sortie de l'enfant peut avoir lieu vers le 7e jour en été et le 15e en hiver. Les sorties seront journalières, matin et soir, et aussi longues que possible. On habituera le bébé à sortir par tous les temps. Il est indispensable qu'il soit bien couvert et que les extrémités soient chaudes.

Jouets. — Blanchard[1] vient d'attirer avec raison l'attention sur les jouets que l'on met entre les mains des enfants (poupées, soldats de plomb, polichinelles, etc.). Beaucoup de ces jouets sont peints au vermillon, au chromate de plomb, en un mot avec des couleurs toxiques. L'enfant portant constamment ces jouets à la bouche peut, de ce fait, subir des intoxications.

CROISSANCE DE L'ENFANT

L'étude des échanges nutritifs permet de juger la vie intime des organes. Mais cette recherche n'est pas à la portée de tout le monde. Dans la pratique, nous pouvons apprécier, en bloc, les résultats de la vie organique par l'étude grossière de la croissance (poids et taille).

Croissance du poids. — Roederer[2], dès 1753, puis Richter[3] avaient pesé les enfants dans le but de déterminer la loi de leur accroissement. Mais ce fut Quételet[4] qui, dans ses « Recherches sur le poids de l'homme aux différents âges », montra :

1° Que l'enfant, à la naissance, pèse environ 3 kilogrammes.

2° Qu'il baisse de poids pendant quelques jours pour remonter ensuite.

3° Que le poids des garçons est un peu supérieur à celui des filles.

4° Que pendant la première année son poids s'accroît régulièrement, de telle sorte qu'en un an son poids a triplé.

En 1839, Burdach[5] vérifie l'opinion émise par Quételet. En 1852, Natalis Guillot[6] montre l'importance de la balance, pour juger l'état de santé de l'enfant. « C'est là, dit-il, le point capital de la médecine des enfants. » Il s'occupa principalement de la quantité de lait que prenaient les nourrissons et étudia

1. *Clin. inf.*, 1905. — 2. *Sermo de pondere atque longitudine recens natorum Göttingen*, 1753. — 3. *Synops praxis medico obstetricae.* — 4. *Annales d'hygiène*, 1833. — *Essai sur l'homme ou physique sociale*, 1835. — 5. *Traité de physiologie*, trad. Jourdan, tome IV, Paris, 1839. — 6. *Union médicale*, 1852.

leur accroissement, résultat de cette alimentation (voir ration alimentaire).

En 1859, Malgaigne[1] vérifie les lois de Quételet et insiste sur ce fait que l'accroissement est surtout marqué dans les premiers mois.

En 1860, von Siebold[2], dans son travail sur le « Rapport entre le poids et la longueur des nouveau-nés », vérifie les chiffres de Quételet et montre également, comme Natalis Guillot, l'importance de la pesée.

En 1861, Hecker et Buhl[3] disent que le nombre des grossesses élève le poids de l'enfant et que l'enfant d'une primipare est plus petit que celui d'une multipare.

En 1862, Haake (de Leipzig)[4] étudie « les changements de poids des nouveau-nés », et confirme les opinions de Quételet et von Siebold.

Dans la même année, Winckel[5] appuie toutes les opinions de ces derniers auteurs.

« Régulièrement établies, dit-il, les pesées seront pour nous le meilleur baromètre de la santé du nouveau-né, elles nous indiqueront par des chiffres ce que le nourrisson ne peut pas nous dire par des paroles. »

Il étudie principalement la baisse de poids des premiers jours, qu'il attribue :

1° A l'évacuation de l'urine (30 à 45 grammes), et du méconium.

2° A l'activité fonctionnelle de la peau, plus considérable après la naissance, par l'enlèvement de l'enduit caséeux, les efforts musculaires, la température ambiante, etc.

3° A l'absence d'alimentation.

Pour Winckel, le cordon joue un grand rôle : les enfants nouveau-nés diminuent de poids jusqu'à la chute du cordon et augmentent tout de suite après.

1. *Anatomie chirurgicale*, Paris, 1859. — 2. *Revue mensuelle d'accouchements et des maladies des femmes*, 1860. — 3. *Clinique obstétricale*, Leipzig, 1861. — 4. *Revue mensuelle d'accouchements et des maladies des femmes*, 1862. — 5. *Monasts. f. Geburts*, Berlin, 1862.

Winckel montre qu'au dizième jour l'enfant reprend son poids primitif et que les maladies de la mère et de l'enfant se traduisent par une plus longue durée de la diminution du poids ou par une augmentation petite et oscillante.

En 1864, Bouchaud[1] vérifie les lois de Quételet et l'opinion de Winckel sur la diminution de poids des premiers jours, puis il reprend l'étude de Natalis Guillot sur la ration alimentaire (voir page 284).

Il étudie l'accroissement journalier, correspondant à telle quantité de lait prise en tant de tetées. Il trouve les chiffres de Natalis Guillot trop élevés et comme nombre de tetées et comme quantité totale de lait.

Il établit le premier une étude complète de l'accroissement normal de l'enfant au sein, soumis à une alimentation réglée et suffisante sans être exagérée.

Cette étude porte sur le poids et sur la taille. Voici le tableau donné par Bouchaud ; il fut la base de toutes les recherches ultérieures (page 126).

Malgaigne remarque que l'accroissement en poids diminue avec l'âge. Bouchaud fait la même observation pour la taille.

A partir de ce jour, nous avons en notre possession une base solide, d'une part au sujet de l'accroissement en poids et en taille et d'autre part au sujet de la quantité de lait ingérée par jour et par tetée.

En 1865, paraissent les recherches de Mathew Duncan (d'Édimbourg)[2]. Il montre que l'opinion énoncée par Hecker (citée plus haut), que le poids de l'enfant croît avec la multiplicité des grossesses, est erronée. Il établit que le poids et la taille de l'enfant augmentent avec l'âge de la mère, qu'elle soit primipare ou multipare et que si les multipares ont des enfants plus gros, cela tient à ce qu'elles sont plus âgées. Cependant, après quarante ans, la mère donne naissance à des enfants plus petits. — Voici le tableau donné par Mathew Duncan (page 127).

1. *Thèse* de Paris, 1864. — 2. *Edimb. méd. Journal*, 1864.

Naissance.	FIN MOIS											
	1	2	3	4	5	6	7	8	9	10	11	12
Poids. 3 250.	4 000	4 700	5 350	5 950	6 500	7 000	7 450	7 850	8 200	8 500	8 750	8 950
Augmentation mensuelle.	750	700	650	600	550	500	450	400	350	300	250	200
Accroissement journalier.	25	23	22	20	18	17	15	13	12	10	8	6,5
Taille. 49cm.	53	56	58	60	62	63	64	65	66	67	67,5	68
Accroissement mensuel.	4	3	2	2	2	1	1	1	1	1	1,5	0,5
Quantité de lait en 24 heure.	à partir du 5e jour. 650	700	850	950	950	950	950	950	950	950	950	950
Poids de la tetée.	70	100	120	150	150	150	150	150	150	150	150	150
Nombre de tetées.	9	7	7	7	7	7	7	7	7	7	7	7

Age de la mère.	Nombre d'accouchements.	Poids moyen.	Taille moyenne.
—	—	—	—
15-19 ans. . .	209	6 livres	19 pouces
20-24 ans. . .	832	7 —	19 — 16
25-29 ans. . .	570	7 —	19 — 36
30-34 ans. . .	270	7 —	19 — 22
35-39 ans. . .	139	7 —	19 — 19
40-44 ans. . .	38	7 —	18 — 91
45-49 ans. . .	3	6 —	18 — 16

Les études deviennent de plus en plus nombreuses. Citons celles d'Odier et Blache[1], d'Odier[2], de Lombard[3] qui insistent sur l'importance de la pesée au point de vue de l'alimentation. Les auteurs ont principalement en vue de surveiller les nourrices.

Roger[4] insiste sur l'abus des fortes doses de lait. Quinquaud[5] étudie, à nouveau, la déperdition de poids des premiers jours. Foisy[6] vérifie les assertions de ses prédécesseurs.

En 1877, Bowditch[7], tout en admettant les faits énoncés plus haut, émet cette opinion que le poids de l'enfant est en rapport direct avec le poids et la taille de la mère (1/19).

Les travaux parus depuis 1880 ont admis sans conteste, à part quelques petites différences, tous les chiffres donnés par les auteurs précédents[8].

Pinard a démontré l'influence du repos de la mère pendant les derniers mois de la grossesse sur le poids de l'enfant.

Variot[9] dans ces derniers temps a étudié l'accroissement de la taille.

1. Académie méd., 1866. — 2. *Thèse*, Paris, 1868. — 3. *Quelques réflexions sur l'éducation physique des enfants*, Genève, 1866. — 4. *Maladies de l'enfance*, 1872. — 5. *Thèse* de Paris, 1872. — 6. *Thèse* de Paris, 1874. — 7. *The Growth of Children*, Boston, 1877. — 8. Absfeld, *Ernahrung des Saüglings on der Mutterbust*, Leipzig, 1898. — Habner, *Jahrb. für Kinderh.*, 1880. — Pfeiffer, *Id.*, 1883. — Laure, *Thèse*, Paris, 1889. — Weisgelin, *Wurtember med. corresp. blatt.*, 1890. — Camerer, *Zeitsch. für Biol.*, 1896. — Feer, *Jarhb. für Kind.*, 1896. — Tarnier, *Traité des accouchements*, 1896. — Bouchut et Sutils, *Congrès Int. de l'A. P.*, Rouen, 1897. — Marfan, *Traité de l'allaitement*, 1re édition, 1897. — Budin, *Le Nourrisson*, 1900 ; *Clin. Obst.*, 1889 : Sur l'importance des pesées. — Crozer, Griffith et Claxton Gittings, *Arch. of Pediatric*, 1907. — Pinard, *Puériculture du premier âge*, 1901. — 9. Variot, *Clin. infantile*.

On peut donc conclure de tous ces travaux :

1° Le poids, à la naissance, est en moyenne de 3 000 grammes à 3 250 grammes.

2° Il est plus élevé pour les garçons que pour les filles (60 à 80 grammes).

3° L'enfant est d'autant plus gros que la mère est plus âgée (jusqu'à 40 ans) ; après quoi, le poids diminue.

4° Il en est de même de la taille.

5° On admet généralement que le poids de l'enfant est en rapport direct avec le poids et la taille de la mère (1/19). Cette relation est loin d'être constante, car il n'est pas rare d'observer des femmes superbes, énormes même, donner naissance à des enfants très petits. Il y a lieu, cependant, dans ces cas particuliers, de se demander s'il n'existe pas, chez la mère, une tare (diabète, obésité).

6° Le repos de la mère pendant les deux ou trois derniers mois de la grossesse a une influence heureuse sur le poids de l'enfant (Pinard[1], Pechin[2]). Ainsi, si la mère est au repos absolu au lit, le nouveau-né pèse 300 grammes en plus ; si elle travaille assise 100 à 150 grammes ; si elle travaille debout le poids est au minimum. Cette influence heureuse du repos montre que la femme doit cesser tout travail dans les derniers temps de la grossesse.

7° Comme l'indique la courbe ci-jointe, le poids baisse de 100 à 120 grammes le premier jour, de 30 à 50 le second et le troisième, c'est-à-dire 1/15 ou 1/17 du poids total. Le poids remonte à partir du quatrième jour, si bien que du septième au quinzième l'enfant a repris son poids de naissance.

La baisse de poids varie de 100 à 200 grammes (190 d'après Winckel ; 160 à 200 Tarnier ; 100 Bouchaud ; 170 Laure ; 200 Grégory ; 200 Steiner ; 150 à 200 Comby ; 190 à 200 Crozer, Griffith et Claxton Gittings).

L'enfant d'une primipare perd plus et regagne son poids initial plus rapidement que l'enfant d'une multipare. D'après Ribe-

1. *Puériculture*. — 2. *Thèse*, Paris, 1908.

mont les enfants auxquels on fait une ligature tardive du cordon augmentent plus vite.

Plus l'enfant est gros, plus la perte de poids est forte (Moisnard) et plus il met de temps pour regagner le poids initial. On sait que cette baisse de poids s'observe chez tous les animaux. On l'attribue généralement à l'émission des urines (300 à 350 grammes) et du méconium (50 à 80 grammes), à l'absence d'alimentation,

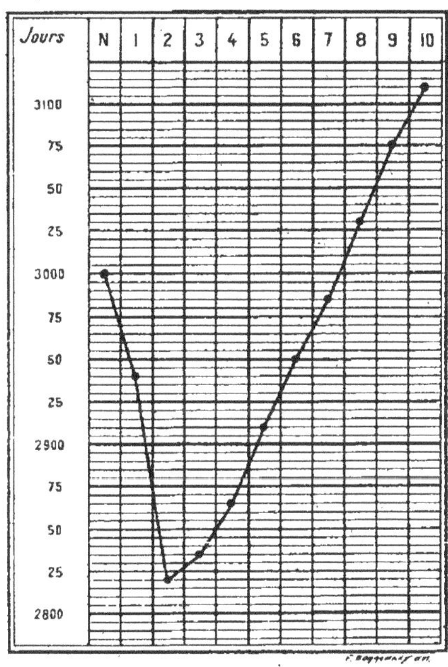

Fig. 12. — Courbe du poids pendant les dix jours consécutifs à la naissance (Budin)

à l'exhalation pulmonaire et à la respiration cutanée. Quand l'enfant s'est débarrassé de ces excreta, pendant l'accouchement, il présente une baisse légère et peut même augmenter dès le lendemain de la naissance (Bouchaud). De même la baisse de poids peut ne pas se produire quand l'enfant est mis, dès la naissance, au sein d'une nourrice. Parfois certains enfants, mis au sein de leur mère dès la naissance, ne baissent pas de poids, comme si le colostrum sous un très petit volume possédait des qualités nutritives élevées (probablement en albumine).

En tout cas, cette diminution de poids a peu d'importance,

elle ne doit pas être combattue par l'allaitement artificiel. Elle est plus forte chez l'enfant au biberon que chez l'enfant au sein.

L'enfant élevé au sein présente une courbe d'accroissement plus régulière et plus marquée que l'enfant élevé artificiellement.

La courbe de ce dernier s'élève plus lentement, a des sauts, des hauts et des bas, des plateaux, des irrégularités. Voici d'ailleurs ces deux courbes mises en opposition (page 134).

Les courbes obtenues avec l'allaitement mixte se rapprochent beaucoup plus des courbes d'enfants au sein.

En général, l'enfant de classe aisée pèse, à âge égal, plus que l'enfant pauvre.

Au sevrage le poids peut baisser de 150 à 200 grammes en quelques jours.

La pesée régulière est le meilleur moyen de suivre la croissance. Tout enfant qui ne pousse pas est malade ou mal nourri.

On pèse l'enfant d'autant plus souvent qu'il est plus jeune. Cela se fait avec le pèse-toise de Variot.

La croissance en poids n'est pas régulière, comme l'a dit Buffon dans « l'accroissement successif des enfants », elle se fait par étapes séparées par des temps d'arrêt. Bonnier[1] Malling, Hansen, Daffner[2] font la même constatation.

A cinq mois, l'enfant double son poids de naissance et pèse environ 6 kilogrammes ; à 12 mois, il le triple, 9 kilogrammes, et à 24 mois le quadruple, 12 kilogrammes.

Croissance de la taille. — L'enfant à la naissance mesure, en moyenne, $0^m,49$. Les filles ont un à deux centimètres de moins que les garçons.

Comme nous le voyons dans le tableau ci-joint (page 134), l'enfant gagne 21 centimètres, dans la première année, si bien qu'à 12 mois l'enfant a $0^m,68$ (Bouchaud). Variot donne 0,50 à la naissance et 0,71 à 12 mois. La croissance en longueur se ralentit à mesure que l'enfant avance en âge.

1. Article Croissance du *Dict. de physiol.* de Richet. — 2. *Das Waschtum des Menschen*, 1897.

Pendant la seconde année la taille gagne peu, et monte à 0,73, 0,74 pour les garçons, 0,73 pour les filles (Bowditch, Variot et Chaumet).

Brissow montre que l'alimentation a de l'influence sur la taille comme sur le poids.

POIDS

	15 JOURS	3 MOIS	6 MOIS	9 MOIS
Sein.	3 594	5 701	7 072	9 930
Lait de vache. . .	3 525	5 310	6 317	7 919
TAILLE				
Sein.	51	»	67	73
Lait de vache. . .	49	»	64	69

D'après Variot la taille comme le poids est inférieure chez les enfants pauvres à ce qu'elle est chez les enfants aisés.

Révesz admet que les enfants de femmes très jeunes sont plus petits que ceux de femmes plus âgées.

Bonnier, Mulling, Hanssen et Daffner ont bien indiqué l'influence des saisons sur la croissance en poids et en taille et ont montré qu'il y avait dissociation entre ces deux éléments qui sont indépendants l'un de l'autre. Ainsi de novembre à juillet, le poids augmente peu et la taille grandit alors que d'août à novembre le contraire se produit. Variot[1] et Lascoux[2] montrent que cette dissociation est très nette dans les dix premiers jours de la vie. L'enfant, gagne, en effet, $0^m,02$ de taille alors que le poids, après une diminution, redevient ce qu'il était à la naissance.

Il est rare que le bébé n'augmente pas de taille pendant ces dix premiers jours.

1. Acad. Sciences, 1904 et *Soc. Anthropologique*, 1904. — 2. *Thèse*, 1908.

Rapport de la taille au poids (Variot).

A la naissance.	15,38
Au 10e jour.	16
1er mois.	13,5
2e mois.	12,12
3e —	11,21
4e —	10,42
5e —	9,61
6e —	9,01
7e —	8,72
9e —	8,12
10e —	8
11e —	7,88
12e —	7,82

Le poids et la taille sont deux formes de croissance évoluant chacune pour leur compte. L'accroissement de la taille est subordonné à la nutrition du squelette et au travail épiphysaire comme on le voit par la radiographie (Variot). Ainsi les points complèmentaires d'ossification ne se rencontrent dans les métacarpiens que lorsque la taille a acquis $0^m,75$. Le tissu osseux, comme le système nerveux a un mode de croissance spécial.

Une bonne santé se caractérise par le parallélisme entre les courbes du poids et de la taille. Ainsi le rapport du poids à la taille peut être supérieur s'il y a suralimentation.

Comme nous l'avons vu, il n'y a donc pas une croissance, mais des croissances.

Le corps du nourrisson a quatre têtes, le milieu du corps est au-dessus du nombril puis il s'abaisse.

En 2e année, pendant les premiers mois, le poids de l'enfant augmente de 8 grammes par jour (250 grammes par mois) et pendant les derniers mois de 5 grammes (150 grammes par mois). A deux ans il pèse donc $11^{kgr},500$ à 12 kilogrammes.

Voici d'ailleurs, d'après Comby, la courbe du 9e au 24e mois.

La balance et la toise nous fournissent les meilleurs moyens de contrôle : il y a déjà longtemps que Bacon (*Novum organum*, liv. I) a pu dire « que la main seule et l'entendement abandonnés à eux-mêmes n'ont qu'un pouvoir très limité, et que ce sont les instruments et autres genres de secours qui font presque tout et sont non moins nécessaires à l'esprit qu'à la main ».

		AUGMENTATION PAR MOIS	AUGMENTATION PAR JOUR
12e mois.	9 000	grammes.	grammes.
13e —	9 450	250	8,5
14e —	9 650	200	6,5
15e —	9 850	200	»
16e —	10 050	200	»
17e —	10 250	200	»
18e —	10 450	200	»
19e —	10 650	200	»
20e —	10 850	200	»
21e —	11 050	200	»
22e —	11 200	150	5
23e —	11 350	150	5
24e —	11 500	150	5

Il est indispensable pour le médecin de connaître la valeur du poids et de la taille chez le nourrisson. Si pour l'adulte, vivre, c'est en même temps demeurer et changer sans cesse, pour l'enfant, vivre, c'est à la fois changer et s'accroître ; à cet âge en effet, où le développement régulier de tous les organes est une condition essentielle à la vie, le nourrisson, en vertu d'une loi nécessaire à l'état physiologique, doit croître chaque jour. Ne pas croître, c'est perdre les 10, 15, 20, 30 grammes auxquels il a droit et se trouver en retard sur les autres enfants de son âge. Décroître, c'est perdre le poids dont il aurait crû, plus la quantité de sa matière qui s'est déplacée. Le nourrisson ne présente jamais l'état de stabilité de l'adulte.

Il est donc nécessaire de bien connaître les lois physiologiques de l'accroissement de l'enfant afin d'être prêt à pouvoir surprendre les premiers symptômes de dépérissement du nouveau-né pour en rechercher et combattre les causes. Les tableaux suivants indiquent les diverses valeurs de croissance.

COURBE DU POIDS ET DE LA TAILLE DES ENFANTS NORMAUX (UN AN)

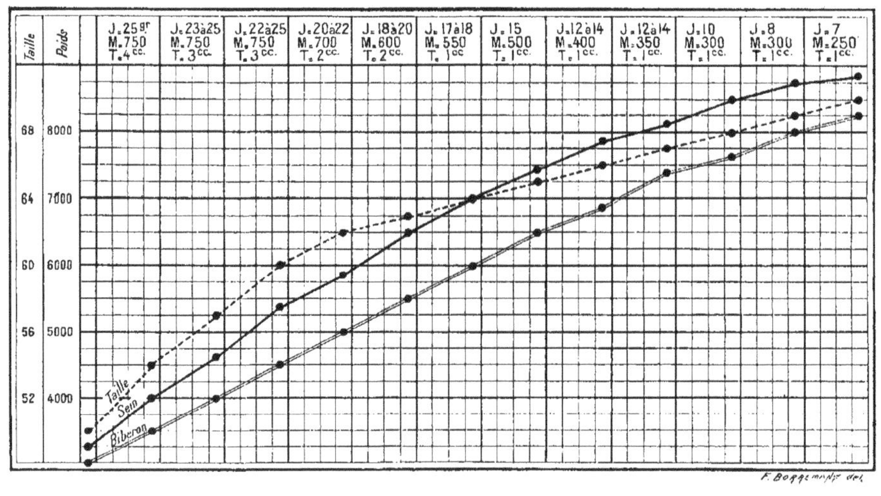

RATION ALIMENTAIRE (p. 185). ENFANT AU SEIN

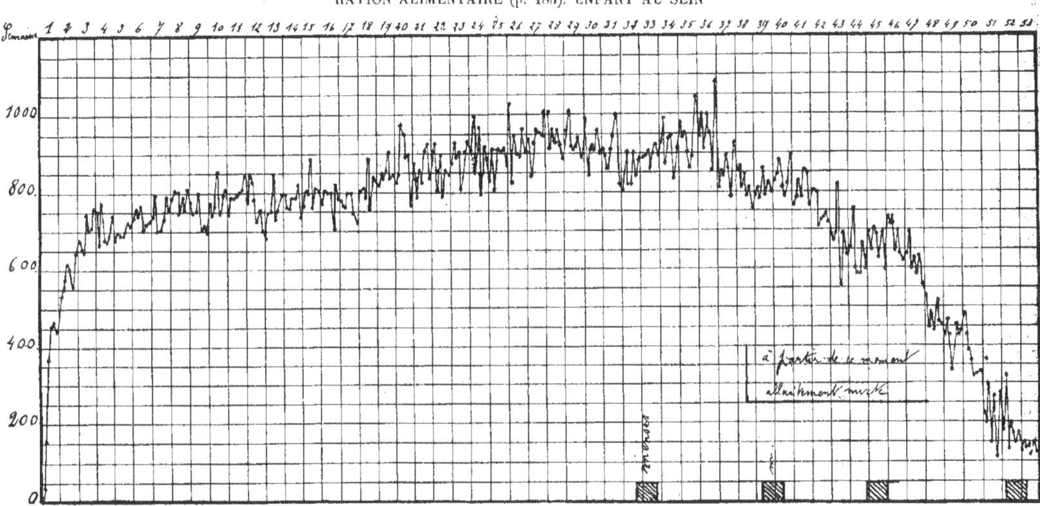

Quantités de lait prises pendant une année (Boissonnas, *Arch. méd. enf.*, 1908).

POIDS DES ORGANES PAR RAPPORT AU POIDS ET A LA TAILLE DU CORPS[1]

AGE	TAILLE	CŒUR		REIN	RATE	FOIE	PANCRÉAS
		POIDS	VOLUME				
Naissance.	49-50	20	20	12	10	130	4
1-3 mois.	55	22	25	16	15	150	»
4-6 mois.	59	25	26	21	18	190	»
7-9 mois.	64	34	30	27	20	250	»
10-12 mois.	68	38	30	30	23	260	»
13-15 mois.	72	40	40	32	28	275	»
16-18 mois.	75	43	44	35	28	320	»
19-21 mois.	76	49	46	39	30	350	»
22-23 mois.	80	54	55	50	30	350	»

1. D'après Vierordt, Frerichs, Parrot, Beneke, Medail, Gastou et Vallée, Bovaird et Nicoll, Lesage.

POIDS DU CERVEAU

	NAISSANCE	0-2 MOIS	2-4 MOIS	4-6 MOIS	6-9 MOIS	9-12 MOIS	12-18 MOIS	18-24 MOIS
Vierordt. .	385	»	1 173	1 250	1 074	1 290	»	1 241
Lancy. .	424	»	522	571	697	774	804	1 013
Bischoff G	429	429	557	680	707	885	957	845
Bischoff F	406	406	535	600	737	884	843	972
Boyd. . .	331	»	»	603	»	»	942	»
Letourneau	338	»	»	»	»	»	»	»
Hecker et Buhl. .	352	»	»	»	»	»	»	»
Lesage. .	»	580	620	640	710	880	910	1 000

DIAMÈTRES DU CRANE

(d'après Bonnifay, *thèse*. Lyon, 1896 et Ciando, *thèse*, Paris, 1904.)

AGE	POIDS DE NAISSANCE	POIDS AU MOMENT de l'examen.	DIAMÈTRE OCCIPITO-FRONTO-MAXILLAIRE	DIAMÈTRE SOUS-OCCIPITO-FRONTO-MAXILLAIRE	DIAMÈTRE SOUS-OCCIPITO-BRAGMATIQUE	DIAMÈTRE BI-PARIÉTAL	DIAMÈTRE BI-TEMPORAL	CIRCONFÉRENCE HORIZONTALE
	k.		cm.	cm.	cm.	cm.	cm.	cm.
Naissance.	3	3	12	11	9,5	9,5	8	35
1er mois.	3 360	3 898	12,6	12,1	9,6	10,2	8	36,5
2e mois.	3 289	4 634	13,2	12,5	11	10,6	8,6	38,4
3e mois.	3 210	5 185	13,5	13,4	11	10,8	9	39,2
4e mois.	3 366	5 779	13,9	13,7	11,6	11,1	9,2	40,6
5e mois.	3 653	6 954	14,3	14,3	11,7	11,5	9,2	41,8
6e mois.	3 678	7 072	15,1	14,4	12,3	11,7	9,3	43,1
2e année.	»	»	»	»	»	»	»	45,9

DIMENSIONS DU FOIE ET DU THORAX

(d'après Cruchet et Sérégé, *Bull. méd.*, 1908.)

	HAUTEUR DU FOIE			HAUTEUR DU FOIE au-dessous du rebord.		HAUTEUR DU FOIE au-dessus du rebord.		HAUTEUR DU THORAX	PÉRIMÈTRE DU THORAX
	ligne axillaire.	ligne mamelonnaire.	ligne sternale.	ligne axillaire.	ligne mamelonnaire.	ligne axillaire.	ligne mamelonnaire.		
Naissance.	9	8,5	5,7	4,7	4,7	4,3	3,8	9,4	32,8
1re année.	8,8	6,8	4,6	2,3	2,1	6,5	5,1	11,2	37
2e année.	8,5	6,2	4,5	0,4	0,4	8	5,7	13,2	45,6

CAPACITÉ DE L'ESTOMAC

	FLEISCHMANN	MORGAN-ROTH	MARFAN	PFAUNDLER	ZUCARELLI	COMBY	LESAGE	HOLT
	cmc.			grammes.			Capacité maximum sous pression de 0,50 cent. cmc.	fl. oz.
1er jour. . .	40	25 à 30	40 à 50	»	50 à 60	30 à 40	»	1
1er mois. . .	40 à 80	75	60 à 70	90	70 à 80	50 à 60	205	»
2e mois. . .	140	96	»	100	80 à 90	80 à 100	130 à 280	2
3e mois. . .	»	100	100	110	»	120 à 150	210	3
4e mois. . .	»	107	»	125	110 à 150	»	»	4
5e mois. . .	»	108	150 à 200	140	»	»	290	5
6e mois. . .	»	»	200	160	»	200 à 220	295	6
7e mois. . .	»	»	200 à 250	180	»	»	290	»
8e mois. . .	»	»	»	200	250 à 300	»	295	7
9e mois. . .	»	»	»	225	»	»	310	8
10e mois. . .	»	»	»	250	»	»	320	9
11e mois. . .	»	»	»	275	»	»	380	»
12e mois. . .	400	»	»	290	»	300 à 350	400	»

DIMENSIONS DE L'INTESTIN

	INTESTIN GRÊLE LONGUEUR	GROS INTESTIN LONGUEUR	CAPACITÉ DU GROS INTESTIN en centimètres cubes
Naissance.	2	0.50	»
id.	2	0,24	10
1 mois.	2,20	0,50	»
id.	2,15	0,24	90
2 mois.	2,20	0,53	»
id.	2,10	0,39	78
id.	2,20	0,42	100
id.	»	0,55	220
id.	»	0,55	50
id.	»	»	»
3 mois.	»	0,47	140
4 mois.	»	0,41	72
id.	»	0,54	140
id.	»	0,55	515
id.	»	0,62	300
id.	»	»	»
5 mois.	»	0,44	375
id.	»	0,43	135
7 mois.	»	0,47	480
8 mois.	»	0,53	70
10 mois.	»	0,68	290
15 mois.	»	0,40	135
18 mois.	»	0,54	455
2 ans.	»	0,48	210

CHAPITRE IV

COMPOSITION DU LAIT

PREMIER LAIT OU COLOSTRUM

Le colostrum est la sécrétion des glandes mammaires pendant la grossesse et la parturition. Il se présente sous l'aspect d'un liquide louche, jaunâtre, visqueux, légèrement alcalin et bientôt acide. La densité est élevée (1 040 à 1 060). Il renferme peu de caséine et beaucoup d'albumine. D'après les analyses de Camerer et Soldner[1], la composition moyenne par litre est la suivante :

Extrait sec.	128 gr,	50
Azote total (albumine surtout).	4	28
Beurre.	31	68
Lactose anhydre.	55	12
Sels minéraux.	3	76

Le colostrum se différencie du lait par l'élévation de l'albumine et la faiblesse de la caséine. Il contient comme lui des oxydases et des catalases. Au microscope, d'après Donné[2], Lourié[3], on note sans aucune préparation spéciale : 1° des globules fins de graisse (1), des globules plus gros de graisse (2), des leucocytes granuleux (3 et 6), des gros éléments (4), contenant et des granulations simples et des granulations graisseuses, des éléments clairs, circonscrits par un croissant (5) et des croissants (5). Pour bien voir la structure de ces cellules, il faut enlever la graisse de la préparation par l'alcool-éther et colorer

1. *Zeitsch. f. Biol.*, 1883. — 2. *Du lait*, 1837. — *Conseils aux mères*, 1863. — 3. Lourié, *Thèse*, Paris, 1901.

ensuite par la thionine. On voit que les leucocytes sont mono ou polynucléaires, que les grosses cellules (corps granuleux de Donné) contiennent des granulations protoplasmiques et un ou plusieurs noyaux, que les cellules à croissants sont le résultat de la fonte de ces grandes cellules (fig. 13 et 14).

On admet généralement que les corps granuleux de Donné sont d'origine leucocytaire (Czerny) et présentent des mouvements amiboïdes.

Vers le quatrième ou cinquième jour après la naissance, plus vite chez la femme qui a allaité et moins vite chez la primipare, le lait remplace le colostrum. Le liquide perd en albumine et augmente en caséine : les éléments figurés diminuent et les corps granuleux disparaissent. Si, dans le cours de l'allaitement, celui-ci est suspendu ou si le sein est incomplètement vidé, le lait reprendra passagèrement les caractères du colostrum.

Weil et Thévenet[1], Lévy[2], de Patton[3], Vincenzo, Trischitta[4], ont étudié les leucocytes dans le colostrum et ont établi le cytopronostic de la lactation. Le colostrum centrifugé contient deux variétés de leucocytes. S'il existe une proportion élevée de polynucléaires la sécrétion est active, le pronostic est bon. Si, au contraire, il y a une poussée de lymphocytes, le pronostic est mauvais. On fait cet examen le jour même de la montée laiteuse, on colore le culot de la centrifugation par l'hématéine-éosine, après fixation par l'alcool-éther.

LAIT

Le lait est un liquide blanc, à reflet légèrement bleuâtre quelquefois jaunâtre, opaque; de saveur douceâtre et sucrée; il est uniformément translucide en couche mince, au moment où il sort de la mamelle. Ch. Nicolle et Paul Petit ont montré que le lait conserve longtemps sa température initiale. Sa densité est de 1 032 en moyenne. C'est une émulsion de fines goutte-

1. *Arch. méd. Enf.*, 1903. — 2. *Thèse*, Lyon, 1904. — 3. *Revue méd. de Suisse romande*, 1905. — 4. *La pédiatria*, 1906.

lettes de graisse, dans de l'eau, tenant en solution une matière albuminoïde (caséine), des sels et du sucre de lait (lactose).

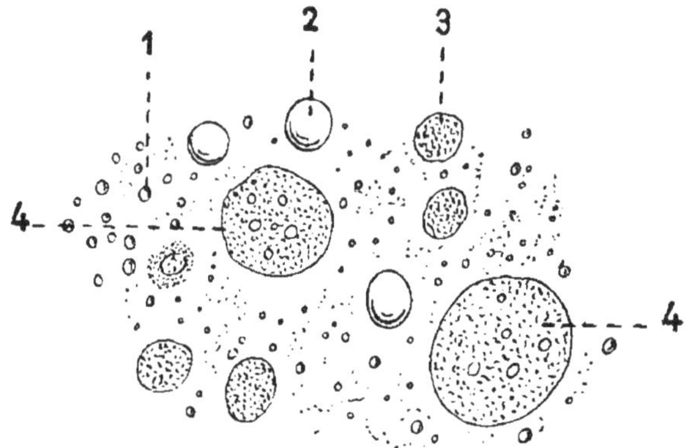

Fig. 13. — Examen sans alcool-éther.

Les globules graisseux découverts par Leuvenhoek ont de un millième à un centième de millimètre. Leur diamètre est plus élevé dans le lait de femme que dans le lait de vache. Duclaux a

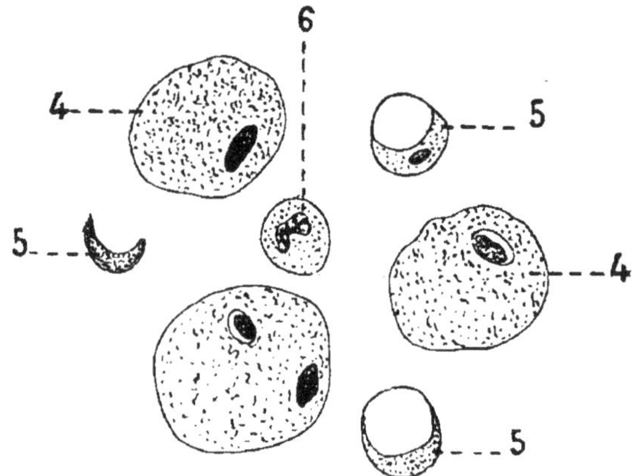

Fig. 14. — Examen après alcool-éther et coloration à la thionine.

montré que plus une émulsion est formée de gouttes volumineuses et moins elle est stable. Aussi, par le repos, l'émulsion se défait plus rapidement pour le lait de femme que pour le lait de vache. Certains auteurs (Bechamp) pensent que chaque gouttelette est enveloppée d'une membrane

On sait que le lait obéit aux lois de stabilité dont l'étude des phénomènes capillaires permet d'établir l'existence.

Ce sont ces phénomènes capillaires qui donnent aux globules leur forme sphérique et qui fixent sur eux, par suite d'une attraction moléculaire, une mince couche de matière azotée inorganisée. Ce sont également eux qui communiquent à la surface de ces sphérules une force élastique et rétractile qui les oblige, tant que le liquide est à l'état du repos, ou soumis seulement à une agitation modérée, à rebondir les uns sur les autres sans se fusionner. De plus, le sérum dans lequel ils sont en suspension présente une certaine viscosité et crée ainsi un obstacle à leur réunion. Comme l'a montré Lindet, les constantes capillaires de ce sérum sont, pour ainsi dire, celles de la matière grasse du lait et on voit ainsi se produire une réunion de conditions excellentes pour que l'émulsion puisse être maintenue pendant un certain temps mais non d'une façon définitive. La légèreté relative des globules gras par rapport au sérum dans lequel ils sont émulsionnés leur permet en effet de remonter à la surface au bout d'un certain temps, en donnant naissance à la crème.

Dans cette crème ainsi obtenue, les globules gras restent encore émulsionnés, séparés les uns des autres par du sérum.

D'après Iwanoff la digestibilité du lait est en raison inverse de la taille de ses globules de graisse. On a dit cependant que les globules du lait de femme étaient beaucoup plus gros que ceux du lait de vache. Si l'on fait l'examen de suite après l'émission, on s'aperçoit qu'il n'en est rien ; au contraire, si on attend, le lait de femme ayant moins de caséine, les globules monteront plus vite à la surface.

Densité. — Cette émulsion de granulations graisseuses contient des substances dissoutes (caséine, sels, lactose) qui donnent au lait sa densité. Le beurre n'y prend pas part vu sa légèreté. Aussi ne faut-il pas se fier sur la densité, pour arguer de la valeur nutritive d'un lait : car il peut avoir une densité élevée et ne pas contenir de beurre. Inversement il peut être très chargé en beurre et présenter une densité faible.

Étudions chacune de ces substances solubles dans l'eau.

Lactose. — Le sucre de lait ou lactose est un sucre cristallisable, qui réduit *lentement* la liqueur de Fehling. Il lui faut six fois son volume d'eau pour se dissoudre. Il est légèrement sucré et diurétique Au contact de la chaleur il se dédouble en glucose et galactose. Esbach s'appuyant sur la variabilité du pouvoir rotatoire admet l'existence de plusieurs lactoses, contrairement à Denigès qui n'en admet qu'une seule.

Sels. — La majeure partie des sels est dissoute dans le lactosérum. Parmi eux, les plus importants sont le chlorure de calcium, le phosphate tribasique de chaux, qui sont maintenus en dissolution par les citrates alcalins (Vaudin [1]), le lactose et l'acide carbonique. A la suite de l'exposition à l'air, une partie se précipite sous la forme de granulations extrêmement fines.

Le taux des phosphates est plus élevé dans le lait de vache (5 grammes par litre) que dans le lait de femme (2 grammes). Ce qui explique l'élévation des déchets de chaux dans les matières fécales de l'enfant au biberon. Par suite du taux de la caséine dans le lait de vache, ses combinaisons avec les sels sont plus élevées que pour le lait de femme.

Tableau de Bunge montrant les quantités de sels dans les deux laits.

POUR 100 PARTIES DE LAIT.

	LAIT DE FEMME	LAIT DE VACHE
Oxyde de potassium.	0,703	1,760
Oxyde de sodium.	0,257	1,110
Oxyde de calcium.	0,343	1,590
Oxyde de magnésium.	0,065	0,210
Oxyde de fer.	0,006	0,003
Acide phosphorique.	0,469	1,970
Chlore.	0,445	1,690
	2,288	7,970

1. *Ann. Institut Pasteur.* 1894.

Il existe dans le lait 1 gramme à 1gr,50 pour 100 d'acide citrique.

Combinaisons organiques de l'acide phosphorique (*d'après Siegfried*[1], *Stoklosa*[2], *Valentini*[3]).

Ces combinaisons organiques sont élevées pour le lait de femme (35 pour 100 de phosphore) et faibles pour le lait de vache (5 pour 100). Ce qui explique la facilité d'absorption du phosphore dans le premier cas et sa difficulté dans le second cas. En dehors de la combinaison du phosphore avec la caséine, on a pu isoler d'autres formes de combinaisons organiques : le nucléon, la lécithine, la céphaline.

Pour 100 grammes de phosphore, on trouve :

	Lécithine.	Nucléon.	Céphaline.
	—	—	—
Lait de femme. . . .	0,153 %	0,171 %	0,037 %
Lait de vache. . . .	0,091 %	0,087 %	0,037 %

La lécithine a été découverte par Tolmascheff en 1867 et la céphaline par Wood.

Réaction et point de congélation. — Le lait de femme possède une réaction alcaline au tournesol évaluée à 0gr,300 de soude par litre (à la phtaléine de phénol) (Richet) et une réaction acide 0gr,150 d'acide lactique par litre.

Le lait de vache, dès la traite, possède déjà une réaction acide de 1gr,500 d'acide lactique par litre, c'est-à-dire dix fois plus forte que pour le lait de femme. Cette acidité est due à l'élévation des sels (phosphate acide combiné à la caséine).

La teneur du lait en sels et en lactose donne un point de congélation identique pour les deux laits (Winter, $\Delta = 0°,55$ à $0°,57$; Villejean[4], $\Delta = 0,51\text{-}0,57$).

Le mouillage abaisse le point de congélation de 0°,05 par 10 pour 100 d'eau ajoutée (Beckmann).

1. *Zeitsch. f. physiol. Chemie*, XXII. — 2. *Idem*, XXIII. — 3. *Arch. ital. Biol.*, 1909. — 4. *Thèse*, Paris, 1905.

Ainsi pour un mouillage à. . . .	5 °/₀	Δ = 0,53
—	10 °/₀	Δ = 0,50
—	15 °/₀	Δ = 0,47
—	20 °/₀	Δ = 0,44
—	25 °/₀	Δ = 0,41

Parmentier[1], Dorange[2] ont admis que tout lait présentant un Δ inférieur à 0°,55 était mouillé. Le fait est évident. Malheureusement dans la pratique les fraudeurs ont trouvé soit des solutions isotoniques soit des conservateurs hypertoniques (chlorure de sodium 9,20 par litre, bicarbonate de soude 11,50 par litre, glycérine à 27 par litre) qui leur permettent de donner au lait mouillé un point Δ normal (Villejean[3]).

La cryoscopie du lait de femme n'a pas donné de renseignements entre les mains de Belkind[4].

Caséine. — La caséine est un composé d'albumine et de sels, de là : la caséine carbonatée, la caséine chlorée, la caséine phosphatée. La combinaison de cette albumine avec ces divers sels, lui donne la propriété de rester en suspension. Aussi plus la quantité de caséine sera élevée, plus le taux des sels augmentera. Le lait de vache contient deux fois plus de caséine que le lait de femme. C'est cet excès qui fait la grande différence entre les deux laits. Ainsi le premier contient en moyenne 40 grammes de caséine par litre et le second 20 grammes. Ceci est évidemment une moyenne, car on peut rencontrer 16 ou 18 grammes de caséine chez la femme, de même 34 à 36 grammes chez la vache.

Les combinaisons de la caséine avec ces divers sels ne sont pas également stables. Ainsi, en ajoutant, au lait, un acide ou de la présure, on met en liberté les carbonates, les chlorures et les phosphates salins, si bien que la combinaison se décompose, et la caséine (A) est rendue insoluble du fait de cette dislocation. Mais cette caséine précipitée de cette façon n'est pas la totalité de la caséine, car une partie est restée soluble (B) (lactalbumine

1. *Soc. méd. Hôp.*, 1903. — 2. *Thèse*, Lyon, 1906. — 3. *Thèse*, Paris, 1905. — 4. *Thèse* de Genève.

ou lactoglobuline) ; c'est la combinaison de la caséine avec les *phosphates terreux* laquelle est disloquée seulement par la chaleur. D'où après avoir traité le lait par les acides ou la présure et avoir coagulé la caséine (A), il reste la caséine (B) que l'on coagule par la chaleur. On voit, en même temps, se déposer des cristaux de phosphates terreux. De même, dans le lait bouilli, la peau est formée par cette caséine (B) (caséine + phosphates terreux), la caséine (A) restant soluble et n'étant précipitable que par les acides ou la présure.

Il est un moyen simple de montrer l'excès de caséine dans le lait de vache. Il suffit d'y ajouter de l'acide acétique ou de la présure, la caséine (A) se coagule en grumeaux épais, volumineux contenant de la graisse et du phosphate de chaux, alors que dans le lait de femme la même caséine se coagule en grumeaux fins et déliés contenant peu de graisse et de phosphate. La précipitation de la caséine (A) peut se produire spontanément dans le lait exposé à l'air. On sait que la fermentation du lait produit de l'acide lactique : quand le taux d'acide a atteint 7 à 8 pour 100 la caséine (A) se coagule.

La caséine du lait de vache se distingue encore de la caséine du lait de femme, en ce que dans la digestion avec la pepsine chlorhydrique, elle donne de la paranucléine.

Il y a donc dans le lait, en général :

1° Une caséine qui n'est pas précipitable par la chaleur, mais qui l'est par les acides et qui forme la masse des matières azotées.

2° Une lactalbumine, coagulable par la chaleur analogue à la sérine du sérum. Elle est beaucoup plus abondante dans le lait de femme que dans le lait de vache.

3° Une globuline, non précipitable par les acides mais précipitée du petit lait par le sulfate d'ammoniaque ; elle ressemble à la globuline du sérum.

4° Une opalisine (Wroblewski [1]) qui est plus abondante dans le lait de femme. Elle rendrait la caséine peu précipitable.

1. *Zeitsch. f. phys. Chemie*, XXVI, 1898.

5° Il existerait encore quelques autres variétés d'albumine [1].

Duclaux [2], Marfan [3] ne pensent pas suffisamment justifiée cette différenciation des substances albuminoïdes du lait qu'admettent, au contraire, la majorité des chimistes (Arthus, etc.).

Les albumines du lait sont différentes suivant les espèces animales : chaque albumine est spécifique. Ce fait a été démontré par Bordet [4], vérifié par Uhlenluth [5], Wassermann [6], Moro [7]. En effet, le lait de vache, injecté cru, dans le péritoine du lapin, fait apparaître dans le sérum de ce dernier une substance qui résiste à la chaleur (du genre des agglutinines et des sensibilisatrices) et qui coagule le lait de vache à la manière de la présure, sans aucune action sur les autres laits.

Graisses. — Quand le lait de femme est pauvre en graisse il est bleuté et transparent ; il prend une teinte jaunâtre quand la quantité de graisse augmente.

Les graisses du lait sont des triglycérides, c'est-à-dire des éthers de la glycérine unie aux acides gras supérieurs. Ces triglycérides sont la palmitine, la stéarine, l'oléine, la margarine, la butyrine. Le lait de femme contient 60 à 70 pour 100 de palmitine et stéarine et 30 pour 100 d'oléine. Le lait de vache contient 68 pour 100 de margarine, 20 pour 100 de butyrine et 30 pour 100 d'oléine.

Il existe, en outre, dans les deux laits, des acides gras volatils, qui donnent au lait son odeur et sa saveur. Ils sont plus abondants dans le lait de vache.

Le point de fusion est à peu près le même pour ces diverses graisses = 34° ; de même le point de solidification = 20°,2

Gaz du lait. — Le lait de femme contient 14 à 17 pour 100 d'oxygène, 35,09 d'acide carbonique et 47,77 d'azote.

Matières extractives. — Le lait présente des traces d'urée, de créatinine, d'hypoxanthine, de cholestérine, de dextrine et de lipochrome.

1. *Untersuch. über d. Eiweistoffe d. Milch Petersen's Forschungen*, 1880. — 2. *Annales Institut agronomique*, t. VIII, 1883. — 3. *Traité de l'allaitement*. — 4. *Ann. Inst. Pasteur*. 1899. — 5. *Deuts. med. Woch.*, 1900. — 6. *Soc. med. int.*, Berlin, 1900. — 7. *Wiener klin. Woch.*, 1901.

Ferments. — Le lait cru est un liquide « vivant », qui renferme des ferments. C'est une idée de date ancienne.

« Tout au sortir du pis de la femelle, disait Parmentier, le lait a encore la vie des esprits animaux qui ne tardent guère à s'évanouir à l'air extérieur. C'est en vue de capter cette matière délicate et subtile qu'Euriphon, Hérodote, Prodicus, fameux médecins de l'antiquité, ont recommandé qu'on prît le lait dans les mamelles, et Galien confirme ce sentiment en comparant le lait à la semence qui n'a plus aucune action quand elle n'est pas transmise d'un organe dans l'autre[1]. »

Cette hypothèse a été reprise par Luton[2], puis par Escherich[3] et Marfan[4]. D'après ce dernier, ces ferments suppléent à l'insuffisance des sécrétions digestives du nouveau-né. Les différents laits contiennent donc des ferments spéciaux, si bien que chaque lait a sa note spécifique, qui disparaît par la chaleur. L'importance de ces ferments reçoit un appui dans les recherches de Ludwig Meyer. Cet auteur donne à certains enfants du petit lait de femme mélangé à des matières grasses et à de la caséine extraites du lait de vache, et à d'autres du petit lait de vache mélangé à des matières grasses et à de la caséine extraites du lait de femme. Il remarque que les premiers seuls se développent d'une façon convenable. Cette expérience indique l'importance du sérum (ferments et sels inorganiques dans l'alimentation).

Ces ferments sont de plusieurs sortes.

1° Amylase. — L'amylase ou ferment saccharifiant est capable de transformer l'amidon en sucre. Ce ferment a été découvert par Béchamp[5] et étudié par Moro[6], Spolverini[7], Raudnitz et Grimmer[8]. Il existe dans le lait de femme et d'ânesse, manque dans les autres laits (vache, chèvre, brebis). La présence de l'amylase dans le lait de femme explique cette constatation faite, il y a

1. Lorry, *Essai sur les aliments*. Paris, 1757, cité par Perron (*France méd.*, 1883). — 2. *Union méd. du Nord-Est*, 1890. — 3. Congrès int. méd. Paris, 1900. Section de pédiatrie. — 4. *Traité de l'allaitement*, 1903. — 5. Acad. Sciences, 1883. — 6. *Jahr. f. Kind.*, 1898 et 1900-1902. — 7. *Arch. méd. Enf.*, 1901. — 8. *Zeitsch. f. physiol. Chemie*, vol. XLVIII.

longtemps, par Tarnier, que l'enfant au sein digère plus tôt les amidons. D'après Spolverini, et Concetti [1], on peut faire apparaître ce ferment amylase dans le lait de la vache et de la chèvre en ajoutant à leur alimentation de l'orge en germination. Van de Velde et de Landsheer [2] n'admettent pas ce fait et pensent à une infection microbienne du lait.

On a discuté pour savoir si l'amylase est un produit d'excrétion ou de sécrétion de l'épithélium mammaire. Marfan, Nobécourt et Sevin [3] trouvant que ce ferment est plus abondant dans le sang des nourrices que dans leur lait pensent à un produit d'excrétion. Triboulet et Barbellion [4] en injectant dans le péritoine de la chèvre 10 centimètres cubes de lait de femme voient apparaître le ferment qui n'existe pas normalement dans le lait. Cette expérience est en faveur d'un produit d'excrétion.

2° Ferment monobutyrinase. — Découvert par Spolverini et Lépine. Ce ferment dédouble la monobutyrine en acide butyrique et glycérine. Marfan et Gillet [5] ont montré que ce ferment est plus abondant dans le lait de femme que dans le lait de vache. D'après Spolverini, il existerait dans le lait de tous les animaux.

3° Oxydases et catalases. — Dupouy, en 1897, a établi que le lait cru, mis en présence de l'eau oxygénée et d'une solution aqueuse de gaïacol à 1 pour 100, rougit cette dernière. C'est un ferment soluble, détruit par la chaleur. Cette réaction a été étudiée à nouveau par Marfan et Gillet [6]. Ce ferment est constant dans le lait de chèvre et de vache et ne paraît exister chez la femme que de temps en temps, surtout au moment de la période colostrale.

Loew a montré en 1901, que toute cellule vivante contient une catalase, qui décompose l'eau oxygénée en eau et oxygène. (0gr,00001 par litre de lait). — D'après Jolles [7], le lait de femme contient en général, une plus forte quantité de catalase que le lait de vache. — Friedjung et Franz Hecht [8] ont montré que

1. *Arch. méd. Enf.*, 1903. — 2. *Arch. méd. enfants*, 1903 ; *Soc. méd.*, Anvers, 1903. — 3. *Bull. Soc. péd.*, 1902. — 4. *Progr. Méd.*, 1902. — 5. *Traité de l'allaitement*, 2e édition. — 6. *Journ. physiol. et path. génér.*, 1902. — 7. *Zeitsch. für Biol.*, 1903. — 8. *Arch. für Kinderh.*, 1903.

nombre des laits de femme, dont l'enfant profite bien, contiennent peu de catalase et qu'il n'y a aucune relation entre la qualité de lait et la quantité de catalase. — Celle-ci augmente beaucoup dans la stase du lait dans le sein. Ces oxydases et catalases disparaissent par la chaleur, de là le moyen de voir si le lait est cru ou a déjà été chauffé à 80°. — En ce cas, la décomposition de l'eau oxygénée ne se fait plus.

Méthode de Schardinger. — A 5 centimètres cubes de lait, ajouter quelques gouttes d'eau oxygénée et 5 à 6 gouttes de la solution suivante :

Solution alcoolique concentrée de bleu de méthylène.	5	centimètres cubes.
Formol.	5	—
Eau distillée.	190	—

Le lait chauffé reste bleu, le lait cru devient lilas.

Méthode de Storck. — A 10 centimètres cubes de lait ajouter quelques gouttes d'eau oxygénée. — 2 à 3 gouttes d'une solution à 2 pour 100 de paraphénylène diaminé, le lait chauffé reste blanc, le lait cru devient bleu.

Méthode de Dupouy[1]. — A un volume égal de lait et d'une solution à 1 pour 100 de gaïacol cristallisé, ajouter une goutte d'eau oxygénée du commerce diluée à 1 pour 100. Si le lait est cru, il devient rouge grenat ; s'il est chauffé, il reste blanc.

Méthode de l'hélatéine. — 20 gouttes d'une solution fraîche d'hélatéine à 1 pour 100 dans 20 centimètres cubes de lait. Le lait bouilli se décolore, alors que le lait cru reste rose.

4° Ferment protéolytique. — D'après Babcock et Russel il existerait dans le lait un ferment protéolytique. Cependant ce fait a été nié par Salkowski[2].

Examen microscopique du lait. — Le microscope permet de reconnaître l'existence de globules de graisse de volume variables, libres ou agglomérés, de cellules plus ou moins volumineuses bourrées de granulations très fines.

1. *Gaz. hebd. sciences méd. de Bordeaux*, 1902. — 2. *Centralb. fr. Bakteriol.*, 1897. *Zeits. f. phys. Chemie*, 1901.

Alessi et Carapelle[1] attribuent une grande importance à l'examen microscopique de ces cellules. D'après eux la nourrice est malade ou souffrante : si les cellules sont énormes, géantes, contenant peu de granulations ; si les globules de graisse sont très agglutinés par une substance visqueuse ; si les cellules contiennent des granulations graisseuses, localisées en un point.

COMPOSITION MOYENNE DES DIVERS LAITS

(D'après les dernières analyses[2]).

La comparaison de toutes ces analyses donne les chiffres moyens suivants, par litre (page suivante).

La quantité d'azote est fournie par l'albumine, la caséine et, d'après Camerer et Söldner, par l'urée et les sels ammoniacaux (6 pour 100 de l'azote total).

Par lit. . .	1gr,80	pour le lait de femme.
— . . .	5 87	pour le lait de vache.

Les cendres se décomposent de la façon suivante : 100 grammes de cendres contiennent en chiffres ronds.

	Lait de femme. — Grammes.	Lait de vache. — Grammes.
Potasse.	32	22
Soude..	12	13
Chaux..	13 à 17	20
Magnésie..	1,7 à 2,9	2
Oxyde de fer.	0,17 à 0,63	0,04
Acide phosphorique. . .	12 à 21	24
Chlore.	15 à 21	21

1. *Rev. hyg. et méd. infantiles*, 1904. — 2. Bunge, *Zeitsch. für biologie*, 1874. — Camerer et Söldner, *Zeitsch. für Biologie*, 1883 et 1898. — Guiraud, *Thèse*, Bordeaux, 1897. — Michel et Perret, *Revue d'hygiène et médecine infantiles*, 1906. — Pagès, *Thèse* de la Faculté des Sciences, 1899. — Fleischmann, *Lehrbuch der Milchwirtschaft*, Brême, 1898. — Droop et Richmond, *Jahrb. der Thierchemie*, 1900. — Gautier, *Chimie Biol.* — Abderhalden, *Zeits. f. physiol. Chemie*, 1899. — Blauberg, *Zeits. f. Biol.*, 1900. — Girard et Dupré, *Analyse des matières alimentaires*. — Lajoux et Telle, *Laboratoire municipal de Reims*.

	COLOSTRUM	FEMME			VACHE			ANESSE			CHÈVRE SAUVAGE CORSE, MALTE, MURCIE			CHÈVRE ALPINE Sélectionnée.
		MAX.	MOY.	MIN.	MAX.	MOY.	MIN.	MAX.	MOY.	MIN.	MAX.	MOY.	MIN.	
Densité.			1031			1031			1033			1058		1025
Extrait sec.	grammes 128	147,70	131	83,33	247,33	130	88,38	149,32	94	86	173,28	141	131,24	102
Sels.	3,76	3,38	2	0,55	11,61	7	4,97	16,88	5	5	7,11	8	5,82	7
Beurre.	31,68	56,42	34 à 39	6,66	76,40	40	6,99	44,93	15	4,15	87,32	48	29,18	31
Lactose anhydre.	55,12	59,55	65	25,22	76,65	47	28,48	58,45	60	35,56	43,28	47	31,20	41
Albumine.	4,28	70,92	5 } 20	19,32	115,02	3 } 36	42,73	68,67	10 } 17	17,62	70,76	37	39,98	22 à 24
Caséine.			15			33			7					
Eau.	880		900			860			935					

Ce tableau donne naturellement une moyenne, car tous les laits ont des variations.

Lait d'ânesse. — Le lait d'ânesse est celui qui se rapproche le plus du lait de femme : il convient aux premières semaines de la vie, mais ne peut être continué longtemps car il faudrait que l'enfant en prît alors de trop grandes quantités, ce lait étant peu riche en beurre.

Il a l'inconvénient d'être cher, de s'altérer rapidement, de ne supporter ni le voyage, ni la chaleur. De plus on est obligé de garder l'ânon qui doit continuer à se nourrir du lait de sa mère.

On peut mettre directement le nourrisson au pis de l'ânesse.

L'emploi de ce lait est limité aux atrophiques et aux débiles.

Lait de chèvre. — Nous avons donné les analyses de lait de chèvre alpine, dite sélectionnée, comparées aux analyses de lait de chèvre sauvage (Murcie, Malte, Corse). Cette comparaison est due à Crépin, qui s'est fait en France le défenseur de la chèvre[1]. Crépin a, en effet, démontré que toutes les chèvres ne se ressemblent pas et que la race dite alpine conservée à Paris, nourrie convenablement (regain de luzerne, trèfle sec, son, maïs), donne un lait complètement différent de celui de la chèvre sauvage et pouvant être employé à l'alimentation des enfants (Crépin (*loc. cit.*), Barbellion[2], Toussaint[3]). La crainte du lait de chèvre (Tarnier, 1880) tient à ce que jusqu'à présent l'on employait des races sauvages, qui donnent un lait trop chargé. Les recherches de Crépin montrent que cette appréhension doit disparaître avec l'emploi de la race alpine sélectionnée dont le lait n'a pas l'odeur caractéristique. La graisse du lait est en émulsion extrêmement fine qui facilite sa digestibilité. Boissard[4] en a obtenu de bons résultats ; je ne crains pas de l'employer à l'occasion. La chèvre a l'avantage :

1° De ne consommer que 1/6 du fourrage nécessaire à l'alimentation d'une vache moyenne.

1. *Bulletin soc. d'acclimatation*, janvier 1901. — *La Chèvre*, 1906. — 2. Cong. méd., 1900. — 3. *Thèse*, 1901. — 4. *Journal des praticiens*, 1900.

2° De fournir, pendant 9 à 10 mois par jour, 3 à 5 litres de lait, que l'on peut employer cru.

3° De devenir rarement tuberculeuse, puisque sur 3 000 chèvres tuées à l'abattoir de Lyon on n'a relevé que cinq cas de tuberculose.

VARIATIONS DE LA COMPOSITION DU LAIT DE FEMME

D'après les analyses faites par différents auteurs[1], la teneur des éléments du lait varie dans des limites assez étendues.

Les avis sont partagés au sujet de l'influence de ces variations sur le nourrisson. Les uns considèrent que tout lait de femme est bon et que tout dépend de la quantité, car la qualité lui est parallèle. Un lait peu abondant est pauvre, un lait abondant est riche. Les autres admettent qu'un lait riche en beurre peut être la cause de troubles digestifs et d'eczéma. Cependant beaucoup d'enfants absorbent du lait très chargé en graisse sans en éprouver aucun inconvénient, alors que bon nombre d'enfants eczémateux ingèrent un lait peu chargé en graisse (voir troubles digestifs et eczéma).

Quoi qu'il en soit, pour juger de la valeur d'un lait de femme, il ne faut pas se fier sur une seule analyse.

VARIATIONS D'APRÈS L'ALIMENTATION. — Peu de viande et beaucoup d'hydrates de carbone (graisse) procurent une diminution de le caséine (un tiers) et une augmentation du beurre et du lactose. Le régime carné donne un résultat inverse.

D'après Watson[2] les femelles d'animaux nourries à la viande présentent rapidement une atrophie des glandes mammaires.

1. DOYÈRE, BECQUEREL et VERNOIS, PFEIFFER, PARMENTIER et DAYEUX, *in th. Coudureau*, Paris, 1869. — MICHEL, *Obstétrique*, 1896. — THIEMISCH et HEUBNER, cité par KLOSE, *Arch. méd. Enf.*, 1907. — QUINTRIE et GUÉRAUD, *Arch. Mal. Enf.*, 1905. — PATEIN et DEVAL, *Journ. de pharmacie* et *Presse Méd.*, 1905. — BARBIER et BOINOT, *Soc. ped.*, 1906. — MORQUIO, *Soc. péd.*, 1906 et *Arch. méd. Enfants*, 1907. — BERTHOLLET, *Thèse*, Paris, 1906. —

2. *Proceedings of Royal. Soc.*, Edimbourg, 1908.

Variations journalières. — De midi à 4 heures, le sein fournit plus de beurre et de caséine que le matin et le soir. Le lactose reste, au contraire, constant aux différentes heures de la journée.

Variations suivant le moment de la tetée. — Il existe plus de beurre et de caséine à la fin de la tetée qu'au commencement.

Variations avec la durée de l'allaitement. — Les recherches de Camerer et Söldner[1] montrent que plus l'allaitement se prolonge, plus la quantité des éléments azotés et des sels diminue alors que le beurre et le lactose restent stationnaires.

Voici les chiffres donnés par ces auteurs et par Michel[2] et Marre[3].

1) Analyses de Camerer et Söldner

	AZOTE TOTAL	BEURRE	LACTOSE ANHYDRE	SELS
10e jour.	2,79	32,06	63,50	2,88
Du 20e au 40e jour.. . .	2,10	40,31	67,22	2,26
Du 60e au 140e jour. . .	1,77	34,12	70,21	1,95
Au-dessus de 170 jours. .	1,52	32,99	69,90	1,85

Les sels se décomposent de la façon suivante :

POUR UN LITRE DE LAIT DE FEMME

	Au 10e jour.	Au 12e mois.
Chlore..	0,50	0,40
Acide phosphorique. . . .	0,34	0,20
Chaux..	0,25	0,20
Magnésie.	0,03	0,02
Potasse.	0,80	0,50
Soude.	0,60	0,40

1. *Zeitsch. f. Biol.*, 1898. — 2. *Rev. d'hyg. et méd. inf.*, 1906. — 3. *Idem.*, 1909.

2) Analyses de Michel et Marre

		EXTRAIT SEC	AZOTE TOTAL	BEURRE	LACTOSE ANHYDRE	SELS
Lait jeune	Michel.	14,11	2,65	30,20	64,09	2,71
	Marre.	124,49	2,73	30,74	63,97	2,79
Lait vieux	Michel.	123,80	1,83	34,68	69,84	1,90
	Marre.	119,75	1,66	34,40	70,08	1,91

D'après Monti[1] l'appauvrissement en substances azotées porterait principalement sur la caséine, l'albumine présentant une diminution moins élevée.

Voici les chiffres donnés par cet auteur :

	CASÉINE	ALBUMINE SOLUBLE
100 parties du premier lait (1er mois) contiennent	1,35	1,62
— second lait (2e à 4e mois)	0,85	1.19
— lait mûr (4e à 8e mois)	0,99	1,00
— lait vieux	0,76	0,84

Quantité. — La quantité de lait fournie par le sein est d'autant plus élevée que l'enfant tette plus.

Le meilleur galactogène est certainement la succion. La lactation est bien établie à partir du troisième mois. A ce moment, elle peut fournir jusqu'à trois litres et même trois litres et demi.

Élimination des substances par le sein. — La majorité des médicaments passe en très petite quantité par le lait (Viel[2], Bucuna[3]). Certains auteurs tels que Plauchu et Rendu[4] disent que

1. Congrès internat. méd., 1900. — 2. *Thèse*, Paris, 1908. — 3. *Zeit. für experim. Path. und Therapie*, 1907. — 4. *Lyon méd.*, 1908. — *Soc. obstetric.*, 1909.

la quantité est si petite qu'elle ne peut avoir aucune action sur le nourrisson et que souvent on n'en trouve pas trace (morphine, arsenic). Cependant on a pu noter quelquefois des vomissements après une dose d'antipyrine prise par la mère et de l'iodisme après absorption d'iode (Lewi).

La quinine passe dans le lait trois heures après son ingestion, lui donne de l'amertune et peut provoquer des vomissements chez le bébé qui parfois refuse le sein.

Byrom Bromwell[1] a observé que l'extrait thyroïdien pris par une nourrice peut intoxiquer son nourrisson (vomissements, agitation, sueurs profuses, etc.).

Le passage du mercure dans le lait est discuté. D'après Bucuna, on ne le trouve que s'il est pris par voie buccale et non par friction ou injection sous-cutanée. On sait que l'on a essayé de traiter les nourrissons spécifiques, en faisant prendre le mercure à la nourrice. D'après Nicloux[2] le chloroforme et l'éther passent dans le lait pendant les six heures qui suivent l'anesthésie, ils peuvent donner des vomissements au nourrisson (Godey). Aussi est-il bon que la nourrice vide le sein pendant ce laps de temps, ensuite elle pourra reprendre l'allaitement.

L'opium et l'alcool passent dans le lait (voir morphinomanie et alcoolisme chez le nourrisson).

Bouquet signale des vomissements chez les enfants allaités par une femme en puissance de saturnisme et Jagourel chez des enfants allaités par des nourrices travaillant dans le mercure, l'arsenic, l'eau de Javel.

Comme on peut le voir, il est rare que les divers médicaments ingérés par la nourrice procurent des accidents sérieux chez l'enfant. Tout se réduit à quelques vomissements passagers. Cependant il est bon de se défier de tout médicament pour la femme qui allaite, d'autant qu'un certain nombre ont de la tendance à diminuer la sécrétion lactée (antipyrine, chloral, atropine, purgatifs).

1. *Lancet*. 1899. — 2. *Soc. Biol.*, 1906.

VARIATIONS DE LA COMPOSITION DU LAIT DE VACHE

A la sortie du pis le lait contient une quantité normale de beurre. Mais en ville, où le lait est toujours écrémé, cette quantité est variable. Elle ne dépasse pas le taux du beurre du lait de femme. Budin[1] dit que l'écrémage à Paris oscille entre 10 et 58 pour 100.

La quantité de beurre varie avec la race de l'animal (Dujardin-Beaumetz, Créquy[2]). Ainsi la vache hollandaise, à tête légère et à robe pie noire, donne du lait très aqueux et peu chargé en beurre. C'est un animal à grand rendement. Au contraire les vaches normandes et de Jersey ont un lait très chargé en beurre.

Influence de l'alimentation. — Toutes les recherches des agronomes ont montré que l'alimentation de l'animal avait une grande importance sur la constitution du lait.

La nourriture au pré augmente la quantité du sucre et du beurre. Ce dernier devient mou, jaune et prend une odeur aromatique, qui varie suivant les pâturages.

L'alimentation par le foin diminue la quantité du sucre et du beurre qui devient blanc, dur et sans goût.

On s'est ingénié à trouver une nourriture d'étable, qui puisse procurer au lait les qualités du lait « naturel » de pâturage. On a cherché à augmenter la quantité de lactose, en donnant des betteraves demi-sucrières, à modifier la qualité du beurre, à l'aide de fourrages concentrés, de son, d'avoine concassée, de pois, de paille, etc. On sait donc aujourd'hui, qu'en nourrissant l'animal de telle façon, on peut obtenir telle ou telle modification du lait. On n'a jamais pu modifier cependant le taux de la caséine. D'après Huré[3] l'alimentation qui paraît donner le meilleur lait pour enfants est l'herbe sèche unie au son, à la farine et à la pomme de terre (Aimé Girard et Cornevin).

1. *Le Nourrisson*, 1900. — 2. *Soc. de Thérap.*, 1902. — 3. *Thèse*, Paris, 1906.

Une pratique déplorable dans les villes est d'enfermer l'animal dans une étable surchauffée et de lui faire sécréter par le « mouillage au ventre » une grande quantité de lait.

Dans ces dernières années est apparue une nouvelle alimentation de la vache par les résidus de distillerie, de sucrerie et de brasserie (drèche ou pulpe). Le fermier recherche ces résidus, à cause de leur bas prix et de leur propriété d'augmenter la sécrétion. En effet, par suite de l'acidité de ces déchets, l'animal est pris de soif que l'on calme par une grande quantité de boisson chaude, qui déjà par elle-même produit le même résultat.

Voici d'après Kœnig, l'analyse du lait obtenu de cette manière, comparée au lait normal.

	Lait normal.	Lait de drèches et pulpes.
	—	—
Eau.	875 °/oo	906,50 °/oo
Graisse.	35	18
Caséine. . . .	36	30
Lactose.	46	33
Sels.	7,50	5,70

L'analyse suivante tend à montrer que la drèche fraîche de brasserie est moins mauvaise que la drèche et la pulpe de distillerie.

Analyse communiquée par Dron (Aviragnet[1]).

	Normal	Pulpes et drèches (distillerie).	Drèches de brasserie.
	—	—	—
Densité.	1037	1035	1031
Extrait sec.	145,75	128,30	118,65
Matières animales. . .	7,80	7,25	7
Beurre.	41	31	32
Lactose.	53,95	51,04	43,57
Caséine.	43,95	39,01	35,90
Ac. en ac. lactique. .	1,53	1,26	1,17
Extrait de graisse. . .	104,75	97,30	86,85
Alcool.	0	0	0
Toxine.	0	traces	0

1. Rapport à la ligue mortalité infantile. *Arch. méd. inf.*, 1909.

L'emploi de ces résidus provoque chez l'animal une intoxication caractérisée par du tympanisme, de la diarrhée, de l'eczéma, de l'œdème et de l'anémie, etc. Le veau maigrit, présente des troubles digestifs, de l'asthénie et meurt (Demme[1], Moussu[2]).

Le lait de vaches nourries de cette façon est plus acide (d'où sa coagulation rapide), plus aqueux, de densité faible et plus pauvre en graisse. Bonn (de Lille) y a trouvé des traces de toxine par les réactions de Mayer, Bouchardat et Dragendorff. — La toxine résiste à l'ébullition.

L'intoxication peut être observée chez l'enfant qui fait usage de ce lait (voir maladies digestives). Les médecins ont accusé nettement l'animal ainsi alimenté d'être la cause de l'intoxication du nourrisson, mais les agronomes ont protesté, en disant que la chimie ne décelait pas la présence de toxines dans le lait.

Toussaint[3] a montré le peu de valeur de cet argument. « Il n'y a, dit-il, qu'une seule manière de se faire une idée précise sur un lait : c'est de le faire boire à un enfant. Il n'y a pas de réactif plus sensible, ni de tube à expérience dosé avec plus d'exactitude que le tube digestif d'un jeune enfant. »

Porcher[4], Aviragnet[5] ont répondu de la même façon et demandé qu'il fût défendu de nourrir les vaches avec les déchets en question, quand elles doivent fournir du lait pour enfant. On sait que, dans plusieurs villes allemandes, le lait pour nourrissons « kindermilch » doit être fourni par des vaches nourries d'une certaine manière. Nous ferions bien, en France, d'imiter nos voisins sur ce point.

Influence du travail. — La vache laitière doit vivre à l'air libre et non à l'étable. On ne doit pas lui demander de travail, car le lait devient alors acide, se coagule rapidement et produit souvent des troubles digestifs chez les jeunes veaux.

Influence de la tuberculose. — D'après Monvoisin[6] le lait

1. *Berlin. klin. Woch.*, 1882. — 2. *Traité des maladies du bétail*, 1906. — 3. *Soc. méd. publique et hygiène professionnelle*, 1885. — 4. Congrès. Alliance sociale, 1907. — 5. Rapport à la ligue contre la mortalité infantile, 1908. — 6. Compte rendus Acad. Sciences, 1909.

issu d'un sein atteint de mammite tuberculeuse passe peu à peu de la composition normale à celle du sérum sanguin tant pour les matières organiques, que pour les matières minérales.

L'acidité descend au-dessous de la normale. Monvoisin pense que cette hypo-acidité suffit par elle-même pour affirmer l'existence d'une affection tuberculeuse de la mamelle.

Odeurs du lait. — Le lait de vache a une odeur naturelle qui peut se modifier dans certaines circonstances.

D'après Guirault[1] le tube digestif de la vache ne possède qu'une propriété filtrante bien relative, car l'eau passe dans le lait avec ses qualités et ses défauts. Ainsi si l'eau est contaminée par le purin, le lait en a l'odeur.

Il prend également une odeur spéciale : si l'animal est nourri avec des tourteaux ou de l'ail ; s'il reste enfermé dans un air confiné ; s'il absorbe des odeurs (Viet).

Il est bon de savoir que le lait exposé à l'air prend à ce dernier l'odeur qui l'imprègne. Ainsi l'odeur de térébenthine, d'oignons, de tabac, de gaz d'éclairage, d'acide phénique. On sait qu'il ne faut pas laver une étable avec cette dernière substance, car le lait se chargeant de cette odeur peut donner des vomissements à l'enfant.

Goût du lait. — L'asphodèle, l'anis, les labiées donnent au lait un goût agréable ; le trèfle des Alpes un goût sucré. L'absinthe, les marrons d'Inde, les feuilles d'artichaut, les fleurs de châtaigners, un goût amer. L'asperge donne au lait et à l'urine une odeur spéciale. Sicard (de Marseille) a pu ainsi faire des laits aromatisés.

Coloration du lait. — Certains végétaux donnent des laits colorés : rouge, pour la garance, jaune, pour le safran, la rhubarbe, la carotte, bleu pour le sainfoin, la mercuriale et le sarrasin.

MICROBES DU LAIT

Le lait, à l'état normal, si l'animal est en bonne santé, sort

1. Congrès int. laiterie, 1905.

aseptique de la mamelle, sauf, les premières gouttes qui lavent l'entrée de chaque canal galactophore.

Si l'animal est malade (galactophorite, tuberculose, diphtérie, fièvre aphteuse, etc.), le lait peut contenir, comme nous le verrons, ou des microbes de suppuration (staphylocoque, streptocoque) ou des microbes spécifiques des maladies précédentes.

Mais, dans la pratique courante, le lait n'est pas consommé immédiatement et peut subir, dès la sortie de la mamelle, une infection :

1° Par les microbes, qui se trouvent sur la peau ou le pis de la vache, sur les mains du vacher. — Ce sont les plus dangereux, car ils appartiennent à la flore fécale de l'animal (B. coli, paracoli, etc...). Infectant le lait, ils peuvent, si l'animal a une maladie intestinale, la transmettre à l'enfant.

2° Par les microbes et les poussières de l'air (B. coli, B. lacticus, et ferments lactiques, B. subtilis, etc., etc)...

Une autre cause d'infection du lait est le coupage par de l'eau infectée contenant du B. d'Eberth ou tel autre microbe septique. L'absorption de ce lait peut provoquer l'apparition de maladies chez les personnes qui le consomment (Épidémies de fièvre typhoïde dépendant d'une ferme).

Quelle que soit leur provenance, les microbes que l'on peut rencontrer dans le lait peuvent être divisés en deux catégories :

1° Ceux qui ne présentent pas d'éléments durables ou spores et qui sont détruits par le chauffage simple à 100°. — Ce sont les plus dangereux.

2° Ceux qui présentent des spores. — Ils sont, en général inoffensifs. Leur forme adulte est détruite à 100°, alors que la spore, pour être tuée, exige une température supérieure (110°-115°).

LAIT CRU ET LAIT STÉRILISÉ

Depuis longtemps, on s'est occupé exclusivement des relations entre le lait et les troubles digestifs. On attribuait ces derniers aux qualités chimiques du lait. La question changea d'aspect avec la microbiologie. On dit alors que les maladies digestives étaient dues à l'infection du lait par les microbes (voir étiologie des gastro-entérites).

Puis on aborda l'étude de la tuberculose et de sa transmission par le lait et on montra que le lait cru provenant d'une vache tuberculeuse peut donner la maladie à l'enfant (voir étiologie de la tuberculose).

Dans la suite, il fut admis que la même contagion existe pour les aphtes. On sait que 50 pour 100 des veaux nourris avec ce lait meurent rapidement d'infection avec production d'aphtes buccales. Il n'est pas rare d'observer, chez les enfants, des épidémies d'aphtes coexistants avec des épidémies de fièvre aphteuse chez les animaux qui les nourrissent. La transmission est indéniable et ici, contrairement à la tuberculose, les faits cliniques ont la valeur d'une expérimentation par suite de la marche aiguë de la maladie[1].

On a signalé des épidémies de fièvre typhoïde transmise par le lait, du fait du mouillage par l'eau infectée[2].

En Angleterre, où la scarlatine est fréquente, on a observé des épidémies de scarlatine dans la clientèle de fermes infectées de cette maladie (Airy, Hart).

Le grand avantage du lait chauffé tient à ce que la traite ne se fait jamais aseptiquement. Les personnes chargées de ce soin sont peu minutieuses : pour traire les vaches, elles mettent des tabliers qu'elles laisent accrochés dans l'étable et exposés à toutes souillures ; les mains ne sont pas lavées, le pis de la vache encore moins, or celui-ci est constamment souillé.

Tous ces différents faits ont porté peu à peu l'opinion médicale à se défier du lait cru et des germes qu'il peut contenir. Déjà en 1850, l'Académie de Médecine avait conseillé l'ébullition pour

1. Demme, Weissemberg, David, Nocard et Leclainche, Delest, Proust, Chauveau, Frankel, Monti, Ollivier. — 2. Hart, Cameron, Buch, Harwing, Littlejohn, Goedeken, Roth, Tripe, Heim.

éviter les accidents dus au lait « impur ». En 1876, au Congrès de Dusseldorf, les conclusions suivantes ont été votées : « Le lait cru, pouvant être le véhicule de germes morbides et spécialement de la pommelière, doit être bouilli avant d'être livré à la consommation. » Depuis 1876, on peut dire qu'il ne s'est pas passé de Congrès, dans tous les pays, sans qu'une motion de ce genre n'ait été votée.

C'est donc un fait universellement admis, que le lait, sauf certaines exceptions (voir lait cru), doit être chauffé.

Cependant quand on suit l'histoire de l'allaitement au cours du XIXe siècle, on est frappé de voir combien le lait bouilli a été d'abord attaqué. Il suffit pour cela de lire les comptes rendus de l'Académie de Médecine.

Au début il n'était pas encore question de microbes. On faisait bouillir le lait simplement pour le conserver, car de tout temps on a remarqué que l'ébullition empêche la coagulation. Comme l'hygiène infantile, le réglage des tetées, le dosage du lait étaient complètement négligés, on attribuait toutes les maladies digestives du nourrisson au lait bouilli. On le disait « lourd » et « indigeste », par suite de la coagulation des matières albuminoïdes et de la dissociation des éléments. Aussi nombreux étaient les partisans du lait cru (Dardenne, Luton, Laurent, Chalvet, etc.). Dujardin-Beaumetz admettait que l'ébullition « diminue dans les limites restreintes, il est vrai, la digestibilité et la nutritivité de ce liquide ». Les auteurs parlaient du lait bouilli en adultes qui le trouvent « lourd », ils pensaient qu'il en était de même pour les enfants.

Ne lisons-nous pas dans le travail de Pineau[1] la phrase suivante, qui indique bien l'état d'esprit dans lequel on se trouvait à cette époque où on commençait à parler de la transmission des maladies par le lait : « Pour éviter un danger hypothétique, disait-il, il ne faut pas de gaieté de cœur s'exposer à un plus grand, en imposant à l'estomac de l'enfant un travail au-dessus de ses

1. Paris, 1889.

forces en « les soumettant au lait bouilli ». Malgré ces objections, le lait chauffé s'implanta de plus en plus pour éviter et la tuberculose et les gastro-entérites. Avec la découverte de l'autoclave, on put obtenir du lait complètement stérilé à 115°. — La méthode de Soxhlet a permis d'avoir facilement une stérilisation passagère (chauffage à 100°). — On ne parla que de stérilisation, que de lait stérilisé. — Celui-ci eut plus de chance que son devancier, le lait bouilli, tout en étant le même. Question de mots! On vit des médecins, qui avaient horreur du lait bouilli, prôner le lait stérilisé. — On s'est ingénié, de toutes parts, à priver le lait des germes nocifs. De là est né un chapitre des plus importants de l'allaitement artificiel, celui de la stérilisation [1].

1° **Pasteurisation.** — Pasteur, le premier, a montré que la fermentation acide du lait ne se produit pas, si on chauffe le lait un certain temps à + 65°. — On a généralisé cette méthode.

Tous les microbes qui se retrouvent dans le lait, série de microbes acidifiants : bacille lacticus, coli, etc., bacilles de Koch ; série de bacilles typhiques et dysentériques, microbe de l'aphte, les streptocoques, sont tués après une exposition de 10 minutes à 65°. *C'est la pasteurisation.*

Hippius recommande de faire chauffer le lait pendant.	1 heure à 63°
Rulflmann.	1 heure à 68°
Bitter.	1/2 heure à 68°
Hess.	1/4 d'heure à 60°
Johanneesen.	10 minutes à 70°
Heubner..	25 minutes à 62°
Rowland et Freemann.	40 minutes à 60°
Aviragnet et Pehu..	5 minutes à 80°
Rosenau..	25 minutes à 60°

Ce chauffage est suffisant si le lait doit être consommé dans la journée, mais ne suffit pas si le lait doit attendre. Duclaux a

1. Les principaux auteurs qui ont établi, sur des bases certaines, l'étude de la stérilisation sont Duclaux, Soxhlet, Escherich, Emma Strub, Hippius, Ashby, Köplik, Feer, Koch, Bang, Bollinger, Nocard, etc.

montré que ces températures laissent des spores de microbes normaux et inoffensifs, qui dès que la température sera tombée à 37° pourront se transformer en microbes adultes. Le lait subira alors la fermentation lactique et la coagulation. Si on chauffe le lait à une température supérieure, à 70°, à 100° (lait bouilli) le même résultat est obtenu, il faut 110° (un quart d'heure) pour avoir un lait définitivement stérile.

Il est évident que moins on chauffe le lait, moins on l'altère et que, dans la pratique, on peut se contenter d'une stérilisation relative, *superficielle, pour la journée* ; d'autant qu'au fond, ces spores qui persistent appartiennent à des microbes inoffensifs, qui foisonnent dans l'intestin normal.

Mais, si le lait au lieu d'être consommé dans la journée doit attendre quelques jours, la stérilisation absolue est indispensable.

Dans les deux cas, le lait employé sera le plus frais possible.

Je vais étudier ces deux modes de stérilisation.

2° **Stérilisation relative « pour la journée ».** — Le procédé le plus simple et le plus pratique est certainement l'ébullition qui permet au lait d'attendre une journée avant d'être consommé. Le lait qui « monte » est à 75°-80°, il met cinq minutes pour monter de 80° à 90°, puis deux minutes et demie de 90° à 98°. Pendant cette montée, l'albumine du lait se coagule à la surface (frangipane) et forme une couche sous laquelle s'accumulent les gaz mis en liberté. Il suffit de la briser pour que le lait entre en ébullition à 101°. Un chauffage de cinq minutes au maximum est suffisant et il est inutile de le poursuivre plus longtemps, car le lait étalé ainsi en surface éprouve une trop grande perte d'eau et de gaz dissous et combinés.

3° **Méthode de Soxhlet** (de Munich[1]). — Cette méthode a pour but : 1° De chauffer le lait, à 100°, au bain-marie, au lieu de le chauffer directement. De ce fait la décomposition des gaz dissous ou combinés est beaucoup moins élevée. 2° De placer le lait dans des petites bouteilles, de façon à diminuer la surface d'éva-

1. *Münch. med. Woch.*, 1886.

poration, par conséquent la perte en eau. 3° De distribuer le lait pour chaque tetée et d'éviter les manipulations. 4° De tenir la bouteille fermée depuis la stérilisation jusqu'à la consommation et d'empêcher ainsi les contaminations secondaires.

Ce n'est pas une stérilisation sous pression, car le chauffage du lait produit de la vapeur d'eau, qui, au lieu de rester à la surface du liquide et former pression de un ou deux atmosphères, comme dans l'autoclave, s'échappe ici sous le couvercle de caoutchouc. C'est, en un mot, une ébullition à petite surface d'évaporation, et à faible dégagement gazeux, sans qu'il y ait augmentation de pression.

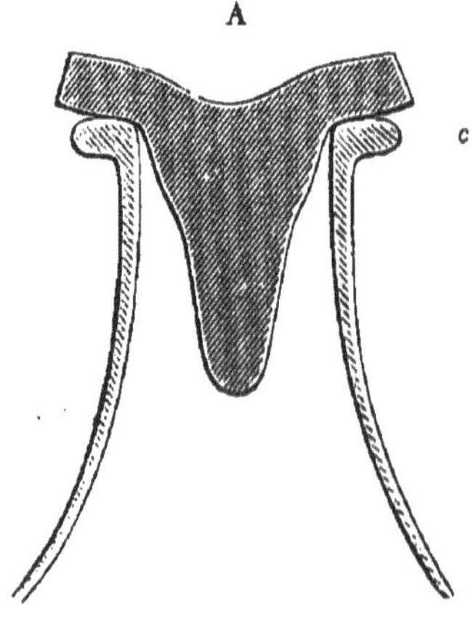

Fig. 15.

Dans cette méthode, on met le lait dans une série de petites bouteilles ayant une capacité de *80-150* et 200 grammes (quantité de chaque tetée). On remplit la petite bouteille aux trois quarts. Puis on adapte sur chaque goulot une rondelle de caoutchouc (A fig. 15), entourée d'une petite armature métallique, qui ne ferme pas hermétiquement. Ces bouteilles, qui sont en verre épais et recuit, sont ensuite placées au bain-marie, de telle sorte que l'eau soit au même niveau que le lait. L'ébullition de l'eau chauffe le contenu des bouteilles et quand la température approche de 100° elle met en liberté la vapeur d'eau, qui soulève l'obturateur et s'échappe autour de l'armature (*c*). Quand le chauffage du lait a été poursuivi durant 20 ou 30 minutes, on retire les bouteilles du bain-marie et on les place en un endroit frais. Immédiatement, la vapeur d'eau se condense et fait vide. Le milieu du couvercle qui est en caoutchouc, peu épais et mou, suit ce retrait et pénètre dans le goulot qu'il obture complètement.

Gentile a perfectionné l'obturateur de Soxhlet. Au lieu d'une rondelle, qui se déprime au moment du refroidissement, il emploie une sorte de clou en caoutchouc laissant échapper également la vapeur d'eau, mais qui au moment du refroidissement s'applique sur la paroi du goulot qu'il ferme hermétiquement (fig. 16).

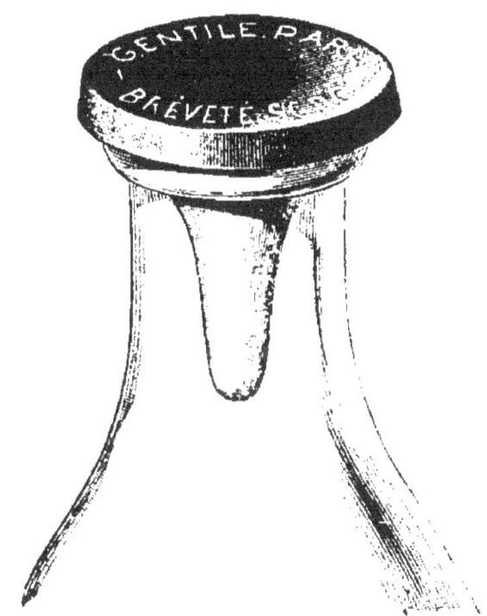

Fig. 16.

L'obturateur doit : 1° adhérer, 2° se déprimer, 3° présenter ce qu'on appelle le « coup de marteau ». A cet effet, on renverse « la bouteille avec la main gauche, pendant qu'avec le rebord cubital de la main droite, on frappe d'un coup brusque sur le fond, le liquide se déplace en masse et vient heurter la paroi en produisant un claquement sec » (Budin).

4° **Stérilisation absolue ou commerciale.** — Toutes les fois que le lait ne pourra être consommé dans la journée, il devra subir la stérilisation absolue, c'est-à-dire, 110° à l'autoclave pendant un quart d'heure. Dans le commerce, on livre le lait en bouteilles de contenance variable. Avant de le donner à l'enfant, on fera bien de le sentir et de le goûter, car parfois, une bouteille peut être fermentée. Il sera bon de se servir d'un lait stérilisé de la semaine, car à la longue, il s'altère, le beurre monte à la surface sous forme de magma. Quelquefois, l'agitation peut refaire l'émulsion, mais il ne faut pas s'y fier.

LA CHALEUR MODIFIE-T-ELLE LE LAIT?

D'après Duclaux, l'ébullition ne modifie pas les qualités chimiques du lait, comme l'indiquent les chiffres suivants :

	Lait cru.	Lait bouilli (1 minute).
Lactose. . . .	5,43	5,47
Caséine. . . .	0,31	0,30
Cendres. . . .	0,49	0,50

Étudions en détail quelques-unes des modifications subies.

1° **Perte d'eau.** — Lait à 110° perte légère.

Lait à 100° (Soxhlet), perte un peu plus forte car il y a un léger échappement de vapeur d'eau qui soulève le capuchon.

Lait bouilli. — La perte est d'autant plus élevée que l'ébullition est plus prolongée, en 10 minutes 1 000 grammes sont réduits à 830, donc une perte de 15 à 20 pour 100. On recommandait autrefois de faire bouillir le lait 20 minutes ; on sait maintenant que cinq minutes suffisent.

2° **Échappement des gaz dissous et décomposition des sels peu stables**, tels que les carbonates. — Il existe dans le lait cru 3 volumes de gaz pour 100 volumes de lait. Ces gaz extraits par le vide sont formés principalement d'acide carbonique, comme l'indiquent les analyses faites par Hoppe Seyler[1] vérifiées par Setschenow et Pflüger.

Acide carbonique.	55,15 %
Azote	40,56
Oxygène	4,20

1. Cité par Tarnier, *Traité des accouchements.*

Ces gaz se modifient : si on laisse le lait cru exposé à l'air (Hoppe-Seyler), l'acide carbonique se dégage et est remplacé par de l'oxygène. Ceci est dû à une oxydation spontanée et peut-être à un développement microbien.

L'ébullition chasse les gaz, dont une partie est réabsorbée dès le refroidissement. Il en est du lait bouilli, comme de l'eau bouillie, plus on l'agite plus il redissout de gaz.

La perte est beaucoup moins forte avec le lait à 100° (Soxhlet) et moins forte encore avec le lait à 110°.

3° **Modifications de la caséine et de l'albumine.** — Le lait contient de la caséine et de l'albumine. La première ne se coagule pas par la chaleur, à l'inverse de la seconde.

Quand on chauffe le lait à 110° ou 100° (Soxhlet), l'albumine se coagule en petits grains qui restent disséminés dans la masse. Au contraire, dans le lait bouilli cette albumine se coagule à la surface et donne la peau ou frangipane (Richet[1]) ; elle se coagule en quantité d'autant plus élevée que l'ébullition est plus prolongée et l'évaporation plus marquée.

Ajoutons, de plus, que l'albumine coagulée sera plus abondante si on enlève la frangipane à mesure de sa production. Mais, si on laisse cette peau se dessécher sur place elle augmentera peu et la quantité d'albumine coagulée sera moindre.

En se coagulant, l'albumine entraîne des sels et du beurre, ce dernier augmentera avec le refroidissement. Aussi la peau qui était blanche prendra une teinte jaune. Drouet a pu trouver jusqu'à 2 grammes par litre de beurre ainsi entraîné. Comme, en général, on enlève cette peau, on donne à l'enfant un lait appauvri en albumine.

4° **Modifications du beurre.** — Le chauffage à 110 ou 100 (Soxhlet) ne produit aucun changement à son sujet ; au contraire, dans le lait bouilli, la frangipane, comme nous venons de le voir, en enlève une certaine quantité. De même que pour la caséine, l'émulsion de graisse est modifiée par la chaleur, et

1. *Progrès méd.*, 1881.

cela d'autant plus que cette dernière est plus élevée. La graisse monte à la surface, aussi le lait à 110° est-il le plus souvent recouvert d'épais grumeaux de beurre que l'agitation ne peut réémulsionner.

5° **Lactose, chlorures.** — Leur quantité ne varie pas, ou varie dans des proportions insignifiantes. Cependant le chlorure de calcium est précipité en partie du fait de la disparition de ses dissolvants.

6° **Phosphates.** — D'après Hotz[1] Diffloth, la chaleur précipite les phosphates solubles en phosphates insolubles, qui se fixent sur les parois de la bouteille (Marfan) ou qui dans le lait bouilli sont entraînés partiellement par la frangipane.

Une partie des combinaisons du phosphore avec les éléments organiques est détruite : d'où augmentation et précipitation des phosphates insolubles (phosphate de chaux). — Donc le lait chauffé contient moins de chaux et d'acide phosphorique.

D'après Barillé[2] il existe dans le lait des carbonophosphates à côté des phosphates solubles et insolubles. Ces carbonophosphates (exprimés en Ph^2O^5) atteignent $0^{gr},372$ par litre. La pasteurisation les décompose en phosphate bicalcique et carbonate de calcium, d'où le lait chauffé subit une perte des phosphates et une décalcification partielle. Il perd de ce fait de ses propriétés conductrices et cryoscopiques.

D'après Ausset[3], la stérilisation diminue les citrates alcalins qui, joints au lactose, tiennent en solubilité les phosphates. Si les nitrates diminuent, les phosphates deviennent insolubles.

Cependant les recherches de Vaudin[4] montrent que cette précipitation des phosphates est passagère et que ces sels redeviennent solubles après le refroidissement, de sorte que toute cette question n'a pas l'importance que l'on a voulu lui attribuer.

Citrates. — D'après Corbette, le lait cru contient du citrate tribasique amorphe soluble, qui, par la chaleur, perd de sa solu-

1. *Jarh. f. Kinderh.*, 1903. — 2. Acad. Sciences, 1909. — 3. Congrès de Rouen, 1904. — 4. *Annales Institut Pasteur*, 1895.

bilité, se cristallise, se combine à la chaux et se précipite. L'acide citrique de 1 à 2 grammes tombe à $0^{gr},40$. On a attribué la maladie de Barlow à cette diminution de l'acide citrique.

Lécithine et nucléine. — Ces substances seraient détruites en grande partie (Stokla, Bordas et Raczkowski). D'après ces derniers le chauffage, une demi-heure, à 95° à air libre et à feu libre, diminue la lécithine de 28 pour 100 ; au bain-marie de 12 pour 100 et l'autoclave 105°-110° de 30 pour 100.

Ferments. — Tous les ferments du lait sont détruits entre 70° et 80°[1]. On fait grand bruit autour de la disparition de ces ferments. Le lait chauffé est « mort ». Nous avons vu plus haut les moyens basés sur l'absence de catalase de distinguer le lait cru du lait chauffé

Goût. — Le goût est modifié : il est « cuit » à 110°, il est moins prononcé avec le lait à 100° (Soxhlet), il est « bouilli » pour le lait à 100° à l'air libre. Le goût se modifie de plus en plus, à mesure que la chaleur s'élève et se prolonge.

Coloration. — A 100°, le lait prend une coloration brune par oxydation de la caséine (Duclaux) au contact du lactose et de l'alcalinité.

Étude du lait chauffé à l'aide de l'ultramicroscope. — L'application de l'ultramicroscope à l'étude du lait chauffé peut donner des renseignements intéressants.

Si l'on examine le colloïde du lait cru, dégraissé, on note qu'il est formé de petits grains pâles, sans relief, entourés d'une atmosphère trouble si bien que les limites en sont vagues ; le fond, au lieu d'être noir, est blanchâtre et lactescent. Le liquide situé entre les grains paraît être une « solution » dont l'ultramicroscope ne permet pas de reconnaître la constitution colloïdale. Au contraire, dans le lait chauffé, les grains sont plus gros, nets, scintillants, en relief et ont une limite visible. Le colloïde de-

1. MONTI, JOHANESSEN, Cong. de Paris, 1900 ; SCHARDINGER et SMIDT REISS, SARTHOU, *Soc. pharmacie de Bordeaux*, 1905 ; HIPPIUS, *Jarh. für Kind.*, 1905.

vient analogue au colloïde d'argent. L'atmosphère vague située autour du grain disparaît et le fond est noir. Il semble que le grain, à l'état cru, soit un centre d'où émanent des parcelles qui passent en solution dans le milieu ambiant.

Dès que le grain est chauffé, précipité, coagulé, les parcelles en solution se ramassent et se fixent sur le point central. Plus on chauffe, plus le milieu ambiant devient noir, par suite de la disparition de l'élément solubilisé et plus le nombre des grains augmente. Car, à dilution égale, le lait cru à un moment donné ne présente plus de grains visibles, alors que le lait chauffé en contient encore.

On peut également étudier l'influence de la potasse sur le colloïde normal. On sait que la caséine est solubilisée par la potasse, surtout en solution alcoolique (Winter) (solution de 1 gramme de potasse pour 100 grammes d'alcool absolu). Pour étudier cette action à l'ultramicroscope, on additionne le lait cru (dégraissé par centrifugation) d'un tiers de la solution potassique. L'examen montre que les huit dixièmes des granulations visibles (examen d'un lait témoin) disparaissent, dissoutes dans la potasse. Cependant deux dixièmes des granulations persistent, insolubles dans la solution, solubles dans l'acide acétique et paraissent appartenir à une albumine différente de la caséine.

Le lait stérilisé, étudié de la même façon, indique que les grains de caséine sont insolubles dans la solution potassique.

L'étude à l'aide de la polarisation permet de différencier les grains en deux catégories : les gros, qui tombent au fond de l'éprouvette et n'éteignent pas la lumière polarisée, et les petits, à la surface, qui l'éteignent (Dongier et Lesage[1]).

Nous avons vu que le lait se modifiait en raison de la chaleur (décomposition des phosphates, altération de la caséine, destruction des ferments, diminution des lécithines, diminution de l'albumine, etc.). Nous devons nous demander : 1° si la digestion du lait souffre de ce chauffage ; 2° si les aliments ainsi chauffés

1. *Caisse des Recherches scientifiques.* 1904.

donnent les mêmes résultats au point de vue de l'absorption et de la nutrition. Il est certain que le lait chauffé est légèrement appauvri. Mais devons-nous nous en plaindre, puisque le lait de vache se différencie du lait de femme par des excès ! Nullement, on devrait plutôt rechercher cet appauvrissement.

La chimie n'est pas tout. Il est bon d'examiner maintenant ce que donnent les recherches cliniques sur la digestibilité du lait chauffé comparée à celle du lait cru et sur les résultats obtenus avec l'emploi de ces divers laits.

ÉTUDE CLINIQUE

Une opinion accréditée dans le public pendant longtemps était que le lait bouilli est lourd et indigeste.

Les recherches de Quevenne[1] sur les modifications subies par la caséine et la coagulation de l'albumine, du fait de la chaleur, étaient la base sur laquelle s'appuyait cette opinion. Le lait bouilli avait ses ennemis : on lui attribuait tous les méfaits de l'allaitement artificiel. Le travail de D'Ardenne[2], en 1881, montre bien quelle était alors l'opinion régnante. Cependant ce n'était pas l'avis des physiologistes. W. Beaumont[3] n'avait-il pas montré sur un Canadien, porteur d'une fistule gastrique, que le lait bouilli est plus digestible que le lait cru. Ch. Richet[4] a établi que cette opinion était absolument juste.

En 1882, Uffelmann[5] fit des digestions artificielles dans le but de comparer le lait cru et le lait bouilli et montra que les différences étaient bien légères.

En 1882, Lucas-Championnière[6] écrit : « Beaucoup de mé-de cins repoussent le lait bouilli, parce que, disent-ils, il n'est plus vivant ; à Paris, il est quelquefois bien difficile de l'admi-

1. *Annales d'hygiène*, 1841. — 2. *Allaitement artificiel*, Paris, 1881. — 3. *Experiments and Observations on the gastric juice and the physiology of digestion*, Boston, 1834. — 4. *Thèse*, Paris, 1878. — *Progrès méd.*, 1881. — 5. *Arch. für gesammte physiolog.*, XXIX. — 6. *Arch. Tocologie*, 1882.

nistrer autrement, et, pour ma part, il m'a paru digérer aussi bien. »

En 1884, Vallin[1] s'élève également contre l'opinion courante. « C'est un préjugé que rien ne justifie que de croire le lait chaud, encore du pis, plus nourrissant et plus digestible. »

En 1887, les recherches de Reischmann[2] viennent confirmer l'opinion de W. Beaumont et Richet. A ce moment quelques auteurs essaient encore de défendre la supériorité du lait cru sur le lait chauffé (Dujardin-Beaumetz[3], Luton[4], G. Sée[5]). Mais bientôt les travaux s'accumulent en faveur de ce dernier. Les uns s'appuient sur la clinique et montrent que ce lait, dans la pratique, donne de bons résultats, sinon meilleurs, pour l'élevage des nourrissons[6]. En effet, les courbes de poids et de taille sont identiques, les dents et la marche apparaissent à la même époque.

Quelques-uns s'appuient sur l'étude des digestions artificielles pour montrer que le lait stérilisé digère tout aussi bien que le lait cru. Bendix et Rodet démontrent que de jeunes chiens nourris les uns au lait cru, les autres au lait bouilli ont la même croissance. Cependant, d'après Rœmer, des génisses nourries au lait stérilisé présentèrent un accroissement si minime qu'on dût même les abattre.

D'autres enfin étudient les échanges nutritifs, soit chez des animaux (Raudnitz), soit chez des enfants nourris au lait cru ou au lait stérile et établissent que ces échanges sont à peu près identiques dans les deux cas, contrairement à l'opinion de Guinon, de Weber et de Wassilieff, qu'avec le lait stérilisé les déchets sont plus élevés que l'absorption est faible et exige une dose plus forte pour faire croître l'enfant[7].

1. *Revue d'hygiène*, 1884. — 2. *Zeitsch. für klin. med.*, 1887. — 3. *Clinique thérap.*, 1889. — 4. *Union méd. Nord-Est*, 1898. — 5. Acad. méd., 1889. — 6. Escherich, *Münch. med. Woch.*, 1890. — Budin et Chavanne, Acad. méd., 1892-93-94; *Revue des sciences appliquées*, 1893. — Drouet, *Thèse*, Paris, 1892. — Uhlig, *Jahrb. f. Kind.*, XXX. — 7. Chavanne, *Thèse*, Paris, 1893. — Michel, *Id.*, 1896. — *Obstétrique*, 1896. — Calaneri et Christiœens, *Union pharmaceutique*. — Raudnitz, *Zeitsch. f. biol. Chemie*, 1890. — Bendix, *Jahrb. f. Kindern.*, XXXVIII. — Guinon, *Soc. péd.*, 1906. —

Bendix a étudié les excreta, chez trois enfants soumis au lait bouilli et stérilisé.

	LAIT BOUILLI		LAIT STÉRILISÉ	
	AZOTE	GRAISSE	AZOTE	GRAISSE
1er cas.	15,3	9,1	15,7	8,9
2e cas.	8,5	8,8	9,1	9
3e cas.	7,6	6,4	7	5,1

Pour 100 grammes d'azote et matière grasse ingérés.

A la suite de toutes ces recherches, les pédiatres ont été, à quelques exceptions près, unanimes à reconnaître que le lait stérile est aussi bien digéré que le lait cru et qu'il donne les mêmes résultats dans l'élevage des enfants. Il a la supériorité de n'introduire aucun germe dans les voies digestives.

Les laits très chauffés ont cependant quelques inconvénients. Le lait chauffé à 80°-100° (peu de temps) ne provoque aucun changement dans la statique intestinale (les selles sont normales, si l'enfant est nourri suivant toutes les règles de l'hygiène alimentaire — il est évident que s'il y a suralimentation irrégulière, on pourra voir survenir de la diarrhée et des vomissements qui ne sont pas dus à ce que le lait a été chauffé, mais simplement aux abus d'ingestion). Au contraire si le lait est chauffé à 100° pendant un long temps, on voit apparaître les mêmes inconvénients qu'avec le lait à 110°-115°. Le chauffage trop élevé ou trop prolongé modifie le lait et provoque de la constipation. Les selles sont dures, argileuses et peu colorées.

Cet inconvénient est absolument opposé à celui du lait cru qui est laxatif. On peut s'en convaincre en nourrissant un enfant

Wassilieff, *St-Petersb.*, 1889. — Rœmer, *Tribune méd.*, 1906. — Pinard, Heubner, Czerny, Marfan, Comby, Drapier, Thiollier, *Thèse*, Paris, 1901. — Carel, *Thèse*, Paris, 1903. — Chadzinska, *Thèse*, Paris, 1901. — Koplik, — Variot et son école, — Finkelstein, 2e Congrès Gouttes de lait, Bruxelles, 1907.

alternativement au lait cru, au lait à 100° et au lait à 110°, 115°. Entre les deux extrêmes, le lait à 100° tient le milieu et donne les meilleurs résultats au point de vue de la statique intestinale.

Le principe étant admis, on a discuté sur la variété du lait stérile à employer (Soxhlet, Budin, Variot, etc.).

Voici le résultat de ces recherches :

1° *In vitro*, au contact des différentes substances (pepsine, HCl, lab ferment, pancréatine), le lait, quelque soit son degré de chauffage, subit la coagulation en grumeaux fins, friables, qui se rétractent peu, alors que le lait cru donne des grumeaux épais se rétractant davantage. A durée égale, les digestions donnent plus de peptones avec le lait stérile. La stérilisation semble donc favoriser la peptonisation.

On tend, en effet, à admettre que le coagulum du lait chauffé est plus fin, parce que, du fait de la chaleur, le chlorure de calcium (qui fait les gros coagula) est modifié et précipité par suite de la disparition de ses dissolvants (acide citrique et carbonique) (Gardella[1]).

2° L'étude des échanges nutritifs montre qu'ils sont identiques, que l'on emploie le lait cru ou stérile.

3° Les études de Leven et Barret, à l'aide de la radiographie, établissent qu'il y a similitude parfaite et de figure et de durée dans la digestion de tous les laits (cru, stérile, pur ou coupé).

La pratique démontre les faits suivants :

1° Tout lait de vache, qu'il soit cru ou bouilli ou chauffé à 110°-115°, est loin de valoir le lait de femme et ne doit être employé que lorsqu'on ne peut faire autrement ;

2° L'élevage de l'enfant est le même avec le lait cru ou chauffé (identité de poids, de taille, identité d'apparition de la dentition et de la marche) ;

3° Il n'existe aucune différence entre l'enfant nourri au lait à 80° et 100° et l'enfant nourri au lait cru (suivant toutes les rè-

1. *Péd. pratique*, 1907.

gles de l'hygiène): tous deux présentent la même courbe d'accroissement et de taille d'enfant nourri artificiellement. La chair est ferme et donne bonne impression au toucher. Il n'y a pas d'adipose sous-cutanée exagérée. Les digestions sont bonnes, il n'y a pas de constipation. Le teint est frais et rose.

L'avantage du lait à 100° sur le lait cru est que les selles sont plus régulières et moins souvent diarrhéiques.

Mais avec le lait trop chauffé (110°-115°) un certain nombre d'enfants présentent de la constipation avec selles dures peu colorées et une courbe plus irrégulière que dans le cas précédent. De plus, ou l'enfant est maigre, sans graisse sous cutanée, ayant peu de muscle et la peau trop large et plissée[1], ou, au contraire, il est trop gras, cette adipose sous-cutanée (mauvaise graisse), masquant un système musculaire peu développé. Cette graisse peut parfois être ferme et résistante et tromper sur la valeur des tissus sous-jacents.

En tout cas, le plus souvent, l'enfant présente un teint pâle, jaunâtre, qui contraste avec le développement exagéré de l'organisme. Il est évident que l'on peut voir des enfants nourris au lait à 110°-115° présenter le type des enfants nourris au lait à 80°-100°; de même que l'on peut observer le cas inverse. Pour juger cette question il faut voir une masse d'enfants et s'en tenir à la généralité.

On a incriminé le lait stérile comme étant la cause du rachitisme et de la maladie de Barlow. Or, en France où la majorité des enfants nourris artificiellement, le sont au lait chauffé, les cas de cette dernière maladie sont peu observés. Si certains enfants élevés au lait stérile peuvent être atteints de rachitisme, comme d'autres nourris au lait cru ou au sein pendant trop longtemps, cela tient, non à la stérilisation, mais à ce que l'enfant à été mal élevé.

Je n'insiste pas sur le goût de « cuit » que possède le lait sté-

1. LAURENT. *Rev. d'Hygiène*, 1889. — CAMESCASSE, *Soc. thérap.*, 1902. — DEJEUX, *Thèse*, Paris, 1904.

rilisé et de « bouilli » du lait soumis à l'ébullition. Cela n'a aucune importance pour l'enfant. Cependant il existe des susceptibilités individuelles. Ainsi tel enfant ne voudra pas boire le lait cru et prendra volontiers le lait à 80°, 100°, alors qu'il refusera le lait à 110°-115°. L'inverse peut s'observer, mais la majorité des enfants accepte facilement le lait à 80°, 100°.

Je ne parlerai pas de la disparition des ferments dans le lait chauffé. On ignore ce qu'ils peuvent faire sur l'appareil digestif de l'enfant. On comprend très bien que pour le lait de femme, les ferments aient une certaine action, car le lait est homologue et de même nature que les tissus de l'enfant, mais l'action des ferments du lait de vache sur des tissus d'enfants est peu compréhensible.

La conclusion de toutes ces recherches a été donnée par l'académie de Médecine en 1896. « Il faut aujourd'hui substituer l'emploi du lait stérilisé à celui du lait cru ou bouilli, pour l'alimentation des enfants du premier âge. » Nous admettons ce conseil avec cette réserve toutefois que nous ne rejetons pas l'emploi du lait bouilli. La distinction entre le lait stérile et le lait bouili est une subtilité. Il est vrai qu'on a vu des médecins ennemis du lait bouilli admettre complètement et même avec enthousiasme le lait stérile. Question de mots!

Quelques-uns appellent stérile seulement le lait à 110°-115°. Quant à la supériorité de ce lait sur le lait à 100° (Soxhlet), si elle a été admise par quelques auteurs (Variot et son école), la majorité s'en tient au lait à 100°, n'employant le lait à 115° que dans l'impossibilité d'obtenir du lait frais.

EMPLOI DU LAIT CRU

Peut-on élever un enfant au lait cru? De tout temps, on a élevé des enfants à la campagne avec le lait cru et on a obtenu de bons résultats. Certaines femmes même (les éleveuses) sont parvenues à être virtuoses dans cet art. Hervieux, Chalvet[1], Péron, Nonat, Ducaisne, Aubert, Devillers, etc., étaient très partisans de l'élevage à la campagne au lait cru et frais.

Il est évident qu'avec du bon lait, provenant de vaches dont on est sûr, on peut bien élever un enfant, mais ceci ne peut se faire qu'à la campagne où le lait peut être consommé immédiatement. Dès qu'il doit s'écouler quelques heures entre la traite et l'ingestion, le mieux est de recourir au lait chauffé. Schlossmann à Dusseldorf, Raimondi[2] à Porchefontaine, Méry et Guillemot[3] à Médan, Halipré[4], Huré[5] font usage de lait cru provenant de vaches saines et recueilli avec toutes les précautions de propreté.

L'avis unanime est donc que le lait cru ne doit être employé que dans les cas spéciaux que je viens de signaler[6]. Cependant, en ville, il est parfois indispensable d'employer le lait cru, dans le cas, par exemple, de maladie de Barlow ou de scorbut. D'autre part, il est des enfants qui ne croissent qu'à l'aide du lait cru et refusent tout lait chauffé. Cette susceptibilité particulière ne peut être érigée en règle générale.

Il s'est créé quelques maisons fournissant du lait cru qui ne laisse rien à désirer au point de vue des diverses conditions ci-dessus énoncées.

1. *Des moyens pratiques d'obvier à la mortalité des nouveau-nés*, 1870. — 2. *Arch. méd. Enf.*, 1903. — 3. *Soc. Obst.*, 1906. — 4. *Revue mal. Enf.*, 1904. — 5. *Thèse*. Paris, 1906. — 6. Finkelstein, 2e Congrès des Gouttes de lait. Bruxelles, 1907. — Triboulet, *Id.* — Aviragnet et Peiiu, Congrès de laiterie, Buda-Pesth, 1909 et *Rev. hyg. et méd. inf.*, 1909.

CHAPITRE V

DE LA RATION ALIMENTAIRE

Jusqu'en ces dernières années, on n'avait aucune base scientifique pour préciser la quantité de lait que doit prendre un enfant à chaque tetée. On ignorait, en effet, la vie intime et les échanges nutritifs. On laissait l'enfant au sein autant qu'il le voulait, on attendait même la régurgitation, indice de la réplétion à l'excès de la cavité stomacale : c'était ce signe qui indiquait le maximum de la ration alimentaire. Un enfant était bien nourri, quand il avait sa régurgitation. De plus, il n'y avait aucune fixité dans l'heure des repas, le sommeil indiquait la suffisance de l'alimentation; le cri, l'insuffisance.

Régurgitation, sommeil, cri servaient de règle. On redoutait beaucoup le cri, auquel on attribuait les hernies ombilicales, alors qu'elles sont tout simplement dues au tympanisme, à la suralimentation et à l'éventration consécutive. Cette opinion était d'ailleurs accréditée par des maîtres, tels que Depaul, qui, dans son article « nouveau-né » Dict. Dechambre, s'élève, pour cette raison, contre le réglage de l'enfant au sein.

La question en était là, quand Natalis Guillot [1], à la suite de l'application de la balance par Rœderer et Quételet, démontra l'utilité de la pesée pour juger la ration alimentaire.

Il pesait l'enfant tout habillé, avant et après la tetée : la différence indiquant la quantité de lait ingéré.

1. Conférence faite à Necker et recueillie par Hervieux (*Union médicale*, 1852).

Voici les tableaux qu'il publia et qui montrent la manière de nourrir les enfants à cette époque :

ENFANT MALE TETANT DE 20 A 30 FOIS PAR JOUR

AGE	1re PESÉE	DURÉE DE LA TETÉE	2e PESÉE	LAIT PRIS dans LA TETÉE	RATION PROBABLE en 24 heures.
	grammes.	minutes.	grammes.	grammes.	grammes.
1er jour. . .	»	»	»	»	»
2e — . . .	3 800	10	3 827	27	675
3e — . . .	3 790	10	3 845	55	1 375
4e — . . .	3 748	10	3 856	108	2 700
5e — . . .	3 810	10	3 910	100	2 500
6e — . . .	3 743	15	3 772	29	725
7e — . . .	3 778	15	3 820	42	1 050
8e — . . .	3 710	14	3 743	33	825
9e — . . .	3 725	15	3 748	23	575
10e — . . .	3 748	14	3 805	57	1 425
11e — . . .	3 803	10	3 850	47	1 175
12e — . . .	3 810	10	3 833	25	525
13e — . . .	3 846	8	3 870	24	600
14e — . . .	3 870	8	3 913	43	1 075
15e — . . .	3 890	8	3 953	63	1 575
16e — . . .	4 022	10	4 124	103	2 510
17e — . . .	4 052	15	4 208	156	3 900
18e — . . .	4 070	12	4 229	159	3 975

Érythème des fesses.

ENFANT MALE SAIN DE 30 JOURS TETANT DE 30 A 40 FOIS

AGE	1re PESÉE	DURÉE DE LA TETÉE	2e PESÉE	LAIT PRIS	RATION en 24 HEURES
	grammes.	minutes.	grammes.	grammes.	grammes.
30e jour. . .	3 904	10	4 000	96	2 400
31e — . . .	3 940	15	4 043	103	2 575
32e — . . .	3 995	»	4 072	92	2 030
33e — . . .	4 020	»	4 108	88	2 200
34e — . . .	4 040	»	4 099	59	1 375
35e — . . .	4 061	»	4 100	74	1 850
36e — . . .	4 082	»	4 140	58	1 480
37e — . . .	4 100	»	4 148	48	1 200
38e — . . .	4 140	»	4 208	64	1 000
39e — . . .	4 173	»	4 249	76	1 800
40e — . . .	5 283	»	4 331	98	2 450
41e — . . .	4 258	12	4 395	79	2 075

On remarquera, dans ces tableaux, d'une part, le nombre énorme des tétées (20, 30, 40 par jour) et d'autre part, l'élévation de la ration alimentaire en vingt-quatre heures.

Un litre était la plus petite quantité que l'on donnait alors au nouveau-né, bien portant, pendant les premières semaines. En un mois, l'enfant, dit Natalis Guillot, prenait une quantité de lait équivalente au poids du corps de sa nourrice. « Je ne crois pas exagérer, dit-il, en disant qu'il y a des enfants qui prennent à la fin du premier mois plus de deux kilogrammes de lait par jour et qui s'accroissent régulièrement de plus de 50 grammes. » Or le calcul montre que Natalis Guillot a fait erreur. D'après ses observations, l'augmentation fut seulement de 16 grammes et 22 grammes malgré les fortes doses ingérées.

On est étonné de voir qu'avec de telles quantités de lait, les enfants ne s'en portaient pas plus mal. Ce qui indique que le gavage au sein peut être supporté par un certain nombre d'enfants.

En 1864[1] on vit apparaître le premier travail véritable sur l'étude de la ration alimentaire. Bouchaud dans un mémoire qui fait date, après avoir étudié minutieusement le poids de l'enfant, généralisa cette méthode de pesées à tout enfant, qu'il soit au sein ou au biberon.

Il fut frappé de ce fait que les enfants prenaient fréquemment de trop fortes doses de lait. Il dit, parlant de la mortalité élevée obtenue par l'allaitement au biberon : « La qualité du lait de vache a sans doute la première part de cette destruction de la vie causée par le biberon, mais le mode d'administration a bien aussi son influence. C'est une fille de salle, qui en est chargée, et Dieu sait comment parfois elle s'en acquitte. Il est des enfants qui passent des nuits entières sans boire, et si des cris incessants lassent la patience et exigent qu'on les apaise, un biberon contenant 160 grammes et plus encore si cela est nécessaire est vidé en un instant. Les cris cessent, mais le petit estomac par trop surchargé se révolte, des vomissements apparaissent et la diar-

1. *Thèse*, Paris, 1864.

rhée ne tarde pas à se montrer;.... en présence de ces faits j'ai tenté de rendre le lait plus supportable, en en faisant administrer toutes les deux heures 50 à 60 grammes. »

Bouchaud créait ainsi le réglage des tetées et le dosage des quantités de lait. De 20, 30, 40 tetées par jour, le nombre baissait à 10, 9, 7, suivant l'âge de l'enfant, qu'il soit au sein ou au biberon. Chaque tetée était de 15, 40, 70, 100, 150 grammes également suivant l'âge. C'était un très grand progrès. Dans le tableau général que nous publions, à la fin de cette étude, on trouvera les divers chiffres énoncés par Bouchaud. Il ne s'en tint pas à ce point particulier et établit, comparativement à cette méthode d'alimentation réglée, les augmentations de croissance, et du poids et de la taille, comme nous l'avons montré plus haut (page 126). A partir de ce jour, nous avons en notre possession une base solide, d'une part au sujet de l'accroissement en poids et en taille et d'autre part, au sujet de la quantité de lait ingérée par jour et par tetées. Les travaux s'accumulent (Odier et Blache, Odier, Lombard, etc., voir page 127).

On observe ainsi l'enfant au sein pendant un certain temps, les uns quelques semaines, les autres pendant toute la durée de l'allaitement[1] (page 135).

Budin et Maurel fixent la ration à 100 grammes par kilogramme alors que d'autres donnent 130 grammes au minimum.

Ces auteurs étudient surtout l'accroissement de l'enfant au sein, la quantité de lait prise à chaque tetée, le nombre de celles-ci.

Après l'examen pratique d'un grand nombre de faits, ils arrivent à tirer des lois simples. D'abord ils concluent qu'un enfant au sein doit prendre tant de tetées de tant de grammes à tel âge et augmenter de tant de grammes par jour.

1. Ahlfeld, *Uber die Ernährung des Säuglings an der Muttersbrust*, Leipzig, 1878. — Camerer, *Zeitsch. f. Biol.*, 1878. *Jahrb. f. Kind.*, B. XV. — Häbner, *Jahrb. f. Kind.*, B. XV-B. XXI. — Häbner et Pfeiffer, *Felschift fur Henoch.*, 1889. — Laure, *Thèse*, Paris, 1889. — Feer, *Jahrb. f. Kind.*, 1894-1902-1906. — Marfan, *Traité de l'Allaitement*. — Reyher, *Jahrb. f. Kind.*, 1905. — Budin, *Manuel d'allaitement*, 1907. — Boissonnas, *Arch. méd. enfants*, 1908.

On employa la même méthode pour l'enfant au biberon tout en essayant de modifier le lait de façon à le rapprocher le plus possible du lait de femme. On a créé ainsi un type d'enfant étalon « l'enfant âge ».

De ces premiers travaux il résulte que l'on doit donner à l'enfant : 1° une ration convenable à son âge ; 2° des tetées à heures régulières.

Mais on fit remarquer que deux enfants d'un même âge peuvent avoir des poids très différents et de ce fait ne peuvent être alimentés de la même façon.

En se basant sur cet étalonnage, il est certain que la dose de lait est souvent trop forte pour un enfant un peu faible n'ayant pas le poids de son âge.

Ainsi par la pratique et l'observation on arrive à établir une nouvelle méthode de juger la ration alimentaire : par la pesée. Un enfant au sein de x kilogrammes pour bien se porter doit prendre x grammes de lait par kilogramme (x grammes absorbés, x grammes excrétés, x grammes retenus). On crée un nouvel enfant étalon « l'enfant-poids ». Il y a l'étalonnage pour l'enfant au sein et l'étalonnage pour l'enfant au biberon.

Cette nouvelle direction commençait à donner plus de précision à l'étude de la ration alimentaire.

Cependant les objections apparurent bientôt : Escherich[1] s'éleva contre la ration basée sur le poids, car les variations de ce dernier dépendent essentiellement de l'état des muscles et du tissu adipeux, alors que la vie digestive est plutôt en rapport avec l'âge, de sorte qu'un organisme à poids faible peut absorber et digérer de plus fortes quantités de lait (voir atrophie).

Lambling[2], Budin[3] rejettent également le poids, comme base de la ration alimentaire, car la faculté d'assimilation varie avec chaque individu et avec l'état des voies digestives. Il est certain

1. *Münchener med. Woch.*, 1879. — 2. *Nord médical*, 1898. — 3. *Le Nourrisson*, 1900.

que le poids d'un enfant maigre et musclé ne peut être comparé à celui d'un enfant gras et obèse.

On dit bien : l'enfant de 4 kilogrammes doit prendre tant de grammes de lait et ceci est basé sur un grand nombre de faits. On se laisse guider par le poids de l'enfant ; or il est certain que, soit pour cette raison, soit par les préjugés de l'entourage, il arrive que l'enfant prend beaucoup plus qu'il ne devrait.

Cet étalonnage par le poids n'est-il pas trop élevé ? N'obtiendrait-on pas le même accroissement avec une moindre quantité de lait ? L'enfant peut en effet être gavé : l'excès d'aliments passe tel que et n'est pour rien dans cet accroissement.

D'autre part, l'enfant est-il obligé de gagner tel poids par jour pour se bien porter ? On s'aperçoit que l'étalonnage basé sur le poids manque de sécurité dans la pratique, car on prend souvent comme enfant bien portant, un enfant gavé.

D'autre part, l'expérience montre que la même augmentation de poids peut être obtenue avec une quantité moins forte de nourriture. Les belles courbes normales de poids indiquent « la capacité digestive » mais nullement le besoin alimentaire, la « nécessité alimentaire » minimum pour vivre et croître. Il ne s'agit pas en biologie de savoir ce qu'on absorbe, mais encore et surtout ce qu'on utilise. Tel enfant gavé, éliminant une grande quantité de déchets, ayant une forte capacité digestive, pourra ne pas souffrir de ce régime, alors qu'un autre enfant soumis à la même ration mais n'ayant pas la même capacité digestive deviendra malade.

Un certain nombre d'auteurs ont recherché la dose en quelque sorte minimum pour faire vivre et croître un enfant, en se basant sur le poids.

Période des échanges nutritifs (Stoffwechsel). — On s'est adressé à la chimie pour obtenir un peu de précision dans l'étude de la ration alimentaire. Après les travaux de Liebig, Voit, Moleschott, Pettenkoffer, on chercha à établir une diététique raisonnée, à l'aide des méthodes rigoureuses du laboratoire.

On mesure les quantités d'azote, de carbone, etc., qui entrent avec les aliments, celles qui sont éliminées et celles qui sont fixées. C'est l'étude des échanges nutritifs.

En 1869 Coudereau[1] recherche la proportion des éléments du lait maternel en rapport avec le développement de l'enfant. Forster[2], Fleischmann[3], Vierodt[4], étudient la quantité de lait utilisée par l'organisme, par rapport à la quantité ingérée. Camerer[5] établit par de nombreuses analyses, l'étude des échanges nutritifs (ingesta, excreta, etc.). Il est le véritable fondateur de la chimie biologique du nourrisson.

Ces recherches furent poursuivies, principalement, en Allemagne, par un certain nombre d'auteurs qui étudièrent chacun un point particulier. Biedert[6] s'occupa surtout des déchets résultants de la suralimentation et prit comme base le poids de l'enfant. Lange[7] montra que dans les matières fécales, l'azote est en quantité égale quel que soit le lait, que le poids de ces matières augmente avec l'état de maladie de l'intestin, enfin que l'enfant au biberon fixe plus l'azote que ne l'indique son poids, par rapport à l'enfant au sein. Feer[8] étudie surtout la relation qui existe entre la ration alimentaire et le poids. D'après lui, il faut donner au nourrisson au sein 130 grammes de lait par kilogramme, sinon la ration est insuffisante. Michel[9] étudie les gains de l'organisme (en azote et en sels) durant la première semaine de la vie. Enfin Bendix, Ulmann[10], Netter[11], Nobécourt, etc., continuent ces diverses recherches.

Cette façon de procéder est passible de la même objection que l'étude pratique de l'allaitement. On sait bien qu'un enfant qui prend x grammes de lait, absorbe x, élimine x et fixe une quantité x, mais rien ne prouve que la quantité de lait ingérée soit la ration idéale et qu'elle soit nécessaire pour obtenir l'augmenta-

1. *Thèse* de Paris, 1869. — 2. *Zeitsch. f. Biol.*, 1873. — 3. *Wiener Klinik*, 1877. — 4. *Gerhardt's Handbuch*, 1877. — 5. *Zeitsch. f. Biol.*, 1878 et *Jahrb. f. Kinderh.*, 1882. — 6. *Jahrb. f. Kind.*, 1881-1883. — 7. *Jahrb. f. Kind.*, 1895. — 8. *Jahrb. f. Kind.*, 1896. — 9. *Obst.*, 1896 et *Soc. Biol.*, 1899 et Congrès nat. allemands, Munich, 1899. — 10. *Thèse*, Paris, 1900. — 11. *Thèse*, Paris, 1900.

tion du poids notée et une bonne nutrition. Cependant, il est certain que l'introduction des méthodes chimiques apporte des renseignements très précieux sur la façon dont l'enfant *utilise et assimile*.

L'étude des échanges nutritifs montre que parmi les substances, les unes se fixent et d'autres ne font que passer. Ainsi telle dose de chlorure de sodium absorbée se retrouve à peu près dans les urines. Il ne faut donc pas se baser seulement sur ce qui sort pour en conclure ce qui doit entrer. Cette étude introduit l'idée de deux rations : l'une d'entretien, l'autre d'accroissement. Elle est une des bases de la diététique de l'enfant. Tout ici est à la balance : le poids du nourrisson, le poids d'accroissement, l'analyse du lait, l'analyse des excreta, l'analyse de ce qui est fixé. C'est l'étude de la vie dans l'unité de temps.

Puis, nos connaissances se complètent. A l'analyse chimique simple de l'aliment et des excreta s'ajoute l'étude en calories des mêmes éléments. Les aliments apportent de l'énergie potentielle que l'organisme va transformer en énergie visible, sensible, travail ou surtout chaleur pour le nourrisson.

Méthode calorimétrique. Les besoins d'énergie. — On étudie la valeur de l'aliment en calories et la production de celles-ci par l'organisme.

Calories des aliments. On sait qu'une des bases de la chimie est la calorimétrie. On brûle dans le calorimètre une dose donnée d'aliment simple en ses éléments derniers, l'eau et l'acide carbonique (en plus un résidu, pour les substances azotées, qui est l'urée). Chaque substance produit une certaine quantité de chaleur ou *calorie*. Une calorie est la quantité de chaleur nécessaire pour élever de 1° la température de 1 kilogramme d'eau. On juge ainsi la valeur, en énergie, d'un aliment :

1 gramme de lactose donne. . .	3,96 calories
1 gramme de beurre donne. . .	9,25
1 gramme d'albumine donne. . .	5,83 (4,10 sans l'urée)

Von Voit, puis Rubner[1] sont les premiers qui ont montré

1. *Zeitsch. f. Biol.*, 1885.

l'importance des calories dans l'alimentation des enfants. Pour eux l'énergie potentielle des aliments doit dépasser la dépense et du travail de l'organisme et de l'énergie latente des réserves. Si elle est égale à cette dépense, la courbe de poids reste stationnaire, si elle est inférieure la courbe fléchit.

Les travaux se multiplient sur ce sujet[1].

Rubner montre que la quantité de chaleur produite dans l'organisme par les aliments, n'est pas entièrement identique à celle que l'on note dans le calorimètre. Il y a donc les calories « brutes » obtenues dans cet appareil et les calories « utilisables » obtenus dans l'organisme. Naturellement, il existe des déchets, qui sont la différence entre les calories « brutes » et les calories « utilisables ». La différence est moins forte chez l'enfant au sein, comme nous allons le voir.

Ainsi un litre de lait de femme, d'après les recherches de Rubner, Gaus[2], Berthelot[3], donne en moyenne 700 calories brutes ainsi réparties :

Beurre.	34 à 39	grammes d'où	323 à 361 calories.
Lactose.	69 à 71	—	277 à 284 —
Substances azotées..	17 à 18	—	99 à 109 —

1 gramme d'azote = 5gr,2 d'albumine.

Le poids du lait correspondant à une calorie = 1gr,37.

Or un enfant au sein prenant un litre de lait n'utilise d'après Michel et Perret que :

Beurre = 330
Lactose = 250
Azote = 87

667 calories utilisables.

1. Bunge, *Phys. Chemie*. Leipzig. 1889. — Camerer, *Zeitsch. f. Biol.*, 1893. — Heubner et Max Rubner, *Ueber Sauglingsernährung und Säuglinspitäler*, Berlin, 1897. — Lambling, *Nord Médic.*, 1898. — Escherich, d'Arsonval. — Maurel, *Hyg. du Nourrisson*, 1903. — Barbier, Bonniol. — Chauvenet, *Thèse*. Paris, 1897. — Mauchamp, *Id.*, 1899. — Chadzynska, *Id.*, 1901. — Daussy, *Id.*, 1904. — Saint-Albin, *Id.*, 1904. — Theulet-Luzié, *Id.*, 1904. — Filliozat, *Id.*, 1909. — 2. *Jahrb. f. Kinder.*, 1902. — 3. *Ann. Bureau des longitudes*, 1891.

L'énergie du lait utilisée est donc de 95,50 pour 100.

Calories brutes. . . .	700	en chiffres ronds.
Calories utilisables. . .	667	

L'enfant au biberon n'augmente pas autant ni aussi régulièrement que l'enfant au sein. Chez lui l'accroissement est plus lent, mais cependant à la longue sa courbe tend à se rapprocher de celle du second. Il utilise moins de calories. Ainsi d'après Rubner[1], Michel et Perret, le litre de lait de vache donne :

760 calories brutes	Beurre. . . .	370
	Lactose . . .	186,12
	Azote. . . .	204,12

Or l'enfant n'utilise que

689,07 calories	Beurre. . . .	342,25
	Lactose . . .	186,12
	Azote. . . .	160,70

Par jour et par kilogramme il utilise 91 calories.

Il n'utilise donc que 90,60 pour 100 de ce qu'il ingère.

Calories brutes. . . .	760	en chiffres ronds.
Calories utilisables. . .	690	

L'enfant au biberon utilise le lactose comme l'enfant au sein, mais moins l'albumine, la graisse, le phosphore (qui est à l'état de phosphate de chaux peu assimilable) et la chaux combinée à la graisse sous forme de savons. Il y a donc chez lui beaucoup plus de déchets. Il élimine davantage et fixe moins.

Le besoin d'albumine par kilogramme est de 2 à 3 grammes dans les premiers mois et de 1gr,36, puis 1gr,16 dans la suite.

D'après Richet et Lesné, l'enfant fixe 16 pour 100 du lait ingéré dans les premiers mois, puis plus tard seulement 3 pour 100.

Ainsi sur 100 calories consommées, on trouve comme calories fixées :

1. *Zeiths. f. Biol.*, XXXVI.

1 mois.	15,8
2 —	13,7
3 —	11.8
4 —	9.9
5 —	8,2
6 —	6,9
7 —	5,8
8 —	4,9
9 —	4,5
10 —	3,8
11 —	3,1
12 —	2,6

Le tableau suivant dû à Selter donne les quantités de calories correspondant aux quantités de lait et les dosages correspondants en albumine, graisse et hydrocarbone.

Tableau donnant la teneur en calories (C), en albumine (A), en matière grasse (M) et en hydrates de carbone (H) du lait de femme, du lait de vache, de la crème et du babeurre.

(100 grammes de farineux renferment environ 370 à 390 calories, 12 à 15 grammes d'albuminoïdes, 2 à 5 grammes de matières grasses et 70 d'hydrates de carbone.)

Lait de femme.	C.	A.	M.	H.	Lait de femme.	C.	A.	M.	H.
5 gr.	3,5	0,07	0,16	0,3	125 gr.	85,0	1,87	4,12	7,5
10 —	7,0	0,15	0,33	0,6	150 —	102,0	2,25	4,95	9,0
15 —	10,0	0,22	0,49	0,9	175 —	119,0	2,62	5,77	10,5
20 —	13,5	0,30	0,66	1,2	200 —	136,0	3,00	6,60	12,0
25 —	17,0	0,37	0,82	1,5	225 —	153,0	3,37	7,42	13,5
30 —	20,5	0,45	0,99	1,8	250 —	170,0	3,75	8,25	15,0
35 —	24,0	0,52	1,15	2,1	275 —	187,0	4,12	9,7	16,5
40 —	27,0	0,60	1,32	2,4	300 —	204,0	4,50	9,90	18,0
45 —	30,5	0,67	1,48	2,7	325 —	221,0	4,87	10,72	19,5
50 —	34,0	0,75	1,65	3,0	350 —	238,0	5,25	11,55	21,0
55 —	37,5	0,82	1,81	3,3	375 —	255,0	5,62	12,37	22,5
60 —	41,0	0,90	1,98	3,6	400 —	272,0	6,00	13,20	24,0
65 —	44,0	0,97	2,14	3,9	425 —	289,0	6,37	14,02	25,5
70 —	47,5	1,05	2,31	4,2	450 —	306,0	6,75	14,85	27,0
75 —	51,0	1,11	2,47	4,5	475 —	323,0	7,12	15,67	28,5
80 —	54,5	1,20	2,64	4,8	500 —	340,0	7,50	16,50	30,0
85 —	58,0	1,27	2,80	5,1	525 —	357,0	7,87	17,32	31,5
90 —	61,0	1,35	2,97	5,4	550 —	374,0	8,25	18,15	33,0
95 —	64,5	1,42	3,13	5,7	575 —	391,0	8,62	18,97	34,5
100 —	68,0	1,50	3,30	6,0	600 —	408,0	9,00	19,80	36,0

Lait de femme.	C.	A.	M.	H.	Lait de femme.	C.	A.	M.	H.
625 gr.	425,0	9,37	20,62	37,5	825 gr.	561,0	12,37	27,22	49,5
650 —	442,0	9,75	21,45	39,0	850 —	578,0	12,75	28,04	51,0
675 —	459,0	10,12	22,27	40,5	875 —	595,0	13,12	29,87	52,5
700 —	476,8	10,50	23,10	42,0	900 —	612,0	13,50	29,80	54,0
725 —	493,0	10,87	23,92	43,5	925 —	629,0	13,87	30,52	55,5
750 —	510,0	11,25	24,75	45,0	950 —	646,0	14,25	31,35	57,0
775 —	527,0	11,62	25,57	46,5	975 —	663,0	14,62	32,17	58,5
800 —	544,0	12,00	26,40	48,0	1 000 —	680,0	15,00	33,00	60,0

Lait de vache.	C.	A.	M.	H.	Lait de vache.	C.	A.	M.	H.
5 gr.	3,0	0,2	0,15	0,2	325 gr.	211,0	13,0	9,75	13,0
10 —	6,5	0,4	0,30	0,4	350 —	227,5	14,0	10,50	14,0
15 —	10,0	0,6	0,45	0,6	375 —	244,0	15,0	11,25	15,0
20 —	13,0	0,8	0,65	0,8	400 —	260,0	16,0	12,00	16,0
25 —	16,0	1,0	0,75	1,0	425 —	276,0	17,0	12,75	17,0
30 —	19,5	1,2	0,90	1,2	450 —	292,5	18,0	13,50	18,0
35 —	23,0	1,4	1,05	1,4	475 —	309,0	19,8	14,25	19,0
40 —	26,0	1,6	1,20	1,6	500 —	325,0	20,0	15,00	20,0
45 —	29,0	1,8	1,35	1,8	525 —	341,0	21,0	15,75	21,0
50 —	32,5	2,0	1,50	2,0	550 —	357,5	22,0	16,50	22,0
55 —	36,0	2,2	1,65	2,2	575 —	374,0	23,0	17,25	23,0
60 —	39,0	2,4	1,80	2,4	600 —	390,0	24,0	18,00	24,0
65 —	42,0	2,6	1,95	2,6	625 —	406,0	25,0	18,75	25,0
70 —	45,5	2,8	2,10	2,8	650 —	422,5	26,0	19,50	26,0
75 —	49,0	3,0	2,25	3,0	675 —	439,0	27,0	20,25	27,0
80 —	52,0	3,2	2,40	3,2	700 —	455,0	28,0	21,00	28,0
85 —	55,0	3,4	2,55	3,4	725 —	471,0	29,0	21,75	29,0
90 —	58,5	3,6	2,70	3,6	750 —	487,5	30,0	22,50	30,0
95 —	62,0	3,8	2,85	3,8	775 —	504,0	31,0	23,25	31,0
100 —	65,0	4,0	3,00	4,0	800 —	520,0	32,0	24,00	32,0
125 —	81,0	5,0	3,75	5,0	825 —	536,0	33,0	24,75	33,0
150 —	97,5	6,0	4,50	6,0	850 —	552,5	34,0	20,50	34,0
175 —	114,0	7,0	5,25	7,0	875 —	568,0	35,0	26,25	35,0
200 —	130,0	8,0	6,00	8,0	900 —	585,0	36,0	27,00	36,0
225 —	146,0	9,0	6,75	9,0	925 —	601,0	37,0	27,75	37,0
250 —	162,5	10,0	7,50	10,0	950 —	617,5	38,0	28,50	38,0
275 —	179,0	11,0	8,25	11,0	975 —	634,0	39,0	29,25	39,0
300 —	195,0	12,0	9,00	12,0	1 000 —	650,0	40,0	30,00	40,0

Crème.	C.	A.	M.	H.	Crème.	C.	A.	M.	H.
20 gr.	25,0	0,70	2,0	1,00	140 gr.	172,0	4,90	14,0	7,00
40 —	49,0	1,40	4,0	2,00	160 —	197,0	5,60	16,0	8,00
60 —	74,0	2,10	6,0	3,00	180 —	221,0	6,30	18,0	9,00
80 —	98,0	2,80	8,0	4,00	200 —	246,0	7,00	20,0	10,00
100 —	123,0	3,50	10,0	5,00	220 —	271,0	7,70	22,0	11,00
120 —	148,0	4,20	12,0	6,00	240 —	295,0	8,40	24,0	12,00

Babeurre.	C.	A.	M.	H.	Babeurre.	C.	A.	M.	H.
25 gr.	12,5	0,65	0,12	2,07	525 gr.	262,5	13,65	2,62	43,57
50 —	25,0	1,30	0,25	4,15	550 —	285,0	14,30	2,75	45,65
75 —	37,5	1,95	0,37	6,22	575 —	287,5	14,95	2,87	47,72
100 —	50,0	2,60	0,50	8,30	600 —	300,0	15,69	3,00	49,80
125 —	62,5	3,25	0,62	10,37	625 —	312,5	16,25	3,12	51,87
150 —	75,0	3,90	0,75	12,45	650 —	325,0	16,90	3,25	53,95
175 —	87,5	4,55	0,87	14,52	675 —	337,5	17,55	3,37	56,20
200 —	100,0	5,20	1,00	16,60	700 —	350,0	18,20	3,50	58,10
225 —	112,5	5,85	1,12	19,67	725 —	362,5	18,85	3,62	60,17
250 —	125,0	6,50	1,25	20,75	750 —	375,0	19,30	3,75	62,25
275 —	137,5	7,15	1,37	22,82	775 —	387,5	20,15	3,87	64,32
300 —	150,0	7,80	1,50	24,97	800 —	400,0	20,80	4,00	66,40
325 —	162,5	8,45	1,62	26,97	825 —	412,5	21,45	4,12	68,47
350 —	175,0	9,10	1,75	29,05	850 —	425,0	22,10	4,25	70,55
375 —	187,5	9,75	1,87	31,12	875 —	437,5	22,75	4,37	72,62
400 —	200,0	10,40	2,00	33,20	900 —	450,0	23,40	4,50	74,70
425 —	212,5	11,05	2,12	35,27	925 —	462,5	24,05	4,62	76,77
450 —	225,0	11,70	2,25	37,35	950 —	475,0	24,70	4,75	78,85
475 —	237,5	12,35	2,37	39,42	975 —	487,5	25,35	4,87	80,92
500 —	250,0	13,00	2,50	41,50	1 000 —	500,0	26,00	5,00	83,00

L'étude calorimétrique des ingesta est donc une des bases scientifiques de la question de la ration alimentaire, mais il y a d'autres points à étudier. Si l'enfant absorbe tant de calories c'est pour réparer ses pertes. Ce qui doit donc régler la quantité de calories à l'entrée est la dépense faite par l'organisme. Quelle est cette dépense? Où se fait-elle?

C'est en un mot la dépense d'énergie qui doit guider la quantité de calories à absorber.

Ration d'entretien et loi des surfaces. — Elle a été établie par Richet[1], Rubner[2], Lambling[3], pour tous les organismes vivants.

Tout organisme a une surface exposée au refroidissement. Pour lutter contre ce dernier il dépense de la chaleur. Plus la surface est étendue, plus la déperdition de chaleur augmente, plus la dépense est élevée. Elle est proportionnelle à cette surface. Plus la température ambiante s'élève (été) plus la déperdition calorique diminue. L'inverse a lieu en hiver.

L'unité de surface est le décimètre carré.

1. *Arch. physiol.*, 1885. Art. chaleur, *Dict. physiologie.* — 2. *Zeitsch. f. Biologie*, XXI. — 3. *Traité de pathologie* générale de Bouchard.

On notera que le poids n'est pour rien dans cette déperdition puisque la dépense d'énergie, par unité de poids, diminue avec l'âge, comme le montre le tableau suivant.

« Ce n'est point parce qu'il dispose, dit von Noorden, du fait des combustions organiques, d'un excès de chaleur que l'organisme en abandonne constamment par sa périphérie, c'est au contraire d'après les pertes de chaleur qu'il subit à sa surface que l'organisme règle la grandeur de ces décompositions chimiques. »

Donc la quantité d'aliments, c'est-à-dire de calories doit être basée sur la dépense à la surface. Voici quelques chiffres, d'après Rubner :

	DÉPENSES totales en calories.	CALORIES par kilogramme	SURFACE en décimètre carré	CALORIES perdues par décim. carré.
4 kilogr. . .	368	91,3	30,13	12,21
11k,8 . . .	966	81,5	71,51	13,43
16k,4 . . .	1 213	73,9	76,81	15,79
23k,7 . . .	1 411	59,5	101,56	13,89
40k,4 . . .	2 106	52,1	149,91	14,52

Ces notions générales sur la loi des surfaces étant énoncées, appliquons ces données à l'étude du nourrisson.

Celui-ci dépense en travail interne de ses organes 1/5 environ de la déperdition de l'énergie (respiration, digestion, etc.). Le reste de la déperdition (4/5) se fait à la surface du corps sous forme de chaleur, par suite du rayonnement. Il est donc obligé de compenser cette perte par un apport de calories. Plus il y a de rayonnement, plus il doit ingérer. Les 9/10 des calories perdues doivent être fournies par les aliments.

Bonniot a établi qu'il n'y a pas une concordance absolue entre la chaleur de l'enfant mesurée au calorimètre et le nombre de calories renfermées dans le lait, car un certain nombre de calories sont mises en réserve et ne seront émises que plus tard. Ainsi c'est vers le troisième mois (où il y a une forte poussée d'accroissement) que la dépense de calories est le plus élevé.

Gillot[1] pense que dans ce rayonnement calorique, il faut tenir compte de la vitesse de refroidissement. Ainsi plus l'enfant est jeune, plus la vitesse de refroidissement est rapide pour le même laps de temps : si bien qu'il faut au prématuré une ration d'entretien trois fois plus forte que celle de l'enfant plus âgé. Au lieu de 100 grammes de lait par kilogramme il en faut 300. L'enfant ne peut supporter un tel surmenage : aussi le tient-on à la chaleur, pour diminuer le refroidissement.

Van 'Hoff, en s'appuyant sur des études de thermodynamie, a énoncé la formule suivante : le travail maximum fourni, dans une transformation chimique de quantités déterminées de substance, est d'autant plus grand que le système réagissant est plus éloigné de l'état d'équilibre. Le travail cellulaire varie suivant les individus. Certains organismes ont une vie cellulaire bien réglée, bien équilibrée, où les échanges osmotiques se font constamment dans la perfection. Le travail qu'ils produisent sera plus facile que si les cellules sont déréglées, déséquilibrées et les échanges lents à se produire. Il y a à tenir compte et de la vie du protoplasma et de la texture de la paroi osmotique.

Il y a deux moyens d'étudier l'élimination des calories par la surface : ou bien placer l'enfant dans le calorimètre ou bien mesurer la surface.

1° **Mesures de calorimétrie directe.** — Langlois[2], Bonniot[3], Saint-Albin[4], ont placé l'enfant dans un calorimètre par rayonnement (appareil ovoïde de Richet) et ont calculé la quantité de lait nécessaire pour compenser la déperdition par l'alimentation.

1. *Bull. général de thérap.*, 1904. — 2. *Thèse*, Paris, 1886. — 3. *Id.*, 1900. — 4. *Id.*, 1904.

Un enfant de :		Calories. 24 heures par kilogramme.			
3k,500	dégage environ	4,350	et a besoin de	505	gr. de lait en 24 heures
5k,500	—	4,200	—	759	—
7k,500	—	4,120	—	1 012	—
9k,500	—	3,930	—	1 191	—

Ce calcul a été fait pour un lait donnant 725 calories par litre.

2° **Mesures de la surface du corps et ses rapports avec le poids.** — Bergonié, Meeh, Bouchard, Roussy, Bordier[1], Bordier et Fabre[2], Michel et Perret[3], Richet et Lesné[4] ont cherché à établir le rapport de la surface au poids de façon que le poids étant connu on puisse en déduire la surface. Cette étude a pour but de simplifier les recherches qui sont longues et difficiles. S/P est la surface spécifique d'un kilogramme c'est-à-dire le rapport de la surface au poids. Il diminue à mesure que le poids progresse.

On a étudié la quantité de calories émises par l'unité de surface (décimètre carré).

Camerer[5] donne les chiffres suivants obtenus chez l'enfant au sein.

3e jour.	8	calories
7e —	9	—
14e —	10,20	—
4e semaine.	11,90	—
7e —	14,20	—
10e —	13,80	—
120e —	12,70	—

Michel et Perret, d'après 115 cas d'enfants au sein observés par Feer, donnent, comme moyenne, 16cal,51. Johanessen et Wang, Lambling, 16cal,20. Rubner et Heubner, 16cal,57.

Pour tous les enfants au sein, Michel et Perret donnent, en moyenne, le chiffre de 15 calories par unité de surface.

1. *Journ. physiol. et path.*, 1901. — 2. *Bull. soc. obstétr.*, 1903. — 3. *Rev. d'hygiène et de méd. inf.*, 1906. — 4. *Arch. méd. enfants*, 1906. — 5. *Der Stoffswechsel des Kinder.*, 1896.

Le tableau suivant de Rubner, cité par Lambling, montre les exigences du nourrisson en calories et la décroissance de leur dépense totale à mesure qu'on se rapproche de l'âge adulte.

Poids en kilogr.	Dépense totale de calories.	Dépense par kilogr.	Surface en cent. carrés.	Dépense par mètre carré.
4	368	91,3	3 013	1 221
11,8	966	81,5	7 151	1 343
16,4	1 213	73,9	7 681	1 379
23,7	1 411	59,5	10 156	1 389
40,4	2 106	52,1	14 491	1 452
Adulte 67	2 843	42,4	20 305	1 399

Richet et Lesné, comme on peut le voir dans le tableau ci-joint, donnent le chiffre de 9 calories par décimètre carré, — ce qui équivaut à 15 grammes de lait. — Or en grandissant, la consommation par kilogramme descend de 77 calories à 50 calories. — D'ailleurs l'étude montre que sur 100 calories consommées, le nombre de calories fixées descend du 1er mois au 12e mois (de 15[cal],8 à 2[cal],6) (tableau de Richet et Lesné, page 199).

Tableau des surfaces, d'après Michel et Perret.

POIDS	SURFACE en DÉCIMÈTRES CARRÉS	S/P
1 500 grammes..	13,12	8,75
2 000 —	16	8,2
3 000 —	20,58	6,84
4 000 —	24,44	6,11
5 000 —	27,60	5,52
6 000 —	30,78	5,13
7 000 —	33,81	4,83
8 000 —	36,96	4,62
9 000 —	40,14	4,46

TABLEAU DE RICHET ET LESNÉ.

MOIS	POIDS MOYEN en grammes.	LAIT INGÉRÉ en grammes.	LAIT INGÉRÉ en calories.	SURFACE MOYENNE en décimètres carrés.	CALORIES de CONSOMMATION par décimètre carré.	CALORIES de CONSOMMATION par kilogramme.	CALORIES de FIXATION	CALORIES D'EXCRÉTION fécale.	CALORIES DE CONSOMMATION = calories de fixation et fécales retranchées des calories ingérées.
1	3 380	600	360	27,50	9,4	76,7	41	60	259
2	4 125	630	378	31,20	8,8	70,0	38	64	276
3	4 880	680	408	34,40	8,8	60,2	36	68	304
4	5 625	730	438	37,90	9,8	59,2	33	72	333
5	6 250	790	474	40,60	9,0	58,8	30	76	368
6	6 750	850	510	42,80	9,4	59,5	28	80	402
7	7 250	900	540	44,50	9,6	59,4	25	84	431
8	7 700	920	552	46,80	9,4	57,4	22	88	442
9	8 150	930	558	48,40	9,2	54,7	20	92	446
10	8 530	940	564	50,20	9,0	52,8	17	96	451
11	8 810	950	570	51,50	8,8	51,8	14	100	456
12	9 120	960	576	52,40	8,9	50,4	12	104	460

Michel et Perret examinant les enfants au biberon élevés par Budin et Planchon[1] au 1/10 de leur poids ou au-dessous trouvent la moyenne de $14^{cal},38$. Rubner et Heubner trouvent le chiffre de $12^{cal},86$. Il semble donc que pour les enfants au biberon le chiffre de 15 calories que donnent Michel et Perret soit trop élevé. On remarquera que les enfants élevés par Budin et Planchon prenaient le 1/10 de leur poids. Or le chiffre moyenne de $14^{cal},38$ qui est basé sur la surface donne un chiffre de lait plus élevé.

Ainsi un enfant de 5 kilogrammes au dixième prendra 500 grammes; par le calcul de la surface au contraire ($14^{cal},38$) il prendra une dose de lait plus forte. Il semble donc qu'il y ait là une discordance, entre les chiffres donnés par le calcul de la surface et les chiffres donnés par le poids.

Puisque nous connaissons la surface de dépense d'énergie, il nous sera facile d'établir la ration d'entretien, c'est-à-dire la quantité de lait que l'enfant doit prendre pour lutter contre la déperdition de la surface.

D'après le tableau précédent on connaît la surface d'un enfant correspondant au poids. Exemple : un enfant de 5 kilogrammes aura une surface de $27^{dc},60$. On multiplie celle-ci par l'unité calorique de surface soit : 12, 13 ou 15 calories. Le nombre obtenu est le total des calories émises par cette surface, c'est-à-dire les calories de la ration d'entretien.

Chez le nourrisson, la ration d'entretien est proportionnellement plus forte que chez l'adulte.

70 à 100 calories par kilogramme et par jour, alors que chez l'adulte elle est de 37 à 38.

Ration d'accroissement. — L'enfant croît en même temps qu'il s'entretient. Il y a donc à examiner le nombre de calories nécessaires à cette ration d'accroissement (Camerer, Rubner, Heubner, Johanessen et Wang, Michel et Perret, Barbier[2], Maurel[3]).

1. Acad. méd., 1904. — 2. *Soc. Thérap.*, 1903. — 3. *Hyg. alimentaire nourrisson*, 1903.

1° La ration d'accroissement n'est pas uniforme. Elle est au maximum au premier mois et descend progressivement jusqu'au douzième.

On a admis 30 grammes d'accroissement au premier mois, pour l'enfant au sein. Or en s'appuyant sur les recherches de Volkmann, Bischoff, Voit, sur la composition des tissus vivants on trouve que

100 grammes contiennent.	Eau. . . .	64	grammes.
	Albumine. .	16	—
	Graisses. . .	15	—
	Sels. . . .	5	—

Le calcul donne pour un accroissement de 30 grammes :

	Sein. grammes.		Biberon. grammes.	
Eau.. . . .	19,50		19,50	
Albumine.. .	6,08 =	25 cal.	6,90 =	30 cal.
Graisses. . .	2,90 =	20 cal.	2,10 =	19,38
Sels.. . . .	1,50		1,50	
	30 gr.	45 cal.	30 gr.	49 cal.
	(Soit 1 cal. 50 par gramme).		(1 cal. 66 par gramme.)	

Donc pour 100 grammes d'accroissement.

Eau.	65
Albumine..	23
Graisses.	7
Sels..	5

Le quart du gain est fourni par l'albumine.

Voici le tableau moyen, par âge, donné par Barbier.

	AUGMENTATION DE POIDS PAR KILOGRAMME		CALORIES PAR KILOGRAMME		ALBUMINE PAR KILOGRAMME.	
	grammes.		grammes.		grammes.	
3 premiers mois. . .	5,5 à	7	9 à	12	1,20 à	0,60
3 à 6 mois. . . .	3	4	5	7,5	0,70	1,95
6 à 9 —	1,50	1,80	3,2	4,4	0,40	0,75
9 à 12 —	0,90	1,10	1,6	2,6	0,20	0,26

Ce tableau montre que plus l'enfant prend de l'âge, moins il a besoin d'albumine.

Pour connaître la ration d'accroissement, il suffit de multiplier le gain journalier par kilogramme par le chiffre de $1^{cal},50$ (pour l'enfant au sein) et $1^{cal},66$ (pour l'enfant au biberon).

Exemple : Un enfant au sein de 4 kilogrammes gagnant 28 grammes par jour, soit 7 grammes par kilogramme, aura besoin de $10^{cal},5$ par kilogramme.

Un enfant de 4 kilogrammes, au biberon, augmentant de 10 grammes par jour, soit $2^{gr},5$ par kilogramme, aura besoin de $4^{cal},15$ par kilogramme.

Pour simplifier Michel et Perret prennent comme mesure unique le chiffre de $1^{cal},66$ pour le gramme de gain et le chiffre de 15 calories comme unité de dépense, à la surface, tant pour l'enfant au sein que pour l'enfant au biberon.

Baudrand[1] pense que la ration d'accroissement est indépendante de la surface : « L'accroissement, dit-il, est le résultat de cette suractivité cellulaire dont le type est héréditairement transmis et chaque être s'accroît selon la formule particulière. » La balance permet de juger l'intensité de cette activité cellulaire par le plus ou moins de rapidité de développement. L'accroissement se fait par bond, il est indépendant de la surface, à l'opposé de l'entretien (Voir atrophie). « L'accroissement, dit le même auteur, est en somme comparable à la marche, et comme dans la marche on y trouve des haltes, des piétinements, des retours en arrière auxquels peuvent faire suite des vitesses exagérées. »

D'après les recherches de Saint-Albin et Baudrand, chez les atrophiques, on peut se demander si dans le rayonnement de la surface, il n'existe pas deux variétés : l'une réglée par la surface et la déperdition, l'autre de nature profonde, indice de la vie cellulaire d'accroissement et réglée par cette dernière.

Ration totale. — Elle est l'union des deux rations entretien et accroissement. Que doit-elle être ?

1. 1er Congrès des Gouttes de lait, 1905.

D'après Michel et Perret : pour un enfant de 5 kilogrammes.

5 kil.	= 27 d. c. 6 de surface.
Calories de surface. . . .	= 15 calories.
Calories d'accroissement. .	= 1 cal. 66

Il suffit de savoir quelle est l'augmentation moyenne de cet enfant par jour (20 grammes par exemple).

On aura donc :

Ration d'accroissement 20 grammes × 1 cal. 66.	= 33 cal. 20
Ration d'entretien 27 d. c. 6 × 15 calories. . .	= 414
Total.	447 cal. 20

Or un litre de lait de femme donne 667 calories utilisables.

$$\frac{1000 \times 447 \text{ cal. } 20}{667} = 670 \text{ grammes de lait en 24 heures.}$$

Un litre de lait de vache donne 690 calories utilisables.

$$\frac{1000 \times 447 \text{ cal. } 20}{690} = 648 \text{ grammes de lait de vache.}$$

D'après Barbier[1], le nourrisson a besoin par kilogramme et par jour de :

82	calories pendant le	1er mois.	125 grammes de lait par kilogramme.	1/8 du poids.
80,5	—	2e —		
79	—	3e —		
77,5	—	4e —		
76,4	—	5e —	115 grammes.	1/9 du poids.
75	—	6e —		
74,4	—	7e —		
73,8	—	8e —		
73,2	—	9e —	105 à 108 grammes.	1/10 du poids.
72,6	—	10e —		
72	—	11e —		
71,6	—	12e —		

Pour connaître la ration alimentaire d'après cet auteur qui donne comme chiffre 650 calories par litre de lait au lieu de 667,

1. *Soc. Thérap.*, 1903.

chiffre de Maurel, Michel et Perret, il suffit de faire le calcul suivant.

Soit pour un enfant du premier mois

$$\frac{1000 \times 82}{650} = 125 \text{ grammes par kilogramme.}$$

Le même calcul se fait pour l'enfant au biberon, mais au lieu de 690 (chiffre de Maurel, Michel et Perret) Barbier donne 750 calories par litre.

$$\frac{1000 \times 82}{750} = 108 \text{ par kilogramme.}$$

Cependant il ne donne pas au nourrisson cette quantité de lait, car il cherche à lui faire ingérer le minimum d'azote. Or 108 grammes de lait de vache égale 3gr,90 d'albumine. Comme l'enfant, à cette période, n'a besoin que de 2 grammes d'albumine, 55 grammes de lait suffisent. Mais alors, il manque 60 grammes d'eau par kilogramme qu'il ajoute et 40 calories.

L'adjonction de 10 grammes de sucre remplace le sucre et la graisse.

Ceci fait pour la tetée.	Eau. . . .	60 grammes.
	Lait. . . .	60 —
	Sucre. . . .	10 —

Nous verrons, plus loin, comment Barbier augmente la ration avec l'âge.

Influence de la chaleur. — Dès que la température extérieure s'élève, pendant l'été, par exemple, cette déperdition est moins élevée et le chiffre des calories émises par unité de surface diminue. 5° d'élévation thermique extérieure font gagner à l'organisme 1 calorie par unité de surface. Ainsi Richet trouve 45 calories à 25° et 118 calories à 18° (Maurel[1], Noë[2], Richet[3], Larguier de Bancels[4]).

La ration alimentaire sera donc diminuée pendant l'été, car les besoins sont moins grands. Le mieux est de baisser de deux

1. *Influence des saisons sur les dépenses de l'organisme*, 1904. — 2. *Soc. Biol.*, 1902. — 3. *Id.*, 1902. — 4. *Id.*, 1902.

calories par unité de surface (de 15 calories descendre à 13 calories). Michel et Perret recommandent de diminuer de

30 grammes	par tetée	la quantité de lait	pour les enfants de	3 à 4 kilos.
40	—	—	—	5 à 6 —
50	—	—	—	7 à 8 —
60	—	—	—	9 à 10 —

Contradiction de la loi des surfaces. — La loi des surfaces qui se vérifie et chez le nourrisson et chez l'adulte est mise en défaut pendant les dix premiers jours de la vie (d'après les examens qui ont été faits sur des enfants au sein). A ce moment, il existe cependant une plus large surface et le rapport S/P est élevé.

Or la loi des surfaces dit que la dépense est d'autant plus grande que l'animal est plus petit, car la surface est plus étendue. Camerer et Perret ont établi qu'au 3e jour le nouveau-né présente une déperdition de 5 calories (Perret) ou 8 calories (Camerer) par unité de surface ; au 7e jour 9 calories (Camerer), 11 (Perret) ; au 10e jour, 12 calories (Perret). Peu à peu, ce taux s'élève à 13, 14, 15. D'après Gaus[1], la déperdition en 24 heures serait de 50 calories par kilogramme (1re semaine) puis 82 calories (2e semaine).

En un mot, pendant les dix premiers jours de la vie, le nourrisson ne dépense que peu de calories et, par conséquent, n'a besoin que d'une faible alimentation.

La loi des surfaces est donc en défaut, car à ce moment l'unité de surface devrait avoir une déperdition plus élevée.

On ignore encore la cause de ces faits contradictoires. On l'attribue à ce que l'enfant dort beaucoup, à ce qu'il est bien couvert et à la facilité d'absorption du premier lait. Il serait intéressant de savoir si cette faible déperdition se rencontre également chez l'enfant au biberon. Les recherches de Weiss viennent parallèlement démontrer la faiblesse de l'indice de l'oxygénation à cette période de la vie.

1. *Jahr. für Kind.*, 1902

LE COUPAGE

On a remarqué depuis longtemps que, pendant les premiers mois, les enfants supportaient mieux le lait additionné d'eau. Ayant observé que le lait de vache est très chargé en caséine, on a pensé que l'eau diluant cette dernière rendait le lait plus digestif.

On ne donnait que peu d'importance au coupage, quand Biedert[1] attribua la majorité des troubles digestifs à la caséine de lait de vache. Pour cet auteur, la différence du coagulum entre le lait de femme et le lait de vache indique que ces deux caséines sont déjà différentes dans leur essence. Bien plus la quantité intervient, or elle est élevée dans le lait de vache. D'où la nécessité d'éliminer le plus possible la caséine, qui serait un véritable poison (Trois parties d'eau pour une partie de lait, telle serait la dilution qui permettrait de rendre celui-ci moins nocif). D'après Biedert, Uffelmann, Neese, il faudrait ajouter au lait 12 fois son volume d'eau pour obtenir des coagula aussi fins que ceux du lait de femme.

Voici d'ailleurs le tableau de coupage de Biedert.

	Lait.	Eau.	Lactose.
	—	—	—
3 premières semaines. . .	1 partie	3 parties	5 à 6 %
1er et 2e mois.	1 —	2 —	—
3e et 4e —	1 —	1 —	—
5e et 6e —	2 —	1 —	—
7e et 8e —	3 —	1 —	—
8e au 12e —	lait pur.		

Le tableau suivant de Camerer montre qu'avec la crainte de la caséine on arrive à donner aux enfants de l'eau teintée de lait.

	Tetées.	Lait.	Eau.	Lactose.
	—	—	—	—
1re semaine. . .	7	1/8	2/8	25 grammes.
2e et 3e — . .	7	2/8	4/8	45 —
4e à 8e — . .	7	3/8	3/8	45 —
3e mois. . . .	6	4/8	3/8	40 —
4e mois. . . .	6	5/8	2/8	30 —
5e et 6e mois. . .	6	6/8	2/8	30 —

1. *Arch. für Path. Anat. und physiol.*, 1874. *Münch. med. Woch.*, 1889. *Revue mal. enfance*, 1895.

COEFFICIENTS CALORIQUES DES MÉLANGES DE BAGINSKY

NUMÉROS DU MÉLANGE	COMPOSITION PAR LITRE	PAR LITRE			PAR LITRE			TOTAUX	IL FAUT POUR 100 calories.	IL FAUT POUR 200 calories.
		GRAISSES	HYDRATE de carbone.	ALBUMINE	GRAISSES	HYDRATE de carbone.	ALBUMINE			
		grammes	grammes	grammes	calories	calories	calories	calories	grammes de ce mélange	
Mélange I. . . .	250 lait. . . 750 eau. . . 30 sucre..	8,75	41,25	8,25	81	169	34	284	357	714
Mélange II.. . .	350 lait. . . 650 eau. . . 35 sucre.. .	12,25	50,75	11,55	114	208	47	369	271	542
Mélange III. . .	400 lait. . . 600 eau. . . 35 sucre.. .	14,00	53,00	13,2	130	217	54	401	250	500
Mélange IV. . .	500 lait. . . 500 eau. . . 35 sucre.. .	17,50	57,5	16,5	163	236	68	467	225	450
Mélange V.. . .	750 lait. . . 250 eau. . . 40 sucre.. .	26,25	73,75	24,75	244	302	101	647	162	324

De son côté Baginsky, comme on peut le voir, fait divers mélanges correspondants aux différents âges.

Escherich [1] donne :

Jusqu'à la 4e semaine. .	1 partie lait.	3 parties eau	à 8 °/o de lactose.
Aux 2e, 3e et 4e mois. .	1 —	2 —	ou d'extrait.
Aux 5e, 6e mois. . . .	2 —	3 —	de malt.
A 7 mois.	lait pur.		

Heubner[2] et Finkelstein [3] conseillent :

A 1 mois.	1 partie lait.	2 parties eau	à 8 °/o lactose.
Aux 2e et 3e mois.. . .	1 —	1 —	à 10 °/o —
Au 4e mois.	2 —	1 —	à 12 °/o —

La crainte de la caséine fit faire des coupages intenses, si bien que Biedert arriva même à supprimer le lait et à donner à l'enfant un produit artificiel « la crème de Biedert » dont on varie la dose suivant l'âge. Il fut suivi dans cette voie par Morgan Rotch, en Amérique (voir laits modifiés et artificiels).

Cependant les études des échanges nutritifs montraient qu'à 5 pour 100 près, la caséine du lait de vache était aussi bien digérée que la caséine du lait de femme et que cet excès ingéré se retrouvait, en partie, dans les selles et les urines, à l'état d'excès d'azote.

Malgré ces recherches chimiques, le coupage continua à prendre, en Allemagne, une grande extension. Grandboom [4] puis Monti [5] s'élevèrent contre la prétention d'obtenir, par le coupage, un lait voisin du lait de femme. Monti montra, au contraire, que le coupage l'en éloigne.

Ainsi 2/3 d'eau et 1/3 de lait contiennent: pour 100 grammes 0gr,81 de caséine et 0gr,30 d'albumine soluble (1er mois).

Or le lait de femme, à cette période, renferme dans les mêmes conditions 1gr,35 de caséine et 1gr,62 d'albumine soluble.

Depuis, la réaction progresse avec Oppenheiner, Schlesinger,

1. *Österreichischen Aerzte Zeitung*, 1908. — 2. *Traité des Maladies des Enfants*. — 3. *Traité des Maladies du Nourrisson*, 1907. — 4. Congrès internat méd. Paris, 1900. — 5. *Id.*

Schlossmann, Spiegel qui donnent de plus en plus, soit du lait non coupé, soit du lait très légèrement additionné d'eau et seulement pendant les deux ou trois premiers mois.

En France, la crainte de la caséine fut moins grande, puisque Parrot[1], Gueniot, Budin[2] furent les promoteurs d'un mouvement en faveur du lait pur dès la naissance. Cependant Marfan fit observer que l'on pouvait rencontrer de la dyspepsie chez des enfants élevés au lait de vache pur. La plupart des auteurs conseillent, avec Variot[3], un coupage léger : d'abord au tiers (2 de lait, 1 d'eau), puis à 6 semaines au quart (3 de lait, 1 d'eau) et à 3 mois le lait pur. Certains, cependant, coupent le lait par moitié, dans les dix premiers jours. Barbier[4] et Londe[5] font des additions d'eau encore plus accentuées et plus prolongées.

Le coupage dilue donc, non seulement la caséine, mais encore le lactose, les graisses et les sels. On a essayé, en Allemagne, de remédier à l'insuffisance de ces dernières substances. Pour le lactose, rien n'était plus facile, il suffisait d'en ajouter. Un litre de lait de femme, contenant 75 grammes de sucre et la même quantité de lait de vache seulement 45 grammes. En coupant celui-ci par moitié, le chiffre tombe à $22^{gr},5$. On ajouta donc 1, 2, 3, 6 grammes de lactose par tetée, ce qui pour 7 ou 8 tetées donne en plus 7 à 40 grammes de lactose par jour. C'était se rapprocher du lait de femme sur ce point.

Pour les graisses le remplacement était difficile, sinon impossible. On fit alors appel à la théorie de l'isodynamie de Rubner et Hasselin.

Deux corps différents, d'après la loi établie par ces auteurs, sont isodynamiques, quand, au calorimètre, ils fournissent le même nombre de calories. Prenons un exemple : 100 grammes de graisses donnent 250 calories. Pour obtenir le même résultat de combustion il faut :

1. *Athrepsie*. 1879. — 2. Acad. méd., 1892. — 3. *Clinique infantile*. 1907. — 4. *Soc. Thérap.*, 1903. — 5. *Presse méd.*, 1907.

243 grammes d'albumine de muscle.
ou 257 — de légumine.
ou 234 — de sucre de canne.
ou 256 — de glucose.

Cependant, cette loi de l'isodynamie, qui est vraie pour le calorimètre est loin d'être démontrée exacte pour l'organisme. On ne peut comparer ce dernier à un calorimètre, car c'est négliger un facteur important : l'activité de la cellule, qui produit un travail différent, suivant les corps à absorber, malgré leur isodynamie.

Il y a la manière de transformer. L'organisme n'absorbe pas le lactose comme la graisse. Ces deux substances, quoique isodynamiques, donneront un résultat différent en glycogène qui est l'aboutissant de toute action sur les aliments. L'organisme en présence de deux subtances isodynamiques produira tant de glycogène avec l'une et tant avec l'autre. Comme le disent Vant'-Hoff et Hober, pour que deux subtances alimentaires produisent le même résultat, il faut qu'elles soient isoglycogéniques.

L'application de l'isodynamie au remplacement des parties du lait diluées par le coupage fut suivie d'abus.

Soxhlet, le premier, proposa de remplacer la graisse diluée par le lactose en appliquant la loi précédente : tant de grammes de lactose ou d'un sucre quelconque, donnant autant de calories que tant de grammes de graisse, comme il manque telle quantité de cette dernière substance, il suffit d'ajouter telle dose d'un sucre. En suivant aveuglément la théorie on arrive à des chiffres très élevés de lactose (10 pour 100, 12 pour pour 100, 15 pour 100). D'après Keller, l'enfant peut prendre par la bouche 3 grammes de lactose et 7 de maltose par kilogramme.

Escherich[1] s'est élevé contre ces excès et a montré que l'organisme du nourrisson accepte difficilement une telle substitution et ne peut supporter l'ingestion prolongée d'une solution de lactose à 8 pour 100 sans présenter des troubles digestifs (voir maladie du lactose, p. 491).

1. 66e Congrès de méd. allemand, Vienne, 1894

Devant ces accidents on s'adressa aux divers sucres capables de remplacer le lactose, dans ce rôle de substitution. On vit apparaître le galactose (Soxhlener Zuker), 8 pour 100, la saccharine (Keller) 1 ou 2 tablettes par biberon, le glucose. Mais tous, à dose élevée, sont peu supportés par l'appareil digestif.

On abandonna donc l'idée de vouloir appliquer à toute force, la loi de l'isodynamie et on se contenta d'ajouter au lait coupé une petite quantité soit de lactose, soit de maltose, soit de sucre ordinaire.

Les uns préfèrent le lactose, parce qu'il remplace une partie du lactose absent, qu'il est diurétique et qu'il agit heureusement sur les flores intestinales (production d'acide lactique par la flore à l'hydrocarbone, lutte contre la flore à l'azote). D'après Czerny, le lactose fixe mieux l'azote sur les tissus que les autres sucres. Le sucre ordinaire fermente trop dans les voies digestives.

Escherich se sert d'extrait de malt (4 grammes pour 100 centimètres cubes de lait coupé) qui se transforme en dextrose dans l'estomac et agit sur la constipation.

Beaucoup de médecins, qui emploient le sucre ordinaire à faible dose (1 à 3 pour 100) n'en font usage que pour faire prendre le lait à l'enfant, car bien des nourrissons refusent de prendre le lait nature et l'acceptent, dès qu'il y a une trace de sucre. Les partisans du sucre ordinaire n'ont la prétention, ni de chercher des substances calorigènes, ni d'appliquer la loi de l'isodynamie, mais simplement de sucrer.

On voit donc, par cet exposé, la différence entre la pédiatrie allemande et la pédiatrie française. En Allemage la crainte de la caséine oblige au coupage : on cherche par l'adjonction de lactose à remplacer le lactose et les graisses absentes. — En France pas de crainte ou crainte bien minime de la caséine, addition légère d'eau que l'on cesse dès qu'il est possible — et addition d'une petite dose de sucre ordinaire ou de lactose.

On a discuté sur la dilution des sels par le coupage. — Les uns avec Fery, König, Morgan Rotch, Lemonnier[1] disent que le lait

1. *Soc. Thérap.*, 1903.

de vache coupé contient moins de sels que le lait de femme, comme l'indique ce tableau donné par Lemonnier.

RATION D'UN ENFANT DE TROIS MOIS PESANT $4^{gr},900$

	AU SEIN lait de femme.	ALLAITÉ ARTIFICIELLEMENT		TOTAL
		200 gr. lait de vache.	eau et sucre.	
	grammes.	grammes.	grammes.	grammes.
Eau..........	526	172	350	523,15
Albuminoïde......	11	8	»	8
Beurre.........	24	7	»	7
Sucre..........	36	10	50	60
Matières minérales....	3	1,5	0,35	1,85

D'autres pensent que le lait de vache contient une forte proportion de sels que la dilution n'arrive pas à rendre inférieure à la quantité contenue dans le lait de femme.

Pagès[1] donne les chiffres comparés du lait de femme et du lait de vache coupé d'eau :

	Lait de femme. 500	Lait de vache coupé. 300
Potasse......	0,40	0,75
Chaux......	0,10	0,36
Ph^2O^5......	0,15	0,42

Dans ces analyses, le lait *coupé* contient une dose de sels supérieure à la dose contenue dans le lait de femme. Il y a donc contradiction dans les analyses chimiques. Je crois qu'il ne faut pas voir là seulement une question de quantité, de savoir si les sels dilués sont ou non inférieurs au taux qu'ils présentent dans le lait de femme, mais aussi une question de qualité, car dans

1. *Chimie biol.* de GAUTIER.

les deux laits les éléments calciques et phosphorés ne sont pas combinés de la même façon.

Pour obvier à cet inconvénient de la dilution des éléments (sels et lactose), certains auteurs ont proposé de couper le lait avec du lacto-sérum provenant de lait de vache coagulé.

La lécithine, d'après Gillot, serait également notablement diluée par le coupage. Autrefois, on ajoutait de l'eau de chaux ou de l'eau de Vichy pour faciliter la digestibilité de la caséine ; aujourd'hui on limite leur emploi aux cas de maladie. Il semble même que l'eau de chaux augmente la densité et le volume des grumeaux. L'eau de Vichy paraît agir sur les graisses qui gênent la digestion. On a encore fait usage du citrate de soude (Wright[1], Paynton[2]), qui précipiterait le chlorure de calcium, si bien que la caséine, privée en partie de ce dernier sel, se coagulerait en grumeaux fins. Quelques-uns recommandent d'ajouter à l'eau de coupage un peu de sel (Nobécourt et Vitry[3], Houzel[4]).

ÉVOLUTION DU NOMBRE DES TETÉES ET DE LA QUANTITÉ DE LAIT

Si l'on suit l'évolution de la ration alimentaire du nourrisson depuis une vingtaine d'années, on est frappé de voir les changements survenus. Beaucoup d'auteurs qui ont écrit sur ce sujet ont « cherché leur voie » et ont modifié leurs opinions, mais tous dans le même sens.

1. Diminution progressive de la quantité de lait donnée aux enfants, à tel point que nous recherchons maintenant comme base le minimum de la ration alimentaire. Plus on baisse les doses et plus on voit que les enfants croissent tout aussi bien, jusqu'à une certaine limite naturellement.

1. *The Lancet*, 1893. — 2. *Id.*, 1904. — 3. *Soc. péd.*, 1904. — 4. Congrès des gouttes de lait, 1905.

2. Diminution du nombre des tetées. Autrefois 9, 10 par 24 heures, on voit peu à peu le chiffre descendre à 8, 7, 6, 5.

3. Augmentation des heures de repos qui est le corollaire de la diminution précédente. On donna d'abord toutes les heures jour et nuit ; puis toutes les deux heures le jour et deux fois la nuit ; ensuite toutes les deux heures le jour et une fois la nuit ; toutes les deux heures et demie et une fois la nuit, enfin toutes les 3 heures, depuis 6 à 7 heures du matin jusqu'à 9 à 10 du soir. La nuit étant un repos pour la mère et l'enfant.

C'est là l'opinion actuelle ; il existe même un courant en Allemagne qui tend à augmenter encore les temps de repos, surtout pour les enfants au biberon. Trois heures suffisent pour la digestion du lait de femme, quatre heures seraient nécessaires pour la digestion du lait de vache (Czerny). Dans ce dernier cas, on donne cinq repas par vingt-quatre heures, un toutes les quatre heures, quatre le jour, un la nuit.

Siegert propose même pour le sein des repas espacés de cinq heures (quatre par jour). L'enfant absorbe alors de fortes doses de lait (cela est contraire à la physiologie, qui montre que l'estomac ne peut se laisser distendre que jusqu'à une certaine limite).

MÉTHODE DE CZERNY

Czerny, qui fait autorité en Allemagne en matière d'alimentation du nourrisson, enseigne une méthode un peu spéciale d'élevage, ayant trait aux enfants normaux. La base est la suivante :

1° Ne pas se fier seulement à l'âge ou au poids, mais à tout l'organisme (digestion, qualité de la chair, etc.), en un mot, à l'état général ;

2° Se laisser guider par l'enfant ; s'il va bien avec une faible dose ne pas l'augmenter. Aussi Czerny ne donne-t-il pas de tableaux d'âge, de poids, etc., avec quantités de lait correspondantes ;

3° Commencer par une alimentation indifférente, inoffensive, pour tâter la susceptibilité de l'enfant.

1re Période. — L'enfant doit prendre le septième de son poids en *liquide,* dont un tiers de lait. Ainsi un enfant de 3 kilogrammes prendra 428 grammes de liquide par jour dont 142 grammes de lait. On ajoute 10 pour 100 de lactose ou de saccharine. Ceci en 5 repas : 6 heures, 10 heures, 2 heures, 6 heures, minuit, séparés par des repos de quatre heures. Si dans l'intervalle des tetées, l'enfant a soif, on peut lui donner une solution d'eau saccharinée faible.

2e Période. — Si l'enfant va bien, si toutes les fonctions sont normales, on élève peu à peu la quantité de lait de façon à lui donner le dixième de son poids. Ainsi un enfant de 4 kilogrammes prendra le septième de son poids en liquide, soit 570 grammes, et le dixième de son poids de lait, soit 400 grammes.

570 — 400 = 170 d'eau lactosée ou saccharinée.

Si l'enfant continue à se bien porter, vers quatre mois on remplace l'eau lactosée de coupage par un des mucilages dont nous parlons plus loin.

Si l'enfant ne va pas (poids stationnaire, selles à grumeaux de savon ou selles blanches), on diminue le lait à 90 grammes, 80 grammes par kilogramme et l'on remplace les calories absentes non pas par un des sucres peu supportés, mais par une série de plus en plus forte d'hydrocarbones en commençant par le plus faible ; si cela ne va pas mieux, on s'adresse à un hydro-carbone plus fort.

Au lieu de donner de l'eau de coupage simple additionnée de lactose, on fait un mucilage ou schleim. Le premier hydrocarbone (Laferschleim) contient 500 grammes d'eau, une cuillerée à soupe de gruau d'avoine, une pincée de sel. Ébullition une demi-heure. Filtration sur un linge (dunne schleim). On peut le faire plus épais (dicke schleim) avec deux cuillerées à soupe de gruau.

Si malgré ce coupage au premier hydrocarbone, l'enfant n'éprouve aucun bénéfice, on remplace alors le gruau d'avoine par une quantité égale de farine de blé ordinaire (Mehlsuppe). Si, malgré tout, il n'existe aucune amélioration, on passe à un hydrocarbone plus fort. On fait une décoction de malt dans l'eau et on ajoute une cuillerée à soupe de farine de blé (Malzsuppe, qui contient là farine).

Quand l'enfant croît avec un quelconque de ces hydrocarbones de coupage, on continue avec lui, tout en augmentant le lait de façon à le faire revenir progressivement à son taux de 100 grammes par kilogramme.

Czerny arrive donc à remplacer les calories « graisse » par les calories « farine », et pense que la graisse est l'élément le plus dangereux du lait, bien plus que le lactose. Quant à la caséine, elle n'est pas toxique, comme l'admettent d'ailleurs d'autres auteurs.

MÉTHODE ANGLAISE

(D'après Dingwall-Fordyce[1].)

Le lait bouilli est beaucoup plus employé que le lait stérilisé. Beaucoup de médecins anglais abandonnent l'alimentation artificielle par le lait de vache, et employent la méthode américaine, c'est-à-dire la prescription d'un mélange artificiel de graisse, sucre, caséine et eau, fait suivant une formule donnée.

Cependant, le lait de vache est encore bien employé. Les médecins anglais se défient beaucoup du beurre : aussi rejettent-ils de l'alimentation du nourrisson les laits trop chargés en graisse des vaches de Jersey, Guernesey, Alderney.

Alimentation par le sein.

1 jour. . . . . . — 2 à 3 tetées de 5 à 10 minutes. — Boissons chaudes.
Du 2e au 30e jour. — 10 tetées de 15 minutes — toutes les deux heures, dont 8 le jour et 2 la nuit.
2e mois. . . . . . — 8 tetées — toutes les 2 h. 1/2, 7 le jour et une la nuit.
4-5 mois. . . . . — 7 tetées — toutes les 3 heures, 6 le jour et une la nuit.
Mois suivants. . . — 6 tetées — toutes les 3 heures. — Rien la nuit.

1. *Diet in Infancy*. London et Edimbourg, 1908.

Alimentation artificielle. — Le tableau suivant donne les rations alimentaires mises en usage. On sera frappé de voir le taux élevé de l'eau du coupage pendant le premier mois et son emploi prolongé.

On se sert d'eau d'orge (Barley Water) (une cuillerée à soupe de fleur d'orge dans une pinte d'eau), 20 minutes d'ébullition. La teneur en amidon oscille entre 1 et 4 pour 100. Les médecins anglais attribuent une grande importance à l'emploi de l'eau d'orge, qui aurait une action de dissociation des grumeaux de caséine jointe à une action stimulante et nutritive.

TABLEAU DE LA RATION ALIMENTAIRE PAR DINGWALL-FORDYCE — (oz. = 4 grammes).

	MÉLANGE TOTAL	TOTAL de CHAQUE TETÉE	NOMBRE DE TETÉES ET INTERVALLES entre les tetées.	POURCENTAGE DE LA COMPOSITION du mélange : Caséine 4 %. Graisse 4 %.		
				Caséine.	Graisse.	Sucre.
1er et 2e jour.	»	»	»	»	»	»
3e jour.	12 oz. = 10 oz. eau. 2 oz. lait.	1 1/2 oz. = 2 1/2 cuillerées eau. 1/2 cuillerée lait.	8 tetées = 6 durant le jour. 2 — la nuit.	0,7	0,7	0,7
4e jour.	15 oz. = 12 1/2 oz. eau. 2 1/2 oz. lait. 13 oz. sucre de lait.	1 1/2 oz. = 2 1/2 cuillerées eau. 1/2 cuillerée lait. 6 grains sucre de lait.	10 tetées = 8 durant le jour. 2 — la nuit.	0,7	0,7	0,7
5e jour.	15 oz. = 10 oz. eau. 5 oz. lait. 13 oz. sucre de lait.	1 1/2 oz. = 2 cuillerées eau. 1 cuillerée lait. 6 grains sucre de lait.	10 tetées = 8 durant le jour. 2 — la nuit.	1,3	1,3	2,1
6e jour.	15 oz. = 10 oz. eau. 5 oz. lait. 23 oz. sucre de lait.	1 1/2 oz. = 2 cuillerées eau. 1 cuillerée lait. 12 grains sucre de lait.	10 tetées = 8 durant le jour. 2 — la nuit.	1,3	1,3	2,9
7e jour.	15 oz. = 10 oz. eau. 5 oz. lait.	1 1/2 oz. = 2 cuillerées eau. 1 cuillerée lait.	10 tetées = 8 durant le jour. 2 — la nuit.	1,3	1,3	3,7

	= 10 oz. eau. 5 oz. lait. 1/2 oz. sucre de lait. 1/2 oz. crème.	= 2 cuillerées eau. 1 cuillerée lait. 1/2 cuiller à thé sucre de lait. 1/2 cuiller à thé crème.	= 8 durant le jour. 2 — la nuit.			
Fin du 1er mois.	20 oz. = 12 oz. eau. 6 oz. lait. 1 oz. sucre de lait. 1 oz. crème.	2 oz. = 2 1/2 cuillerées eau. 1 1/2 cuillerée lait. 1 petite cuiller à thé sucre de lait. 1 petite cuiller à thé crème.	10 tetées = 8 durant le jour. 2 — la nuit.	1,4	2,0	6,4
Fin du 3e mois.	28 oz. = 12 1/2 oz. eau. 12 1/2 oz. lait. 1 1/2 oz. sucre de lait. 1 1/2 oz. crème.	4 oz. = 3 1/2 cuillerées eau. 3 1/2 cuillerées lait. 1 petite cuiller à dessert de sucre de lait. 1 petite cuiller à dessert de crème.	7 tetées = 6 durant le jour à 2 h. 1/2 d'intervalle. 1 la nuit.	2,0	2,6	7,4
Pendant le 6e mois.	42 oz. = 12 oz. eau. 24 oz. lait. 2 oz. sucre de lait. 4 oz. crème.	7 oz. = 4 cuillerées eau. 8 cuillerées lait. 2 cuillers à thé sucre de lait. 5 cuillers à thé crème.	6 tetées Toutes les 3 heures durant le jour.	3,7	3,7	8,4
Pendant le 8e mois.	48 oz. = 42 oz. lait. 1 1/2 oz. sucre de lait. 4 1/2 oz. crème.	8 oz. = 14 cuillerées lait. 1 cuiller à dessert sucre de lait. 3 cuillers à dessert crème.	6 tetées Toutes les 3 heures durant le jour.	3,9	4,9	7,0

MÉTHODE AMÉRICAINE

(D'après Holt[1].)

L'allaitement au sein est peu répandu en Amérique. 25 pour 100 des femmes seulement peuvent allaiter pendant trois mois. Une femme intellectuelle, qui puisse nourrir une année, est presque un phénomène « almost a phenomenon ». Il existe peu de nourrices mercenaires et leur prix est très élevé (25 à 35 dollars par mois).

L'allaitement maternel est tellement inférieur que bien des médecins préfèrent l'allaitement artificiel. L'allaitement mixte est employé le plus souvent pendant les premiers mois. Voici le *modus faciendi* recommandé par Holt :

Allaitement au sein. — Nombre et répartition des tetées.

1er jour, 4 tetées, dont une la nuit. — 2e jour, 6 tetées, dont une la nuit. — Pendant ces deux jours, on donne en plus au nouveau-né quelques biberons d'eau chaude contenant 5 pour 100 de sucre de lait.

QUANTITÉ DE LAIT A CHAQUE TETÉE ET PAR JOUR

	PAR TETÉE	PAR JOUR
	grammes.	grammes.
1re semaine.	18 à 45	300 à 500
2e —	30 90	400 550
3e —	45 120	430 720
4e —	45 140	500 800
5e à 7e semaine.	64 150	600 1030
8e 11e —	75 160	
Au 4e mois.	90 180	720 1150
Au 5e —	110 200	
Ensuite.	120 200	900 1200

1. *Diseases of infancy and Childrood.* London et New-York, Appleton, 1909.

Pendant les trois premiers mois : 7 tetées toutes les trois heures, dont une la nuit. — Pendant les mois suivants : 6 tetées toutes les trois heures, seulement le jour.

Allaitement artificiel. — La méthode européenne du lait de vache coupé d'eau est peu employée. — On se sert, comme coupage, de l'eau d'orge (Barley Water), que l'on prépare de la façon suivante : on fait bouillir pendant 6 heures dans un quart de litre d'eau 2 cuillerées de table de perles d'orge. On ajoute de l'eau, de façon que le taux se maintienne au quart de litre. — On passe le mucilage sur une mousseline. — On peut employer le même procédé avec le riz et l'avoine.

D'après Holt, la composition pour 100 de l'eau d'orge est la suivante :

Eau.	98,20
Amidon.	1,63
Graisse.	0,05
Protéides.	0,09
Sels.	0,03

D'une façon générale, les Américains préfèrent à ce système la *méthode américaine du pourcentage*, qui consiste en un lait « artificiel » fabriqué, suivant formule, dans les « milk Laboratory » et composé de graisse, de protéide, de sels, de lactose, en proportions variées, suivant les âges et l'état de l'enfant. Nous étudierons, en détail, ces laits « artificiels » dans le chapitre consacré à l'alimentation par produits artificiels.

ÉTUDE CRITIQUE

De toute cette étude, il résulte que la base de la ration alimentaire est variable suivant chaque auteur, qui étudie à sa façon et souvent avec une seule méthode. L'un ne jure que par le poids, l'autre par la taille, un troisième par la surface, un quatrième par les calories, etc.

Qui devons-nous suivre ? Certes les échanges nutritifs semblent tenir le premier rang, car leur étude indique, d'aussi près que possible, les variations de la vie cellulaire ; mais cette méthode par suite de l'outillage qu'elle nécessite ne peut être employée dans la pratique courante.

Est-ce le poids ou la taille ? La taille est certainement meilleur guide que le poids dans les premières semaines de la vie (Variot). Mais dès que l'enfant atteint le 2e mois, le poids paraît être un meilleur criterium. Cependant, nous ne pouvons nous appuyer sur le poids, pour fixer le taux de la ration alimentaire, car deux enfants d'un même poids et d'une même taille ne peuvent être nourris d'une façon identique. Il est d'observation journalière que l'un croîtra avec peu de lait et l'autre aura besoin d'une ration plus élevée. Nous appuyerons-nous sur la surface du corps et les calories dégagées par cette surface ? Il est évident qu'il faut que l'enfant s'alimente pour lutter contre cette déperdition. Mais la réaction de l'organisme contre cette dernière est également variable. Ainsi de deux nourrissons ayant la même surface et de ce fait, la même déperdition, l'un aura besoin d'une faible dose de lait et l'autre d'une quantité plus forte. D'autre part, il est difficile de prendre comme base fixe les calories, car nous constatons de grandes différences dans l'évaluation du lait en calories suivant les auteurs (ceci tient à la variabilité de la composition du lait). Par exemple, Michel et Perret disent qu'il faut 100 grammes de lait pour obtenir 70 à 80 calories ; d'après Selter, il en faudrait 120 grammes. De même pour la surface, si nous comparons les chiffres de Michel et Perret et ceux de Richet et Lesné, nous notons des différences par décimètre carré et au total des doses également différentes de lait. De plus, il existe des variations très marquées dans les mesures prises directement dans le calorimètre.

Avant de chercher une base pour établir la ration alimentaire, nous avons à examiner quelques points importants.

1° Existe-t-il un accroissement « normal » en poids et en taille que le nourrisson « doit » présenter comme signe de santé parfaite. On dit, en effet, qu'un enfant au sein, pour se bien porter

« doit » gagner 25 grammes par jour au premier mois et 20 grammes au second. S'il ne croît pas de cette quantité, c'est que, disent certains auteurs, il n'est pas assez nourri.

On répondra que les tableaux publiés n'indiquent que des moyennes entre les chiffres énormes, exceptionnels de 60-80 grammes relatés par Blache[1] et les chiffres faibles de 15-16-18 grammes. Ces tableaux gradués, qui sont entre les mains du public, sont bons pour marquer les variations du poids et de la taille, mais ne devraient présenter aucune indication « idéale ». Quand il voit imprimé le poids qu'un enfant « doit » prendre pour, dit-on, « se bien porter » le public qui est simpliste conclut que si la courbe obtenue est inférieure à « l'officielle » c'est que l'enfant n'est pas assez nourri, et il augmente la dose de lait. On aura beau faire observer aux parents que l'enfant se porte bien ; ils répondront : « Oui, mais ce n'est pas la vraie santé, il se porterait encore mieux, s'il présentait la courbe « idéale ».

Que de fois la mère éplorée ne vient-elle pas consulter parce que la courbe de son enfant ne correspond pas à la courbe imprimée et demander au médecin d'élever la ration alimentaire. Ces courbes publiées ont fait plus de mal que de bien. Que d'enfants en ont été victimes, car, n'ayant qu'un accroissement léger de 10-12 grammes en pleine santé avec une petite dose de lait, ils ont été suralimentés et sont devenus malades. Dire qu'un enfant « doit » pousser de tant de grammes, est devenu un dogme, un article de foi.

Or combien d'enfants se portent à merveille avec des accroissements légers et ne peuvent augmenter plus. Londe[2] s'est élevé avec juste raison, contre l'idée d'un accroissement « obligatoire » et a montré que souvent même la diminution de la ration est suivie d'une ascension de la courbe.

Ce que nous disons de l'enfant au sein est, à plus forte raison, vrai pour l'enfant au biberon. On dit toujours que l'allaitement artificiel doit être calqué sur l'allaitement naturel ; aussi n'a-t-on

1 Congrès int. Genève, 1878. — 2. *La Clinique*, 1909.

publié que la courbe d'accroissement au sein comme type (Or, on sait que la courbe de l'allaitement artificiel est complètement différente de celle-ci). De là ces fautes nombreuses d'élever la ration au biberon tant que l'enfant n'a pas atteint la courbe « normale » ; on n'a de repos que lorsqu'on y est parvenu : mais l'enfant, quelques jours après, vient par des accidents et une chute de poids montrer l'erreur commise.

La conclusion est qu'un nourrisson, en bonne santé, présente de l'accroissement et que cet accroissement est variable. Il est nécessaire qu'il soit régulier. Cependant il est bon même de faire quelques réserves à ce sujet. Est-il indispensable que le nourrisson présente journellement un gain régulier ? Ceci est loin d'être prouvé. En effet, si l'on suit journellement les courbes d'accroissement de nombreux enfants, en parfaite santé, il n'est pas rare d'observer des irrégularités journalières : le gain étant de 5 grammes aujourd'hui, de 30 demain. Si bien qu'après huit jours le nourrisson a acquis le même taux d'accroissement qu'un enfant du même âge et du même poids qui a augmenté journellement de la même quantité. Tous deux cependant présentent un état général excellent. Oserions-nous affirmer que le premier se porte moins bien que le second ? C'est là un des côtés mystérieux de la vie cellulaire.

Dans le même ordre d'idées, ne voyons-nous pas souvent de beaux enfants au sein ne vouloir prendre, à certains jours, que quelques gorgées de lait, alors que rien n'est changé dans leur vie et dans leur santé. Quelle erreur de vouloir lutter contre cet instinct naturel ! Ne voit-on pas la nourrice presser le sein dans la bouche de l'enfant, pour qu'il prenne, coûte que coûte, une plus grande quantité de lait, persuadée qu'il doit prendre tant de grammes de lait à chaque tetée pour augmenter de tant de grammes par jour.

L'accroissement doit exister, mais il peut présenter des variations journalières. Aussi est-il bon de ne pas peser trop souvent l'enfant. Une pesée hebdomadaire suffit. Autrefois, on ne pesait pas, aujourd'hui on pèse trop. *In medio stat virtus.*

Cependant, à propos de ces variations journalières, il est bon de dire qu'elles doivent être légères, car il faut se défier, comme le fait remarquer Londe, des poussées trop rapides et trop intenses. L'enfant, en général, paye bientôt par une chute de poids cette griserie de calories. C'était une débauche maladive. Elle ne peut être permise qu'au moment d'une convalescence, car l'enfant est en retard et doit regagner le temps perdu. L'accroissement sera, pendant quelques jours, intense et de bon aloi.

L'enfant, en bonne santé, doit donc présenter une augmentation régulière et progressive jugée par la pesée hebdomadaire.

Le taux de cet accroissement n'a qu'une valeur accessoire et ne doit entrer que peu en ligne de compte pour juger la ration alimentaire. Dans toute cette question on se rappellera que la courbe de l'enfant au sein est différente de celle de l'enfant au biberon, que le premier a toujours un accroissement plus élevé que le second et qu'il ne faut pas les comparer entre eux. Chacun a sa vie, sa ration alimentaire spéciale. On se souviendra que le second, ayant un gain petit, mais progressif et méthodique, rattrapera à la fin de la première année, l'enfant au sein qui a d'emblée un accroissement rapide, mais qui se calme peu à peu et tend à devenir stationnaire. Ce qui est important, ce n'est pas le poids en lui-même, mais la série ascendante des poids successifs.

Chaque organisme a sa personnalité, son coefficient de fixation. Chaque nourrisson tire un parti différent d'un même aliment. Vouloir identifier tous les enfants est une utopie. Tout est dans la valeur du poids gagné, suivant qu'il porte en graisse, en muscle ou en os. Un enfant, tout à l'adipose sous-cutanée, ne peut être comparé à un autre bien en chair et cependant tous deux présentent le même accroissement. La valeur de la chair a plus d'importance que le poids et la taille pour juger de la santé. C'est une affaire d'œil et de toucher. Il faut prendre le muscle, doser sa teneur en force, suivant sa mollesse et sa dureté. Il faut plisser la peau et noter si le pannicule adipeux est très développé. Il faut regarder la coloration des téguments et voir si elle est rose et de bon aspect. Comme le dit également Londe, il faut examiner les déchets intestinaux, la couleur de l'urine, surveiller le sommeil, en un mot: l'impression de bonne santé repose sur mille petites choses qu'on appelle l'état général... Qu'importe, si l'enfant ayant tout cela, ne pousse que de 10 grammes par jour. L'impression de santé est meilleure conseillère que la balance, qui indique un poids brut, mathématique, sans en donner la valeur.

Est-ce à dire qu'il faille négliger la balance, la taille, les calories, etc.? Nullement. Chacune de ces méthodes nous donne un renseignement précis. C'est à nous de coordonner leurs résultats autour de l'état général, en un mot, de juger l'enfant beaucoup avec du bon sens et un peu avec des chiffres.

L'art d'élever artificiellement le nourrisson est dans la progression méthodique et régulière et non dans ces à-coups, que d'aucuns considèrent comme des triomphes. Tel lait entend-on dire fait pousser un enfant de 25 grammes par jour, comme « un enfant au sein » ; toujours l'éternelle et fausse comparaison !

2° L'accroissement de l'enfant n'est pas en rapport avec la quantité de lait ingérée.

Si nous consultons les auteurs, nous sommes frappés de la différence très grande dans la quantité de lait donnée au nourrisson. Prenons, par exemple, un enfant de six mois, pesant 7 kilogrammes :

D'après Mlle Janvier on lui donnera. . . .		1750 grammes.	
M. Charles	—	1200	—
Ausset	—	1000	—
Comby	—	900 à 1000	
Marfan	—	»	—
Lust	—	750	—
Budin	—	700	—

Opposons un enfant de 5 à 6 kilogrammes élevé par Natalis Guillot avec des doses énormes de 2 litres et un autre enfant du même poids et du même âge élevé par Maurel avec 100 grammes par kilogramme. — Tous deux croissent de 16 grammes par jour.

Il n'y a donc pas parallélisme entre la croissance et la quantité de lait ingéré. Ceci tient à ce que l'on peut entraîner certains enfants à prendre des doses énormes de lait. Il y a chez les uns une utilisation presque totale des ingesta et chez les autres une inutilisation avec production de déchets abondants. On a pu, pour obtenir un même accroissement, donner des doses de lait variant du simple, au double, au triple, au quadruple même. Pourquoi ces différences dans la ration alimentaire? Qui a raison? Tout le monde, comme le dit justement Moeller[1], car on fait du nourrisson ce que l'on veut dans 70 à 80 pour 100 des cas et les méthodes d'allaitement sont basées sur ces cas heureux où tout peut réussir. Au contraire, elles laissent à désirer ou échouent chez 20 à 30 pour 100 des enfants qui, dès la naissance, sont des malades.

Ceci permet de comprendre également les variations d'un même auteur. Pendant deux ou trois ans il met tous les enfants qu'il élève à 120 grammes par kilogramme, il obtient telle augmentation. Il fait une nouvelle série à 110 grammes et obtient les mêmes résultats. Il abandonne alors la première méthode.

Aussi voyons-nous depuis une dizaine d'années la diminution progressive des quantités de lait. Grandboom, Escherich, Czerny et tous les pédiatres ont rencontré des enfants ayant une belle croissance avec une faible ration alimentaire.

Puisque la dose de lait n'a aucune influence sur l'accroissement, pourquoi rationner l'enfant? C'est la question que font beaucoup de gens. Il est certain que le réglage a moins d'importance pour l'enfant au sein que pour l'enfant au biberon, cependant il ne faut pas s'y fier, car nombre d'entre eux ont des accidents dus à l'absence de ce réglage.

Quelle doit être la ration alimentaire? — On a fait des tableaux schématiques des doses que doit prendre un enfant à tel âge, à tel poids, etc. Ces tableaux ont deux défauts :

Le premier est que, ainsi que je viens de le dire, bien des

1. Cité par Langelez, 2e Congrès des gouttes de lait, Bruxelles, 1907.

nourrissons ont un bon accroissement avec des doses moindres et deviennent malades quand on leur donne les doses « schématiques » correspondantes.

Le second est que le passage d'une dose à une autre se fait brusquement. On dit : à tel âge, à tel poids, l'enfant doit prendre tant de grammes ; on laisse l'enfant à une quantité donnée, un certain temps, puis on passe brusquement à une quantité plus élevée. Londe, avec juste raison, a critiqué cette manière de faire et recommandé la progression presque journalière.

Bon nombre de médecins se refusent à donner d'emblée une ration « schématique », car l'activité cellulaire est variable, suivant chaque organisme. Il est impossible de savoir si un enfant croîtra avec 100, 110 ou 120 grammes par kilogramme. Appliquer à tous le même barême est une exagération. Du fait que certains enfants ne progressent pas avec 100 grammes par kilogramme, mais avec 110 ou 120, il ne s'en suit pas que l'on doive mettre tout le monde au même taux. Décréter que tous les enfants doivent prendre 110 ou 120 grammes par kilogramme, risque de rendre malades certains d'entre eux. Le plus simple est de prendre un minimum comme base et de se laisser guider par le nourrisson. S'il croît, augmenter progressivement la ration par petites quantités, s'il reste stationnaire augmenter par des doses un peu plus élevées.

La recherche du minimum n'est pas spéciale à l'enfant. On sait que pour l'adulte, la dose d'azote minimum donnée par Voit, a été reconnue exagérée. Chittenden n'a-t-il pas montré que l'organisme pouvait vivre et bien vivre, avec une dose d'azote moitié moindre. C'est une question d'entraînement. Plus l'organisme absorbe d'azote, plus il en abandonne facilement ; moins il en absorbe et plus il en garde. La véritable vie cellulaire, n'est pas d'ingérer, d'absorber, d'éliminer abondamment, ni de fixer beaucoup et *passagèrement*, mais de fixer d'une façon constante et stable. L'organisme peut, en effet, par entraînement, se surcharger « surfixer » ; mais ceci sera de courte durée : une crise de décharge apparaîtra bientôt, qui éliminera cet excès.

C'est justement cette variabilité toute individuelle de l'activité cellulaire, qui fait la difficulté d'établir une ration alimentaire idéale, applicable à tout coup et qui nécessite la recherche d'un minimum. Sur ce point, il est indispensable d'examiner ce qui convient à l'enfant qui vient de naître et à celui qui a déjà quelques semaines de vie. Le premier est un terrain neuf, dont le besoin n'est pas encore créé, le second a déjà ses habitudes, le plus souvent mauvaises qu'il faut satisfaire, quitte à les modifier petit à petit. Prenons, par exemple, deux enfants de trois mois pesant le même poids ; l'un bien entraîné depuis la naissance à vivre et à croître avec 100 grammes par kilogramme ; l'autre habitué à prendre 120 grammes. Le premier continuera à croître avec 100 grammes par kilogramme alors que le second mis brusquement à cette même ration éprouvera une certaine difficulté à progresser. Au contraire il suffit de diminuer peu à peu la dose, pour que l'enfant croisse comme auparavant. Tout est question d'entraînement.

On pourra dire que c'est perdre du temps que de mettre un enfant à 100 grammes par kilogramme quand il lui en faut 120. Or personne n'en sait rien. Il sera toujours temps d'élever la ration. Que de fois ai-je vu des nourrissons devenir malades pour avoir été mis d'emblée à la ration théorique. « Craindre de donner trop à un enfant, même bien portant, est le secret de l'allaitement artificiel » dit Londe. « Le danger d'inanition, dit Variot, est infiniment moins redoutable que le danger de suralimentation. »

Il nous faut donc rechercher le minimum. On est étonné de voir combien il faut peu pour vivre et quelle petite quantité suffit à faire pousser un enfant.

Cet élevage, au minimum, « à la pauvrette » m'a constamment donné de bons résultats depuis vingt ans.

Une autre question se pose d'elle-même. N'existe-t-il pas des hérédités ayant créé des besoins cellulaires plus élevés? L'enfant d'un gros mangeur est-il, de par son hérédité, voué à une forte alimentation, ou peut-il être en quelque sorte maté dès sa naissance? Toutes questions auxquelles il est encore difficile de répondre. On sait seulement que des enfants de 4 kilogrammes à la naissance ont des besoins très grands et restent stationnaires, si on veut les rationner au minimum.

La majorité des auteurs admet que 100 grammes par kilogramme et par jour, sont le véritable minimum. Mais n'est-ce pas encore trop élevé? Siegel donne seulement 80 grammes, Barbier[1] de 60 à 80, Londe donne également moins de 100 grammes.

PARALLÈLE ENTRE L'ENFANT AU SEIN ET L'ENFANT AU BIBERON

Au moment de la période d'emballement sur le lait stérilisé, on vit des médecins prétendre qu'avec l'alimentation artificielle, on pouvait obtenir d'aussi beaux résultats qu'avec le sein. On ne saurait trop s'élever contre cette opinion. Il est évident qu'on peut avoir avec le biberon un élevage « convenable » satisfaisant, mais de là à l'identifier avec les résultats que donne le sein il y a un abîme. C'est une nécessité qu'il faut subir et le rejeter complètement est absolument impossible. Comme le dit Pinard[2] : « Le lait stérile ne mérite ni cet excès d'honneur, ni cette indignité. »

Nous avons vu dans l'étude des laits les différences qui existent entre les laits de femme et de vache. Elles sont de plusieurs sortes portant sur la quantité et la qualité de l'aliment.

Différence d'après la caséine. — La quantité de caséine est plus élevée dans le lait de vache ; aussi pendant longtemps a-t-on basé toute la diététique alimentaire sur cet excès et lui a-t-on attribué tous les méfaits de l'allaitement artificiel.

Biedert différencie les caséines, d'après les caractères du coagulum, au contact du lab ferment ou des acides.

Wassermann, Hamburger, Schlossmann, Finkelstein, Escherich, Moro, Pfaundler[3] appliquent la réaction de Bordet à la diffé-

1. Cité par LONDE, *Presse méd.*, 1907. — 2. *Soc. Obst.*, 1902. — 3. *Münch. med. Woch.*, 1907.

renciation des albumines. En injectant à un animal plusieurs fois du lait de femme, le sérum sanguin de cet animal acquiert la propriété de précipiter le lait de femme seul et non les autres laits. Même résultat avec le lait de vache. En un mot chaque lait inoculé provoque l'apparition d'un sérum qui le précipite. Les caséines des deux laits (femme et vache) sont donc totalement différentes. La première est « naturelle » homologue et de même essence que les tissus du nourrisson ; la seconde est « hétérologue » étrangère et difficilement absorbable. Ce sont deux albumines chimiquement identiques, mais physiquement différentes et dans leur arrangement moléculaire et dans leur action sur l'organisme vivant. Hamburger dit même que la caséine de vache est un véritable poison pour l'épithélium intestinal. Schlossmann[1] pense que la première dose de lait de vache produit une réaction, une « toxicose » par caséine ; avec une seconde dose, la réaction est moins forte, puis l'organisme s'y habitue. Le nourrisson est vis-à-vis de la caséine du lait de vache, comme le morphinomane vis-à-vis de la morphine. Schlossmann étaye son hypothèse sur l'expérience suivante : si on injecte à un enfant qui n'a jamais pris de lait de vache 0gr,1 de sérum de bœuf (0gr,007 d'albumine), on voit apparaître des signes d'intoxication (fièvre, pâleur, dyspnée, etc.). La réaction est de moins en moins forte, à mesure que l'on renouvelle les injections. Il tire de ces recherches cette conclusion que l'albumine du lait de vache est totalement différente de celle du lait de femme.

Cependant les chimistes négligent cette différence d'action physiologique et admettent que les deux caséines en brûlant au calorimètre donnent, à peu près le même nombre de calories. Elles sont isodynamiques (Czerny, Ganhofner, Langer, Heubner, Langstein). Ils ne trouvent d'ailleurs que des différences de détail dans la digestion, l'absorption et les échanges nutritifs de ces deux caséines.

Les travaux de Fischer et de son école[2] tendent à montrer

1. *Monatsch. f. Kind.*, 1905. — 2. *Zeitsch. für physiol. Chemie*, 1906.

que, quoique ces caséines soient identiques au point de vue chimique, elles subissent au contact des liquides digestifs une dislocation et une recombinaison différentes avant d'être absorbées. Autant la synthèse d'absorption du lait de femme est un travail facile pour l'organisme, autant celle du lait de vache exige un travail pénible, lent et difficile. En effet Moro et Gregor[1], Nicolas et Cot[2] ont montré que pendant la digestion du lait de vache, il se produit dans le sang une leucocytose abondante qui existe à peine chez l'enfant au sein. Les glandes digestives ne suffisent pas à leur tâche et font appel aux leucocytes, qui apportent aux cellules glandulaires surmenées et insuffisantes une aide précieuse par les ferments qu'ils contiennent. Wassermann pense que chez l'enfant au biberon une partie des substances protectrices ou alexines sert à la transformation de l'albumine étrangère en albumine de même espèce.

Différence d'après les graisses. — Ici la question de quantité intervient peu, d'abord parce qu'elle est voisine dans les deux laits et qu'elle est extrêmement variable suivant les circonstances. Mais la qualité des graisses semble être le point le plus important. Ainsi le lait de vache contient une notable quantité d'acides gras volatiles. C'est cette qualité des éléments gras qui est une des difficultés de l'allaitement artificiel, surtout dans les premiers mois. On peut s'en convaincre en voyant le nombre des troubles digestifs, qui cessent dès qu'on emploie des laits privés de graisse. Nous savons, par les recherches de Pawlow et de son école, que la graisse ralentit la digestion.

Différence d'après le petit-lait. — Meyer pense que la principale différence entre les deux laits est due aux ferments et aux sels, en un mot, à la composition différente du petit lait. En effet, cet auteur fait ingérer à un nourrisson un mélange de petit-lait de femme, de caséine et de beurre de vache, la digestion se fait bien. Elle se fait mal, au contraire, si l'enfant ingère un mélange de petit-lait de vache, et de caséine et de beurre de femme.

1. *Arch. méd. Enfants*, 1903. — 2. *Soc. Biol.*, 1905.

Il existe donc dans le petit-lait des substances différentes spéciales à chaque animal. On sait que dans l'allaitement mixte, il suffit d'une ou deux tetées de sein par jour, pour que le biberon soit bien supporté. D'après Moro le sérum de lait serait plus bactéricide chez la femme que chez la vache.

Arthus et Pagès ont établi l'importance des sels de chaux dans la formation des gros grumeaux de caséine du lait de vache. Ceux-ci sont formés de la combinaison insoluble de la caséine avec les sels de chaux. Or Bendix montre que les cendres des selles des enfants au lait de vache sont de 15 à 20 pour 100 au lieu de 3 à 6 pour 100 (lait de femme) et que cette élévation est due à la chaux.

Une autre différence tient aux éléments phosphorés ; ils sont, pour la majeure partie, combinés avec les éléments organiques dans le lait de femme ; ils le sont beaucoup moins dans le lait de vache ; or ces sels sont peu absorbés à l'état isolé.

Donc les éléments (chaux et phosphore) sont dans le petit lait des éléments de différenciation importants. Les substances minérales sont, en effet, indispensables au développement et à la conservation de l'organisme : sans elles la nutrition languit, l'assimilation et la désassimilation se font mal, les diastases ne sont pas activées, car elles n'agissent pas sans sels. Bunge a montré que la croissance de l'animal nouveau-né est d'autant plus forte que le lait de la mère est plus riche en substances minérales. Ainsi le jeune chien double son poids en 8 jours et le nourrisson en 180 jours. Or le lait de chienne contient 13 grammes de cendres pour 1 000 et le lait de femme 2 grammes. La valeur des sels du lait de femme tient à leur combinaison organique qui en facilite l'absorption, alors que dans le lait de vache les sels ne sont pas combinés.

Or toute la vie alimentaire est dans l'arrangement des sels avec les albumines. Si cette combinaison est disloquée, l'aliment n'est plus qu'une chose inerte et sans valeur. L'expérience de Lunin et Socin est démonstrative. Ils nourrissent des souris avec du lait : leur santé est parfaite. Ils isolent les substances du lait en leurs éléments primordiaux et, par synthèse, ils réunissent à nouveau ces éléments : les souris meurent. Les chimistes n'ont pas la manière de faire l'aliment que possède la nature.

L'analyse ou la synthèse en alimentation ne valent rien. Nous en avons vu de mauvais résultats dans l'application de l'isodynamie, à l'allaitement artificiel. Cuvier ne disait-il pas : « Il semble qu'il n'y ait que la matière qui a déjà été organisée, qui puisse servir de base à la nourriture d'une autre organisation. »

Un élevage artificiel bien fait peut donner de bons résultats : l'enfant peut ressembler à l'enfant au sein, être frais et rose, de chair ferme, ayant ni trop ni trop peu de pannicule adipeux. Si nous cherchons à doser la valeur de cet organisme, nous trouvons bien quelques différences de détail : par exemple, une plus grande quantité de déchets intestinaux, tant en caséine qu'en beurre et en sels (chaux et phosphates) ; une plus grande élimination d'azote urinaire, de phosphore et de chaux et, par conséquent, une fixation moins élevée; une plus grande intensité de travail digestif; une lenteur de ce processus, etc. En un mot des différences qui ne sont pas appréciables à l'œil et qu'il faut chercher. L'ensemble est bon en apparence.

Le poids est un signe excellent de différenciation. L'enfant au biberon et l'enfant au sein ont leur vie particulière qui ne peut se comparer, comme l'indiquent leurs courbes schématiques.

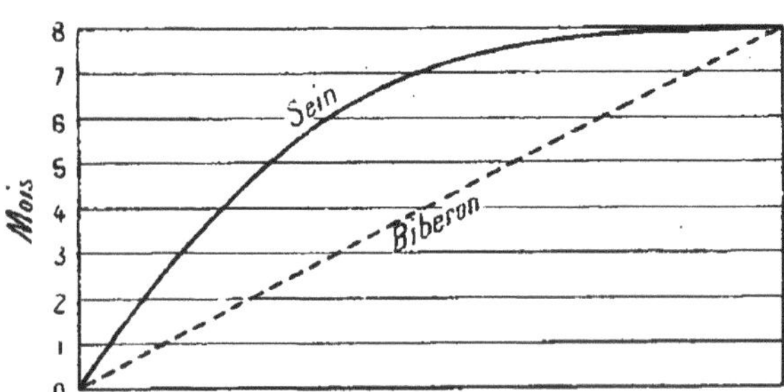

Fig. 17. — Comparaison des courbes du sein et du biberon.

L'accroissement au sein est rapide, intense, puis peu à peu se ralentit. D'abord 30 grammes par jour, puis 26, 20, 16, 10.

L'accroissement au biberon est plus lent, plus faible, plus égal peut-être à toutes ses périodes, si bien que vers le septième ou huitième mois, les deux courbes arrivent au même point. D'après Budin, l'accroissement moyen est de 18 grammes avec l'allaitement mixte et de 13 grammes avec le Soxhlet. Le résultat pondéral est le même, mais la façon d'y arriver diffère. Donc pendant toute cette évolution, le poids de l'enfant au biberon est inférieur à celui de l'enfant au sein; on remarquera, de plus que la courbe de celui-ci n'est pas modifiée par les agents extérieurs, la chaleur, par exemple, alors que la courbe du premier reste, au contraire, en plateau et montre qu'elle est influencée.

Cependant, malgré tout, combien voyons-nous de ces beaux enfants élevés artificiellement enlevés chaque année par la maladie estivale ou bien, foncièrement intoxiqués, se remettre difficilement de cette affection. Tout le travail péniblement acquis en plusieurs mois s'écroule en quelques instants. L'enfant tout en étant beau ne présentait que peu de résistance. Que de fois la rougeole, la coqueluche, etc., ne font qu'effleurer l'enfant au sein et atteignent, au contraire, profondément l'enfant au biberon. N'est-ce pas le meilleur critérium de la santé que la résistance à la maladie.

Sans être taxé d'exagération, on peut dire que la grande majorité des nourrissons malades est nourrie au lait de vache.

Quelque soit le degré de perfection auquel est arrivé l'allaitement artificiel, que de différences « vitales » entre les deux variétés d'enfants. On a beau dire qu'à poids égal, les caséines des deux laits sont identiques comme constitution chimique, comme puissance de calories, que les graisses sont à peu près de même nature, etc. Il n'en est pas moins vrai que tout est différent entre ces deux laits comme arrangement moléculaire. D'ailleurs le résultat l'indique. La cellule nourrie au lait de vache n'est pas la même que la cellule nourrie au lait de femme.

La divergence entre ces deux organismes, qui, pour un œil non prévenu, ne semble pas exister éclate, si l'enfant est nourri avec du lait trop fortement ou trop longtemps chauffé et conservé.

Ce n'est plus alors, la belle couleur rosée, franche et nette, la chair ferme et suffisamment grassouillette, l'entrain à la vie. L'enfant devient au contraire pâle, jaunâtre, bouffi, à chair molle, habitué à la constipation, aux débâcles, abonné à la poire à lavement ; c'est un petit obèse sans entrain et dépourvu de sang. Certes, il a souvent un gros poids et un gros volume, comme les fruits de serre qui sont beaux à l'œil, mais sans suc et sans goût.

Tout est dans le lait de femme, et il en faut si peu ! comme le dit Triboulet[1] : « Un litre d'un pauvre petit-lait de femme qui peut ne donner à l'appréciation calorimétrique que 650 calories, élèvera un superbe nourrisson, là où 760 calories d'un litre de lait de vache parfaitement choisi n'aboutiront qu'à donner un médiocre spécimen d'élevage. » Ne voyons-nous pas tous les jours des mères misérables sécréter péniblement un peu de lait et cependant nous présenter un enfant superbe, à côté duquel le bébé élevé au lait à quinze sous fait triste figure.

Ne voyons-nous pas cette influence du lait de femme dans l'allaitement mixte pour faire supporter le lait de vache, le materniser, en quelque sorte. Parfois une seule tetée suffit pour faire un bon élevage à l'allaitement mixte. On a trop dédaigné ces seins « à la goutte », qu'il faut, au contraire, garder et entretenir précieusement. Nous savons maintenant qu'une goutte de sérum sanguin contient une quantité infinie de substances ; la goutte de lait de femme ne récèle-t-elle pas de tels trésors. Qui nous dit que le colloïde du lait de femme n'est pas à cent mille lieues du colloïde du lait de vache, comme arrangement moléculaire, comme charge en électricité, etc. ? La physique nous dévoilera encore bien des mystères.

Quant à moi, je suis très sceptique sur les espérances que peuvent avoir certains médecins d'identifier les deux allaitements.

Que d'ingéniosité à chercher de nouveaux laits, de nouvelles préparations culinaires. On ne pouvait certes trouver de meilleur

1. 2e Congrès des gouttes de lait. Bruxelles, 1907.

expression que celle de « cuisine de lait ». On voulut même si bien faire dans la recherche de l'identification parfaite que l'on créa de nouvelles maladies (maladie du sucre, maladie de la farine).

A mon sens, il ne faut pas chercher l'identification, c'est impossible. Prenons le lait de vache, tel qu'il est, tel qu'il vaut avec ses défauts et nourrissons l'enfant suivant une technique spéciale sans chercher à calquer celle-ci sur la technique de l'allaitement au sein.

CHAPITRE VI

PRATIQUE DE L'ALLAITEMENT

(ENFANT A TERME ET NON DÉBILE [1])

ALLAITEMENT AU SEIN

La mère doit toujours essayer de nourrir, avant d'avoir recours à une nourrice. Le lait disparaît seul : une légère contention du sein suffit, les purgatifs sont inutiles.

Une bonne nourrice doit avoir entre vingt et trente ans. Le meilleur criterium de sa qualité est l'enfant qu'elle allaite. Elle ne doit présenter aucune tare. Le sein doit être recouvert de veinosités et ne pas avoir de pannicule adipeux épais qui masque un tissu glandulaire peu développé. Le mamelon doit être saillant. Il est préférable que la nourrice ne soit pas réglée.

L'allaitement au sein *seul* doit durer de six à huit mois car s'il est trop prolongé et si la femme est fatiguée, on peut voir survenir les signes de la cachexie du sevrage. Ceci a trait à nos nourrices de France, car dans les pays chauds (Afrique, Chine, etc.), la femme allaite deux ans (Witkowski [2], Regnault [3]).

La nourrice fait du lait avec tous les aliments. Elle doit prendre au repas, soit de la bière légère, soit du lait : un litre et demi de liquide dans la journée. L'alimentation doit être variée : insister sur les féculents et modérer la viande. Chaque pays recommande un aliment : en Angleterre, c'est la morue, en France, les lentilles. La nourrice ne prendra ni vin, ni alcool, ni épices, ni écrevisses, ni artichauts, ni mets faisandés, ni médicaments.

1. Débilité (page 273). — 2. *Curiosités sur les seins et l'allaitement*, 1898. — 3. *Médecine et pharmacie chez les Chinois*, 1902.

Il sera bon de se rappeler qu'une nourrice venant habiter la ville a toutes ses habitudes changées; la paysanne, étant accoutumée aux travaux des champs, à l'air libre, se trouve tout à coup placée dans des conditions de bien-être et d'oisiveté qui sont préjudiciables à sa santé. Il ne faut pas la suralimenter, surtout de viande et il est bon de lui donner une alimentation voisine de celle qu'elle avait à la campagne.

La nourrice insuffisante peut se faire aider par une autre nourrice (Bourgougnou[1]).

Une femme peut nourrir ses jumeaux[2] d'autant qu'ils sont souvent débiles et voués à la mort, s'ils n'ont pas le sein (60 pour 100). Si elle n'a pas suffisamment de lait, elle en confiera un à une autre nourrice ou pratiquera l'allaitement mixte (alternativement sein et biberon).

Pratique. — Dès la naissance, l'enfant doit être mis au sein aux heures, qui seront plus tard ses heures de repas. Il ne faut pas s'inquiéter de quelques douleurs utérines, qui peuvent survenir aux premières tetées. Certains auteurs conseillent de ne pas mettre l'enfant au sein avant deux ou trois jours; en attendant la montée laiteuse, ils donnent à l'enfant soit de l'eau sucrée, soit du lait de vache. D'autres disent de ne rien donner le premier jour. Je ne suis pas de cet avis et crois que l'enfant doit être mis au sein de suite sans adjonction de quoi que ce soit. Il prend le colostrum et s'en contente. Si la mère ne peut pas nourrir et si on a recours à une nourrice, on fera attention de ne pas gaver le nouveau-né, car le lait de celle-ci est plus abondant. A mon sens, le mieux est de mettre l'enfant au sein, six fois dans la journée, toutes les trois heures, suivant l'une des deux manières suivantes :

6 h., 9 h., 12 h., 3 h., 6 h., 9 h.,

ou

7 h., 10 h., 1 h., 4 h., 7 h., 10 h.

1. *Thèse*, Toulouse, 1907. — 2. Pinard (*Puériculture*). — Budin (*Le Nourrisson*). — Séropian (*Thèse*, Paris, 1907). — Hahn (*Id.*, 1901). — Pointin (*Id.*, 1908). — Bouchacourt (*Rev. hygiène et méd. infant.*, 1907.

L'enfant doit être habitué, dès le premier jour, à ne rien prendre la nuit. Tout dépend du début : si le départ est mauvais, l'allaitement laissera à désirer. On fait du nouveau-né ce que l'on veut. Je sais très bien que l'on dit : c'est trop long de laisser un enfant toute la nuit sans teter. Mais la réponse à cette opinion est donnée par l'enfant qui croît bien et se porte bien, en dormant toute la nuit. La mère se repose également et a plus de lait le lendemain. Je ne recommande la tetée de nuit (une vers minuit) que si l'enfant ne progresse pas.

Vers le cinquième mois, on espace les tetées toutes les quatre heures (cinq par jour) :

6 h., 10 h., 2 h., 6 h., 10 h.,

ou

7 h., 11 h., 3 h., 7 h., 11 h.

En Allemagne, on tend à donner le sein toutes les cinq heures, s'appuyant sur ce fait que la digestion intestinale est terminée cinq heures après la tetée (Siegert [1]). Cette méthode des grosses tetées a le désavantage de faire ingérer à l'enfant de trop fortes doses de lait. J'admets, au pis aller, cette façon de faire, pour la femme qui travaille, car il vaut mieux pour l'enfant avoir le sein toutes les cinq heures que d'être mis à l'allaitement mixte.

Le réglage des tetées est indispensable, comme le dit Beaunis, dans son traité de physiologie : « La régularité du repas ramène avec l'exactitude d'une horloge la sensation de faim. » La régularité des tetées détermine la régularité du rythme de la faim : aussi à l'heure exacte, l'enfant se réveille et crie.

Durée de la tetée. — Cette durée est des plus variables, suivant l'abondance de la sécrétion. Si le lait vient facilement, l'enfant en prendra rapidement, en cinq minutes, une grande quantité. Budin signale des cas où, en deux minutes, l'enfant a pris soixante grammes. Si la sécrétion est faible ou lente, la durée sera plus longue (10 minutes), et il sera bon de ne jamais la dépasser.

1. 2e Congrès des gouttes de lait, Bruxelles, 1907.

Il ne faut pas, en effet, laisser l'enfant s'habituer à de longues tetées et à s'endormir sur le sein. La durée est donc variable, suivant chaque enfant ; le mieux est, dès que la sécrétion est bien établie, de peser quelques tetées et de voir la quantité prise en un temps donné. On se rappellera que les tetées du matin sont plus courtes et plus copieuses que celles du soir. S'il y a peu de lait, on donnera chaque fois les deux seins. Dans le cas contraire, un seul suffira.

On cherche à rendre les tetées égales et en quantité de lait et en durée. Cependant on doit se souvenir que des nourrissons ayant bon accroissement prennent à *quelques* tetées, — ainsi celles du soir, — une dose beaucoup moins forte. Ce sont les irréguliers bien portants, qui spontanément établissent des différences entre les repas.

Une autre irrégularité peut être observée : le nourrisson s'alimente peu par périodes ; il reste deux ou trois jours presque à la diète, puis reprend sa vie habituelle, sans que sa santé soit altérée. Il faut bien se garder de forcer l'enfant.

Certains nourrissons prennent la nuit pour le jour et s'alimentent surtout la nuit, quoique on ne trouve aucune raison à cela, l'accroissement étant régulier.

Soins de propreté. — Avant et après la tetée, le sein sera lavé à l'eau légèrement savonneuse, puis entre les tetées, protégé par une feuille de ouate stérile ou un pansement humide simple : on évitera ainsi bien des rougeurs et des crevasses. Certains auteurs, exagérant l'idée d'asepsie, ont proposé de nettoyer la bouche de l'enfant après la tetée avec un linge (Baginsky, Seitz, Hochsinger, Monti). Cette pratique a été rejetée, avec raison, comme dangereuse par Czerny et Keller, Epstein, Biedert, car elle peut provoquer des rougeurs, des plaies, des ulcérations. On doit proscrire complètement l'emploi de la sucette, entre les tetées. On évitera d'embrasser le nourrisson, car il est souvent ainsi contagionné [1]. On sait qu'en Angleterre, il existe une ligue contre

1. Martinez, El beso en los escuelos. *Arch. méd. enfants*, 1907.

l'embrassement de l'enfant et que des enfants portent à leur béret les mots suivants : « Kiss me not ».

ALLAITEMENT MIXTE[1]

L'allaitement mixte consiste à adjoindre au lait de femme une certaine quantité de lait de vache. On y aura recours :

1° Toutes les fois que la mère, pour telle ou telle raison, n'aura pas assez de lait. L'absence ou la faiblesse d'augmentation de poids est le seul criterium, sur lequel on doive s'appuyer.

2° Toutes les fois que la mère, étant obligée de travailler, ne pourra donner le sein que matin et soir, ou matin, midi et soir.

L'allaitement mixte devra consister en le maximum possible de lait de femme et le minimum de lait de vache, car le biberon est le grand ennemi du sein. Rien ne pousse à la paresse de teter comme l'usage du biberon. On devra toujours et avant tout faire travailler le sein. D'autre part, tant qu'il y restera une goutte de lait, il faudra en faire profiter l'enfant, car il suffit d'une ou deux tetées de sein pour faire supporter et rendre assimilable le lait de vache. Pendant toute la durée de cet allaitement, on aura toujours en vue d'augmenter la sécrétion mammaire et de diminuer le nombre de tetées au lait de vache.

Allaitement mixte dans les agglomérations d'enfants. — Il est démontré que l'on peut par le travail activer la sécrétion du sein, si bien qu'une nourrice peut arriver à produire 3-4 litres de lait et nourrir plusieurs enfants, en employant l'allaitement mixte. Ainsi j'ai vu chez Schlossmann à Dusseldorf, une femme nourrir ainsi trois enfants. Cette pratique devrait être suivie dans tous les hôpitaux d'enfants. C'est, à mon avis, le meilleur moyen de lutter contre la mortalité infantile.

Allaitement par le lait de femme conservé. — Mayerhofer et Pribram[2] ajoutent à 400 centimètres cubes de lait de femme,

1. Budin ; Pinard ; Bonnaire ; Maygrier ; Lepage ; Voix (*Thèse* de Paris, 1903). — 2. *Soc. méd.*, Vienne, 1909.

1 centimètre cube d'eau oxygénée. Le mélange est chauffé à 50°, puis conservé à la glacière. Ce lait convient surtout aux syphilitiques, atrophiques et prématurés. Je l'ai vu employer à l'hôpital Franz Josef à Vienne.

PRATIQUE DE L'ALLAITEMENT ARTIFICIEL

I. — Voici quelles sont les précautions à prendre dès que la tetée est terminée :

1° Laver la bouteille à l'eau chaude savonneuse ou alcaline, en frotter l'intérieur, de façon à enlever tout dépôt.

2° Rincer longuement, égoutter, stériliser à 150° au four sec ou faire bouillir longtemps la bouteille.

3° La tetine sera bien lavée et retournée, puis conservée jusqu'à la tetée suivante dans du borate de soude. Dans mon service à l'hôpital Hérold, chaque enfant possède une tetine individuelle. Celle-ci est en caoutchouc noir (n° 6 du commerce) et présente un seul orifice : elle a l'avantage de n'avoir aucune odeur[1]. Elle est étroite et ferme à son extrémité buccale et évasée, au contraire, à sa base pour s'implanter sur la bouteille. Elle ne doit contenir ni zinc, ni plomb, ni oxydes métalliques, présenter seulement une suture et une section nette, brune et luisante. Son tissu doit être mince, élastique, extensible, demi-transparent à la lumière et de teinte brunâtre. Elle doit flotter à la surface de l'eau. Au contraire une mauvaise tetine est en tissu épais, opaque, à peine élastique. Elle ne présente pas de sutures, a une section grisâtre et mate avec un pointillé gris et va au fond de l'eau.

4° La capacité de la bouteille sera variable (100, 150, 200 centimètres cubes). De préférence on fera usage de la bouteille graduée.

1. On a rejeté complètement la tetine rouge, présentant deux orifices : l'un pour la sortie du lait, l'autre pour l'entrée de l'air car il est démontré que le vide n'existe pas et qu'il n'y a nul besoin d'entrée d'air. D'autre part ou bien cet orifice est collé sur le verre, ou il est libre et laisse échapper le lait contenu dans la tetine.

II. — **Préparation de la tetée.** — On fait usage ou de lait bouilli ou de lait Soxhlet. Cette méthode a l'énorme avantage de permettre, de préparer, dès le matin, toutes les tetées de la journée et ceci dès la réception du lait frais. Dans la bouteille stérile et sèche, ajouter la quantité voulue de lait pur ou écrémé ou coupé. Fermer avec l'obturateur (si on se sert de l'appareil Soxhlet) ou, à son défaut, un morceau d'ouate ordinaire (le coton hydrophile a le désavantage de se mouiller).

On chauffe au bain-marie 20 minutes. Cela suffit. Refroidir rapidement. Conserver au frais ou à la glacière. Au moment de la tetée, enlever l'obturateur et mettre la tetine. Dans mon service, l'infirmière-laitière passe, après la visite, et relève toutes les doses de lait ordonnées. Elle fait les biberons, numérotés pour chaque enfant, et les conserve dans la glacière. A l'heure de la tetée, elle passe dans chaque box, et dépose, sur la planchette, le biberon tout préparé que l'infirmière soignante donnera à l'enfant. Chaque biberon est chauffé légèrement au bain-marie à 37°. Smester[1] a en effet montré que le lait sortant du sein est toujours à 37°, quelle que soit la température de la mère (38°, 39°, 40°). Si on fait usage de lait bouilli (5 minutes), on répartit, pour toute la journée, le lait dans chaque biberon que l'on bouche avec un peu de ouate.

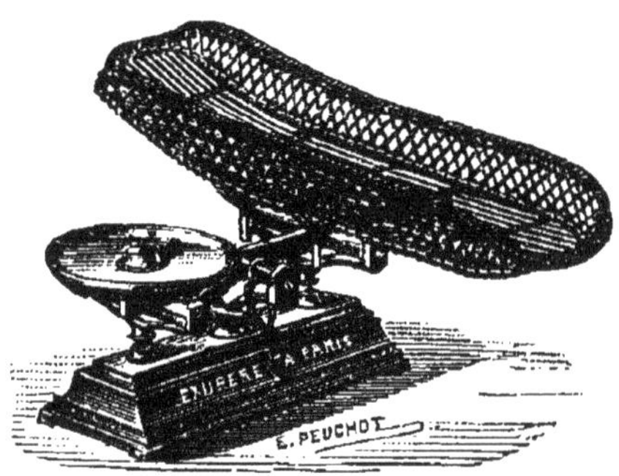

Fig. 18. — Balance.

Dans toute cette question de pratique, on devra se pénétrer de ces principes: grande propreté des mains, de la verrerie, de la tetine. Stérilisation du lait. Conservation dans la glace.

Pesées et mensurations. — Il est bon de peser et mesurer les enfants, mais de ne pas le faire trop souvent. Une épreuve chaque semaine est suffisante

1. *Clin. inf.*, 1908.

à l'état normal. On la fera à la même heure, avant la tetée. On fera usage d'un des appareils connus (balance-hamac, balance-panier, pédiomètre de Variot). Ce dernier instrument a l'avantage de donner en même temps et le poids et la taille.

ALIMENTATION ARTIFICIELLE DE L'ENFANT PENDANT LES DEUX PREMIERS MOIS

On sait combien l'allaitement artificiel est entouré d'écueils et de dangers pendant les premières semaines à tel point que Budin disait : « Le médecin qui trouvera le moyen d'élever artificiellement les enfants dans les premières semaines de leur existence avec autant de succès et de sécurité qu'avec l'allaitement au sein aura, pensons-nous, réalisé un très grand progrès. »

Il est banal de dire que la composition si différente du lait de vache est la cause principale de cette difficulté de l'allaitement artificiel. On a essayé de remédier à cet inconvénient à l'aide du coupage qui a ses partisans et ses ennemis.

Dirigeant, depuis plusieurs années, une pouponnière où l'enfant entre dès la naissance et sort vers dix-huit mois, j'ai pu me convaincre de la difficulté d'élever le nourrisson pendant les premières semaines. J'ai été frappé de voir combien, malgré toutes les règles de l'hygiène alimentaire (réglage, coupage, ration convenable, etc.), les troubles digestifs existent encore trop souvent et combien la courbe d'accroissement laisse encore à désirer par ses arrêts et sa lenteur d'ascension.

J'ai essayé le lait pur, comme Budin l'avait recommandé ; le lait *complètement* écrémé sans coupage ; les résultats ne furent pas meilleurs. J'ai cherché alors, tout en laissant le lait pur et en ne modifiant pas son émulsion naturelle, à enlever une partie de sa substance grasse. A cet effet, le lait est laissé au repos ; la crème monte et est enlevée. L'émulsion lactée ne contient plus alors que des globules de graisse, qui, du fait de leur diamètre très minime, ont perdu de leur force ascensionnelle.

Ce lait, à écrémage naturel, contient 10 à 15 grammes de beurre par litre au lieu de 36 à 38 grammes, suivant la durée du repos [1]. Une écrémeuse, à très faible vitesse, permet de l'obtenir, en quelques minutes. Le lait est ensuite soumis à la stérilisation.

Nous savons, d'une part, à la suite des recherches de Pawlow, Khigine, Volkowitsch, Gilbert, que la substance grasse du lait diminue la sécrétion gastrique et comme quantité et comme puissance digestive et, d'autre part, par l'observation clinique, que bon nombre de troubles digestifs du nourrisson cessent rapidement avec l'emploi du lait *complètement* écrémé.

La pratique montre qu'avec l'emploi de ce lait *partiellement* écrémé :

1° Les voies digestives ne présentent plus de signes d'intolérance.

2° La courbe d'accroissement est supérieure à la courbe de la majorité des enfants nourris au lait coupé et tend à se rapprocher de la courbe de l'enfant au sein (16 à 18 grammes d'accroissement journalier, régulier et constant).

3° L'aspect de l'enfant est de bon aloi comme fraîcheur de teint et comme vigueur des chairs.

4° L'abdomen reste plat, alors que le lait coupé donne trop souvent un certain degré de tympanisme.

L'avantage du lait *partiellement* écrémé est de supprimer le coupage, qui modifie trop l'émulsion lactée et de simplifier les manipulations.

Dès que l'enfant a passé la zone dangereuse des deux premiers mois, peu à peu, on diminue l'écrémage et on arrive à donner le lait pur. Si, en effet, la nutrition du nourrisson pendant les premières semaines exige une plus forte quantité d'albumine que de graisse, peu à peu les besoins de substance grasse augmentent.

Je me suis très bien trouvé de cette manière de faire [2].

1. Le lait *faiblement* écrémé a déjà été employé avec succès par Monteuis, *Traitement préventif des maladies du premier âge*, Dunkerque, 1897. — 2. Acad. méd., 1909.

Il ne faut pas confondre le lait *faiblement* écrémé (10 à 15 grammes de beurre) avec le lait *complètement* écrémé par l'électricité, dont l'usage est excellent pendant quelques jours, dans le traitement de certaines affections, mais ne peut être continué par suite de l'absence de graisse. Il semble que le nouveau-né supporte peu les gros globules qui montent rapidement à la surface et tolère bien les fins globules qui restent émulsionnés.

Cette tolérance du nouveau-né pour le lait *faiblement* écrémé, lui permet de le supporter *seul* un mois, et même deux mois. On écrémera de moins en moins, soit dans le cours du second mois, soit dans le cours du troisième mois. On se fiera sur la courbe. S'il y a arrêt on fera peu à peu la transformation, qui doit être insensible et progressive. On évitera d'ajouter de la crème au lait écrémé.

D'après mon expérience personnelle la moitié des enfants n'a pas besoin de lait pur avant la fin du second mois ; pour l'autre moitié, le lait pur est nécessaire dans la seconde partie du second mois. On évite le coupage. Voici ma façon de procéder.

Pendant les deux premiers mois, six tetées, une toutes les trois heures, de cinq à six heures du matin, à neuf ou dix heures du soir. Rien la nuit ; si l'enfant crie, 50 à 60 grammes d'une infusion extrêmement légère de thé chaud.

On ajoute au lait 2 grammes de lactose ou 1/3 de morceau de sucre ordinaire par biberon.

1er jour. . . .	3 tetées. . . .	10 grammes
2e —	6 —	10 —
3 à 5 —	6 —	20 —
5 à 10 —	6 —	30 à 40 —
10 à 15 —	6 —	40 à 50 —
15 à 20 —	6 —	50 à 60 —
20 à 25 —	6 —	60 à 70 —
25 à 30 —	6 —	70 à 80 —
1re partie du 2e mois. .	6 —	80 à 90 —
2e — — . .	6 —	90 —

Dès le troisième mois, 5 tetées de 100 grammes de lait au minimum de plus en plus pur. Si l'enfant pousse avec 100 grammes par kilogramme, on continue ; sinon on élève la dose à 105, 110, 115 grammes en se laissant guider par l'enfant. L'accroissement de l'enfant oscille entre 15 et 30 grammes par jour. La courbe suivante indique 28 à 30 grammes.

Je n'ai trouvé que de rares exemples d'enfant ne supportant pas le lait écrémé ; j'ai eu recours alors au lait pur coupé de moitié puis d'un tiers d'eau.

Je me suis toujours efforcé de rechercher la dose minima. Il

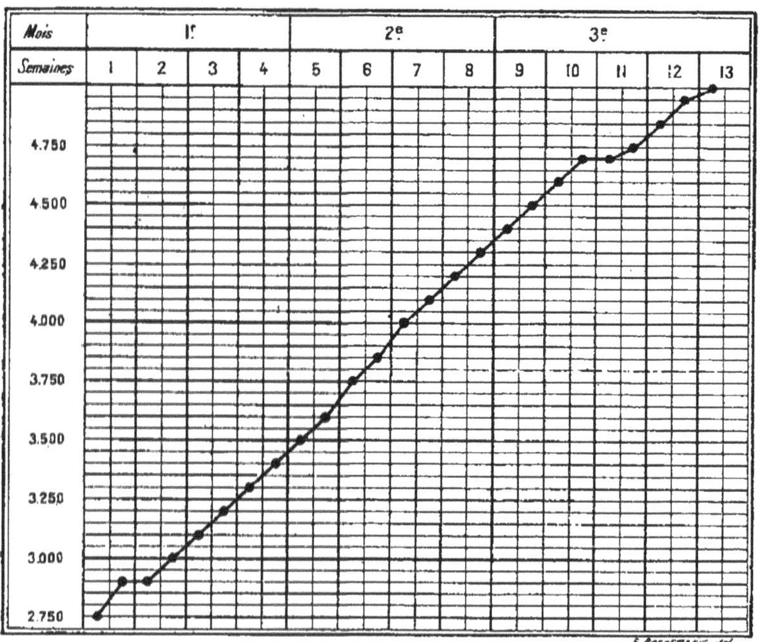

FIG. 19. — Courbe d'enfant élevé au lait écrémé faible.

est même curieux de voir des enfants pousser avec des doses si faibles de lait écrémé. Dans l'appréciation de la ration alimentaire, il ne faut pas s'appuyer seulement sur le poids, mais encore la taille, l'état de la fontanelle, qui ne doit être ni déprimée ni saillante, la valeur du muscle jugée par le toucher, etc. Si, par exemple, on se trouve en présence d'un enfant qui ne grossit pas, mais qui s'allonge, on devra augmenter la ration.

En un mot, après avoir étudié toutes les méthodes « mathématiques », j'ai observé tellement de faits disparates, que je me suis arrêté à cette pratique de suivre l'enfant d'après son poids, sa taille et sa valeur de chair. D'autre part, je prends cette base de 100 grammes par kilogramme (lait pur), car ceci me paraît être le minimum (jusqu'à présent) pour un enfant qui croît également en poids et taille. Je n'oserais pas affirmer aujourd'hui que ce soit le minimum. La recherche de ce dernier nous réserve, je crois, des surprises. En résumé, tout dépend de la mise en route. L'organisme s'habitue à vivre avec peu ou avec beaucoup. L'idéal est que l'enfant arrive à profiter de tout ce qu'il absorbe. S'il croit en poids et en taille, s'il est bien portant avec une faible dose d'aliment, pourquoi augmenter les quantités, pourquoi vouloir appliquer telle ou telle théorie, qui vient affirmer comme vérité scientifique, que tout enfant doit prendre une dose donnée de lait, quand il se trouve dans telle condition. Pourquoi vouloir unifier toutes les nutritions !

Dans toute cette pratique, on devra toujours être prêt à diminuer l'alimentation, à prendre « le régime restreint » comme le dit justement Londe, par exemple, pendant l'été (10 à 20 grammes de moins à chaque tetée) ou si le ventre est un peu tendu, ou si l'enfant crie, a de l'insomnie, en un mot, s'il est souffrant.

CHAPITRE VII

SEVRAGE

Le sevrage est la période de transition entre l'alimentation uniquement lactée et l'alimentation ordinaire. C'est la période d'entraînement du tube digestif à supporter et à digérer tous les aliments. Chez l'animal, le sevrage est instinctif, ainsi l'herbivore va à l'herbe, le carnivore à la viande, en alternant le sein et le nouvel aliment. Le nourrisson semble avoir perdu tout instinct, car abandonné à lui-même, il se jette sur tout ce qui se présente et absorbe à tort et à travers du vin, du lait, de la viande, etc., si bien qu'apparaissent des troubles digestifs (vomissements, diarrhée, gros ventre, rachitisme). Le sevrage doit donc être réglé et se faire au moment voulu. — Certains auteurs conseillent de nourrir uniquement au lait jusqu'à quinze mois. A mon avis, ce sevrage tardif produit la cachexie du sevrage (page 548).

Le sevrage avant 7 mois est une erreur. On ne doit le commencer : 1° qu'après cette date ; 2° en dehors des grandes chaleurs ; 3° dans l'état de santé parfaite de l'enfant.

Le sevrage doit être lent et progressif, de façon que l'enfant absorbe une dose croissante d'un même aliment et s'entraîne peu à peu, à manger de tout. — L'uniformité dans l'alimentation est la cause de bien des affections du tube digestif. Se contenter d'une seule bouillie, toujours la même, pendant de longs mois, est une faute. Ce système mène également à la cachexie. — Le sevrage doit consister, de plus, à faire prendre à l'enfant des aliments *frais* et à éviter tout produit conservé, autre cause de la même cachexie.

Dès que les dents apparaissent, il faut laisser l'enfant se frotter la gencive avec des corps durs tels que la croûte du pain. Cela fait la dent. Comme le dit Rose « un enfant qui ne mange que des aliments mous et ménage ses dents, les ménage uniquement pour le davier du dentiste » (Caillou)[1].

Pendant la seconde année, les échanges nutritifs sont encore très marqués, car par kilogramme l'enfant absorbe autant d'albumine, trois fois autant de graisse et une fois et demie autant d'hydrates de carbone que l'adulte. Le but du sevrage est d'augmenter les hydrates de carbone et d'habituer l'enfant à l'amidon et aux sels, tout en continuant les albumines et les graisses avec le lait et peu à peu avec les viandes, le beurre et les œufs.

Progression des aliments. — Le premier aliment est l'amidon, puis vient la graisse et enfin les substances azotées, telles que la viande. — On sait, qu'avant 7 mois, les glandes digestives contiennent à l'état faible, les diastases de digestion de l'amidon, si bien qu'Heubner a pu, à titre thérapeutique, nourrir l'enfant très jeune avec de l'eau d'amidon. Mais ces diastases sont en quantité faible, de sorte que l'on rencontre l'amidon non digéré sur la muqueuse digestive, quand la quantité de cette substance a été élevée (N. Guillot) (réaction par la teinture d'iode). Le nourrisson ne peut digérer une notable quantité d'amidon avant 7 mois, que si on ajoute de la salive d'adulte (de là certaine pratique de nourrices de saliver dans la cuiller de bouillie qu'elles donnent à l'enfant).

Donc ne pas donner d'amidon avant 7 mois, à titre constant et alimentaire. Tarnier a montré depuis longtemps que l'enfant au sein digère plus tôt (6 mois) l'amidon que l'enfant au biberon. Parfois ce dernier ne peut le tolérer qu'assez tard (à 10 mois d'après Marfan). — L'amidon est l'aliment de base : il est simple dans les céréales et composé dans les légumineux. La farine

1. *Soc. méd.*, Lyon, 1907.

doit en être fraîche : blé, orge, maïs, avoine, riz, arrow-root (l'avoine est riche en graisse et albumine et agit sur la constipation).

L'amidon nature est mal supporté, mal digéré, et donne de la constipation. — Il doit avoir subi un certain degré de torréfaction : pour cela on étale la farine sur un plat et on la laisse sécher au four, jusqu'au moment où elle change un peu de teinte et prend l'odeur de cuit.

Cette torréfaction lui fait subir un commencement de transformation en dextrine, c'est-à-dire qu'elle devient soluble et plus absorbable. Le grain d'amidon se gonfle, se déchire et sépare le coagulum du lait en grumeaux fins. — Le pain légèrement grillé, la biscotte, ont subi cette transformation légère. — L'avantage des farines de céréales au point de vue alimentaire est leur richesse en substances phosphorées (de 0,8 à 1 sur 2 à 3 pour 100 de cendres). — Au lieu de la farine nature légèrement torréfiée, que l'on mélange avec le lait (bouillie), on peut se servir de la panade où l'amidon de blé est déjà modifié. De tout temps, on a élevé les enfants à la panade. Cependant récemment Variot et Lassablière[1] se sont élevés contre son emploi et l'accusent de provoquer de l'hypotrophie. — A mon avis, il en est de la panade, comme de tous les aliments du sevrage, leur emploi doit être passager et varié. — L'uniformité du régime provoque de la cachexie. — Il ne faut pas nourrir un enfant à la panade seule.

On usera le moins possible de sucre, car son emploi intensif provoque la « maladie du sucre » (voir gastro-entérites) et même parfois l'apparition de diabète (Bellot)[2]. Quand l'enfant est bien entraîné à l'amidon, on ajoutera le second aliment, la graisse, sous la forme de beurre, de crème ou de jaune d'œuf. — Ce dernier est riche en fer (10 à 23 pour 100 de substance desséchée, d'après Runge) et facilement absorbé et assimilé (64 pour 100 absorbé, 61 pour 100 assimilé, d'après Krasmogorsky[3]). — Comme pour l'amidon, on évitera les abus et la continuité,

1. *Soc. biologie*, 1908. — 2. *Thèse*, Paris, 1893. — 3. *Jahrb. f. Kind.*, 1906.

car l'ingestion de trois, quatre œufs par jour provoque de la diarrhée et de l'urticaire. Czerny et Finkelstein rejettent complètement l'emploi des œufs avant trois ans, du fait que quelques-uns ne les supportent pas. Ceci me paraît exagéré.

Le blanc d'œuf sera éliminé de l'alimentation avant quinze mois, car son ingestion peut être suivie de signes d'empoisonnement (vomissements, diarrhée, etc.) (Le Coq)[1]. Certains enfants ne peuvent supporter les œufs ou du moins le blanc d'œuf. Dans ce cas, on les supprimera de l'alimentation. En général, un ou deux œufs par jour sont de mise.

La viande ne doit pas être donnée avant dix-huit mois, et son emploi doit être intermittent et limité. L'abus de viande produit de la constipation ou de l'intoxication intestinale. Je crois que l'emploi de la viande à dix mois, comme le conseillent certains auteurs, est une erreur préjudiciable à la santé du nourrisson.

Comme on le voit, la progression des quantités d'aliments, la variabilité, la fraîcheur de ces derniers, doivent être à la base de tout sevrage. L'uniformité de l'aliment, la constance de son emploi, l'absence de fraîcheur de la farine provoquent l'apparition de la cachexie du sevrage. Depuis une dizaine d'années de nombreux exemples de cette intoxication lente sillonnent nos rues : pauvres êtres rabougris et atrophiés qui ne peuvent vivre sans le secours de la poire à lavement et du lavage d'intestin.

Si la nourrice ne peut aider à faire le sevrage, on remplacera les tetées de sein par 150 à 200 grammes de lait de vache. — La cessation de l'allaitement à partir du 7e ou 8e mois est des plus fréquentes chez la femme qui travaille (Planchon[2], Dumène[3]).

Si le nourrisson refuse tels ou tels aliments, on s'ingéniera à les remplacer par un aliment équivalent. S'il refuse l'amidon, on pourra avoir recours plus tôt à l'œuf. S'il refuse le lait, on pourra se servir de bouillon. Le tâtonnement est souvent de mise en matière de sevrage.

1. *Thèse*, Paris, 1906. — 2. Planchon, *Obstétrique*, 1902. — 3. Dumène, *Thèse* de Paris, 1902.

COMPOSITION DES ALIMENTS DU SEVRAGE
d'après Munk-Ewald-Kœnig.

Pour 100 parties.

	FARINE DE BLÉ	FARINE D'ORGE	FARINE D'AVOINE	FARINE DE MAÏS	FARINE DE RIZ	ŒUF TOTAL	JAUNE D'ŒUF	BLANC D'ŒUF
Eau.	13,3	14,8	10,1	10,6	10,5	73,7	50,8	85,8
Albumine.	10,2	10,9	14,7	14	10	12,6	16,2	12,7
Graisse.	0,9	1,5	5,9	3,8	3,5	12,1	31,8	0,3
Hydrates de carbone.	74,8	71,7	64,7	70,5	70,5	»	»	»

La valeur des farines de blé, d'orge et d'avoine, en calories, a été étudiée par Rubner. — Ainsi 100 grammes de farine de blé et d'orge donnent 355 calories brutes et 325 calories utilisables ; la farine d'avoine 374 calories brutes et 345 utilisables. — Toutes les farines donnent 8 pour 100 de déchets.

Il sera bon de se rappeler que 20 grammes de farine de blé équivalent à 100 grammes de lait pur, qu'elle est riche en hydrates de carbone et pauvre en substance grasse. — Un œuf qui pèse 50 grammes équivaut à 95 calories : il est riche en graisse et substances azotées, mais pauvre en hydrates de carbone.

Voici d'une façon générale, le meilleur mode de sevrage.

1re Période. — 7e, 8e mois. — 4 tetées soit de sein, soit de biberon. — 1 biberon supplémentaire d'une tisane chaude. — 1 repas à midi, alternativement d'une bouillie et d'une panade. — *Bouillie* : une cuillerée à café de farine délayée dans un peu d'eau pour éviter les grumeaux ; ajouter 100 grammes de lait, faire cuire un quart d'heure, sucrer ou saler de préférence. — Alterner les farines : blé, orge, maïs, avoine, riz, arrow-root. — Augmenter progressivement la quantité de farine et de lait (120, 140, 150 grammes). — Après le repas, un peu de lait du sein, s'il en existe.

Panade : une cuillerée à café de poudre de chapelure, de pain grillé ou de biscotte (pain contenant un peu de beurre et d'œuf, séché et légèrement torréfié) délayée dans un peu d'eau. Cuire vingt minutes à feu doux. Puis ajouter 100 grammes d'eau, une pincée de sel, la pointe d'un couteau de beurre. Bien mélanger. Au lieu d'eau on peut employer le bouillon léger, qui contient surtout des sels de potasse et des traces d'albumine et de graisse.

2e Période. — 9e, 10e, 11e mois. — 3 tetées. — 1 biberon supplémentaire d'une tisane chaude. — 1 repas en panade à midi, 1 repas en bouillie le soir. Varier les farines; progression des quantités.

3e Période. — 12e, 13e, 14e mois. — Capacité de l'estomac 300 centimètres cubes. Même régime, mais ajouter à la bouillie un jaune d'œuf. Si l'enfant refuse la panade, la remplacer par une seconde bouillie variée.

4e Période. — 15e, 16e, 17e, 18e mois :

Le matin.

Lait, légèrement teinté de café, 150 à 200 grammes, pain et beurre.

A midi.

Une petite bouillie (100 grammes), puis ou un œuf à la coque et pain, ou une purée variée de légumes (pommes de terre, pois, marrons, lentilles (celles-ci très chargées en fer). Varier et augmenter peu à peu la quantité, puis un dessert : crème, gâteaux secs, purée de pruneaux. — Boisson : 100 grammes de lait ou une boisson chaude (thé *très* léger, tilleul, camomille).

A 4 heures.

200 grammes de lait et gâteaux secs, ou chocolat à croquer avec pain et boisson chaude.

Soir.

Potage au lait (pain, tapioca, vermicelle, pâte d'Italie). Varier, augmenter progressivement la quantité. 100 grammes de lait.

5e Période. — 19e à 24e mois. — Capacité de l'estomac : 600 grammes.

Même régime, sauf au repas de midi et du soir.

Repas de midi.

1 jour une purée de légumes.
1 jour un œuf à la coque.

1 jour des légumes écrasés[1].
1 jour de la viande blanche écrasée (poulet, veau, cervelle).
1 jour soupe à la viande[2].
1 jour poisson (merlan, sole).
Dessert : crème, pruneaux, pâtisserie, compotes cuites, amandes[3], bananes, oranges. Boisson chaude ou 200 grammes de lait.

Repas du soir.

1 jour potage au lait.
1 jour potage au bouillon (pain, vermicelle, pâte d'Italie, semoule).
puis
1 jour une purée.
1 jour un œuf.
1 jour des pâtes (macaroni, nouilles). Dessert comme à midi. Boisson comme à midi.

DENTITION

Le schéma ci-joint prend pour exemple, l'enfant bien nourri au sein et qui a ses vingt dents à deux ans.

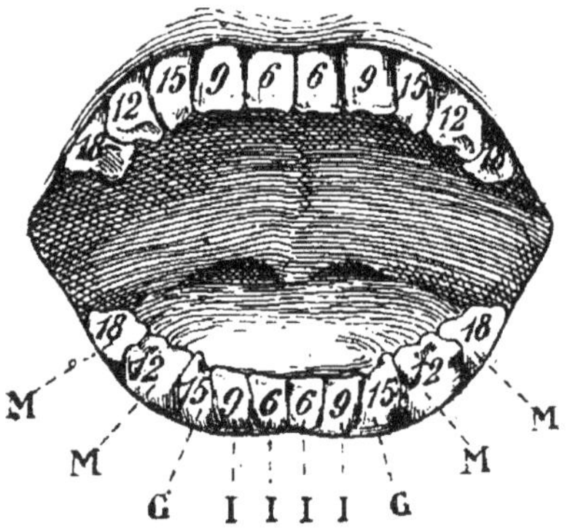

Fig. 20. — Le chiffre indique le mois d'*apparition*.

Tout retard indique une souffrance de l'organisme, dont il faut rechercher la cause : une faute alimentaire dans la majorité des cas. Un enfant syphilitique ou tuberculeux présentera une évolution dentaire normale, s'il est bien nourri. La sortie d'une dent se fait souvent au moment d'un accès de fièvre ou dans la convalescence d'une maladie.

Les dents de lait sont grosses, lisses, bleutées, fragiles souvent

1. Le légume écrasé contient la cellulose des enveloppes, qui stimule la contractilité intestinale. — 2. Soupe à la viande (Marfan) : 250 grammes d'eau ; 50 grammes de pain ; 15 à 30 grammes de viande rouge hachée ; saler ; 1 heure de cuisson, puis passer sur un linge. — 3. L'amande contient 10 pour 1000 de phosphore combiné.

cariées, séparées les unes des autres. Elles tombent de six à douze ans : leurs racines subissant de l'ostéite raréfiante sont chassées par les dents permanentes.

Les maladies chroniques (rachitisme, anémie, etc.) sont accompagnées d'un retard dentaire.

On peut observer, dès la naissance ou dans les premiers mois, l'existence de dents, qui semblent être le résultat d'une inflammation précoce de la gencive (Henoch, Vogel, Trousseau, Baginsky, Comby, Millon, Chérot[1], Martin[2]).

Accidents de la dentition. — Tout le monde admet que la sortie de la dent produit quelques phénomènes locaux : la gencive à son niveau grossit, la muqueuse se tend, s'amincit, puis éclate. L'enfant salive, bave et mordille tout ce qu'il peut : la friction et la pression produisent du calme. Parfois, la réaction de la gencive peut être plus intense. La douleur éprouvée par la sortie de la dent est variable : légère chez l'enfant au sein, elle est plus forte chez l'enfant élevé au biberon. On a recommandé, au cas de douleur, de donner un « petit coup de lancette » pour débrider la gencive et permettre à la dent de sortir plus rapidement. Cette pratique est mauvaise, quand elle est faite trop tôt, car elle est suivie d'une petite cicatrice qui gêne plus tard la sortie de la dent. Au contraire, si la muqueuse est très tendue et amincie et si on voit la dent au travers, une petite incision sera souvent utile, pour faire cesser la douleur trop violente, l'insomnie et les accidents de la dentition. On peut voir en quelques instants la dent faire son apparition.

Autrefois toutes les maladies du nourrisson étaient attribuées aux dents. Il y eut une réaction et celle-ci fut exagérée, à tel point que nombre d'auteurs rejettent toute influence à la dentition (Guersant, Bouchut, Comby, etc.). D'autres auteurs (Hutinel[3]) continuent à croire à l'influence dentaire. Je suis également de cet avis. Il existe, d'une façon indéniable, des crises de fièvre, d'arrêt de crois-

1. *Thèse*, Paris, 1898. — 2. *Id.*, 1904. — 3. *Journ. méd. et chir. pratiques*, 1909. — Vanel, *Thèse*, Paris, 1900. — Besse, *Id.*, 1902.

sance, d'insomnie, d'agitation, de toux, de diarrhée, de méningisme (strabisme, convulsions, raideurs sans saillie de la fontanelle et sans signe de Kernig) qui atteignent d'emblée leur maximum, et cessent brusquement avec la libération de la dent.

Ces crises sont justiciables de l'antipyrine (R. St Philippe).

CHAPITRE VIII

HÉRÉDITÉ

Hérédité fixe totale. — Les qualités des tissus se transmettent par hérédité, si bien que l'enfant hérite des propriétés cellulaires de ses parents.

1° Un organisme sain donne naissance à un enfant sain : c'est l'hérédité de la bonne santé, qui se caractérise par l'utilisation au maximum des apports et par l'élimination d'une petite quantité de déchets. Nous devons tendre à donner au nourrisson bien portant la ration alimentaire minimum.

2° Les propriétés cellulaires peuvent être déviées dans différents sens et cette déviation peut se transmettre par hérédité.

a) L'organisme, tout en éliminant la quantité d'excreta normale, a besoin d'une dose d'aliments plus forte. C'est l'hérédité des gros mangeurs.

b) L'organisme vit double, a de gros besoins d'aliments et élimine beaucoup de déchets.

c) La déviation peut porter sur l'osmose. A l'état normal l'organisme a besoin de sel pour permettre les échanges nutritifs. Chez certains le besoin de sel est intense. La mère aime manger salé : son nourrisson se développera mieux, si l'on ajoute du sel aux aliments (panade, bouillie). Ce besoin de sel est impérieux. Inversement une mère sensible au sel (œdème) peut donner naissance à un enfant présentant la même susceptibilité, si bien que l'absorption de sel est suivie de l'apparition de l'œdème.

On ne sait pas encore si cette hérédité d'osmose irrégulière est due à l'altération de la paroi de la cellule (membrane osmotique) ou du protoplasma intérieur.

d) Déviation arthritique. La vie intime du protoplasma est modifiée, si bien que le dernier terme de la combustion intracellulaire n'est pas l'urée mais l'acide urique. L'arthritisme a pour caractère essentiel de présenter de temps en temps une crise où le taux des excreta augmente et forme une véritable débâcle.

L'hérédité fixe persiste et s'affirme même de génération en génération.

Hérédité fixe de système. — Tandis que dans les faits précédents, la déviation frappe sur toutes les cellules du corps, l'hérédité peut au contraire se localiser à un système, par exemple, le système lymphatique, rénal, etc.

I. — Hérédité lymphatique. — Ce qui caractérise le lymphatisme est la facilité avec laquelle le système lymphatique s'engorge, augmente de volume et d'autre part, la lenteur avec laquelle ces engorgements disparaissent, si bien que souvent ils persistent pendant de longs mois. La production des éléments lymphatiques est abondante, mais leur qualité est inférieure ; le nombre essaye de suppléer à cette insuffisance. Cette hérédité est évidente dans certaines familles où tous les enfants, à l'instar des parents, présentent cette susceptibilité du système lymphatique. Ceci est surtout observé dans les pays humides. Le nourrisson est pâle, bouffi, œdématié surtout au niveau de la lèvre supérieure et présente des chapelets ganglionnaires au cou : ganglions mous, mobiles, faisant relief sous la peau, indolores, augmentant de volume à la moindre cause et régressant avec une grande lenteur.

Le système lymphatique du cavum possède une très grande sensibilité et s'hypertrophie facilement.

II. — Je signalerai l'hérédité musculaire : tous les muscles du corps étant en contracture et en spasme ou au contraire, atones et flasques ; l'hérédité de la mauvaise flore intestinale ; l'hérédité de la mort subite[1], l'hérédité des divers organes. On signale l'obser-

1. Gilbert et Baudouin, *Presse méd.*, 1908.

vation d'une famille dont tous les membres présentent des lésions rénales. Le rein de naissance est délicat, fragile, si bien qu'à la moindre cause (froid, infection) la néphrite apparaît[1]. D'après Castaigne et Rathery, le sérum de la mère, qui est « rénale », contiendrait des substances néphrotoxiques qui, passant chez le fœtus, localiseraient leur action néfaste sur les reins de ce dernier : d'où la faiblesse et la délicatesse de l'organe. On a signalé des hématuries familiales. Ce que je dis du rein peut être appliqué à tous les organes : l'oreille (familles de sourds), l'œil (familles des myopes), les veines (familles de veineux), le myocarde, l'endocarde et les vaisseaux (familles des cardiaques), où tous les enfants, à la moindre infection, sont atteints d'endocardite, surtout de rétrécissement mitral, ou de myocardite[2] ou de cyanose[3]. Citons également la faiblesse des jointures et du système nerveux, l'apparition tardive de la marche, etc., etc...

Hérédité d'intoxication. — Dans tous les faits précédents, la tare héréditaire est familiale et se cède de génération en génération. L'hérédité est fixe. — Mais, dans beaucoup de cas, elle peut n'être que passagère. Les parents sont intoxiqués et cèdent à l'enfant l'intoxication elle-même ou ses résultats. Si le nourrisson est bien élevé au sein, son organisme pourra se laver de cette tache originelle et redevenir normal (voir débilité et atrophie).

Ceci peut être dit de tous les poisons (tuberculose, syphilis, tabac, etc.). De même l'enfant peut recevoir comme premier héritage, le bacille de Koch, le tréponème, s'en débarrasser et redevenir normal.

Nous étudierons en détail la véritable hérédité : l'hérédité arthritique. Les autres variétés seront exposées à chacune des maladies.

Consanguinité. — Le mariage entre parents *bien portants* n'a

1. Eichorst, Kidd, Wagner, Lécorché et Talamon, Arnozan, Dickinson. — Castaigne et Rathery, *Sem. méd.*, 1904. — Perrigault, *Thèse*, Paris, 1905. — Attlee et Guthrie, *Lancet*, 1902. — 2. Weill, Cochez, Hirtz, Raymond (*Bull. méd.*, 1901). — 3. Moussous, *Traité des mal. Enf.* Grancher.

aucune influence sur la descendance, mais s'il existe une déviation quelconque dans l'hérédité, la consanguinité pourra l'augmenter et produire de la rétinite pigmentaire (27 pour 100) et de la surdi-mutité (20 pour 100)[1].

Hérédité arthritique. — On naît arthritique comme on naît syphilitique, mais tandis que la syphilis est une maladie parasitaire contractée par le père ou la mère, l'arthritisme peut remonter à plusieurs générations. Les rejetons d'une même souche arthritique ne présentent pas tous la même variété de la diathèse : l'un aura de l'asthme, l'autre de la migraine, etc., car ce qui caractérise cet état spécial de l'organisme est, d'une part, la variété de ses manifestations et, d'autre part, leur mutabilité de l'une en l'autre. L'arthritisme est une maladie de la classe aisée, « c'est la rançon de l'aisance et du bien-être » (Comby [2]). A mesure que l'enfant prend de l'âge, l'arthritisme se corse et apparaît dans son plein à l'âge adulte ; chez le nourrisson, il s'essaye sous forme de crises vagues qu'il faut savoir dépister et qui reviennent avec une certaine périodicité tous les vingts jours en général (ébauche d'asthme, embryon de migraine, poussée d'eczéma floride). L'aspect de la diathèse peut être constamment le même : c'est l'arthritisme fixé ; ou varier, aujourd'hui asthme, demain eczéma : c'est l'arthritisme ambulatoire.

1° Arthritisme floride, obésité. — L'obésité est le dépôt de graisse en quantité trop élevée dans le tissu conjonctif des diverses parties du corps. Le poids est excessif ; tout est déformé par un épais pannicule adipeux sous-cutané, si bien que le corps prend une forme de cube. Les plis normaux sont très profonds et le siège fréquent de rougeurs. Le visage est rond avec trois mentons ; le cou est court et la nuque présente des bourrelets ; la taille est énorme, le ventre très développé. L'envahissement par la graisse nivelle toutes les saillies et tous les creux normaux. A l'époque de la marche, l'enfant hésite, écarte lourdement ses

1. Uchermann, Feer, *Jahr. f. Kind.*, 1907. — Brossart, *Thèse*, Paris, 1905. — 2. *Arch. méd. enfants*, 1902.

jambes éléphantiasiques qui peuvent à peine le supporter. Le nourrisson obèse est apathique et somnolent ; il est en général peu coloré et dans certains cas, même, très pâle (chlorose des géants). La chair est ferme. Ce dépôt abondant de graisse dissocie tous les éléments des viscères qui sont gênés dans leur fonctionnement. L'obésité héréditaire est indépendante de l'alimentation : ainsi deux frères soumis au même régime, l'un sera obèse et l'autre normal (Demange[1]).

L'obésité est congénitale ou apparaît dans le cours de la première année.

Congénitale, elle peut être la cause de dystocie. Worthington relate un certain nombre de cas d'obésité fœtale à 7 et même 8 kilogrammes. Souvent l'enfant ne vit pas, mais c'est loin d'être la règle ; je suis depuis quelques années un enfant superbe qui pesait 7 kilogrammes à la naissance, son frère pesait 7^{kgr},500 et mourut en venant au monde.

Les demi-obèses de 5 et 6 kilogrammes ne sont pas rares. En général ils ont peu d'appétit et augmentent peu pendant la première année, si bien qu'à deux ans ils sont à l'unisson des autres. Parfois ils deviennent alors hypotrophiques, augmentant seulement de taille. Au contraire un certain nombre d'obèses croissent, dès la naissance régulièrement, si bien que leur courbe reste parallèle mais supérieure à la normale. — Il est rare que l'obèse augmente beaucoup : tel le cas cité par Comby d'un enfant pesant 6^{kgr},500 à la naissance et 21 kilogrammes à six mois. L'obésité congénitale n'atteint pas fatalement tous les enfants d'une même souche : ainsi, dans une famille nombreuse, on peut voir survenir par hasard un gros enfant au milieu des autres, qui ont le poids normal. Il est assez fréquent d'observer des familles où à chaque nouvelle grossesse, l'enfant est de plus en plus gros : premier enfant quatre kilogrammes, deuxième cinq kilogrammes, troisième six kilogrammes.

L'obésité peut apparaître dans le cours de la première année,

1. Obésité. *Dict. Dechambre.*

l'enfant né à 3 kilogrammes augmente rapidement d'une façon intensive si bien qu'en seconde année, il a acquis le volume et la taille d'un enfant de trois ans ; il est gros mangeur.

Il ne faut confondre l'obésité héréditaire, ni avec la belle santé de l'enfant au sein, ni avec le boursouflement des tissus que présentent certains enfants « poussés » et gavés au lait stérilisé : le nourrisson est alors pâle, soufflé, à chairs molles et hydrémiques (Les enfants de cette sorte sont souvent tuberculeux).

La paralysie pseudo-hypertrophique, dont Léonard de Vinci a représenté un cas dans ses dessins, est caractérisée par l'hypertrophie des muscles, qui sont athlétiques et forment saillie et par l'absence de graisse.

Le myxœdème présente un arrêt de développement : la bouche est ouverte, la langue pendante avec sortie de la salive sous forme de bave. On ne confondra pas également l'obésité avec la lipomatose de l'idiotie amaurotique.

L'hypertrophie congénitale d'un membre se caractérise par sa localisation ; de même l'éléphantiasis, dont les caractères de la peau sont typiques (peau ridée, dure, pachydermique).

Traitement. — Les nourrissons obèses doivent se contenter d'une ration alimentaire faible. En cas de gavage on les rationnera progressivement en trois semaines car le réglage brusque peut occasionner la mort subite comme dans la cachexie dermo-lymphatique. Souvent la nourrice a trop de lait et peut nourrir deux enfants. On ne sait que faire en dehors du réglage : je me suis bien trouvé de l'emploi de l'eau chaude : deux à trois biberons de 150 grammes de tilleul ou d'une tisane quelconque.

2° Arthritisme bilieux. — Le nourrisson est de volume variable, le plus souvent petit ; il grossit par crises entre lesquelles la courbe reste en plateau. L'état général est cependant bon, mais l'appétit est médiocre, l'enfant se contente de peu de lait. L'examen des organes est négatif, les crises de polycholie sont fréquentes, les crises d'acholie rares. Le nourrisson est agité, nerveux, criard, dormant peu et faisant passer des nuits blanches à son entourage. Il n'est pas rare d'observer de petits accès de fièvre ayant de l'analogie avec ceux de la fièvre intermittente. La peau est constamment jaunâtre, subictérique, comme chez un enfant né dans les pays chauds. Ce qui caractérise encore cette forme d'arthritisme est l'urine chargée, peu abondante, tachant le linge en jaune ou en brun mais ne contenant pas de pigment biliaire, qui existe cependant dans le sang (Gilbert et Lereboullet[1]). C'est l'ictère acholurique congénital dû à la cholémie familiale, en un mot l'exagération et la persistance d'un phénomène normal, du fait même de la suractivité hépatique arthritique. Le sang ne présente aucune altération globulaire (Widal et Ravaut[2]) ; ce qui élimine l'ictère acholurique hémolytique.

3° Arthritisme acholique. — Certains nourrissons, présentant l'hérédité arthritique, ont un autre type ; ils ne sont pas bilieux et jaunes, mais pâles et anémiques. L'examen du sang montre l'existence d'une anémie simple. Ils ne tettent convenablement que par crises, car, en général, ils ont de l'anorexie, si bien que la courbe n'est pas brillante et présente de longs plateaux. On croit à la mauvaise qualité du lait de la nourrice : il n'en est rien. Tout dépend de la cellule hépatique, qui ne vit pas et ne sécrète pas : les matières fécales sont fréquemment décolorées. C'est l'acholie pigmentaire sans ictère et sans oblitération des voies biliaires. Cet état de torpeur de la cellule est tout à fait particulier, il n'est pas permanent, vient par crises caractérisées par la décoloration des matières fécales ; l'accès peut durer quelques heures, quelques jours, quelques semaines. L'acholie indique un arthritisme invétéré, que l'on rencontre surtout chez les enfants, petits, pâles, chétifs, vivotant, ayant peu d'appétit — nés d'une mère obèse.

L'arthritisme frappe donc sur le foie d'une façon variable tenant la cellule hépatique en état tantôt d'excitation (forme bilieuse), tantôt de dépression, de torpeur (forme acholique.) Le déséquilibre de la fonction biliaire est un des caractères essen-

1. *Soc. méd. hôp.*, 1903. — Hanot, *Sem. méd.*, 1893. — Leroux, *Thèse* Paris, 1894. — Kobassof, *Arch. gén. méd.*, 1895. — 2. *Soc. méd. hôp.*, 1902.

tiels de l'arthritisme congénital. Le nourrisson arthritique, surtout le bilieux, l'excité, présente des crises que je vais étudier.

Crises de migraine. — La migraine certes n'a pas les signes qu'elle présentera plus tard, mais en suivant l'enfant, on verra les symptômes prendre de plus en plus l'aspect de la migraine. C'est une crise brusque de cris avec agitation et vomissements, qui dure une ou deux heures et qui est suivie d'un sommeil de plomb pendant plusieurs heures. J'ai pu suivre un nourrisson de six mois présentant des crises de ce genre qui revenaient périodiquement tous les vingt jours environ. Ce qui frappait surtout la mère, c'est que, dès qu'apparaissait la crise que rien ne faisait prévoir, le visage de l'enfant « se décomposait », se tirait et prenait une teinte pâle. La première fois où je vis l'enfant, le facies était tellement altéré, que je cherchais en vain une affection abdominale. L'enfant a maintenant six ans et présente des crises indéniables de migraine qui peu à peu ont remplacé les crises précédentes. On comprend que le diagnostic soit difficile à établir d'une façon précise ; on peut rapprocher facilement ces accès des crises de vomissements périodiques, qui, au fond, sont des équivalents d'un même arthritisme.

Crises d'asthme. — Comby en a observé deux cas et Moncorvo quatre cas[1]. L'asthme vient chez le nourrisson de source arthritique, à la suite d'un excès d'alimentation ou en alternance avec une poussée d'eczéma.

Symptomatologie. — L'asthme est souvent atténué avant de revêtir l'aspect classique. Comby a insisté avec juste raison sur ces mille petites choses, qui dénotent l'état d'asthme, chez le nourrisson. Je ne puis mieux faire que de citer ses termes : « Avant la grande attaque d'asthme, on peut saisir quelquefois, chez les jeunes enfants, des manifestations plus légères, des accès ébauchés qui donnent l'éveil. Tantôt ce sont des éternuements répétés, des coryzas avec sécrétion abondante, qui se déclarent sans raison

1. Comby. *Traité des Maladies Enfance.* — Moncorvo, *De l'asthme dans l'enfance*, Paris, 1888.

ou à l'occasion d'un refroidissement insignifiant, du passage d'un endroit chaud à un endroit froid, de l'exposition au soleil, etc. Tantôt ce sont de légers sifflements, des sibilances que l'on entend à distance, et qui témoignent d'un enchifrènement passager du larynx, de la trachée ou des bronches. On pourrait craindre, en entendant ces bruits musicaux, que l'enfant n'ait une bronchite, mais tout cela est passager et se dissipe du jour au lendemain.

« Ces petites manifestations, coryzas spasmodiques, éternuements répétés, sibilances éphémères revenant périodiquement, ne sont que la menue monnaie de l'asthme » (*Traité des maladies de l'enfance*).

Plus on étudie l'arthritisme chez le nourrisson et plus on dépiste ces asthmes d'abord vagues puis peu à peu plus nets et plus complets. Ce sont les mille petites misères de l'enfant arthritique, qu'il faut savoir mettre en valeur auprès des parents, pour soigner dès la première enfance la diathèse arthritique. Que de fois ne voit-on pas de ces petites dyspnées qui ne correspondent à rien, car le nez, la gorge, le larynx, les bronches sont intactes. On croit à un coup de froid, à une infection des voies respiratoires : on garde l'enfant au lit, on lui donne des calmants, etc. Rien ne fait. Il suffit d'étudier l'enfant pour voir que l'accès vient de temps en temps, avec une certaine périodicité. C'est de l'asthme.

Le grand accès est toujours précédé de ces petits accidents. Le nourrisson étouffe, en proie à une dyspnée intense avec battements des ailes du nez et cyanose des lèvres ; il éprouve une grande difficulté à faire pénétrer l'air dans la poitrine. Il est agité, crie et ne dort pas. Vu l'intensité de la dyspnée, on pense à une lésion pulmonaire. Or il n'en est rien : tout se réduit à quelques râles sibilants et ronflants sans fièvre, à de la bronchite expiratrice. Après quelques heures, l'accès se calme et se termine par une crise d'urine abondante. L'enfant peut avoir une série d'accès, qui seront remplacés par une autre manifestation (eczéma, etc.).

Le diagnostic de l'accès est facile. L'absence de fièvre et de lésions pulmonaires élimine toute maladie de l'appareil respiratoire.

Au premier abord, on peut confondre avec le faux croup, mais dans ce dernier cas, l'obstacle étant au larynx, l'enfant a du tirage sus et sous-sternal. Or l'asthmatique ne peut pas inspirer et respire superficiellement par petits coups.

L'asthme arthritique peut venir à la suite d'une lésion du nez ou du cavum (coryza arthritique, accès d'éternuements, hydrorrhée). Il suffit de traiter la lésion nasale, pour voir l'asthme s'amender.

Le traitement de l'accès consiste à donner de la codéine et dans les cas intenses de la morphine.

Crises de toux incessante. — Brusquement et sans raison appréciable, le nourrisson est pris d'un accès de toux incessante sans aucune lésion, comme s'il existait une titillation constante de la muqueuse laryngée. La toux est brève, sèche, bruyante, incessante, accompagnée de rougeur de la figure, comme dans la coqueluche. Bientôt tout rentre dans l'ordre, le nourrisson ayant fait le « gros cou » comme s'il avalait difficilement un corps étranger. — Une demi-heure, une heure après, nouvel accès. La crise est surtout provoquée par le séjour dans une chambre chaude ou non aérée. Le meilleur traitement est d'ouvrir la fenêtre, d'appliquer sur le larynx une éponge chaude, puis un enveloppement humide permanent.

Crises nasales. — La muqueuse nasale n'est jamais normale, chez le nourrisson arthritique : le nez est ou bouché, sec, congestionné ou le siège d'une sécrétion abondante, d'une hydrorrhée précédée d'une crise d'éternuements (6, 8, 10, 12) : en ce cas la muqueuse est pâle et anémiée [1]. Naturellement si le nourrisson est couché, l'excrétion nasale descend dans le pharynx et provoque la toux.

Crises hépatiques. — L'organe de prédilection de l'arthritisme héréditaire est le foie, qui présente le plus souvent une suractivité fonctionnelle. Tantôt on constate une crise de vomissements avec point douloureux au niveau de la vésicule biliaire : l'enfant crie

1. Examens faits par le Dr Le Marc'Hadour.

et souffre. C'est une sorte de colique hépatique. Arraya et Marcelo Viñas [1] ont trouvé des calculs dans le calcul cholédoque et dans la vésicule biliaire chez un nourrisson qui en avait expulsé durant la vie. Tantôt on est en présence de vomissements incoercibles avec hypothermie et odeur d'acétone. Parfois la crise se caractérise par un accès de diarrhée verte biliaire, polycholique accompagnée ou d'augmentation de poids ou d'arrêt passager dans la courbe ascensionnelle. Il est bon de connaître cette forme d'arthritisme familial ; on évitera ainsi d'attribuer à la nourrice la cause de ces troubles digestifs. Enfin chez certains héréditaires invétérés, l'arthritisme se manifeste par l'apparition de la maladie spasmodique.

Dans le cours de ces crises, le foie est souvent augmenté de volume, surtout dans sa partie gauche, et il est sensible à la pression surtout au niveau de la vésicule biliaire, ce qui peut provoquer une lipothymie ou une grande pâleur du nourrisson.

Crises cutanées. — On note ou des accès de prurit et d'urticaire ou des accès d'eczéma.

On attribue ce dernier à l'élimination par la peau de substances toxiques, qui doivent être éliminées par le rein [2]. L'analyse des urines démontre, en effet, l'insuffisance de la dépuration urinaire (baisse de rapport de l'azote de l'urée à l'azote total ; excès d'acide urique ; augmentation des chlorures ; baisse de l'acide phosphorique). On a prétendu que l'eczéma était de nature parasitaire. Or Keribich, Brocq et Veillon [3] ont montré qu'il n'en était rien. Certaines causes l'augmentent, telles que le froid, le lait trop chargé en graisse. Cette dernière cause ne suffit pas pour provoquer l'eczéma ; il faut pour cela que le nourrisson soit en puissance d'athritisme, car beaucoup d'enfants prennent du lait très gras, sans présenter d'eczéma, de même que beaucoup d'eczémateux prennent du lait peu chargé en graisse. On voit

1. *Traité des Mal. Enf.* (Grancher et Comby). — 2. Comby et Marfan. *Traité des mal. des enf.* — Gaucher. *Traité mal. peau.* — Brocq et Ayrignac-Dainville. *Thèse*, Paris, 1905. — 3. *Annales dermat.*, 1900.

apparaître l'éruption chez des enfants ou très ou peu nourris ; on a beau changer la nourrice, changer son alimentation, l'eczéma persiste, puis sans cause appréciable, il disparaît. C'est l'eczéma arthritique, héréditaire. Il suffit d'ailleurs d'examiner les parents pour se convaincre de cette hérédité.

La manifestation cutanée survient à toute période de la vie du nourrisson arthritique. Elle siège sur les parties saillantes (front, joues, menton, fesses) et respecte les régions pileuses (cuir chevelu).

L'eczéma est une des maladies les plus difficiles à soigner et qui tourmente le nourrisson jour et nuit par une démangeaison continue qui l'oblige à se gratter.

Aussi l'enfant se met-il « en sang » surtout la nuit et s'il fait chaud. Le contact d'un linge frais isolateur de l'air le calme souvent.

L'éruption est à son maximum au moment de la crise. La lésion est caractérisée par de petites vésicules apparaissant sur un tégument rouge érythémateux et contenant un liquide citrin. On voit perler comme de la sueur. Ces vésicules se rompent rapidement et laissent à nu une surface jaune analogue au sérum, qui se dessèche sous la forme de petites croûtes jaunâtres. Chez certains la sécrétion peut être très abondante et ressembler à l'impétigo (eczéma impétigineux). Chez d'autres, la vésicule repose sur une papule (eczéma papuleux) qui touche au prurigo.

En période de calme, l'éruption pâlit et desquame. Parfois l'eczéma peut être accompagné de craquelures de la peau, qui se fend brusquement d'une façon nette, comme coupée au couteau en donnant issue à une goutte de sang vite desséchée.

L'eczéma simple, mal soigné peut s'infecter.

Les ganglions sont indemnes ; il n'y a pas de fièvre.

La recherche de la lésion élémentaire ou vésicule suffit à établir le diagnostic. On ne peut le confondre qu'avec la cachexie dermo-lymphatique (voir page 410).

Crises rénales. — On a pu observer des crises de coliques néphrétiques avec hématurie et présence d'amas cristallins d'acide urique dans l'urine[1].

Crises d'œdème aigu des paupières. — L'arthritisme peut apparaître sur les paupières, sous la forme d'un œdème aigu, de durée courte, qui est accompagné d'élimination d'acide urique en abondance (Comby[2], Trischitta[3]).

Crises hémorroïdaires. — On note l'existence de fissures anales qui provoquent de la constipation et des cris à chaque émission et qui sont souvent l'indice de petites hémorroïdes internes. J'ai observé trois cas de ce genre chez des gros enfants arthritiques.

Diabète. — Le nourrisson est exceptionnellement atteint de diabète. Ainsi Leroux[4] n'en a observé que 4 cas sur 147 cas de diabète infantile, Wegeli[5] 3 sur 102 cas, Saundby[6] 2 sur 159. Citons les cas de Duflocq et Dauchez[7], d'Iung[8], de Bell[9], de Baumel[10]. A la base de ces faits exceptionnels, on trouve l'hérédité.

Le nourrisson a de la polyurie, mouille constamment ses langes, a soif et demande le sein à toute minute, ce qui n'est pas sans fatiguer la nourrice. S'il est à l'allaitement artificiel, il vide avec avidité son biberon et redemande à boire de nouveau. L'amaigrissement survient rapidement et l'enfant meurt en quelques semaines. La marche de la maladie est d'autant plus rapide que l'enfant est plus jeune. Le pronostic est grave. Les cas de survie sont exceptionnels.

La polyurie peut exister sans diabète, car elle peut être simple ou azoturique. Un nourrisson ayant de la glycosurie n'est pas fatalement un diabétique. Ainsi au sevrage, l'abus prolongé du lait peut engendrer de la glycosurie — non diabétique. Il est bon de rappeler que l'enfant peut, pendant les premières semaines de

1. A. Robin. — Gibbons, *Soc. méd. chir.* Londres, 1896. — Comby, *Arch. méd. enfants*, 1899. — 2. *Traité mal. enfance*. — 3. *Gaz. degli osp. e dell. clinique*, 1904. — 4. *Thèse*. Paris, 1880. — 5. *Arch. f. Kinderh.*, 1889. — 6. *Registrar general for England*, 1886. — 7. *Traité mal. Enf. Grancher*. — 8. *Arch. of Pediatrics*. 1901. — 9. *Edimb. med. Journal*. 1896. — 10. *Arch. méd. Enf.*, 1901.

la vie, avoir du lactose dans les urines ; ce fait n'a aucune importance, car la lactosurie guérit seule[1].

Le traitement consiste à faire boire une grande quantité d'eau de Vichy pure ou unie au lait, à donner de la crème, et après quatre mois, de la soupe à la viande ou de la bouillie d'avoine (Langstein)[2].

1. Simon, *Rev. Mal. Enf.*, 1885. — Garnerus, *Deutsch. medic. Woch.*, 1884. — Grosz, *Jahr. f. Kinderh.*, 1892. — 2. *Deutsch. med. Woch.*, 1905.

CHAPITRE IX

DÉBILITÉ CONGÉNITALE

Billard[1], Guéniot[2] et Parrot[3] ont établi les principaux caractères de la débilité congénitale.

1° La naissance avant terme en est la cause la plus commune.

2° Un enfant peut naître à terme et être débile.

3° Tout enfant né avant terme n'est pas fatalement un débile, si l'accouchement est dû à une cause purement fortuite (accident, chute). En ce cas le poids du placenta est proportionnel au poids de l'enfant, tandis que dans la véritable débilité, cette proportionnalité n'existe pas.

Étiologie. — La véritable cause de la débilité, avant terme ou à terme, est l'hérédité de déchéance ou d'intoxication (alcoolisme, syphilis, tuberculose, etc., des parents). — L'enfant naît petit et sans résistance; il est une proie facile à l'infection (Delestre[4]). Le poison passe de la mère à l'enfant et quel qu'il soit il altère les divers organes du fœtus, principalement le foie. Toute intoxication de la mère agit en partie sur le fœtus. — C'est l'enfant né d'une mère tuberculeuse, saturnine, morphinomane, c'est l'enfant né de parents alcooliques, syphilitiques. Charrin et ses élèves[5] en injectant à la mère diverses toxines ont pu repro-

1. *Traité des maladies du nouveau-né*, 1833. — 2. *Gaz. hôp.*, 1872. — 3. *Athrepsie*, 1877. — 4. *Thèse*, Paris, 1901. — 5. Baudelac de Pariente; Robelin; Rivière (*Thèses*, Paris, 1902). — Delamare, *Thèse*, Paris, 1906.

duire chez l'animal un état analogue à la débilité (congestion, dégénérescence des cellules, hypoplasie des organes). Delamare en injectant des cytotoxines rénales ou hépatiques, a obtenu chez le fœtus des lésions localisées aux mêmes organes.

La grossesse gémellaire donne souvent un des enfants débile.

A la base de la débilité existe donc une tare héréditaire d'intoxication, dont les cellules du fœtus gardent l'empreinte, si bien que le noyau n'arrive plus à se diviser ou à se diviser lentement et péniblement. Cette toxicose nucléaire frappe toutes les cellules du corps. Les cellules peuvent à la longue se laver de cette intoxication et reprendre la vie normale. Dans les cas de malformations, il semble qu'elle localise son action au point atteint.

Non seulement le débile est un intoxiqué de naissance, mais il joint à cette infériorité celle de naître avant terme, en un mot, de ne pas être fini. — En effet la débilité varie, suivant l'époque de la grossesse à laquelle se fait l'accouchement avant terme et est d'autant moins forte que la grossesse a été plus près de son terme normal. Voici une moyenne de poids, d'après Potel[1], Mme Henry[2] et François[3].

	Poids. — grammes.	Taille. — centim.
à 6 mois.	1 041	37
à 6 mois et demi.	1 400	37,5
à 7 mois.	1 500	41,3
à 7 mois et demi.	1 800	42,7
à 8 mois.	2 200	47
à 8 mois et demi.	2 700	48

Signes. — Le débile est une miniature d'enfant : petite tête, petit corps, petits membres. Tout est réduit au minimum. La figure est toute petite, ridée, avec le menton pointu, les pommettes saillantes et une bouche énorme qui accapare toute l'attention. Les oreilles ne sont pas achevées, les plis ne sont pas formés. — Le crâne présente des fontanelles larges : les os

1. *Thèse*, Paris, 1895. — 2. *Rev. mal. enfance*, 1898. — 3. *Thèse*, Paris, 1903.

chevauchent l'un sur l'autre, l'occiput donne souvent une sensation de mollesse, comme dans le craniotabes. L'ombilic est près de la symphyse pubienne ; le scrotum est vide des testicules.

La peau qui n'est pas doublée de graisse est d'une minceur extrême, plissée et trop grande pour le petit corps qu'elle recouvre. — Ce peu d'épaisseur fait que l'on voit facilement le réseau vasculaire qu'elle contient, et les anses intestinales sous-jacentes à la paroi abdominale. — La peau est sèche, sans sueur, recouverte d'un duvet confluent sur les faces d'extension des membres et entre les deux omoplates. Les cheveux sont ou courts à l'état de duvet ou parfois très longs. Les ongles sont peu développés, n'allant pas à l'extrémité du doigt.

Le débile est inerte, engourdi, endormi, sans réflexe, émettant de temps en temps quelque cri vague, « boquet saccadé de Billard ». A le voir dans cet état, on le croit mort, tant la respiration est légère et superficielle. Le débile a, comme le disait Billard, « l'établissement incomplet de la respiration ». Il respire par petits coups légers et l'air entre à peine dans les alvéoles : d'ailleurs le murmure vésiculaire est entendu avec peine : le poumon est resté fœtal (atélectasie pulmonaire). On peut noter parfois aux bases une légère submatité. De temps en temps la respiration déjà si faible s'arrête et l'enfant a une crise de cyanose (Roger, Damaschino, Letourneau); il devient violet pendant quelques minutes, puis la crise cesse : elle paraît être un oubli de respirer. — Dans certains cas la crise cesse avec le vomissement (attribué au gavage par les uns, à l'hypoalimentation par les autres). — Cet arrêt de la respiration peut durer quelques heures avant la mort : le cœur et le pouls battent encore. On croit l'enfant mort, mais en l'examinant attentivement, on observe quelques mouvements dans les membres. — Billard, Jœrg, Parrot attribuent cette persistance de la vie sans respiration à l'existence de la circulation fœtale (trou de Botal, canal artériel).

Le débile est faible et sa faiblesse peut être si grande que souvent il ne peut pas teter et que l'on est obligé de presser le sein dans la bouche. Parfois même le gavage est indispensable. L'absence de salive gène encore la succion, unie à la rougeur et à la sécheresse de la muqueuse.

Le débile se refroidit rapidement, car il possède une grande surface de déperdition calorique par rapport à son poids (Budin, Guillemonat [1]) et une très petite épaisseur de la couche isolante adipeuse sous-cutanée. Au moindre froid, la peau devient rouge violacé et le siège d'une véritable fluxion congestive qui peut être assez intense au point de provoquer l'apparition d'œdème dur, scléremateux aux extrémités. — La température descend, pendant l'accès de refroidissement à 35°,5-34°. En sens inverse, si on place le débile dans un endroit chaud, sa température monte et tend à se mettre en équilibre avec la température extérieure. — Le débile obéit donc aux variations thermiques du milieu ambiant et ne possède pas encore le pouvoir d'équilibrer sa chaleur : aussi doit-il être placé dans une couveuse où la température est constante à 34°. Peu à peu, comme Hutinel et Delestre [2] l'ont observé, la température du corps se règle avec le milieu ambiant, mais au-dessous de la normale.

Le débile présente, en général, une température de 36°. — Pendant les deux ou trois premiers jours de la vie, la température tombe à 32°, quelquefois à 20° (Hutinel), puis se relève lentement à 36°.

La circulation est peu active : les battements du cœur et du pouls sont très faibles et ont conservé le type embryocardique fœtal. Il existe une véritable asthénie du myocarde.

Les modifications du sang ont été étudiées par Charrin, Guillemonat et Levaditi [3], Vicariis [4], Vernet [5]. L'alcalinité est diminuée d'un quart. Le nombre des hématies est normal, mais on trouve une notable quantité de macrocytes, de microcytes et de globules rouges à noyau, qui persistent plus longtemps qu'à l'état normal (environ une quinzaine de jours) et qui réapparais-

1. Acad. méd., 1893. — 2. *Rev. mal. enfance*, 1899. — 3. *Soc. Biol.*, 1900. — *Journal physiol. et path. générale*, 1899. — 4. *Rev. mal. enfance*, 1906. — 5. *Thèse*. Montpellier, 1904.

sent au moindre froid et à la moindre infection. Il y a leucopénie. On trouve des mononucléaires, des myélocytes et quelques polynucléaires, dont le nombre change peu même au cours d'une infection, sauf en cas de spécificité où le nombre des polynucléaires s'élève.

Le débile, une fois la crise d'infarctus uratiques terminée, émet une urine rare, dense, acide, riche en chlorures et en phosphates. Le point Δ est abaissé ; les rapports $\frac{\Delta}{\text{NaCl}}$, $\frac{\text{Az. urée}}{\text{Az total}}$ sont diminués. Au contraire, le rapport $\frac{\text{C}}{\text{Az}}$ est augmenté, ce qui indique une désassimilation excessive (Nobécourt et Lemaire)[1]. La toxicité urinaire, à peu près nulle à l'état normal, est augmentée d'un tiers (Lesné)[2].

L'appareil digestif est réduit à son minimum d'activité, par suite du développement incomplet de l'enveloppe musculaire et des glandes digestives et de la faible activité des sécrétions de ces dernières. Les glandes vasculaires ne produisent également qu'une faible sécrétion : corps thyroïde (Levaditi et Paris), capsules surrénales (Langlois).

Évolution. — Le poids du débile à la naissance est donc variable, mais inférieur à 3 kilogrammes. La baisse normale des premiers jours est souvent moins forte que chez l'enfant né à terme (Delestre); l'enfant reprend son poids initial lentement et seulement vers le quinzième jour. — S'il est au sein, il gagne 16 à 20 grammes par jour comme à l'état normal, mais la courbe régulière reste inférieure à la courbe normale. S'il existe des irrégularités, il y a lieu de les attribuer soit à une intoxication digestive, soit à la tuberculose (Charrin et Nobécourt)[3]. L'apparition de l'hypotrophie (dissociation du poids et de la taille — Variot) est de mauvais pronostic.

Pronostic. — La mortalité est d'autant plus élevée que la durée de la grossesse a été plus courte et que le poids est plus fai-

1. *Soc. péd.*, 1902. — 2. *Les maladies des enfants* (HUTINEL). — 3. *Arch. physiol.*, 1896.

ble. Ainsi il est exceptionnel qu'un enfant né avant six mois ou pesant moins de 1 000 grammes puisse vivre. Cependant Maygrier et Schwab[1] ont observé un débile du poids de 970 grammes qui a pu vivre, grâce à la couveuse et au sein. Il est curieux de voir, dans ces cas de débilité très prononcée, avec combien peu de lait ces enfants vivent et progressent (50, 60, 100, 120 grammes par jour); leur accroissement est d'abord très faible et régulier, puis s'accentue peu à peu.

Voici quelques chiffres donnés par Potel[2] :

Débile né à 6 mois et demi, survie.	19.60 °/o
— 7 mois, survie.	41,9
— 7 mois et demi, survie.	69
— 8 mois, survie.	64,5

Budin[3], par les chiffres suivants, montre l'influence du refroidissement sur la mortalité.

Température.	Poids.	Mortalité.
—	—	—
32	1 500	98 °/o
	1 500 à 2 000	97
	2 000	75
32,5	1 500	97,3 °/o
	1 500 à 2 000	85,6
	2 000	69

La gravité du pronostic tient à la grande sensibilité du débile à subir les infections[4]. Aussi est-il nécessaire dans les hôpitaux d'isoler l'enfant en box. Beaucoup de débiles meurent ; cependant quelques-uns bien soignés peuvent reprendre le dessus.

Le caractère fondamental de toutes les infections du débile (septicémie, bronchopneumonie, etc.) est l'absence de fièvre et même l'hypothermie. La bronchopneumonie est insidieuse, sans toux, sans dyspnée. A l'auscultation, on perçoit quelques râles vagues, mais le plus souvent l'air ne pénétrant pas dans le poumon, par suite de l'atélectasie, la respiration est silencieuse.

1. *Obst.*, 1908. — 2. *Loc. cit.* — 3. *Le Nourrisson.* — 4. Demelin, *Arch. Tocol.*, 1896. — Hutinel et Delestre, *loc. cit.*

Les seuls signes sont, la plupart du temps, l'anorexie ou le vomissement. Le débile meurt sans effort, à tel point qu'il est souvent difficile d'affirmer la mort.

Anatomie pathologique. — On ne trouve aucune lésion, si le débile n'a présenté aucun signe de maladie Tous les organes sont petits, ayant un poids inférieur à la normale. Voici quelques chiffres, chez des débiles ayant vécu un mois (2 500).

Cerveau. . .	320	Foie. . . .	85	Rate. . . .	7
Cœur.. . .	15	Reins.. . .	10		

La capacité de l'estomac est faible, oscille entre 10 et 20 centimètres cubes. D'après Hahn[1] on trouve dans le tissu nerveux des foyers de dégénérescence de la névroglie et d'après Charrin[2], dans le foie et le rein des zones d'hypoplasie (petites cellules granuleuses) ou de dégénérescence ou d'hémorragie : en un mot des reliquats de l'intoxication fœtale qui a été la cause de la naissance avant terme. — Le plus souvent on note aux deux bases du poumon de l'atélectasie due au refroidissement, qui est la cause la plus fréquente de la mort (poumons durs, fermes, violacés, allant au fond de l'eau). On trouve presque constamment dans l'oreille moyenne une goutte de pus (Netter), indice d'une infection provenant du nez et de la gorge, du fait du décubitus trop prolongé.

Traitement. — Voici les trois principaux points de l'hygiène du débile : 1° le tenir chaudement ; 2° le mettre à l'abri de toute infection : 3° le nourrir.

1° *Éviter le refroidissement.* — Autrefois la loi obligeait les parents à porter l'enfant, dès la naissance, à la mairie pour la déclaration. Cette formalité a été supprimée à la suite de nombreux décès occasionnés par le refroidissement. Le débile sera entouré d'ouate, de façon que la figure seule soit à l'air, placé dans une chambre chaude à 20° et entouré de boules d'eau chaude.

1. Hahn, *Thèse*, Paris, 1901. — 2. Charrin, *Journ. physiol. et path. génér.*, 1893-1899.

Ces précautions suffisent si le débile a la température de 36° ou au-dessus. Mais si l'enfant est à 35° et au-dessous, la mise en couveuse est indispensable (Denucé, Tarnier[1], Pinard, Budin, Hutinel[2]). — La température est maintenue à l'aide de boules d'eau chaude placées à l'étage inférieur, au-dessous de la couchette de l'enfant ; une éponge mouillée suspendue entretiendra l'humidité ; la ventilation sera surveillée. On ne sortira l'enfant que pour le changer devant un bon feu. La température de la couveuse doit être à 34°. Peu à peu la température de l'enfant monte par une courbe parabolique à 34°,5-35, 36°, 37° en deux à trois jours. On suit l'enfant et dès que la température reste d'une façon stable à 37°, on essaye de le sortir de la couveuse et de le faire vivre à l'air en prenant les précautions indiquées plus haut. — Si l'enfant se refroidit à nouveau on le replacera dans la couveuse.

En Allemagne et en Italie principalement, on fait usage d'une chambre couveuse dans laquelle entre la nourrice pour les tetées et tous les soins à donner au débile. Ceci a pour but d'empêcher le refroidissement quand on sort l'enfant de la couveuse pour le change ou la tetée. En France, ces chambres d'incubation ont été employées et n'ont donné aucun résultat bien appréciable. La tendance actuelle, au contraire, est de diminuer l'emploi de la couveuse. Cependant il existe dans les nouveaux hôpitaux allemands un véritable luxe de ces chambres d'incubation.

Certains débiles, du fait de l'intensité de leur hypothermie, ne se réchauffent pas dans la couveuse. En ce cas, Budin recommande l'emploi fréquent de petits bains à 34°, dont on élève la température à 38°, et de frictions avec massage des muscles et des jointures. On y joindra, si le poids baisse, une injection sous-cutanée quotidienne de 10 à 30 centimètres cubes de sérum artificiel à 7 pour 1 000. — On cessera dès que le poids sera revenu à la normale. Si au contraire, malgré les injections, le poids continue à baisser, le pronostic devient grave. L'abus de ces injections sa-

1. *De l'allaitement*, 1888. — 2. *Rev. mal. enfance*, 1899. — Thèse Delestre, 1901.

lines engendre souvent de l'œdème et de l'anémie par hémolyse et bon nombre des augmentations de poids rapides et trompeuses sont dues à cette rétention chlorurée (Budin). Il faut donc faire usage de ces injections avec beaucoup de prudence. Pinard recommande l'emploi de petits lavements répétés 3 fois par jour de 5 à 10 centimètres cubes de sérum artificiel[1]. — D'après Macé, Potocki et Quinton[2], Lachèze[3] l'accroissement en poids serait un tiers plus élevé (9 grammes au lieu de 5) avec l'emploi de l'eau de mer. En cas d'accès de cyanose, l'emploi des bains sinapisés et de l'oxygène (dans la couveuse) sera indiqué (Bonnaire[4]). On y joindra la respiration artificielle, l'insufflation pulmonaire, les tractions rythmées de la langue. Il ne faut pas abuser de la couveuse et de la chaleur chez le débile. Dès que le temps le permet, on doit l'exposer à l'air et le promener, comme le recommande Hutinel aux Enfants-Assistés et comme je le pratique à l'hopital Hérold. Si le personnel est insuffisant, on place les enfants quelques heures à l'air sur la cabernote.

2° *Éviter toute infection.* — Le débile ne peut supporter la salle commune, tant il est sensible aux infections. Aussi son berceau et sa couveuse seront-ils placés en box d'isolement (la couveuse étant un lit de rechange en cas de refroidissement). Le débile, à la moindre trace d'infection, doit être retiré de la couveuse, qui est une véritable étuve (Hutinel et Delestre). En effet, il se trouve mieux du séjour au lit : ainsi on a signalé des cas où l'enfant meurt dans la couveuse et ne meurt pas dans le lit (Bertin[5]). En un mot la couveuse est un instrument dont on ne fait usage que passagèrement. — L'infection de la couveuse a été l'origine d'attaques contre cette dernière. Aussi certains auteurs (Marfan[6]) la remplacent en ville par un paravent placé à deux mètres d'un grand foyer ; l'espace libre entre deux est recouvert d'une toile, de façon à obtenir une petite chambre chaude.

1. In RUMPELMAYER, *Thèse*, Paris, 1900. — 2. *Obstét.*, 1905 et *Gaz. hôp.*, 1905. — 3. *Thèse*, Paris, 1905. — 4. *Soc. obstét.*, 1891. — 5. *Thèse*, Paris, 1899. — 6. *Traité de l'allaitement.*

Le débile sera enveloppé dans des linges stériles (Weill), car la peau est des plus sensibles à l'infection.

3° *Alimentation.* — L'alimentation par le lait de femme est la seule qui donne des résultats heureux. Le débile sera mis au sein toutes les deux heures et prendra 30, 40, 60 grammes à chaque tetée, 2 tetées seront données la nuit. S'il n'a pas la force de teter, on donnera le lait soit à la cuiller en le versant goutte à goutte dans la narine, l'enfant étant couché sur le dos, et en s'arrêtant, dès qu'il y a cyanose (Henriette[1], Rousseau St Philippe)[2] soit à la sonde (méthode de Tarnier). A cet usage on se sert d'une sonde de 0m,40, à laquelle est adopté un petit entonnoir dans lequel on verse lentement la quantité de lait. On introduit la sonde soit par la bouche, soit par le nez.

Ration alimentaire. — Voici, d'après Michel et Perret, les doses de lait de femme à donner, suivant les cas, en 8 à 10 repas durant les dix premiers jours.

Au-dessous de :

	1 500 grammes. Surface du corps : 13 déc.		2 000 grammes. Surface : 16 déc.		2 500 grammes. Surface : 18 déc.	
2e jour. . .	158gr	= 74 cal.	210gr	= 83 cal.	228gr	= 117 cal.
3e — . . .	180		236		257	
4e — . . .	200	= 136 cal.	262	= 146 cal.	288	= 191 cal.
5e — . . .	223		290		318	
6e — . . .	246		317		349	
7e — . . .	269		344		380	
8e — . . .	292		373		412	
9e — . . .	315		400		444	
10e — . . .	340	= 208 cal.	430	= 266 cal.	476	= 276 cal.

On remarquera que, par rapport au poids, la quantité de lait ingéré est très élevée : 200 grammes par kilogramme environ. C'est le 1/5 du poids environ (Budin et Michel)[3]. La déperdition par décimètre de surface est de 17 calories s'il pèse 2 500 grammes, 16 calories, s'il pèse 2 000 grammes. Cette élévation du

1. Henriette, *Rev. méd. chir.*, 1853. — 2. St Philippe, *Acad. méd.*, 1896. — 3. *Soc. obst.*, 1899.

taux de la ration alimentaire tient à ce que la surface du corps est très étendue et la déperdition en calorique très élevée. Le besoin d'alimentation sera moins grand, si la déperdition calorique est moins élevée, si par exemple, l'enfant est en couveuse. A mesure que le débile augmentera, on diminuera la ration alimentaire à 180, 160, 140 grammes par kilogramme; à ce sujet, on se laissera guider par l'enfant.

Alimentation artificielle. — On peut élever les débiles avec l'allaitement mixte : les résultats sont déjà moins bons qu'avec le sein seul. Quant à l'élevage artificiel, il est d'une difficulté extrême et ne donne que de rares succès[1]. On donnera 10, 20, 40 grammes toutes les deux heures de lait d'ânesse ou de lait de vache écrémé (à 10 à 15 grammes de beurre par litre, écrémage faible). Peu à peu, on élève ces doses. Cordier[2] a été satisfait de l'emploi du lait Backaus (10, puis 9, 8, 7, 6 pour 100 du poids).

Résultats. — En réunissant la couveuse, l'isolement, l'asepsie et l'allaitement au sein, Tarnier, Budin, Maygrier, Pinard, Hutinel ont diminué la mortalité dans des proportions considérables (Hutinel à 15 pour 100, Tarnier à 11 pour 100, Maygrier à 10 pour 100)[3].

1. Plauchu et Rendu (*Jour. Prat.*, 1907). — Brusch, *Arch. méd. inf.*, 1909. — 2. *Presse méd. belge*, 1906. — 3. *Presse médicale*, 1908.

CHAPITRE X

MALADIES DU NOUVEAU-NÉ[1]

CORDON OMBILICAL

État normal. — A la naissance, la communication entre la mère et le fœtus cessant, le cordon ne sert plus à rien et doit disparaître. Chez les animaux, le cordon se rompt, au niveau de l'ombilic et on n'observe aucune hémorragie. Chez l'enfant, on le sectionne, après avoir fait une ligature de sûreté à quelques centimètres de l'ombilic. La ligature est une précaution, car la section du cordon n'est pas suivie d'hémorragie (Hoffmann). En effet par suite d'une disposition anatomique étudiée par Ribemont-Dessaignes[2], la paroi des artères ombilicales se rétracte tellement que le vaisseau est transformé en un cordon rigide qui ne permet pas la sortie du sang et forme hémostase. Cette force de rétraction est telle, qu'elle résiste à une pression de 12 à 16 centimètres, or la pression normale du sang à cet âge n'est que de 6 centimètres, même avec les impulsions cardiaques les plus fortes. De plus le sang ne peut s'écouler par la surface de section, car il cesse de circuler dans les vaisseaux du cordon, du fait de l'établissement de la respiration et de la circulation.

1. Je n'étudie pas dans ce livre les malformations congénitales; je renvoie le lecteur à l'excellent traité de mon collègue M. Apert.
Toutes les maladies septiques, digestives, cutanées du nouveau-né sont étudiées dans les chapitres consacrés à ces maladies.

2. *Thèse d'agrégation*, 1880.

On pratique la ligature, dès que les battements du cordon cessent. On fait ainsi gagner à l'enfant 40 à 100 grammes de sang (Budin-Helot). Ce gain n'existe pas, si la ligature est précoce. La ligature est faite à 2 centimètres de l'insertion ombilicale avec un fil solide. Si le cordon est gras, le fil pouvant glisser facilement, on place une allumette parallèlement au cordon et on lie sur cette dernière; la ligature faite, on casse doucement l'allumette et on en retire les fragments (Tarnier)[1].

Le moignon du cordon sectionné présente une plaie, qui doit être soignée pour éviter tout accident. Voici quelles sont les indications de Pinard (1886). Le nouveau-né étant baigné, nettoyé et séché, on prend une plaque de coton hydrophile de la largeur de la main: on y pratique une ouverture centrale par laquelle on fait passer le moignon du cordon, puis on rabat l'ouate sur lui. On se sert d'ouate simple, stérile ou imbibée de biiodure ou de sublimé. Le tout est maintenu en place par un crêpe Velpeau. Toutes les fois qu'il sera sali, le pansement sera changé. Il est aseptique et active la momification du cordon. Celui-ci se dessèche à son extrémité libre et la dessiccation gagne peu à peu jusqu'à l'orifice ombilical. Il devient aplati, jaune transparent, comme un morceau de corne. Au niveau de l'insertion ombilicale, on voit en 24 heures apparaître à l'union de la peau et du cordon, un liséré rouge, qui s'élargit, se creuse, si bien que le cordon tombe vers le cinquième jour. A sa place, il reste une petite surface bourgeonnante, qui se cicatrise en 24 à 48 heures. La momification du cordon est un fait purement physique (Lorain) que la chaleur et la sécheresse favorisent et que le froid et l'humidité entravent. Le bain stérile n'a aucune influence sur la chute du cordon (Maurage)[2].

Hémorragie précoce. — Le cordon non lié ne doit pas saigner. S'il y a hémorragie, c'est que le sang n'est pas aspiré par le vide pulmonaire et qu'il y a un obstacle dans la petite circulation (mort apparente asphyxique, ou gêne par un maillot trop

1. *Progrès méd.*, 1880. — 2. *Thèse*, Paris, 1900.

serré). Cette hémorragie est insidieuse et survient pendant qu'on s'occupe de la mère, soit qu'on n'ait pas lié le cordon, soit que la ligature ait lâché. Aussi est-il nécessaire de surveiller toujours le cordon. Si on s'aperçoit que l'enfant se décolore et respire mal, et que les langes sont imprégnés de sang on s'empressera de faire une ligature, de mettre le nouveau-né dans un bain chaud et de pratiquer des injections de sérum artificiel.

Rupture. — Le cordon se rompt pendant le travail, par suite, ou de sa faiblesse, ou de sa brièveté, ou des tiraillements qu'on exerce sur lui. La chute de l'enfant, la femme accouchant debout ou accroupie est encore une cause de la rupture du cordon. Elle tient, en ce cas, à la brusquerie de l'extension car, d'après les expériences de Dupouy [1], il suffit d'une traction *brusque* par un poids de 3 kilogrammes pour provoquer la rupture, alors qu'avec une traction lente, le cordon peut supporter un poids de 5^{kg},500 (Tardieu). La rupture se fait, en général, aux points faibles, amincis, tels qu'à l'insertion au placenta ou à l'ombilic. Lorsqu'elle se produit au début du travail, le fœtus meurt du fait de la suppression de toute communication avec le placenta. Si la rupture survient, au contraire, au moment de la naissance, l'enfant vit. On pratique de suite, la ligature du bout attenant à l'ombilic et s'il est nécessaire on fait quelques points de suture.

MORT APPARENTE DU NOUVEAU-NÉ

La mort apparente consiste en la résolution musculaire, l'absence de cri et de respiration, la faiblesse des battements du cœur. Il y a syncope ou asphyxie, c'est-à-dire que l'enfant est pâle ou cyanosé. Il est en résolution complète ou incomplète. Dans le premier cas, il est mou et flasque, les membres soulevés retombent d'eux-mêmes, la tête oscille sur le tronc, obéissant aux lois de la pesanteur, tantôt le menton sur le sternum, tantôt la tête rejetée

1. *Thèse*, Paris, 1885.

en arrière ou sur les épaules. Le nouveau-né devient une masse inerte. Quand la résolution est incomplète, les membres inférieurs sont un peu fléchis en position fœtale et la friction et le massage provoquent dans tous les muscles quelques mouvements spontanés. La bouche est fermée, la langue immobile collée au maxillaire, les yeux clos. Cependant, si on touche la paupière ou si on met le doigt dans la gorge, on voit que les réflexes existent encore, à moins que la mort apparente ne soit plus marquée, auquel cas ces réflexes peuvent disparaître passagèrement. Parfois le réflexe de la gorge peut être conservé, alors que le réflexe palpébral est disparu. On peut observer l'inverse. Les battements du cœur sont à peine perçus, sous la forme d'une ondulation au niveau du mamelon gauche ou après dépression du creux épigastrique ; la base du cordon ombilical est animée de battements faibles. La cage thoracique est d'abord immobile : il y a apnée, puis une série d'inspirations apparaissent en une sorte de convulsion inspiratoire en saccades, avec ouverture de la bouche, contraction des lèvres, figure grimaçante et tête en arrière. Quelques secondes ou quelques minutes se passent, puis la respiration reprend son état naturel et l'enfant crie. On peut observer plusieurs accès du même genre. Les réflexes plantaires ou rotuliens abolis au début réapparaissent rapidement dès que l'enfant revient à lui.

La mort apparente se présente sous deux aspects : la forme cyanotique ou asphyxique et la forme pâle ou syncopale.

Dans le premier cas (forme bleue) tout le corps présente une coloration violacée, prédominant aux extrémités et à la face : les joues sont bouffies, les oreilles froides et noires, les lèvres cyanosées. Toute la muqueuse buccale et la langue sont algides et de couleur lie de vin. L'enfant ne peut faire entrer l'air, par suite de l'atélectasie ou de la présence d'un bouchon muqueux très adhérent à la paroi bronchique. Il fait des efforts d'inspiration et a du tirage sous-sternal avec contractions diaphragmatiques, qui attirent les côtes. La mort vient, si on ne débouche pas la trachée. Dès que l'accès cesse, la teinte rosée de la peau réapparaît.

Dans la forme syncopale, tout le corps est, au contraire, pâle, blanc de cire : le cordon n'a pas de battements. Parfois les battements du cœur, au lieu d'être très faibles, sont normaux, mais si l'état de mort apparente persiste, le cœur s'arrête et l'enfant meurt.

Évolution. — L'accès asphyxique ou syncopal dure peu : dix minutes, un quart d'heure. Plus il dure et plus le pronostic s'aggrave. Parfois l'enfant se réveille incomplètement et reste somnolent pendant quelques heures. Dès que la vie revient, toutes les fonctions reprennent leur cours naturel. Dans les formes mixtes, les deux aspects se succèdent.

Le pronostic de la mort apparente est sérieux : ainsi Démelin[1] a observé, sur 5 449 accouchements, 188 cas de mort apparente suivis de mort dans 65 des cas (mortalité 34 pour 100).

Étiologie. — La cause de la mort apparente quelle que soit la forme, est due, à un véritable traumatisme pendant l'accouchement. Aussi est-il nécessaire d'intervenir lentement et d'éviter toute brusquerie.

La cause de la forme asphyxique réside dans une lésion du poumon, l'atélectasie, c'est-à-dire la persistance de l'état fœtal sans déplissement des alvéoles pulmonaires, ou dans une obstruction des bronches par un bouchon muqueux. Elle peut être encore le début d'une hémorragie méningée, d'origine traumatique (voir hémorragies du nouveau-né).

Dans la forme syncopale on ne trouve aucune lésion, c'est un shock.

Traitement. — Tout enfant, en mort apparente, doit être plongé dans un bain chaud sinapisé à 38°-39°. On le frictionnera avec une solution alcoolisée. On pratiquera des tractions rythmées de la langue, des injections de sérum artificiel ou d'huile camphrée, l'aspiration des mucosités bronchitiques, puis l'insufflation avec l'insufflateur aseptisé de Ribemont. On se rappellera que l'état de mort apparente peut durer un certain temps et qu'il faut persévérer dans l'application de ces moyens.

1. *Traité des maladies des Enfants.* Grancher, Comby.

HÉMORRAGIES TRAUMATIQUES DU NOUVEAU-NÉ

Elles sont le résultat du *traumatisme* pendant l'accouchement (travail lent, forceps, version). Les tractions énergiques exercées sur le tronc (présentation du siège et version podalique) provoquent souvent des hémorragies dans les méninges de la moelle. — La compression du thorax par la main de l'accoucheur ou la traction sur le haut du tronc pendant la manœuvre de Mauriceau peuvent occasionner des hémorragies dans le tissu pulmonaire.

Le facteur traumatisme joue un rôle important, mais, cependant, ces diverses hémorragies peuvent être observées dans un accouchement normal, chez les prématurés et les débiles, de sorte que l'on doit en chercher la cause, dans la *faiblesse* du système vasculaire, dont la paroi fragile se rompt au moindre effort.

Hémorragies cutanées. — Ce sont des taches sans aucune importance, qui apparaissent vers le troisième jour et disparaissent rapidement. Leur siège est le devant du thorax et le dos au-dessous des omoplates.

Hémorragies pulmonaires. — Le nouveau-né est cyanosé, surtout aux extrémités. La respiration est lente et pénible, les insertions du diaphragme se dépriment à chaque inspiration. L'enfant ne manifeste aucun désir de teter, il est inerte. En même temps il laisse couler une bave sanglante, qui souille son oreiller. Le sang peut être dégluti et donner naissance à une hématémèse ou à du mœlena. Dans certains cas, ces troubles pulmonaires provoquent une réplétion veineuse des vaisseaux de l'abdomen (apoplexie abdominale, caractérisée par du mœlena). Il n'y a pas de fièvre, mais plutôt de l'hypothermie à 35°, 34°.

A l'examen du thorax, on note de la matité plus ou moins étendue, d'un seul côté ou des deux, avec diminution du murmure vésiculaire (atélectasie), ou une lésion plus prononcée, caractérisée par du souffle et des râles humides plus ou moins nombreux. Le cœur présente en général des battements faibles. Cet état ne dure que quelques heures et la mort survient par asphyxie progressive. Le pronostic est grave. Démelin[1] a observé 22 décès sur 22 cas. Les lésions sont les suivantes : atélectasie pulmonaire, congestion avec *foyers noirs d'apoplexie pulmonaire* d'étendue et de nombre variable.

Hémorragies méningées. — Le sang remplit tout ou partie de la cavité méningée cérébrale et médullaire : il est noirâtre, plus ou moins coagulé. Les signes apparaissent soit à la naissance, soit quelques jours plus tard. On est frappé de la cyanose foncée, lie de vin, qui est localisée à la face et au crâne. Le nouveau-né présente du coma et des convulsions : il ne crie pas, est somnolent et garde les yeux clos. De temps à autre, un accès de convulsions survient, caractérisé par des secousses musculaires localisées à la face ou généralisées. Parfois, c'est une raideur avec tremblements épileptiformes. On peut observer la déviation conjuguée de la tête et des yeux. Les réflexes patellaires et plantaires sont exagérés ; il y a rétention du méconium. Il n'y a pas de fièvre. S'il y a hémorragie rachidienne, on note de la raideur de la nuque et quelquefois des membres.

Le pronostic est grave (1/3 des cas suivis de mort en quelques heures, Cruveilhier). L'enfant peut guérir, mais garde le plus souvent un reliquat (strabisme, pied bot, torticolis).

Hémorragies digestives. Hématémèse et mœlena. — Elles sont rares, car leur cause est surtout septique (voir page 291). — Cependant on a pu les rencontrer dans le cours des hémorragies pulmonaires et méningées. Von Preuschen pense même que l'application du forceps peut occasionner du mœlena purement mécanique, car il a pu le reproduire, en excitant et en détruisant la surface du cerveau. Cependant on peut affirmer que le mœlena purement mécanique est exceptionnel.

Céphalématome. — Tarnier le définit ainsi : « une tumeur formée par un épanchement de sang qui se fait entre le crâne et le pé-

1. *Traité des mal. Enfants,* Grancher, Comby.

rioste qui le recouvre ; on ne l'observe guère que chez l'enfant ».

Au niveau de la poche, le périoste est soulevé et séparé de l'os ; à la périphérie, il lui adhère fortement. Le volume de l'épanchement est variable (de 2 à 240 grammes ; en moyenne de 20 à 30 grammes). Le sang épanché est liquide et rouge, puis devient noir : il peut être enveloppé dans une membrane fibrineuse blanche ou jaunâtre. Au bout de quelques jours, le périoste sécrète un bourrelet tout autour de la poche, là où il se continue avec l'os. C'est une saillie triangulaire, de 2 à 4 millimètres. On ignore la cause du céphalématome. On l'attribue à la compression, pendant l'accouchement, de la couche superficielle sous-périostée de l'os où les vaisseaux sanguins sont mal soutenus et facilement vulnérables.

1 ou 2 jours après l'accouchement, en passant la main sur le crâne on sent une saillie fluctuante de volume variable, d'un œuf un peu étalé, lisse, élastique, indolore, irréductible et non pulsatile. Le céphalématome respecte les sutures : il est surtout observé sur l'un des pariétaux, principalement le droit, au niveau de son angle postérieur et inférieur. La pression sur la saillie ne la réduit pas et n'amène aucun signe de compression cérébrale : ni la toux, ni les cris, ni les efforts n'augmentent la tension du céphalématome. Après quelques jours apparaît le bourrelet périphérique, qui contraste par sa dureté avec la mollesse de l'hématome. Progressivement la tumeur devient consistante et disparaît en deux mois. Cependant il en reste encore quelques vestiges jusqu'à six mois (céphalématome tardif).

Le pronostic est des plus bénins. La guérison est la règle, à moins qu'il n'existe une suppuration. L'abstention est le seul traitement.

HÉMORRAGIES SEPTIQUES DU NOUVEAU-NÉ[1]

Les infections du nouveau-né, qui frappent surtout sur le foie

1. Lequeux, *Thèse*, Paris, 1907.

telles que l'infection puerpérale, la syphilis, les infections digestives, sont souvent accompagnées d'hémorragies septiques dans divers organes (plaie ombilicale, peau, méninges, poumons, tube digestif). Leur siège de prédilection est surtout l'estomac et l'intestin. — On trouve, dans la paroi, des lésions septiques, qui sont le siège de l'hémorragie (nodules infectieux, lésions vasculaires, taches ecchymotiques, ulcérations d'étendue variable, tantôt ponctiformes, tantôt nettement visibles)[1]. L'intestin contient une certaine quantité de sang. On est frappé du contraste qui existe entre l'anémie de la peau et la congestion de l'intestin.

La note septique est donnée par l'existence des nodules infectieux, la note hépatique ou syphilitique est fournie par les lésions vasculaires, qui existent dans ces nodules. On comprend que de telles lésions peuvent aboutir aussi à la production d'hémorragies dans les méninges et le poumon, mais beaucoup moins souvent que dans le tube digestif.

D'après Lequeux, toutes ces hémorragies dans les cas graves sont accompagnées d'une poussée de mononucléose avec retard dans la coagulabilité du sang. Le pronostic de ces hémorragies septiques est extrêmement grave.

Mœlena dans le cours de la syphilis. — C'est le mœlena sans fièvre. Quand on se trouve en présence d'une hémorragie intestinale apyrétique, il faut penser d'abord à la syphilis, car ce symptôme relève rarement du traumatisme. Sur 100 mœlenas spontanés et apyrétiques, 90 sont de nature spécifique (à part le mœlena de l'invagination).

Il peut être le seul signe de la syphilis et l'on a la confirmation de sa nature seulement à l'autopsie (lésions hépatiques spécifiques, nodules intestinaux, ulcération, artérite, présence du tréponème). Dans d'autres cas, il existe d'autres signes de l'affection. — L'interrogatoire de la mère est important (polymor-

1. Joly, *Soc. anat.*, 1896. — Lop, *Presse méd.*, 1904. — Vicq, *Thèse*, Paris, 1909.

talité, série de fausses couches, etc.). Le nouveau-né syphilitique avéré ou latent, brusquement pâlit et se refroidit (34°, 35°), devient somnolent et présente quelques vomissements et coliques. L'ombilic est intact. On trouve bientôt l'explication de cette pâleur brusque et insolite dans l'expulsion de sang noir, poisseux par l'anus. La quantité et la durée de l'hémorragie intestinale sont variables. Si elle est intense et si elle augmente, elle peut emporter le nouveau-né en quelques heures. Dans tout mœlena apyrétique et spontané, le premier diagnostic à porter est celui de syphilis.

Mœlena dans le cours de l'infection puerpérale. — Il est accompagné de fièvre. Le nouveau-né est aux prises avec l'infection puerpérale (agitation, cris, fièvre à 40°, pouls très accéléré, teint jaune infecté), quand brusquement la température tombe à 36°, 35° ; l'enfant est blanc, décoloré, en syncope. — On regarde l'ombilic, qui ne saigne pas. On trouve la cause de cet état dans l'apparition du mœlena et dans les lésions de l'infection puerpérale.

Hématémèse. — L'hémorragie intestinale peut se rencontrer seule (46 pour 100 des cas) ou être unie à l'hématémèse (40 pour 100 des cas). L'hématémèse est le vomissement de sang noir. Elle peut exister seule, dans 14 pour 100 des cas. Elle relève des mêmes causes. Cependant on l'a observée dans les atrésies du duodénum et l'hypertrophie du pylore (Durante)[1].

Traitement des hémorragies du nouveau-né. — Le traitement consiste en injections sous-cutanées de sérum artificiel, de sérum gélatiné[2], d'adrénaline[3], de chlorure de calcium. Le nouveau-né sera laissé couché et sans alimentation. On se contentera de donner toutes les deux heures, deux cuillerées à soupe d'eau bouillie pour éviter la déshydratation (Pinard) et on évitera les purgatifs (Barral). L'enfant sera entouré de flanelles chaudes, d'ouate, de boules d'eau chaude pour lutter contre l'hypother-

1. *Soc. obstét.*, 1907. — 2. Champetier de Ribes et Daversin, *Soc. obstét.*, 1907. — 3. Schubert, *Cent. f. Gynäk.*, 1907.

mie. Si tout se calme, on reprendra le sein, après vingt-quatre heures. S'il y a syphilis, le traitement spécifique sera indiqué. S'il y a septicémie puerpérale, les injections de sérum antistreptococcique seront de mise.

SCLÉRÈME ET ŒDÈME DU NOUVEAU-NÉ

Uzembezius (1718) et Underwood (1813) décrivirent l'endurcissement du tissu cellulaire, le sclérème. Doublet et Andry (1785) étudièrent l'œdème. Ces travaux furent complétés en 1873 par Clementowski et Parrot[1], Depaul[2] et Ballantyme[3].

Le sclérème et l'œdème sont deux maladies qui surviennent dans les mêmes conditions étiologiques, mais diffèrent totalement l'une de l'autre par leur symptomatologie et leur évolution.

Étiologie. — Il est exceptionnel qu'un enfant bien constitué et bien portant soit atteint d'œdème ou de sclérème.

La condition essentielle est la débilité congénitale. La cause provocante en est le refroidissement pendant les premières semaines, surtout les premiers jours de la vie. Le débile est incapable de régler sa chaleur, les centres de calorification ne sont pas régularisés et ne peuvent réagir. « Le nouveau-né, dit Hutinel[4], est ainsi transformé en une sorte d'animal à sang-froid dont la température dépasse à peine celle du milieu ambiant. » Cette diminution du pouvoir calorique a ceci de particulier que rien n'agit sur lui. Ainsi même avec l'apparition d'une maladie franchement fébrile (érysipèle, broncho-pneumonie) la température reste au-dessous de la normale.

L'influence du refroidissement est indéniable : aussi ces affections sont-elles plus fréquentes l'hiver que l'été (50 cas en hiver, contre 3 en été. Valleix). Tous les auteurs sont unanimes à ce sujet. Depuis la mise en pratique de l'élevage des débiles à la

1. *Progrès médical*, 1873. — 2. Art. *Nouveau-né*, Dechambre. — 3. *Brit. med.*, 1890. — 4. *Les maladies des enfants*, 1909.

couveuse et au sein, l'œdème et le sclérème deviennent de plus en plus rares.

On peut voir survenir le sclérème et l'œdème chez des nouveau-nés, venus à terme, mais nourris artificiellement et à peine vêtus. C'est alors une véritable cachexie de misère, dont j'observe trois à quatre cas, chaque année, dans mon service.

Ce qui domine, dans ces états d'œdème et de sclérème, est la stase généralisée à tous les viscères, due à une grande faiblesse du muscle cardiaque. On trouve, en effet, les lésions suivantes : atélectasie pulmonaire, hydrothorax, dilatation du cœur, hyperémie des méninges, œdème cérébral, congestion du foie, etc. Dans certains cas, il existe en plus des lésions de septicémie, à tel point que Galleraud[1] considère le sclérème comme étant septique.

Autre caractère clinique de la plus haute importance : qu'il s'agisse de l'œdème ou du sclérème, par suite de cette circulation languissante, l'enfant se cyanose et se refroidit en se mettant à l'unisson avec le milieu extérieur. La peau devient livide, violette et froide. C'est là un des premiers caractères de cet état. Les recherches de Roger[2], Parrot[3], Hutinel[4] ont établi que la température baisse tant à la surface qu'à l'intérieur du corps, à 35°, 30°, 25°, 20°. Parallèlement, le pouls qui à cet âge a 120-130 pulsations tombe à 70, 60, 50 ; il est très petit et très faible. De même les mouvements respiratoires perdent de leur amplitude et de leur fréquence ; on note 20-15 respirations par minute. La muqueuse buccale est violacée et froide.

Œdème. — Cyanose, refroidissement, œdème, sont les trois signes de la maladie.

D'après Billard, l'œdème est dû à une stase intense dans le système veineux : la pathogénie est la même que celle de l'adulte. Cette stase tient à un ralentissement de l'énergie cardiaque. L'action du refroidissement serait d'augmenter encore ce ralentissement de la circulation à la périphérie.

1. *Thèse*, Montpellier, 1908. — 2. *Recherches clin. sur les Maladies de l'Enfance*, 1872. — 3. *Athrepsie*, 1877. — 4. *Thèse d'agrégation*, 1880.

L'œdème est caractérisé par une infiltration séreuse répandue dans tout le tissu conjonctif et s'écoulant à la moindre piqûre. Le liquide se coagule par tous les réactifs de l'albumine.

L'œdème, dès le premier jour, apparaît ou au-dessous de l'ombilic, ou aux parties déclives (mollets, pieds, bourses), qui deviennent molles et tuméfiées. La peau garde l'empreinte du doigt : elle est sèche, cyanosée et froide. L'œdème tend à s'étendre à tout le corps, mais, en général, respecte la tête. La peau conserve sa mobilité sur les parties sous-jacentes (muscles et jointures) qui gardent leurs mouvements à moins que la suffusion œdémateuse ne soit intense. Il y a augmentation de volume du membre.

Sclérème. — A l'inverse de l'œdème, le sclérème est un épaississement dur de la peau qui fige l'enfant dans une position immobile. Il survient dans les mêmes conditions que l'œdème.

Le tégument externe est tanné et dur, si bien qu'en le coupant il ne s'écoule aucun liquide. Le derme et l'épiderme sont atrophiés : les cellules épithéliales sont très petites et à peine visibles. Dans le tissu conjonctif, les lobules de graisse sont également diminués de volume, de telle sorte que les travées conjonctives qui les enserrent ressortent et semblent plus épaisses qu'à l'état normal. Les vaisseaux sont très petits.

Les avis sont partagés sur l'existence des lésions du tissu conjonctif et sur la pathogénie du sclérème. Pendant longtemps on a vécu sur cette idée[1] que la déshydratation en est la cause; or bien des sclérèmes n'ont pas de diarrhée. Puis on l'a attribué à la sclérose des faisceaux du tissu conjonctif, qui sont épaissis[2]. Enfin on a pensé à la faiblesse de la teneur en acide oléique de la graisse : celle-ci étant plus liquide se figerait plus facilement sous l'influence du refroidissement[3]. Plus l'enfant avance en âge, plus la graisse contient d'acide oléique et plus elle est solide.

1. Clementowsky, *Œster. Jahr. Pædiatrick*, 1873. — Wiederhofer, *Gerhardt's Handbuch*. — Knöpfelmacher, *Jahr. f. Kind.*, 1897. — Luitheln, *Die Zellgewehver-härtungen der Neugeborenen*, 1902. — 2. Ballantyme, Stillmann, Goodhall. — Sarvonat, *Arch. méd. inf.*, 1906. — 3. Knöpfelmacher, *Berlin. klin. Woch.*, 1897.

Ceci permettrait de comprendre pourquoi le sclérème n'est observé que chez le nouveau-né. Or les dernières recherches[1] tendent à montrer que la graisse du nouveau-né a la même constitution que la graisse de l'enfant plus âgé qui n'a jamais de sclérème.

Le sclérème respecte les organes masculins qui ne contiennent pas de graisse, la paume des mains et la plante des pieds, dont la graisse est plus riche en acide oléique.

Le sclérème commence insidieusement ; on a peine à en saisir le début. On voit apparaître une plaque dure, qui en tous points du corps est figée, immobile et semble faire corps avec les tissus sous-jacents. Le doigt ne laisse aucune impression. Peu à peu cette plaque s'étend, envahit tout un membre, puis l'autre, puis le dos, le cou, la face. Il y a diminution de volume du membre contrairement à ce qui se passe dans l'œdème. Là où existe une plaque, le muscle sous-jacent est gêné dans ses contractions ; aussi quand la maladie a gagné la face, le nouveau-né ne peut plus teter. Si la plaque est autour d'une articulation, celle-ci ne peut plus fléchir ni s'étendre, alors l'enfant reste immobile, raide comme un tétanique.

Le sclérème a donc une tendance naturelle à envahir tout le corps. Cependant Garrod[2] a signalé l'existence d'un sclérème en îlôts disséminés sur toute la surface du corps, n'ayant aucune tendance à se généraliser.

Pronostic. — Dans les deux cas, le pronostic est grave. Si le refroidissement persiste, si la température de l'enfant reste basse, la mort survient rapidement, en pleine somnolence asphyxique. Cependant il semble que l'œdémateux puisse se rétablir et non le sclérémateux. On peut noter en plus des convulsions, des signes de septicémie qui aggravent le pronostic.

La gravité de l'œdème et du sclérème tient surtout à l'état général de l'enfant. Tout dépend du degré de débilité, de la fai-

1. SARVONAT, *loc. cit.* — THIEMISCH, *Zeitsch. f. Physiolog. Chemie XXVI.* — 2. *Clin. Soc. of London,* 1897.

blesse de la circulation et de l'existence ou non d'un état septique concomitant. La durée est plus courte pour le sclérème (2, 4, 5 jours) que pour l'œdème. Si dans ce dernier cas, l'enfant présente un peu de résistance on peut espérer le guérir, de même si le sclérème est en plaques.

Diagnostic. — On ne peut confondre l'œdème et le sclérème.

Œdème: tuméfaction, augmentation du volume du membre, peau dépressible, molle, conservant l'empreinte du doigt, localisation aux membres inférieurs, pas d'extension à la face.

Sclérème : diminution du volume du membre avec rigidité, peau dure non dépressible, extension à la face, difficulté d'ouvrir la bouche.

On peut voir, sur le même enfant, coexister les deux maladies, par exemple un membre atteint d'œdème et l'autre de sclérème. On ne confondra pas le sclérème avec quelques faits exceptionnels de sclérodermie de la tête (peau rigide, atrophiée, provoquant un ectropion, doigts atrophiés et effilés, Behrend).

Traitement. — Que l'enfant soit atteint de sclérème ou d'œdème, les indications thérapeutiques sont identiques.

1° Réchauffer l'enfant, 3 à 4 bains chauds par jour (38°), quelques-uns sinapisés. L'entourer de boules d'eau chaude. Le mieux est de le placer, si on peut, en couveuse, à 30°, 35, ou l'envelopper d'ouate et de taffetas gommé (Dufour[1], Tibona[2]).

2° Exciter le cœur qui est *faible* et *déprimé*, par des petites saignées, des frictions, des inhalations d'oxygène, des injections d'huile camphrée ou d'électrargol.

3° Le sein seul peut permettre d'élever l'enfant, qui sera nourri à la sonde s'il n'a pas la force de teter.

4° On luttera contre l'œdème et le sclérème, par les massages [3] et les applications d'onguent napolitain.

On se rappellera que le moindre refroidissement peut occasionner une rechute.

1. *Soc. Péd.*, 1908. — 2. *Riv. clin. péd.*, 1908. — 3. Griffith, *Arch. of Ped.*, 1906. — Sobel, *Arch. of Ped.*, 1905.

INFECTION OMBILICALE PUERPÉRALE

« Les deux organes (ombilic et utérus), dit Lorain, sont à l'état de plaie et, par conséquent, aptes à l'absorption des matières dangereuses et le nouveau-né meurt des suites de naissance, comme sa mère peut mourir des suites de couches. »

Pendant de longues années, la fièvre puerpérale a tué nombre de femmes et d'enfants, mais depuis l'introduction des méthodes antiseptiques en obstétrique, elle est devenue de plus en plus rare. Le nombre des infections puerpérales généralisées est tout à fait minime. Nous ne voyons plus maintenant que des petites infections ombilicales (Durante, Audion).

Quel que soit leur degré, toutes ces infections sont dues à la pénétration dans la plaie ombilicale soit d'un pyogène, soit du streptocoque. Ces microbes sont apportés par les mains ou des linges contaminés.

L'infection comprend : la putréfaction du cordon, l'absence de cicatrisation de celui-ci, la lymphangite et le phlegmon, l'érysipèle, les grands accidents de puerpérisme (phlébite ombilicale, septicémie).

1° **Putréfaction du cordon.** — Le cordon, au lieu de dessécher, devient mou, humide, grisâtre, d'odeur fétide. Cette putréfaction peut être accompagnée d'une légère fièvre. Le traitement consiste en pansements antiseptiques, d'abord humides, puis secs.

2° **Absence de cicatrisation.** — La plaie ne se cicatrise pas et il reste au fond même de la cavité ombilicale une petite ulcération, qui sécrète constamment et qui est recouverte d'un mélange de pus et de sang. Il suffit d'un pansement avec une poudre antiseptique pour que l'ulcération se cicatrise rapidement. Parfois elle végète, bourgeonne et forme une tumeur fongueuse, rougeâtre qui peut être supportée par un pédicule. Il sera bon en ce cas de faire des cautérisations au nitrate d'argent.

3° **Lymphangite et phlegmon de l'ombilic ou omphalite.** —

Le point de départ est toujours la plaie ombilicale qui persiste et suppure. La peau est rouge, chaude, douloureuse, tendue, présentant une légère saillie aux cas de lymphangite. S'il y a phlegmon, c'est-à-dire envahissement du tissu conjonctif, l'épaississement de la peau gagne le tissu profond, si bien que toute la région est très saillante.

S'il n'existe que la lymphangite, la durée est courte et la cicatrisation de la plaie marche régulièrement. S'il y a phlegmon, celui-ci peut entrer en résolution ou suppurer.

Ces diverses infections locales sont ou non accompagnées d'un peu de fièvre et d'agitation.

Le traitement consiste en pansements antiseptiques et s'il y a suppuration en l'ouverture de l'abcès.

Infection ombilicale latente[1]. — La lésion du cordon peut être légère, alors que le parasite a pénétré dans le foie, où il provoque l'apparition de lésions plus marquées qui peuvent, ou être cause de l'ictère infectieux, ou rester latentes pendant des années (hépatite nodulaire, diffuse, dégénérative, adipose de la cellule qui est remplie de graisse et mal colorée). D'après Porak et Durante, la porte d'entrée ombilicale serait l'origine de la majorité des infections du foie du nourrisson.

Érysipèle. — Comme les autres manifestations de la puerpéralité, l'érysipèle est dû au streptocoque.

Il est exceptionnel que l'enfant vienne au monde avec un érysipèle contracté dans l'utérus, car il faut qu'il y ait lésion placentaire, ce qui est rare (Bar et Renon[2]). Il existe des cas indéniables, où le streptocoque a passé de la mère infectée au fœtus[3]; l'enfant meurt au premier ou second jour, enlevé par une septicémie et l'on trouve le streptocoque dans les organes. — Pour cela il faut que la mère ait elle-même une infection streptococcique généralisée, car si elle a un érysipèle sans septicémie, elle

1. Porak et Durante, *Arch. méd. enfants*, 1901, 1902-1905. — 2. Congrès gynécologie de Bordeaux, 1895. — 3. Sirmone, Hanot et Luzet, Widal et Wallich, Bonnaire.

fait le plus souvent une fausse couche (25 fois sur 92, Roger) et le fœtus ne contient pas le streptocoque (Achalme[1]).

Depuis Billard[2] tous les auteurs ont démontré les relations qui existent entre l'infection puerpérale et l'érysipèle, et la coexistence fréquente des épidémies de ces deux affections. L'une et l'autre sont devenues rares.

La cause primordiale et essentielle est l'infection de la plaie ombilicale après l'accouchement, ou par une main septique qui transporte le germe de la mère à l'enfant ou par un pansement sale. Il existe des cas où la contagion se fait par un abcès au sein[3]. On a pu observer (Auché) la transmission d'enfant à enfant, par l'intermédiaire d'une couveuse non désinfectée. Tant que la plaie ombilicale n'est pas cicatrisée, l'érysipèle peut survenir (du premier au dixième jour).

On pense à une infection localisée à la plaie quand on voit apparaître (en général vers le deuxième ou troisième jour) non pas à l'ombilic (Trousseau), mais plus bas au niveau du pubis, une rougeur vive avec épaississement et induration de la peau et du tissu conjonctif sous-jacent. — Autour de la plaque et la limitant, existe parfois le bourrelet caractéristique, sur lequel il ne faut pas compter pour établir le diagnostic. — A ce moment il n'existe pas de fièvre ou une légère fièvre à 38°, les ganglions lymphatiques de la région ne sont pas engorgés, mais après 24 heures, l'érysipèle s'étend et se généralise. Toute région du corps, qui possède à l'état normal un tissu conjonctif lâche, présentera de l'œdème beaucoup plus accentué. — A mesure que la dermite progresse et envahit des portions de peau neuve, les zones primitivement atteintes pâlissent, reviennent à l'état normal et peuvent présenter une légère desquamation. — Parfois, d'après Lequeux, on note greffées sur la rougeur de l'érysipèle des taches

1. *Thèse*, Paris, 1893. — 2. Billard, *Traité des maladies du nouveau-né*. — Bouchut, *Id.* — Trousseau, *Clin. médicale*. — Lorain, *Thèse*, Paris, 1855. — Hervieux, *Gaz. méd* Paris, 1856. — Meynet, *Thèse*, Paris, 1857. — 3. Hervieux-Got. *Thèse*, Paris, 1873. — Petruschky, *Zeitsch. für hygiene und. infections Krank.*, XVIII.

purpuriques. L'examen du sang donne des résultats extrêmement variables (tantôt augmentation, tantôt nombre normal des leucocytes).

Cependant la fièvre apparaît, la température monte à 39°-41° ; le pouls devient petit, rapide. Quelquefois, chez les débiles, on note de l'hypothermie. L'enfant crie, continue à prendre le sein, mais bientôt il est infecté, tombe dans un état d'abattement profond et meurt presque fatalement vers le sixième ou septième jour. On ne trouve absolument rien dans les organes, sauf le parasite, ou bien on remarque des lésions de grande infection que nous allons étudier.

Il est rare que la guérison survienne (6 décès sur 8 d'après Hutinel et Darré); en ce cas on voit apparaître autour de l'ombilic, un ou plusieurs véritables abcès de fixation sous-cutanés (phlegmon péri-ombilical de Fualdès[1]) ou des abcès multiples[2]. Mais cette guérison est lente et exige plusieurs semaines.

L'érysipèle peut être également observé à la face et contracté au contact d'un autre érysipèle du même genre. — La mort survient au second jour (3 sur 5, Hutinel et Darré).

Dans le cours de l'érysipèle, on peut noter l'existence d'albumine due à la néphrite streptococcique. La lésion cutanée de la maladie est caractérisée par la faiblesse de la réaction leucocytaire dans le tissu conjonctif infiltré et les troncs lymphatiques : ce qui permet d'expliquer l'absence de ganglions et la rapidité de l'extension de la septicémie streptococcique. Aussi trouve-t-on le parasite non seulement dans la plaque d'érysipèle, mais encore dans les troncs lymphatiques et les divers organes. En certains endroits on remarque de véritables colonies streptococciques, faisant thrombose. Cependant, si la réaction leucocytaire se fait, il y a production d'abcès, tendance à la limitation du mal et possibilité de guérison. Le peu de réaction lymphatique est caractéristique de l'érysipèle du nouveau-né.

1. *Thèse* de Paris, 1872. — 2. Bouchut, *Traité des maladies des nouveau-nés*, 1873. — Frédet et Vincent, *Gaz. Hôp.*, 1874. — Trousseau, *Clinique*, 1885. — Achalme *Thèse*, Paris, 1893.

On a décrit la lymphangite gangrèneuse blanche du scrotum qui est une variété[1] d'érysipèle.

On ne confondra pas l'érysipèle ni avec l'eczéma, ni avec l'urticaire qui laisse des taches jaune clair, pigmentées (urticaire pigmenté). Il faudra rechercher la lésion élémentaire.

L'œdème est facile à reconnaître, car la peau n'est pas rouge, mais pâle ou bleue et simplement tendue par le liquide. Le plus souvent il y a hypothermie.

De même avec le sclérème, où la peau rigide, pâle ou cyanosée fait corps avec les parties profondes.

Traitement. — Il faut éviter l'érysipèle par l'asepsie de la plaie ombilicale, mais, dès qu'il sera déclaré, on pourra essayer le sérum antistreptococcique et appliquer des pansements humides.

Septicémie d'origine puerpérale. — Les petits accidents que je viens de décrire sont encore observés, alors que les grands accidents de septicémie deviennent de plus en plus rares. — La lésion fondamentale de la septicémie est la phlébite et l'artérite du cordon, qui s'étendent au foie et qui sèment dans tout l'organisme l'agent septique (péritonite, arthrite, pleurésie ou méningite purulentes, abcès soit macroscopiques, soit microscopiques dans tous les organes). C'est une septicémie à streptocoque, dont la porte d'entrée est la plaie ombilicale. Elle est précoce, du deuxième au cinquième jour, ou tardive, vers le huitième ou dixième jour. Durante[2] et Audion[3] ont mis en valeur cette seconde variété, en montrant que, si la cicatrisation de la plaie ombilicale est retardée, les orifices des vaisseaux restent béants et forment une porte toute ouverte à l'infection tardive. Les signes qui dominent sont la localisation au péritoine ou au foie et la production d'hémorragies. Mais il existe constamment un état septique qui est le fond même de la maladie. Le nouveau-né, que ce soit la forme précoce ou tardive, présente une infection locale de la plaie

1. Duvernay, *Gaz. hebd. méd. et chir.*, 1902. — 2. *Arch. méd. enf.*, 1901. — 3. *Thèse*, Paris, 1900.

ombilicale, variable dans son intensité. — On croit que les accidents resteront légers, quand en quelques heures la fièvre monte à 40°-41°, le pouls à 130-140 ; l'enfant est agité, anxieux, pâle, infecté, a la langue sèche, refuse de teter et ne dort pas. La respiration est fréquente. La symptomatologie varie dans ses détails suivant la localisation. S'il y a péritonite, l'enfant se met à vomir du lait et de la bile, crie et souffre du ventre qui grossit et devient tympanisé. En cherchant dans les parties déclives, on peut observer une légère ascite purulente, qui, s'il s'agit d'un garçon, descend dans les bourses, surtout la droite. C'est une hydrocèle suppurée avec œdème de la région. — Le tympanisme est variable : s'il est intense, il augmente la dyspnée toxique et gêne de plus en plus le fonctionnement des organes thoraciques. — La diarrhée verte biliaire apparaît. — Le facies prend le type péritonéal (figure grippée, yeux enfoncés dans l'orbite, refroidissement des extrémités, etc.). Au cas d'ictère, la peau et tous les organes sont jaunes et imbibés par le pigment biliaire, que l'on retrouve dans tous les organes et l'urine. — Le foie est normal ou augmenté de volume. Les selles sont colorées, car les voies biliaires sont libres.

Les hémorragies peuvent se produire à la plaie ombilicale, dans l'estomac ou l'intestin. On est averti de leur apparition par la pâleur insolite de l'enfant. Elles ont pour caractère d'être incoercibles.

La septicémie, quelquefois foudroyante, est de durée courte, de quelques heures à cinq jours. Le pronostic était très grave autrefois, car la mortalité s'élevait à 85-95 pour 100.

L'infection de la plaie ombilicale suffit pour affirmer l'origine puerpérale de la septicémie.

A l'autopsie, on trouve le streptocoque dans toutes les séreuses et tous les organes, soit à l'examen direct, soit à la coupe, soit à la culture. Il existe du pus, dans toutes les séreuses et des petits abcès dans tous les organes. C'est la septicémie streptococcique. Le foie présente toutes les lésions du foie infectieux.

TÉTANOS DU NOUVEAU-NÉ

Chez le nouveau-né, le tétanos présente quelques caractères particuliers tirés de la rapidité de sa marche et de l'extrême gravité de son pronostic. Il est dû à l'infection de la plaie ombilicale par le bacille de Nicolaïer.

En 1777, Barjon avait montré que les pansements de l'ombilic faits avec soin pouvaient éviter l'apparition du tétanos. A la suite de la découverte de Nicolaïer, Baginsky, Escherich, Papiewski ont pu donner le tétanos à des animaux en inoculant du pus prélevé au niveau de la plaie ombilicale.

Il y eut autrefois des épidémies terribles de tétanos. On en cite une à Bourg-Saint-Audéol, dans le Vivarais, où un dizième des enfants mourut de la « sarette », nom populaire du tétanos. Ceci tenait au défaut d'hygiène des habitations. On trouve encore cette maladie faisant de grands ravages dans les cases de nègres et l'expérience faite aux îles Hébrides (Saint-Kilda) où 67,2 pour 100 des enfants mouraient de tétanos d'après Arthur Mikebell[1], montre bien l'influence des pansements antiseptiques de l'ombilic dans cette terrible affection, car aujourd'hui elle ne se voit presque plus. On observerait encore chaque année 25 000 cas de tétanos en Amérique[2].

L'affection apparaît du cinquième au dixième jour. En général, la plaie ombilicale est infectée par le bacille tétanique (instruments et pansements sales). Il est tout à fait rare que la porte d'entrée soit autre que l'ombilic (circoncision, etc.). La transmission du pus infecté d'enfant à enfant permet d'expliquer les épidémies qui autrefois ont ravagé les maternités. Le bacille trouve dans la plaie du cordon toutes les conditions favorables à son développement, car il existe une zone de sphacèle et de suppuration.

1. *Edim. med. Journal*, 1865. — 2. *Arch. of Ped.*, 1908.

On sait, en effet, que dans ce cas, les phagocytes accaparent d'abord les microbes pyogènes, avant de s'attaquer à la spore tétanique (Vaillard, Vincent et Rouget). Cette suppuration peut être minime et passer même inaperçue, si bien que la spore tétanique peut rester à l'état latent pendant quelques jours et devenir nocive alors que le cordon est complètement cicatrisé, au moindre refroidissement ou au contact de la chaleur (expériences de Vincent). L'influence nocive de la chaleur sur l'éclosion du tétanos permet d'expliquer la fréquence et la gravité de la maladie dans les pays chauds. Cependant on doit mettre en tête, comme principal facteur, l'infection de la plaie ombilicale.

Depuis l'application des méthodes aseptiques, le tétanos du nouveau-né devient très rare. Ainsi à Paris, on ne constate plus annuellement qu'une moyenne de cinq cas.

Signes. — Suivant le degré de précocité de l'infection, le tétanos apparaît du premier au quinzième jour (surtout du cinquième au dixième). — Le signe le plus évident et le plus précoce est la difficulté d'avaler et d'ouvrir la bouche. D'abord l'enfant prend encore le sein, tire quelques gorgées, mais cesse bientôt, car il ne peut déglutir. — Les muscles du pharynx entrent en contracture après quelques heures, cette raideur passagère des muscles du pharynx et des masséters s'installe, devient permanente et l'enfant ne peut plus s'alimenter. La mâchoire est raide et les masséters sont durs et saillants. Le tétanos débute donc par la mâchoire et le pharynx, puis la raideur gagne les muscles de la face : le front se plisse, les yeux se ferment, les joues sont le siège de mouvements convulsifs constants et les lèvres rapprochées font la moue. Bientôt le cou, à son tour, se raidit, la tête se renverse en arrière, puis le tronc et les membres inférieurs et supérieurs se prennent. Le corps est en opisthotonos avec extension des membres et flexion des doigts. L'enfant ainsi raidi repose sur le lit et par la tête et par le talon : c'est une véritable barre de fer. La contracture est douloureuse et augmente par le toucher. La raideur peut être permanente, mais, en général, il se fait quelques rémissions : les muscles reprennent un peu de souplesse passagèrement. Parfois au contraire, la résolution est vite remplacée par des crises convulsives, qu'un rien déclanche (toucher, bruit) (c'est le tableau de la convulsion en général) ; bientôt la raideur reprend son aspect habituel.

Le tétanos par lui-même (ceci à l'exclusion de toute infection secondaire) donne de la fièvre (39°, 40°, 41°) (Papiewski). Cependant elle peut être très légère ou manquer (Monti)[1].

Voilà ce qui appartient au tétanos. On peut observer, combinés avec lui, tous les signes soit locaux, soit généraux de l'infection ombilicale.

Le pronostic du tétanos est grave chez le nouveau-né (90 pour 100 de mortalité d'après Wallace, 96 pour 100, d'après Muller, 50 pour 100 d'après Monti, 16 pour 100, d'après Soltman).

Aussi l'évolution est-elle très rapide et suraiguë. La mort vient en crise convulsive, en 24 à 48 heures. Si la maladie dure quelques jours, on peut espérer la guérison.

Il existe deux formes un peu spéciales de tétanos du nouveau-né. L'une, *prolongée*, débute vers le huitième jour après la naissance : la contracture n'atteint que quelques muscles, les crises convulsives sont rares et la fièvre reste légère à 38°. Cependant l'amaigrissement progresse, devient très notable et la mort survient en pleine cachexie en 15 ou 20 jours. L'autre forme est dite *fruste* : 40°, un peu de trismus, une crise convulsive, et mort en vingt-quatre heures. C'est le tétanos en raccourci ; quoique fruste le pronostic en est tout aussi grave.

Diagnostic. — Toute infection du nouveau-né peut être accompagnée de convulsions. Mais celles-ci sont composées de crises, soit toniques, soit cloniques, qui ne laissent, à leur suite, que de la résolution. Dans le tétanos, la raideur est permanente, entre les crises convulsives.

On sait qu'une extraction laborieuse du fœtus par le forceps ou par la version peut être suivie d'hémorragies méningées. L'enfant naît en état de mort apparente, en coma qui peut être accom-

1. *Jahrb. f. Kinderheilk.*, 1869.

pagné de raideurs généralisées. L'apparition, en un temps, de toutes ces raideurs suffit à éliminer l'idée de tétanos dans lequel la raideur partant du masséter, gagne progressivement les divers groupes de muscles. La ponction lombaire, qui ne donne aucun renseignement dans le tétanos, donnera, en cas d'hémorragie méningée, issue à un liquide sanglant et incoagulable.

Traitement. — On doit prévenir l'apparition du tétanos, en faisant une ligature aseptique du cordon, en se servant de ciseaux stériles, en faisant des lavages et des pansements aseptiques. S'il existe des cas de tétanos chez des nouveau-nés voisins, il sera bon de faire préventivement une injection de sérum antitétanique (10 à 20 centimètres cubes). Dès que le tétanos est déclaré, les injections de sérum s'imposent, quoique leur action soit souvent négative, surtout dans les formes à marche rapide. On sait, en effet, que le sérum est purement préventif (Roux et Vaillard). Comme on ignore l'évolution future de la maladie, le mieux est d'injecter matin et soir pendant quelques jours, un flacon de sérum même dans la cavité rachidienne. Il ne faut pas hésiter à injecter de fortes doses, car si on a la chance de tomber sur une forme lente, la guérison pourra être obtenue. Ces injections ont pour but, non de guérir, mais de vacciner les parties qui n'ont pas encore subi l'intoxication. Depuis l'emploi du sérum, Marais a donné le chiffre de 68 pour 100 de mortalité et Vallas 73 pour 100. Il semble donc que la mortalité ait baissé.

L'enfant sera placé dans une chambre obscure et on évitera le bruit.

En plus des injections massives de sérum, on donnera quatre fois par jour un petit lavement de 60 grammes d'eau contenant $0^{gr},25$ de chloral. Chez le nourrisson plus âgé on doublera la dose. On modifiera la plaie, à l'aide d'un nettoyage et on fera un pansement à l'eau oxygénée, qui a beaucoup d'action sur les microbes anaérobies.

ICTÈRE HÉMOLYTIQUE DU NOUVEAU-NÉ

(Ictère simple, bénin, physiologique.)

L'apparition si commune, presque physiologique, de la jaunisse dans les premiers jours de la vie est connue de vieille date. Cependant son étude fit un grand pas, le jour où la chimie trouva le moyen de déceler les pigments biliaires dans les liquides de l'organisme.

Théorie hépatique. — Dès les premières recherches, on s'aperçut que le nouveau-né atteint d'ictère simple ne présentait ni pigments, ni acides biliaires dans les urines. On admit que l'ictère était d'origine hépatique (stase veineuse, réabsorption de bile, Frerichs[1], Schültz[2]). Cette opinion fut confirmée par la découverte, dans la sérosité péricardique, du pigment biliaire (Birsch-Hirschfeld)[3]. Les recherches de Cruse[4], de Hofmeier[5] et d'autres[6], vinrent ensuite montrer que le pigment biliaire se fixe sur les infarctus uratiques et ne passe pas dans l'urine. On a dit aussi que le pigment ne traverse pas le rein par suite de l'imperméabilité de ce dernier[7]. Cependant on n'avait jamais trouvé de pigment biliaire dans le sang. Lereboullet[8] a démontré sa présence en quantité quatre fois et demi plus forte que dans le sang normal, quoique dans certains cas cette recherche soit négative.

On s'est demandé pourquoi la bile passe ainsi dans le sang, chez beaucoup de nouveau-nés? Knöpfelmacher[9] pense que ceci est dû à l'augmentation de la viscosité de la bile (11,3 au lieu

1. *Klinik der Leberkrank.* 1858. — 2. *Forschritte der medic. von Carl. Friedländer*, 1883. — 3. *Handbuch der Kinderk. von Gerhardt*, 1879. — 4. *Arch. für Kinderk.*, 1880. — 5. *Zeitsch. f. geboren und gynek.*, 1882. — 6. Cohnheim, *Vorlesungen über allgem. Path.*, 1882. — Max Runge, *Die Krank. der erst. Lebenstag*, Stuttgard, 1893. — Wermel, Congrès Moscou, 1897. — Knopfelmacher, *Wien. klin. Wochen.*, 1896. — 7. Knöpfelmacher, *Wiener med. Woch.*, 1907. — 8. *Gaz. hed. méd. et chir.*, 1901. — 9. *Jahrb. f. Kind.*, 1908.

de 6,05 chiffre normal) qui ne peut passer entièrement dans les voies biliaires et reflue dans le sang. Hasse[1] admet qu'il y a stase dans le foie, comme chez les cardiaques, du fait que le jeu de la respiration n'est pas encore bien établi. Minkowski donne à cet ictère bénin le nom d'ictère par diapédèse, admettant que par anomalie de sécrétion, la bile passe dans le sang.

Théorie hémolytique. — On admit pendant longtemps que l'ictère bénin était d'origine sanguine[2] et que la coloration des tissus était due à un dérivé de l'hémoglobine. Après une éclipse de quelques années, cette théorie vient d'être rajeunie par les recherches sur l'hémolyse et l'ictère hémolytique par Chauffard, Widal et Abrami. Sabrazès et Leuret[3], Moussous[4], Cathala et Daunay[5], Bué et Voron[6] ont appliqué cette notion de l'hémolyse à l'étude de l'ictère bénin du nouveau-né et ont établi les faits suivants :

1° Chez certains enfants, il existe une diminution de résistance des globules rouges, caractérisée par la présence de granulations spéciales (réactif de Pappenheim) ; si bien qu'à la moindre cause ces globules subissent l'hémolyse et donnent naissance à des dérivés de l'hémoglobine (hémoglobine, uroroséine de Nenki). — La quantité de ces pigments peut être telle qu'elle donne au sérum un aspect laqué. On trouve ou non dans le sérum, en plus de ce pigment sanguin, du pigment biliaire (dérivé du premier, mais non éliminé par le foie). C'est la période préictérique.

2° Ces pigments d'origine sanguine (avec ou sans bilirubine) donnent l'ictère. A ce moment le sérum sanguin se débarrasse de tous ces pigments et revient à la normale.

3° On constate avec cette décharge pigmentaire, une élimination abondante de phosphate et d'azote.

4° Dans certains cas, exceptionnels, la quantité d'hémoglobine

1. *Idem*, 1909. — 2. Leyden, Gubler, Meckel, Virchow, Zweifel, Budin, Porak, Depaul, Violet, Bauzon (Congrès, Rome, 1894). — 3. *Soc. Biol.*, 1908. — *Arch. med. inf.*, 1908. — 4. *Province méd.*, 1908. — 5. *Obst.*, 1908. — 6. *Obst.*, 1908.

mise en liberté peut donner de l'hémoglobinurie (Winckel, Steinhardt [1]).

Étiologie. — Chez le fœtus, le foie est un véritable cœur où la masse sanguine vient se revivifier au contact du sang maternel. Le foie est donc foncé, volumineux, à l'état d'éponge sanguine. A la naissance, brusquement, la circulation s'établit et le foie diminue de volume. Cependant pendant quelques semaines, il garde encore l'empreinte fœtale, reste gros et dépasse le rebord costal de 2 à 3 centimètres. Cet état congestif tient à ce que pendant cette période, le sang de l'enfant se renouvelle et produit beaucoup de déchets pigmentaires que le foie doit transformer en pigments biliaires. De là cette polycholie observée dans les premiers jours et la présence des pigments anormaux (bilirubine) dans le sang [2]. Plus l'enfant aura une rénovation sanguine intense, plus cette suractivité hépatique sera forte. Il existe donc une cholémie légère, normale et passagère. Le pigment ainsi produit est en quantité minime. Il est brûlé dans le sang, ou se fixe sur les éléments du rein (urates), si bien qu'on ne les trouve plus dans l'urine (Lesné et Merklen [3]). Giarré [4] dit même que l'urobiline n'y passe pas non plus à l'état normal.

Dans certains cas, il existe, dès la naissance, une lésion de globules rouges (diminution de la résistance, hémolyse), une globulite aiguë qui met en liberté une notable quantité de pigments (hémoglobine, et dérivés) qui ne peuvent pas être complètement transformés par le foie, s'accumulent dans le sang et passent dans l'urine. — Le foie surchargé de bile, du fait de cette transformation intensive, ne peut également éliminer cette masse de bilirubine, qui passe en quantité variable dans le sang.

Ce qui domine chez le nouveau-né est l'état congestif de l'organe. La cellule hépatique endormie pendant toute la vie fœtale, se trouve brusquement en présence de la fonction digestive à

1. *Arch. f. Kinderh.*, 1903. — 2. Gilbert, Lereboullet et Stein, *Soc. méd. Hôp.*, 1903. *Ann. Gynéc.*, 1903. — 3. *Soc. Péd.*, 1901. — 4. *Lo sperimentale*, 1895.

laquelle elle doit dorénavant collaborer : les ferments qu'elle possédait à l'état d'ébauche vont se produire en grande quantité. Le lait maternel est certainement le meilleur entraîneur de la cellule hépatique pour l'adapter à sa nouvelle vie. En effet, après l'expulsion du méconium, rapidement les fonctions intestinales s'établissent, le pigment du contenu digestif devient jaune d'or, c'est la régularisation de la cellule hépatique. Si, au contraire, l'enfant est au sein, mais mal réglé, s'il est soumis à l'allaitement artificiel, s'il a subi quelque infection ou intoxication, si l'entraînement de la cellule hépatique est mal fait, celle-ci devient déséquilibrée, le plus souvent excitée. La polycholie, que j'ai étudiée [1], est l'indice de cette souffrance. Un enfant au *sein, bien réglé,* ne doit pas avoir *de polycholie.* S'il en existe c'est qu'il y a une faute commise, le plus souvent le gavage.

Toute cette question de congestion du foie dans les premiers jours de la vie est visible au microscope. On y trouve la persistance de l'état fœtal qui normalement disparaît rapidement et qui est caractérisé :

1° Par la distension des capillaires hépatiques intercellulaires, qui sont larges, remplis de globules rouges et dilatés en certains points en véritables lacs sanguins ;

2° Du fait de cette distension, les travées de cellules hépatiques, au lieu d'être serrées, ordonnées et bien en ligne, sont disloquées. On trouve des îlots de cellules avec des noyaux multiples en karyokinèse ;

3° On trouve, en outre, dans les mailles du tissu vasculaire, des îlots néo-formateurs, des globules rouges (amas de globules rouges nucléés), des myélocytes et des cellules rondes [2].

Tout cet état disparaît très vite chez le nouveau-né normal ; sa persistance est un signe de souffrance et de maladie. La cause initiale de l'ictère bénin est donc l'altération du globule rouge.

1. Acad. Méd., 1886. — 2. TOLDT et ZUCKERKANDT. — NATHAN, *Thèse*, Paris, 1908. — HERLITZKA. *Lo Sperimentale*, 1894. — TERRIEN, *Thèse*, Paris, 1899.

Il n'existe aucune lésion des voies biliaires qui sont libres. — Tous les organes sont intacts. On note simplement leur imprégnation par les pigments sanguins et biliaires. — Pour bien se rendre compte de cette absence de lésions, il ne faut étudier l'ictère bénin que chez le nouveau-né mort à la suite d'un traumatisme.

L'ictère bénin est de tous les pays et de tous les temps, n'a aucune relation, ni avec le retard de l'expulsion du méconium, ni avec la ligature tardive du cordon (Budin). — On l'observe de préférence chez les prématurés [1] et chez les nouveau-nés, qui présentent une infection légère du cordon. Il semble que cette fragilité puisse être familiale, à voir dans certaines familles tous les enfants être atteints d'ictère [2].

Symptomatologie. — A l'état normal, « lorsque l'enfant vient au monde, il est pâle ; au bout d'un certain temps, sous l'influence de l'air, ses capillaires cutanés se congestionnent très vivement, et il présente une coloration plus ou moins marquée. Certains enfants sont roses ; d'autres, au contraire, ont une coloration rouge intense qu'ils conservent les jours qui suivent. Cette coloration est dans certains cas tellement prononcée que les anciens auteurs lui assignaient (à tort) un caractère inflammatoire, érysipélateux. Cette coloration, d'ailleurs, disparaît peu à peu, et vers le cinquième ou le septième jour, qu'elles qu'aient été les variétés de teinte primitive de l'enfant elles aboutissent toutes à une coloration très analogue » (Porak).

Or, l'ictère du nouveau-né doit être reconnu et recherché aussi bien sur les enfants roses que sur les enfants rouges. Chez les premiers (enfants roses ou pâles) le diagnostic est facile. La teinte jaune est aisément reconnue ; chez les enfants rouges, elle peut facilement passer inaperçue si on ne sait pas la dépister. Le procédé le plus sûr consiste à appuyer légèrement l'extrémité des

1. Kehrer, Epstein, Hutinel, Porak et Darante (*Arch. méd. enf.*, 1902). — 2. Arrkvight, *Edim. méd. Journ.*, 1902. — Busfield, *The Brit. med. Journ.*, 1906.

doigts sur la peau ; la pression chasse le sang, et permet de voir *le fond de la peau* (Porak) ; si ce fond est blanc, il n'y a pas d'ictère ; s'il est jaune, il y a ictère. Certains cas, où la teinte est indécise, sont extrêmement difficiles à classer. L'ictère simple apparaît d'habitude vers la fin du premier jour, et il est plus ou moins prononcé, et plus ou moins durable suivant les formes.

Porak distingue trois degrés établis d'après le siège et l'étendue de la teinte, Dans le premier degré, le plus léger, l'ictère occupe la face, le dos et la poitrine ; il disparaît complètement le troisième ou le quatrième jour. Les conjonctives sont presque toujours blanches. Dans le second degré, la coloration jaune s'étend au ventre, aux bras et aux cuisses ; elle persiste de trois à six jours ; les conjonctives sont tantôt jaunes, tantôt blanches. Dans le troisième degré, la jaunisse est généralisée : les avant-bras, les mains, les jambes et les pieds sont teintés par l'ictère ; les conjonctives sont d'habitude ictériques : la coloration persiste pendant neuf, dix jours et quelquefois davantage. Voici d'après Porak la proportion de ces trois degrés quant à leur fréquence relative :

Enfants n'ayant pas jauni.	20,16 pour 100
Ictère au premier degré.	13,71 —
— second degré.	36,69 —
— troisième degré.	29,50 —

Le second degré serait donc le plus commun. Pour d'autres auteurs, il y aurait deux formes d'ictère du nouveau-né distinguées d'après l'état de la sclérotique. Si cette membrane reste blanche, c'est le premier degré, le plus léger ; si elle est jaune, c'est le second degré, plus prononcé et plus durable que le premier.

Revenons un peu sur les divers points qui viennent d'être indiqués. La coloration jaune débute souvent par la face. Mais ici il faut examiner les différentes régions du visage. Sur les joues, il y a d'habitude une *teinte orangée* produite par le mélange de l'ictère avec la couleur rouge habituelle des joues ; la teinte jaune n'apparaît bien nette que dans certains cas, et surtout dans certaines parties ; il faut la chercher de préférence de chaque côté du nez, au voisinage des plis naso-géniens, et au pourtour des lèvres. L'examen de la bouche peut fournir des renseignements importants ; le rebord libre des gencives, surtout sur les parties latérales, pâles à l'état ordinaire, apparaît jaune dans le cas d'ictère, de même pour les plaques ptérygoïdiennes de la voûte palatine. Le dessous de la langue, très difficile à regarder chez le nouveau-né, conserve en général sa couleur rouge. Les sclérotiques sont blanches dans les cas légers, jaunes dans ceux où la jaunisse est plus accentuée. Pour les examiner, il faut attendre patiemment que l'enfant ouvre les yeux spontanément ; on peut provoquer ce mouvement en faisant une sorte de pénombre avec la main mise en écran au-dessus des yeux du nouveau-né. La région où l'on voit la couleur jaune avec le plus de facilité est certainement le dos, que la peau soit pâle ou rouge. Si elle est en effet fortement congestionnée, ce qui arrive souvent, il suffit d'exercer une pression légère avec le bout des doigts pour voir le fond de la peau : il est alors franchement jaune et souvent d'autant plus jaune que la couleur rouge était plus prononcée avant la pression des doigts.

L'état général reste bon, ni fièvre, ni température. Jamais les matières fécales ne sont décolorées ; jamais les urines ne contiennent de pigments biliaires, car ceux-ci, s'ils existent dans le sang, viennent se fixer sur les masses uratiques rénales[1].

La durée de l'ictère dépend du degré d'imprégnation des téguments. Il apparaît vers le deuxième jour, augmente pendant deux à trois jours et disparaît du dixième au quinzième. — Le pronostic est bénin. La jaunisse n'a d'influence que sur le poids.

« Plus un enfant, dit Depaul, est jaune, moins il gagne de poids en neuf jours, lorsqu'il en gagne et plus il en perd, lorsqu'il en perd. »

1. Kruse et Hofmeier, *loc. cit.* — Knöpfelmacher, *Jahr. für Kind.*, 1898.

DE L'ICTÈRE INFECTIEUX ÉPIDÉMIQUE SEPTICÉMIE[1]

Ses divers aspects. — La maladie bronzée hématurique. — La cirrhose biliaire.

On peut observer, chez le nouveau-né, un ictère infectieux d'origine biliaire, souvent épidémique, en tous points comparable à l'ictère infectieux de l'adulte. La note « infection » est donnée par l'altération de l'état général, l'amaigrissement, etc. ; la note « biliaire » par la présence des principes biliaires dans le *sang et les urines*. Cet ictère n'est pas dû à la rétention, car il n'y a pas de décoloration des matières fécales. Les formes sont variables en intensité (ictère bénin, ictère grave). La gravité se juge d'une part au degré d'altération de l'état général et d'autre part, à l'apparition d'hémorragies. Cette dernière forme a été décrite par Laroyenne sous le nom de « maladie bronzée hématurique ».

D'Espine et Picot ont signalé une autre forme de gravité : la cirrhose biliaire avec hépatomégalie et splénomégalie.

Comme il est arrivé pour beaucoup de maladies, ce furent les formes les plus graves qui furent décrites d'abord. Pollak, le premier en 1871[2], étudia l'ictère grave avec hématurie. Il montra la filiation des faits et subordonna l'ictère et l'hématurie au catarrhe intestinal.

En 1873, en France, Laroyenne et Charrin[3] à Lyon, et Parrot[4] à Paris, étudient les mêmes faits. Les médecins lyonnais montrent la nature épidémique de la maladie, l'ictère, l'hématurie et l'état d'infection générale ; ils n'insistent pas, comme le fait Pollak sur les troubles digestifs. Ils admettent la nature micro-

1. FLAMINI, *Arch. méd.*, 1906. — 2. Sur l'hémorragie rénale des nourrissons consécutive au catarrhe intestinal (*Wiener medical Presse*, 1871). — 3. LAROYENNE, *Congrès pour l'avancement des sciences* (2e session), Lyon, 1873, p. 877. — CHARRIN. *Thèse* de Paris, 1873. — 4. PARROT, *Arch. physiol. norm. et path.*, 1873, p. 512.

bienne de la maladie car Charrin a pu trouver dans le sang des microcoques (Dans aucune de nos observations nous n'avons pu rencontrer de microbes dans le sang). Ils donnent à cette maladie épidémique du nouveau-né le nom de maladie bronzée hématurique. Parrot relate les mêmes symptômes, mais il fixe la lésion anatomique dans le rein: présence de globules rouges du sang dans les tubuli du rein, d'où le nom de *tubulhémalie rénale*, qu'il donne à cette maladie. Bigelow, en 1875[1], étudie une épidémie (ictère et hématurie), qui enlève huit enfants sur dix. En 1879, Winckel[2] publie la relation d'une épidémie observée à la Maternité de Dresde, de la maladie bronzée qui frappa vingt-trois enfants. Cet auteur, ignorant les faits établis depuis longtemps par Pollak, Laroyenne et Charrin, Parrot, croit découvrir une maladie nouvelle, et lui donne le nom de « cyanose ictérique apyrétique avec hémoglobinurie ». Or, comme le fait remarquer Bar, de l'étude même des faits qu'il relate on voit qu'il n'existe pas d'hémoglobinurie, mais bien de l'hématurie (globules rouges dans l'urine). Nous rejetons donc complètement la dénomination de Winckel, bien qu'en Allemagne, on donne à la maladie bronzée le nom de maladie de Winckel. La paternité de la description de cette affection appartient à Pollak, puis à Laroyenne et à Parrot. Winckel ne vient que huit ans après. Depuis 1879, le silence se fait jusqu'en 1889, époque à laquelle Bar et Grand'homme[3] en relatent un cas sporadique. Ils donnent à cette maladie le nom de *maladie bronzée hématurique*, indiquant ainsi la caractéristique dominante de l'affection et montrent déjà nettement le rôle de la cyanose au point de vue de la production de la teinte bronzée, l'imbibition ictérique des tissus et la tubulhématie. Les auteurs ont montré de plus que les hémorragies pouvaient être observées sur les muqueuses digestives et dans les liquides péri-cardiques et céphalo-rachidiens.

1. BIGELOW, *Boston medical Journal*, n° 10, 1875. — 2. WINCKEL, *Deutsche med. Wochensch.*, 1879, p. 24 et 25, et p. 33 à 35. — 3. BAR et GRAND'HOMME, *Société de médecine pratique*, 31 janvier 1889. — BAR, *Notes d'obstétrique*, 1889.

Baumel et Boiadjieff[1] ont signalé un cas de cette maladie.

La question en était là : étude des cas graves de l'ictère infectieux, quand Lesage et Démelin[2] purent observer des épidémies d'ictère infectieux bénins et établir une filiation entre les différentes formes. D'ailleurs, Charrin dans sa thèse avait déjà montré ces formes intermédiaires et signalé des cas où il y a des traces d'hématurie et où la teinte bronzée est à peine marquée. Il avait établi de plus que lorsque l'hématurie est abondante et qu'il existe d'autres hémorragies, la teinte de l'ictère est plus bronzée.

Lesage et Démelin disent que dans les cas d'ictère sans hématurie apparente, on observe cependant, dans le rein, une « hématurie microscopique ». Il existe donc tous les termes de passage entre l'ictère sans hématurie et l'ictère franchement hématurique; de même entre la teinte ictérique et la teinte nettement bronzée.

La teinte foncée et le brunissement de l'ictère sont dus à deux éléments importants, que nous avons observés à un *degré léger* dans l'ictère épidémique : la *stase veineuse des extrémités*, et les *accès de cyanose*. Dans la maladie bronzée, ces symptômes sont plus accentués et plus permanents. Charrin et Bar ont déjà insisté avec juste raison sur ces deux facteurs, qui modifient la teinte de l'ictère et ont noté qu'à la mort la teinte bronzée de la peau diminuait beaucoup. Charrin en effet, relate deux observations, dans lesquelles, l'enfant devenait en une demi-heure, tout noir et tout bronzé dans un accès de cyanose, puis l'accès cessé, la peau reprenait sa teinte primitive. J'ai observé les mêmes faits dans l'ictère épidémique et je pense qu'il faut encore tenir compte d'un autre facteur important. Si l'ictère est bronzé, n'y a t-il pas une part à attribuer à l'ictère sanguin si commun et si banal, concomitant à l'ictère biliaire. De ce fait que les nouveau-nés ont un ictère infectieux biliaire, ils ne sont pas de cela même exempts d'ictère sanguin que l'on voit si com-

1. Cong. de gyn. obst. Pédiatrie, Bordeaux, 1895. — 2. De l'ictère du nouveau-né et de l'ictère infectieux. *Revue de médecine*, 1898.

munément à cet âge, et cela d'autant plus que l'état d'infection peut prédisposer à l'adultération du sang et à la production de l'ictère sanguin.

Depuis ce travail divers auteurs[1] ont observé des cas identiques.

Étiologie — L'ictère infectieux peut être isolé. Ainsi dans une salle d'accouchements, de temps en temps un cas d'ictère apparaît. Mais, le plus souvent, l'épidémicité est de règle, sous des allures variables, montrant toute la gamme depuis la forme la plus bénigne jusqu'à la forme la plus grave. Tous les auteurs sont unanimes sur le fait d'épidémicité[2]. Je ferai remarquer que dans la majorité des épidémies, on n'a trouvé aucune trace d'infection puerpérale. Le cordon ombilical était absolument indemne. L'origine intestinale paraît devoir être seule invoquée, comme Pollak le fit remarquer le premier. Il ne faut donc point confondre l'ictère infectieux épidémique ni avec la septicémie puerpérale ni avec les infections du cordon (voir infection puerpérale bénigne). Il est bon d'ajouter que, dans ces épidémies, les enfants étaient soumis à l'allaitement maternel et que les mères ne présentaient aucun trouble digestif. La maladie frappe les enfants dès la première semaine, du troisième au septième jour (Lesage et Démelin). Le sexe n'a aucune importance. On n'a pu trouver de cause prédisposante. Le plus souvent l'épidémie éclate dans une seule et même salle et frappe tous les enfants en une journée, si bien qu'il est difficile de savoir s'il y a contagion.

Symptomatologie. — Le début de la maladie est rapide. L'*ictère,* les *accès de cyanose,* la *diarrhée,* les *modifications de l'état général,* sont les signes de cette affection épidémique.

1° L'*ictère* apparaît dès le second jour; il est franc, jaune citron, d'origine biliaire. La teinte peut être masquée, au moment d'un accès de cyanose. C'est un ictère infectieux, sans décoloration des matières fécales. Le foie est normal. Il n'y a pas d'ascite.

1. Durante, *Arch. méd. enfants,* 1901, 1902, 1905. — David, *La Clinique,* 1908. — Nobécourt et Merklen, *Arch. méd. enf.,* 1900. — 2. Laroyenne et Charrin, Bigelow, Lesage et Demelin.

2° Les *accès de cyanose* jouent un rôle notable dans l'aspect clinique de l'affection, car ils masquent la coloration. Ces accès peuvent être fréquents et persistants. L'enfant jaune devient *gris, plombé, foncé,* surtout à la face. Le mélange des deux teintes (cyanose et ictère) donne à la peau un aspect bronzé.

Les extrémités sont tout à fait cyanosées. On ignore la cause de ces accès de cyanose, connus chez les débiles, car tous les organes sont sains. L'hématurie visible n'existe que dans les cas graves (maladie bronzée hématurique). En ce cas les accès sont plus intenses et plus persistants, d'où le terme bronzé donné à la maladie.

En un mot, on peut observer tous les passages entre l'ictère jaune et l'ictère bronzé.

La *diarrhée* est épidémique, qu'elle soit compliquée ou non d'ictère, si bien que dans une salle commune, un certain nombre d'enfants ont de la diarrhée sans jaunisse; elle est peu abondante, de teinte pâle, alcaline ou neutre présentant des poussées soit de polycholie, soit d'acholie pigmentaire. Ces variations dans la production du pigment sont caractéristiques de l'intoxication de la cellule hépatique : l'acholie indiquant sa chute fonctionnelle. Dès que l'enfant s'améliore, les selles deviennent très vertes et acides. Le ventre est souple, normal, non tympanisé et paraît indolore, car l'enfant est calme, ne crie pas, ne se met pas en chien de fusil, vomit peu et continue à teter.

L'*infection générale* se manifeste par de la *somnolence*, de l'*anorexie* et de *la fièvre* (38°, 39°). Dans les cas graves, on peut observer une chute toxique de la température qui est de mauvaise augure; l'hypothermie à 36° s'installe et la mort survient rapidement.

Amaigrissement. — Dans les cas légers la baisse de poids est normale; mais au lieu de reprendre le septième jour le poids qu'il avait à la naissance, l'enfant continue à diminuer et ne revient au poids de naissance que plus tard vers le douzième, treizième jour. Si la maladie est grave, comme dans les formes bronzées et hématuriques, l'amaigrissement est intense et l'organisme subit une déchéance profonde. La somnolence augmente, le pouls devient faible et l'enfant meurt en collapsus en trois à quatre jours, alors que, dans les cas curables, la guérison survient en 10, 12, 15 jours.

Urines. — Dans les cas légers, l'urine est brune et tache le lange ; on y trouve la réaction biliaire. L'examen microscopique permet souvent de reconnaître la présence de globules rouges. Mais dans les formes graves (ictère hématurique) l'hématurie peut être visible à l'œil nu. Elle apparaît deux à trois jours après le début de l'ictère. On trouve sur les langes un liquide noirâtre comme du marc de café tenant en suspension de la poussière noire, formée de globules rouges et de divers détritus épithéliaux.

Pronostic. — Le pronostic est variable. Plus l'ictère est foncé et bronzé, plus il y a d'accès de cyanose, plus l'amaigrissement est intense et plus le pronostic est grave. L'hypothermie, l'hématurie et le coma sont de très mauvais augure.

Anatomie pathologique. — Tous les tissus sont imprégnés *fortement* par le pigment biliaire, que l'on retrouve dans l'urine de la vessie. Or dans l'ictère hémolytique, l'imprégnation est légère et le pigment biliaire n'est pas rencontré dans la cavité vésicale.

L'urine ne contient ni sucre, ni albumine. Le foie présente les caractères du foie fœtal (voir page 311). Les voies biliaires sont normales : absence d'angeiocholite. La bile est plus ou moins colorée, souvent pâle (acholie). L'ombilic est normal, sauf dans quelques cas étudiés par Durante, où il existait des lésions septiques. Les liquides péricardique et céphalo-rachidien peuvent contenir du sang en nature.

Rein. — Les lésions de cet organe sont variables, suivant la gravité de la maladie. Dans les cas les moins accentués, le rein imbibé par le pigment biliaire offre, le plus souvent, un contraste manifeste entre la zone corticale et la zone médullaire qui présente des stries rouges noirâtres. On note aussi la présence des infarctus uratiques normaux. Il n'y a pas de thrombose veineuse. Les stries rouges de la zone médullaire sont formées de vaisseaux gorgés de sang. Leur rupture peut survenir et l'on trouve de l'hématurie microscopique; on constate alors un foyer hémorragique avec globules rouges dans quelques tubes du rein. Dans les formes intenses, la quantité et l'importance de ces foyers hémorragiques augmente. Les calices et le bassinet sont remplis par une matière noire, ferme « ressemblant à du marc de café, s'émiettant et s'écrasant sous la pression du doigt, constituée par des amas de globules rouges plus ou moins déformés et des granulations pigmentaires jaune verdâtre » (Bar). Il n'existe aucune lésion des bassinets, des uretères et de la vessie qui contient la même urine.

Au microscope, l'appareil glomérulaire est intact. La lésion porte sur les tubes du rein. Les tubuli contorti sont dilatés, distendus, remplis d'un exsudat finement granuleux à reflet jaune verdâtre au milieu duquel on aperçoit des hématies plus ou moins altérées. Les cellules épithéliales sont aplaties, cubiques, colorées en jaune. Les tubes collecteurs présentent la même lésion ; les anses de Henle sont intactes.

D'une façon générale, on peut dire que le rein est plus souvent le siège des foyers congestifs et hémorragiques que le foie.

La muqueuse intestinale est un peu lésée. Dans les cas graves, on note des foyers hémorragiques dans la paroi et des hémorragies intestinales.

Traitement. — Allaitement maternel, injections d'huile camphrée ou de sérum gélatiné.

Cirrhose biliaire (d'Espine).

Il existe quelques observations d'ictère infectieux du nouveau-né, qui revêtent une allure un peu spéciale, celle d'une cirrhose biliaire[1]. On trouve tous les signes de l'ictère infectieux épidémique, mais sous une allure grave (amaigrissement intense, déchéance profonde de l'organisme, etc.) et trois autres symptômes

1. D'Espine, *Traité des mal. de l'Enf. Bulletin de la Soc. médic. de la Suisse romande*, 1879. — Hatfield, *Arch. of Pediatrics*, 1890. — Bushang, *Id.*, 1890. — Buhl, *Monastch. f. Geb. und Gynæk.*, 1901. — Lereboullet, *Th.*, Paris, 1902.

particuliers : 1° l'hépatomégalie ; 2° la splénomégalie ; 3° l'abondance des hémorragies sur la peau, à l'ombilic, sur les muqueuses palpébrale, nasale, intestinale. Le foie est gros et dépasse le rebord des fausses côtes : il paraît sensible. La rate est volumineuse. Le ventre est souple, sans ascite. La température tend à l'hypothermie. L'amaigrissement progresse et l'enfant meurt dans le coma après trois semaines.

Les lésions sont les suivantes : canaux biliaires perméables, contenant une bile épaisse et foncée. Gros foie, vert olive ; infiltration des espaces interlobulaires et par des cellules rondes et par de la sclérose ; pénétration de cette infiltration dans le lobule. Cellules hépatiques normales chargées de pigments biliaires. Absence de lésions spécifiques (gommes). Rate énorme, dure. Paroi de l'intestin grêle présentant quelques nodules infectieux. Intégrité de la veine ombilicale. Aucune autre lésion d'organe. Absence de vice de conformation. Imprégnation de tous les viscères par le pigment biliaire.

Cette forme de l'ictère infectieux se rapproche beaucoup de la maladie tropicale étudiée ailleurs.

L'ictère peut être dû à l'hépatite syphilitique (voir syphilis) ou à la puerpéralité (voir infection puerpérale).

DE L'ICTÈRE PAR OBLITÉRATION DES VOIES BILIAIRES

Le signe capital est la décoloration persistante des matières fécales. Elle est due à l'oblitération des voies biliaires, soit par une anomalie congénitale, soit par un calcul.

1° **Anomalie congénitale**. — Le nombre des cas relevés jusqu'à ce jour est d'environ cinquante[1]. Arkwright[2] signale 14 cas

1. HIRSCHPRUNG, *Schmidt's Jahrb*, 1878. — PORAK, *Soc. Anat.*, 1879. — JOHN THOMSON. *An congenital obliteration of the bileducts*, Edimbourg, 1892. — LINDSAY STEVEN, *Arch. of Pediatrics*, 1896. — JACQUENET, *Th.*, Lyon, 1896. — ROLLESTON, Londres, 1905. — GRIFFITH, *Arch. of Pediatrics*, 1905. — CATTANEO, *La pediatria*, 1904. — 2. *Indian med. Record*, 1902.

d'ictère sur 15 enfants d'une même famille avec 10 décès. L'auteur pense à une malformation congénitale, car les enfants avaient d'autres malformations. On peut se demander, s'ils n'ont pas été atteints d'ictère infectieux indien.

Étiologie. — On ignore la cause de cette anomalie ; on a pu invoquer l'hérédité, du fait que plusieurs cas ont été observés dans la même famille.

Lésions. — Les voies biliaires sont absentes, ou remplacées en totalité par un cordon fibreux ou présentant une atrésie sur leur parcours. La vésicule biliaire peut exister, si l'oblitération est localisée au cholédoque : en ce cas, elle se distend, forme un kyste biliaire qui empêche l'apparition de l'ictère[1]. Les conduits biliaires intra-hépatiques sont ou dilatés, ou également transformés en cordons fibreux. Le foie est hypertrophié, dur, criant sous le scalpel et de couleur vert olivâtre. Au microscope, on constate de la cirrhose insulaire et porto-biliaire, avec atrophie des lobules ; les vaisseaux sont normaux et les cellules hépatiques infiltrées de pigments. Dans un cas avec survie de sept mois, tous les canaux biliaires intra et extralobulaires étaient dilatés par une véritable injection de bile, les cellules cylindriques du revêtement des canaux extra-lobulaires étaient conservées et il existait une formation de néo-canalicules biliaires, dans les zones de sclérose. On a noté une atrophie de l'organe, de l'hypertrophie de la rate et des hémorragies dans les voies digestives.

Symptômes. — L'ictère apparaît peu de temps après la naissance, il devient intense, il est biliaire : les urines ont la réaction caractéristique. Le cordon est intact. Le méconium est à peine coloré, de teinte sucre d'orge.

Le point capital de cette affection est la décoloration persistante des matières fécales, qui sont blanchâtres, fétides. Il n'y a pas de fièvre. L'enfant maigrit, le ventre se ballonne, des vomissements apparaissent. Les hémorragies sont fréquentes (melœna, purpura, ecchymoses sous-cutanées, épistaxis, hémorragies des

1. Marfan, *La péritonite chez les enfants*, Paris, 1894.

paupières, hématuries). Le foie est gros, la rate est normale. Le pouls devient petit et rapide et les signes terminaux apparaissent (convulsions et coma) : la mort est fatale en quinze à vingt jours. Cependant, il existe quelques rares cas où la survie a été observée trois et même sept mois.

On a pu rencontrer l'oblitération du canal cystique seul. Le diagnostic est impossible à faire. C'est une trouvaille d'autopsie (Köstlin). Le traitement est purement chirurgical.

2° **Oblitération par calcul.** — On n'en cite que quelques cas ; ainsi Lieutaud, chez un enfant venu au monde avec une jaunisse et qui succomba le deuxième jour, trouva le foie hypertrophié, des calculs dans la vésicule et un calcul de volume d'un pois oblitérant le cholédoque, au niveau de son abouchement dans le duodénum. Portal, Valleix, Buhl et Hecker, Bouisson signalent à la naissance la présence de calculs dans la vésicule. L'oblitération du cholédoque est chose exceptionnelle.

NÉPHRITE ET ÉCLAMPSIE

On peut rencontrer de l'albumine chez certains nouveau-nés bien portants et issus de mères également bien portantes[1]. Cette albumine est-elle fonction d'une néphrite d'origine fœtale ? Est-elle la manifestation initiale de l'hérédité rénale? N'est-elle pas due à une albuminurie de décharge, par suite du premier lavage des voies urinaires, encombrées de cellules de desquamation? On sait, en effet, que, dès la naissance, s'établit un processus de desquamation de tous les épithéliums. On peut rapprocher cette albuminurie en quelque sorte normale, de celle que l'on observe dans le choléra, à la fin de la période algide, au moment du retour de l'urine. Aucun symptôme extérieur ne permet de la reconnaître; rien n'attire l'attention, ni du côté du nouveau-né, ni du côté de la mère. C'est par hasard et par la recherche systématique que l'on pourra déceler la présence de l'albumine.

1. Ribbert, Martin et Ruge, Parrot et Robin, Jacobi.

Éclampsie. — Différents auteurs [1] ont montré qu'un nouveau-né issu d'une mère albuminurique (avec ou sans éclampsie) présente fréquemment de l'albumine qu'il faut rechercher. Mais, dans quelques cas, surtout s'il y a éclampsie chez la mère, on peut voir survenir des accidents éclamptiques chez le nouveau-né. Tantôt celui-ci est plongé dans le coma, tantôt il est agité par des convulsions.

Le pronostic en est grave. Bar [2] qui a beaucoup étudié l'éclampsie maternelle est d'avis que le poison éclamptique ou néphrotoxique traverse le placenta et vient intoxiquer l'enfant.

On trouve, en effet, chez le nouveau-né, des lésions du foie et du rein analogues aux lésions maternelles (congestion intense avec hémorragies dans les tubes collecteurs).

Ne sait-on pas d'ailleurs qu'une lésion expérimentale du rein ou l'injection de substances néphrotoxiques chez une mère peut être suivie, chez le nouveau-né, de lésions du même genre [3].

TROUBLES URINAIRES. — SPASME DE BOKAY

L'enfant dès la naissance émet une première urine, de densité élevée, très chargée en urates et en acide urique. Parfois cette première urine n'est pas émise avant deux ou trois jours. Le nouveau né est agité, il crie, a les cuisses fléchies sur le ventre, puis vient une douleur plus intense et la vessie se vide difficilement. Comme le dit Bokay : « C'est une colique avec ténesme, dans laquelle le ténesme est le plus fort et empêche l'évacuation. »

L'urine tache le lange en jaune rouge et donne en se desséchant une poudre jaune d'acide urique. Cela cesse rapidement

1. SIMPSON, BARKER, CAHEN (*Union méd.*, 1853). — CASSAET et CHAMBRELENT (*Soc. anat. de Bordeaux*, 1895). — ARNOZAN et AUDEBERT (*Soc. gyn. Bordeaux*, 1896). — PERRET, *Th.*, Paris, 1897. — BAR, *Obst.*, 1903. — 2. BAR, *Obstétrique*, 1903. — 3. CHARRIN et DELAMARE, *Sem. méd.*, 1902. — *Thèse*, Paris, 1903. — CASTAIGNE et RATHERY, *Sem. méd.*, 1904.

avec l'absorption de lait, les bains chauds et les lavements d'eau chaude.

ENGORGEMENT DES SEINS ET MAMMITE[1]

A la chute du cordon vers le cinquième jour, on voit apparaître un engorgement du sein, qui durcit et augmente de volume : la peau est souple, mobile, sans chaleur, ni rougeur, ni empâtement, ni douleur. La fièvre manque. En pressant, on fait sourdre d'abord un liquide séreux, qui devient du lait vers le huitième jour. Les analyses montrent, en effet, qu'un litre contient : beurre, 14 à 15 grammes : caséine, 11 à 25 grammes ; sucre de lait, 42 à 46 grammes.

Depaul a observé constamment cette sécrétion chez les enfants bien portants. Elle manque chez les atrophiques, les débiles. La durée de l'engorgement est variable, de plusieurs semaines à plusieurs mois.

Abcès. — Parfois, cette glande ainsi engorgée s'infecte. La peau rougit, se tend, devient douloureuse ; l'enfant a de la fièvre, est agité et tette d'une façon variable. Cette infection peut se résoudre ou arriver à la suppuration. On peut noter de la lymphangite avec adénite.

Traitement. — Depaul, Budin conseillaient de presser le sein. Comby s'élève avec raison contre cette pratique et recommande l'application de pansements humides.

1. Vu par MORGAGNI, étudié par N. GUILLOT (*Arch. gén. méd.*, 1853). — GUBLER (*Gaz. méd. hôp.*, 1856). — DEPAUL (*Art. nouveau-né*). — VARIOT (*Soc. méd. hôp.*, 1890). — COMBY (*Soc. méd.*, 1892). — MACÉ (*Soc. obs. et gyn.*, 1894).

CHAPITRE XI

SYPHILIS HÉRÉDITAIRE

ÉTIOLOGIE ET ANATOMIE PATHOLOGIQUE

1° L'enfant, qui naît syphilitique, peut tenir sa maladie ou de la mère par la voie de l'ovaire, ou du père par la voie du spermatozoïde. Dans ce dernier cas, il est exceptionnel que la mère reste indemne et donne ultérieurement naissance à des enfants non syphilitiques. Le plus souvent l'enfant procréé spécifique par le père donne à sa mère la maladie atténuée, qui pourra rester complètement latente ou ne se manifester que par quelques symptômes légers (Diday, Fournier). — Ce qui démontre que la mère est bien imprégnée par le virus, c'est qu'elle ne contracte pas la maladie en donnant le sein à son enfant malade. C'est la loi de Baumès-Colles. — La mère est atteinte de syphilis « conceptionnelle ».

2° Le père ne procrée pas l'enfant syphilitique, mais la mère contracte la maladie dans le cours de la grossesse et contagionne son enfant. Le tréponème traverse le placenta et la contagion est fatale, si la maladie est contractée du deuxième au cinquième mois, et inconstante, du cinquième au septième.

3° Si la mère est syphilitique d'ancienne date, l'enfant naîtra sain en apparence, mais atteint de syphilis atténuée, si bien que ni le sein, ni les baisers de la mère ne pourront le contaminer. Les accidents n'apparaîtront chez lui que tardivement (loi de Proféta). — Un tel enfant ne doit pas être mis au sein d'une nourrice qui pourrait être contaminée.

La durée de la transmission héréditaire varie. Plus la maladie sera ancienne, mieux elle aura été soignée, et plus vite disparaîtra la possibilité de la transmission héréditaire. Il existe des cas avérés où un hérédo-syphilitique a pu procréer un hérédo-syphilitique (syphilis héréditaire de deuxième génération).

Quel que soit le mode de contagion, le fœtus est imprégné par l'agent spécifique. Si le virus est fort, la mort sera rapide (avortement des premiers mois). Si le virus est moins actif, le fœtus pourra continuer son développement et naître soit avant terme, soit à terme. Ceci dépend aussi de la résistance des tissus : ainsi l'enfant qui est procréé syphilitique a des tissus moins résistants que celui qui contracte la maladie alors que son développement physique est déjà avancé.

Le parasite de Schaudinn passe de la mère à l'enfant avec grande facilité contrairement au bacille de Koch. Ceci tient probablement à sa mobilité. — On peut également, pour la même raison, opposer ces deux microbes d'après les lésions qu'ils provoquent ; la syphilis est d'emblée diffuse alors que la tuberculose est localisée. Aussi les symptômes révélateurs de la première apparaissent-ils dès la naissance alors que ceux de la seconde sont plus tardifs.

Il est démontré que le parasite de la syphilis est le tréponème découvert par Schaudinn en 1905[1]. On le trouve dans tous les organes, surtout le foie, dans le sang et dans toutes les manifestations de la maladie. Sa présence dans l'ovaire permet d'expliquer la transmission de la syphilis en seconde génération.

Toutes les recherches ont montré que la syphilis héréditaire est une septicémie à tréponème se localisant de préférence dans la paroi artérielle (périartérite). L'anatomie pathologique avait établi depuis longtemps que la lésion artérielle est à l'origine de toute production syphilitique. — De ce foyer artériel le tréponème se répand dans l'organe, en désorganise le tissu et en altère les cel-

1. On n'a pu jusqu'à ce jour cultiver le tréponème (Voir Levaditi et Roché, Masson, 1908).

lules (soit par pénétration par le spirille, soit par action toxique). — Le tréponème en s'infiltrant dans les tissus provoque l'apparition de lymphocytes (hépatite interstitielle, etc., puis sclérose secondaire, etc.). Le parasite peut sortir du corps et se trouver dans les sécrétions du nez, des bronches et dans le méconium.

Fig. 21. — Aspect du tréponème examiné à l'ultra-microscope (d'après Gastou). a, tréponème ; b, c, grains colloïdaux ; d, bacille avec cils vibratils ; g, tréponème apparaissant sous la forme d'une ligne pointillée.

(*Levaditi et Roché, La Syphilis.*)

Quel que soit l'organe atteint, la lésion est toujours la même (artérite, nodule lymphocytaire, infiltration de l'organe par les lymphocytes, présence du tréponème, etc.).

Placenta. — Le parasite est plus abondant dans la partie fœtale au niveau des villosités choriales et dans le cordon au niveau de la paroi vasculaire (phlébite).

Peau[1]. — La lésion artérielle et l'intensité de l'infiltration du

1. M. Ferrand, *Thèse*, Paris, 1908.

derme suffisent pour différencier les lésions cutanées des lésions non spécifiques.

Foie[1]. — Il est l'organe le plus altéré, devient plus gros, lisse, dur (congestion, sclérose diffuse avec épaississement de la capsule, zones blanches et zones foncées). — Les zones blanches sont le siège de l'hépatite diffuse extra et intralobulaire, présentant des nodules gommeux. Les zones foncées sont formées d'îlots vasculaires avec hématies nucléées, centres de rénovation sanguine. La cellule hépatique subit la dégénérescence toxique et peut même contenir le tréponème. L'altération varie (surcharge glycogénique avec pigmentation, dégénérescence graisseuse : gouttes de graisse colorées en bleu foncé par le bleu de Loëller, contrairement aux gouttes de graisse du foie gras). — La cellule peut se transformer en cellule géante. Les voies biliaires sont intactes ou comprimées.

Rate. — Elle est fréquemment le siège de lésions (77 pour 100 des cas, Marfan). Elle est grosse et dure. Son poids à la naissance est de 38 grammes au lieu de 9. — L'hypersplénie tend à diminuer vers le second mois. — Elle est due (Pàris) d'abord à la congestion intense de la pulpe et des follicules, puis à leur infiltration par les lymphocytes (septicémie tréponémique et réaction). — Toute grosse rate chez un syphilitique n'implique pas fatalement l'existence d'une lésion spécifique. Dans certains cas d'anémie (Hutinel et Bigart) on constate et une hypergénèse du tissu myéloïde qui est une lésion secondaire de réaction contre l'anémie et l'existence d'une stase veineuse, due à la lésion hépatique, qui permet d'expliquer le gros volume de l'organe.

Pancréas[2]. — Il est souvent dur, blanc, résistant et hypertrophié, surtout à la tête (forte hyperplasie du tissu conjonctif extralobulaire, qui peu à peu étouffe et détruit le tissu glandulaire,

1. Gubler, Lancereaux, Virchow, Cornil, Hutinel et Hudelo. — Beneke (*Berlin. klin. Woch.*, 1908). — Ménétrier et Duval (*Soc. méd. hôp.*, 1908). — Oppenheimer (*Arch. f. anat. path. und physiol.*, 1905). — Ménétrier et Rubens-Duval (*Arch. méd. exp.*, 1907). — Ribadeau-Dumas, Courcoux et Pater (*Journ. Physiol. et path. gén.*, 1908). — 2. Birch-Hirschfeld, Schlésinger et Opie, Muller, Pearce (*Albany méd. Annales*, 1904), Arraya et Vinas, Faroy (*Thèse*, Paris, 1909).

avec lésion de périartérite syphilitique et présence du parasite). Cette lésion permet d'expliquer l'atrophie de certains syphilitiques. Les îlots de Langerhans sont normaux.

Estomac et intestin[1]. — Gastrite ou entérite diffuse avec infiltration de la paroi, lésions artérielles et présence du tréponème, anneaux de sclérose ou de gommes (plaques de Peyer) qui donnent des ulcérations du volume d'une tête d'épingle. Simmonds a montré que le méconium des hérédo-syphilitiques contient souvent des quantités prodigieuses de tréponèmes. Cette recherche peut servir à affirmer le diagnostic.

Poumons[2]. — La localisation du virus sur le poumon produit « la pneumonie blanche, pneumonia alba », caractérisée par la couleur, le peu de desquamation alvéolaire et d'épanchement fibrineux, l'intensité des lésions vasculaires et de l'infiltration lymphocytaire. — On a pu noter des lésions identiques de bronchite chronique et de dilatation bronchique. Le parasite est rencontré dans le poumon hépatisé, la paroi et le mucus bronchique. — Rarement on observe des gommes.

Reins[3]. — L'augmentation de volume est fréquente. On y voit des noyaux blancs, résistants (gommes) au niveau de la voûte vasculaire située entre la couche corticale et la couche pyramidale (lésion artérielle spécifique, infiltration lymphocytaire, présence du parasite). Les glomérules sont intacts, quoiqu'on ait pu y rencontrer des petites hémorragies[4]. Les tubuli sont comprimés par l'infiltration et leurs cellules subissent l'influence toxique du parasite.

Lésions vasculaires. — On a mis sur le compte de la syphilis bon nombre de malformations congénitales du cœur (Lan-

1. Pater, *Thèse*. Paris, 1907. — Gullerier, Loeper, Simmonds, Entz, Versé, Fouquet. — 2. Depaul, Robin, Parrot, Balzer et Grandhomme, Virchow, Hochsinger, Kohawa (*Arch. f. dermatol.*, 1906). Berjel et Favre (*Lyon méd.*, 1906). — 3. Mollière (*Ann. Dermat.*, 1870). — Audéoud (*Rev. Suisse romande*, 1896). — Zeldovitch (*Thèse*, Saint-Pétersbourg, 1896). — D'Astros (*Marseille méd.*, 1907). — Hecker (*Jahrb. für Kinderh*, 1900). — 4. Haushalter et Richon (*Arch. méd. enfants*, 1898).

douzy et Lœderich[1]), de lésions du myocarde (Potier[2]) et de l'endocarde (Letulle et Nattan-Larier[3]) observées chez les hérédo-syphilitiques et contenant le tréponème. — Ce sont des gommes blanc jaunâtres.

Organes divers. — On a rencontré le parasite et les lésions spécifiques dans lès capsules surrénales (grosses, dures, compactes et irrégulières), le thymus, les testicules, les ovaires, le système nerveux, le périoste et la moelle osseuse, surtout au niveau des épiphyses, si bien que le cartilage de conjugaison infiltré et ramolli ne réunit plus les deux parties de l'os, de là la disjonction épiphysaire (pseudo-paralysie spécifique de Parrot). — Telles sont les lésions de la syphilis héréditaire, qui peuvent se résumer en ceci : le tréponème passant de la mère à l'enfant infecte ce dernier et produit une septicémie d'abord sans lésions évidentes, mais bientôt accompagnée de lésions artérielles avec infiltration lymphocytaire périartérielle ; c'est la gomme. Le tréponème s'échappe de ce foyer, diffuse dans l'organe et attire à sa suite la traînée lymphocytaire, qui deviendra fibrille de sclérose. La cellule de l'organe n'échappe pas à l'action du parasite. — Le tréponème déborde de partout l'organisme infecté et sort par toutes les portes (coryza, mucus bronchique, bile, méconium, bulles de pemphigus, éruptions cutanées). Si le virus est peu actif, les lésions peuvent vieillir et la lymphocytose d'infiltration donnera la sclérose terminale avec ses lésions indélébiles et incurables (sclérose hépatique, néphrite interstitielle, pancréatite).

On remarquera que, dans la syphilis héréditaire, le système lymphatique joue un rôle minime contrairement à la tuberculose. Septicémie sanguine dans le premier cas, septicémie lymphatique dans le second cas.

Symptomatologie. — Suivant l'intensité du virus, la syphilis frappe et tue le fœtus, de là avortement, ou permet l'évolution fœtale et se manifeste chez le nouveau-né et le nourrisson.

1. *Presse méd.*, 1907. — 2 *Arch. méd. expérim.*, 1907. — 3. *Soc. anatom.*, 1907.

1. Syphilis fœtale. — *a*) *Hydramnios*. — La syphilis en est la principale cause. Vers le cinquième ou sixième mois, l'utérus prend un développement anormal avec amincissement de ses parois. La fluctuation indique la nature liquide de cette augmentation de volume. C'est, comme le dit Bar, une ascite extra-fœtale due à la lésion syphilitique des vaisseaux ombilicaux. L'hydramnios provoque l'avortement, qui peut venir sans elle.

b) *Septicémie fœtale*. — Elle occasionne la mort du fœtus qui devient un corps étranger et que l'utérus doit expulser. L'avortement se produit surtout du quatrième au septième mois. Il est fréquent, puisque sur 100 grossesses spécifiques, il y aurait environ 70 avortements (125 sur 148 d'après Fournier, 120 sur 153 d'après Le Pileur). La sériation des fausses couches est un grand symptôme de présomption en faveur de la syphilis maternelle. « La vérole, dit Fournier, est de toutes les maladies celle qui produit le plus d'avortements et tue le plus d'enfants en bas âge. »

Le fœtus expulsé présente les caractères suivants (Ruge et Seutex) : il est macéré, plat, élargi, à thorax affaissé et à ventre gonflé. Le crâne est plat et les os en sont mous et mobiles. Le fœtus est flasque et conserve toutes les positions qu'on lui imprime. L'épiderme sur toute la surface du corps est macéré, se soulève en bulles et s'enlève par lambeaux, laissant à nu le derme, rouge vif et sanglant. — Tout l'organisme est infiltré d'un liquide séro-sanguinolent que l'on trouve dans les soulèvements bulleux de la peau, le tissu sous-cutané et les séreuses. Il dégage une odeur fade et désagréable. Tous les organes sont de coloration terre de Sienne, surtout le foie, qui est énorme et forme le foyer central de la septicémie. — On trouve le tréponème dans tous les organes, principalement dans le foie. Le placenta offre des lésions spécifiques d'artérite et de gomme avec présence du parasite ; il est gros, friable, lourd, ayant le quart du poids du fœtus (alors qu'à l'état normal il n'en a que le sixième), pâle, anémié, présentant des noyaux fibreux et des cotylédons isolés, déformés, jaunâtres. Le cordon est dur, rouge, volumineux, deux fois plus gros qu'à l'état normal.

Après le septième mois, le fœtus peut naître ou continuer son évolution jusqu'au neuvième mois. — L'enfant vit plus ou moins longtemps, mais il vit, présentant des symptômes caractéristiques qui apparaissent durant les trois premiers mois. C'est d'abord le pemphigus et le coryza pendant les premières semaines, puis les éruptions cutanées et enfin toutes les manifestations viscérales (gros foie, grosse rate, etc.). L'apparition des symptômes peut être tardive[1] et se faire pendant toute la première année. Sur 54 cas d'apparition tardive, Frauholtz[2] en a observé 14 de trois à six mois et 40 après six mois.

L'enfant né de parents syphilitiques ne présente pas fatalement des stigmates de syphilis. Il peut être de conformation et de poids normaux et n'avoir aucun signe de maladie. La transmission de la mère à l'enfant n'est pas fatale.

c) *Malformations congénitales.* — La syphilis est certainement la maladie héréditaire qui fournit le plus de monstruosités et de malformations.

2° Symptomes de la première semaine. — *a) Mort subite.* — A la naissance, l'enfant meurt tout à coup et, comme on trouve des lésions de syphilis viscérale ou le parasite dans les organes, on admet que la syphilis en est la cause, sans cependant qu'on puisse l'affirmer. On peut noter l'existence de lésions des glandes vasculaires[3].

b) Hémorragies. — Le nouveau-né meurt d'hémorragies, soit du cordon ombilical, soit des voies digestives ; la recherche du tréponème permettra d'affirmer leur nature spécifique et d'éliminer la puerpéralité.

c) *Pemphigus* (Parrot). — L'enfant vient au monde avec l'éruption, qui, d'après Diday, a débuté vers le septième mois. Cependant son apparition peut être tardive (dans le cours de la première semaine et même plus tard [Parrot]). Le pemphigus se présente *exclusivement* à la plante des pieds et à la paume des

1. Ricord et Depaul, Trousseau, Fournier, Sevestre, Kaléma (*Thèse*, Paris, 1900). — 2. *Thèse*, Paris, 1905. — 3. Gordon, *Thèse*, Paris, 1904. — Tribouet, Ribadeau-Dumas et Harvier (*Soc. Péd.*, 1909).

mains sous la forme de bulles, à moitié remplies et flétries, de volume variable (3 à 10 millimètres de diamètre), contenant un liquide vineux, sanguinolent qui suppure fréquemment et devient verdâtre. Autour de la bulle et la circonscrivant est une zone congestive d'un rouge vif, qui tranche sur la couleur de l'élément éruptif. Bientôt la bulle crève et laisse à nu une exulcération superficielle rouge, inégale, saignante, qui se recouvre d'une croûte noirâtre. Celle-ci tombe après un temps assez long et laisse à sa suite des macules persistantes.

d) *Atrophie et débilité.* — L'enfant peut avoir tous les caractères du débile ou de l'atrophique. Aucun signe ne permet d'affirmer la nature spécifique de la cachexie. Cependant certains auteurs considèrent que l'intensité de la baisse de poids initiale est un signe de présomption en faveur de la spécificité (300 à 400 grammes au lieu de 100 à 150, chiffre normal). Tout ce que l'on peut dire, c'est que la cause de l'atrophie ou de la débilité est de nature syphilitique, quand le traitement spécifique a eu de l'action sur cette cachexie de nutrition (Boissard [1]). Sur 268 atrophiques, je n'ai observé ce fait que 8 fois. La syphilis, sans autre signe que l'atrophie, est donc peu fréquente.

e) *Ulcère syphilitique de l'ombilic* (Hutinel, Merklen et Bertherand [2]). — Après la chute du cordon, l'ombilic présente une tuméfaction rouge, sans douleur, ni chaleur, ni fièvre, qui se creuse à son centre et donne naissance à une plaie profonde, à pic, à paroi irrégulière et grisâtre, atone et indolore. L'ulcération gagne jusqu'à un centimètre de profondeur et un centimètre et demi de largeur pendant une quinzaine de jours ; puis les bords tuméfiés s'affaissant, elle se rétrécit, si bien qu'il ne reste plus bientôt qu'un trajet fistuleux à bords décollés, dans lequel on peut pénétrer avec un stylet.

L'absence de chaleur et de douleur, l'état atone de l'ulcération doivent faire penser à la syphilis.

1. *Presse médicale*, 1904. — PETIT, *Thèse*, Lyon, 1906. — 2. *La Syphilis*, tome I. — *Soc. pédiatrie*, 1900.

3° Symptomes des semaines suivantes. — *Coryza.* — Connu depuis longtemps et étudié par Sevestre[1], le coryza est lent à s'installer et apparaît vers la seconde ou troisième semaine. Il présente tous les symptômes d'obstruction nasale bilatérale qui caractérisent les coryzas (voir ce mot). L'écoulement est caractéristique : liquide sanieux, séro-sanguinolent, fétide, souvent hémorragique se concrétant en croûtes brunes à l'orifice du nez, qui devient rouge, excorié et fendillé. La muqueuse nasale saigne facilement, mais il n'existe à sa surface ni plaques muqueuses ni ulcérations. — Si le coryza persiste — et c'est le cas le plus fréquent — l'orifice du nez se rétrécit de plus en plus, car la peau lisse et tendue est attirée à l'intérieur des cavités nasales. La ténacité de l'écoulement est un des meilleurs signes de sa nature syphilitique, à tel point que l'on a pu dire que tout coryza, dont la durée dépasse huit jours, est spécifique. Par lui-même cependant, il ne présente aucune gravité, il gêne simplement l'allaitement. Il guérit lentement. Des végétations coexistent fréquemment dans le cavum. La charpente osseuse ne présente aucune déformation et ce n'est que plus tard, qu'apparaît petit à petit l'effondrement des os du nez qui cependant peut être observé déjà à cet âge. — Citons encore la perforation de la voûte palatine[2].

Syphilides cutanées. — Les éruptions nettement et indéniablement syphilitiques sont beaucoup moins fréquentes qu'on le pensait autrefois. A un moment donné, toutes étaient étiquetées spécifiques : ainsi Parrot, qui a cependant bien mis en valeur les caractères des véritables syphilides, a décrit sous ce nom des éruptions banales. Sevestre, Jacquet, Ferrand ont fait justice de cette généralisation.

Toutes ces éruptions ont quatre sièges d'élection : le pourtour de la bouche et de l'anus, la plante des pieds et la paume des mains. Elles se succèdent ou apparaissent en même temps.

a) S. maculeuses. — Ce sont des taches d'étendue variable, le

1. *Etudes de clinique infant.*, 1889. — 2. Genser-Neumann, Steffen, Bonnet. *Lyon méd.*, 1908.

plus souvent arrondies, de teinte ou pâle (plus nettes quand l'enfant crie) ou rouge saumon ou jambonné.

On les observe sur tout le corps. L'évolution se fait par poussées successives de huit à dix jours, qui se terminent par une desquamation d'intensité variable laissant à sa suite une teinte rose vernissée.

b) *S. papuleuses.* — Ce sont des papules de teinte cuivrée, jambonnée, recouvertes de petites squames qui, en tombant, laissent à nu la surface lisse et luisante.

La papule peut se modifier et s'ulcérer surtout au niveau des plis cutanés où il existe de l'humidité (production de plaques muqueuses macérées, grisâtres et d'ulcérations dont la tendance est de s'étendre et non de creuser). La papule peut présenter un soulèvement bulleux comme dans le pemphigus ou s'infecter et revêtir le masque de l'impétigo

Fissures. — Ce sont des fentes rouges sécrétantes, à bords s'indurant à la longue, douloureuses et saignant à chaque mouvement. Elles peuvent s'infecter, suppurer et se recouvrir de croûtes. Elles siègent sur la lèvre supérieure de chaque côté du lobe médian ou aux commissures et sont accompagnées de gonflement des lèvres ou de labialite, qui à la longue se sclérose et donne des cicatrices étoilées autour de l'orifice buccal comme centre.

On les voit encore sur le bourrelet anal, formant des rayons autour de l'orifice, au bord supérieur de l'oreille (Sevestre), à la fourchette de la verge et sur le scrotum.

Pseudo-psoriasis. — A la paume des mains et à la plante des pieds, on peut observer un érythème jambonné, symétrique, avec desquamation psoriasiforme laissant à sa suite une surface rouge et vernissée.

Alopécie. — On ne peut attribuer aucune importance à l'alopécie, qui est normale dans les premiers mois.

Onyxis. — L'ongle perd son poli et sa transparence, présente des stries parallèles et desquame ; le bourrelet normal de la peau qui borde l'ongle est le siège d'une syphilide papuleuse formant une saillie rouge, ulcérée, fongueuse et sécrétante.

Syphilide linguale. — Dans quelques cas, on a pu noter l'existence sur la langue d'une plaque muqueuse rouge, sèche, lisse, dépapillée, à contours nets [1].

4° SYPHILIS VISCÉRALE. — Les manifestations cutanées coexistent avec les manifestations viscérales, mais celles-ci peuvent exister seules et l'affection ne présenter que l'altération d'un organe : foie, rate, etc. [2].

1° Le nourrisson a son poids normal, est affecté même d'une certaine obésité, mais la peau est pâle, jaunâtre ou bistrée. Le degré d'anémie est variable (légère ou chlorotique ou pernicieuse ou pseudo-leucémique).

Contrairement à l'opinion de Loos, Zelinski et Cybulski n'ont pas observé dans le sang d'augmentation des myélocytes et des globules rouges nucléés. Les présomptions en faveur de la syphilis augmenteront si l'enfant présente en outre une hypertrophie de la rate (voir anémie).

2° Le développement exagéré de la circulation crânienne est un bon signe de la maladie [3].

3° La tendance aux hémorragies peut être le seul signe de la syphilis (épistaxis, purpura).

4° Le foie est fréquemment atteint. Tantôt apparaît dès les premiers jours un ictère biliaire avec ou sans décoloration des matières et sans fièvre. Le diagnostic sera parfois difficile avec les autres variétés d'ictère ; l'existence des divers signes de la syphilis permettront d'y penser. Mais si ces derniers manquent, le diagnostic est impossible. Plus tard la lésion hépatique peut évoluer sans ictère. Le nourrisson maigrit, se cachectise, présente des vomissements ou de la diarrhée alternant avec de la constipation. Le ventre est tympanisé, marbré de veinosités apparentes : l'ascite et l'ictère sont exceptionnels. — On cherche la cause de cet état cachectique, on la trouve dans l'hy-

1. DIDAY. *Dict. Dechambre.* — PARROT, *Syphilis et rachitisme,* 1886. — GOODHART, *Traité des mal. enf.,* 1895. — PROSPER MERKLEN, *Ann. Dermat.,* 1908. — 2. HOCHSINGER, *Arch. f. dermat. und syphilis,* 1903. — LERMONT, *Thèse,* Paris, 1905, etc. — 3. BURGARD, *Thèse,* Paris, 1908.

pertrophie du foie, qui est gros, dur, régulier, descendant à l'ombilic et parfois douloureux, s'il y a des poussées de périhépatite. Parfois on note en même temps une augmentation de volume de la rate (forme spléno-hépatique de Chauffard).

5° L'hypertrophie splénique peut être la seule manifestation viscérale (Marfan [1], Samuel Gee, Carrière). On la décèlera, en passant les doigts sous les côtes et en accrochant l'organe. Marfan pense que dans les trois quarts des cas, l'augmentation de volume de la rate est caractéristique de la syphilis. Bon nombre d'anémies avec hypertrophie splénique relèvent de cette infection.

6° La localisation du virus syphilitique sur le rein est, en général, latente. Parfois l'apparition d'un œdème [2] permettra d'y penser, surtout s'il existe ou des présomptions ou des signes de syphilis. On recherchera l'albumine, bien que Cassel ait montré que la syphilis rénale pouvait exister sans albuminurie.

Les cas analogues à celui de Bradley [3] sont rares : un nourrisson de quatre mois et demi présentant tous les signes extérieurs de la syphilis fut atteint d'anasarque avec albuminurie qui disparut grâce au traitement spécifique. Hock, Moussous, Lereboullet et Marcorelles [4] ont relaté quelques cas de ce genre. D'après Hutchinson, la syphilis rénale présente une marche irrégulière par poussées, séparées par des rémissions.

7° La présence de la polyadénite n'a rien de caractéristique : elle est l'indice de la réaction d'infection. On a pu voir se greffer sur la syphilis de la leucémie secondaire (Flesch et Schlomberger) [5]. On a signalé également des adénites du cou simulant la tuberculose et obéissant au traitement [6].

8° Les testicules atteints sont atrophiés, durs, indolores.

1. *Rev. mal. enfance*, 1903. — 2. D'Astros, *Rev. mal. enfance*, 1907. — Lereboullet et Marcorelles, *Soc. péd.*, 1908. — 3. Bradley. *Brit. méd. Journal*, 1871. — 4. Hock, *Sem. méd.*, 1894. — Moussous, *Médec. infant.*, 1895. — Lereboullet et Marcorelles, *Soc. péd.*, 1908. — 5. *Deutsch. med. Wochensch.*, 1907. — 6. Comby, *Arch. méd. inf.*, 1905. — Clarence Sharp, *Arch. of Ped.*, 1905.

9° La toux et la raucité de la voix[1] peuvent être mises sur le compte de lésions hyperplasiques et œdémateuses de la muqueuse laryngée.

Quant aux lésions du poumon, elles ne se manifestent par aucun signe particulier. — Beriel[2] a relaté un cas de dilatation bronchique spécifique, qui ne fut pas modifiée par le traitement.

10° On peut noter l'existence de lésions auriculaires (otite chronique, épaississement du tympan, inflammation du labyrinthe)[3].

11° La syphilis peut frapper le système nerveux soit d'une façon aiguë, soit d'une façon lente. La méningo-encéphalite aiguë se caractérise par des convulsions, du strabisme, le rejet de la tête en arrière avec raideur, de l'hydrocéphalie avec fontanelle tendue, du nystagmus, de la dyspnée avec tachycardie[4]. Il n'y a pas de fièvre.

Souvent la lésion est latente; seule la ponction lombaire en montrant l'existence de la lymphocytose renseigne sur son existence (pie-mère épaissie, infiltration, artérite). La syphilis nerveuse peut apparaître plus tard et se manifester par la lenteur et la difficulté de la marche (maladie de Little et méningomyélite). On doit la craindre, si les réflexes rotuliens sont exagérés, d'une façon persistante.

La syphilis peut modifier la première dentition (implantation vicieuse, dent d'Hutchinson[5]).

Il se peut que, dans le maquis des convulsions suivies de mort, il y ait des exemples de localisation nerveuse de la syphilis, mais, jusqu'à ce jour, rien de précis n'a été démontré à ce sujet. On met sur le compte de la syphilis bon nombre d'atrophies et de scléroses cérébrales, d'hémorragies spasmodiques.

Dans ces dernières années, on a beaucoup insisté[6] sur la fré-

1. West, Sevestre, Jacob, *Lancet*, 1887. — 2. *Soc. Péd.*, 1908. — 3. Jearsley, *Brit. children diseases*, 1908. — 4. Ravaut et Ponselle, *Soc. méd. hôp.*, 1906. — Weghl, *Jahr für Kind.*, 1908. — Tugendreich, *Jahr. f. Kind.*, 1903. — 5. Tronchon, *Thèse*, Paris, 1907. — 6. Genaro Sisto et E. Gaing, *La Semana med.*, 1907. — Comby, *Arch. méd. des enfants*, 1908. — Clemente Ferreira, *Id.*, 1909.

quence chez les hérédo-syphilitiques, de cris et de pleurs persistants et intenses, apparaissant dès la naissance et disparaissant avec le traitement spécifique. On croit pouvoir les attribuer à des douleurs ostéocopes.

12° Les diverses manifestations de la syphilis sur les autres organes (thymus, capsules surrénales [1], etc.), ne sont en général que des trouvailles d'autopsie.

13° Le tissu osseux est souvent le siège de manifestations spécifiques variables. Une phalange peut présenter un gonflement globuleux simulant le spina-ventosa. On note parfois, à la surface des os, des ostéophytes d'origine périostée, sous la forme de saillies dures, indolores siégeant sur la face postérieure de l'humérus, la face interne du tibia, à la surface du crâne. En ce dernier siège, elles sont le plus souvent symétriques, formant deux bosses séparées par un sillon : c'est le front olympien : c'est aux pariétaux, le crâne natiforme de Parrot ; quand la saillie est unique et médiane, c'est le front en carène.

La syphilis du crâne peut encore se localiser sur les soudures ; ainsi la fermeture peut être prématurée (microcéphalie) ou ne pas se faire (hydrocéphalie).

14° La plus curieuse des manifestations de la syphilis sur le tissu osseux est certainement la « disjonction épiphysaire » des os longs ou pseudo-paralysie spécifique de Parrot (1869). « Ce mal, dit-il, est particulier aux nouveau-nés. Son caractère essentiel est une inertie, une impotence des membres, partielle ou généralisée, incomplète ou absolue, comparable à celles que produisent les fractures, les luxations, le rhumatisme. Pour étudier complètement l'état des enfants et se rendre un compte exact du degré de leur impotence, il faut les tenir suspendus par les aisselles et examiner leurs membres. Quand l'affection est très prononcée, le malade semble disloqué, ses membres pendent comme des battants de cloche et ne peuvent être relevés. Lorsqu'on pince la peau, les muscles se contractent très énergiquement, mais les

1. Triboulet, Ribadeau-Dumas, Harvier et Ganjoux, *Soc. Péd.*, 1909.

membres ne sont que faiblement déplacés, ou même ils ne le sont pas du tout. Par contre ils subissent sans résistance tous les mouvements qui leur sont imprimés par l'observateur. Dans le décubitus dorsal, quelques mouvements spontanés sont possibles; si par exemple ils ont été préalablement mis dans l'extension, ils peuvent être ramenés dans la flexion. Mais ces manœuvres ne s'accomplissent pas sans douleur, comme le prouvent les cris de l'enfant. Quelquefois l'on perçoit de la crépitation et, chez certains malades, les membres affectés sont augmentés de volume au voisinage des articulations qui, elles-mêmes tuméfiées, sont parfois le siège d'une fluctuation très manifeste. Presque toujours la terminaison est fatale ; c'est, en effet, dans les cas où les lésions des os et des autres organes sont nombreuses et très étendues que se montre la pseudoparalysie. Cependant il ne faudrait pas croire que la guérison fut impossible. ».

La lésion de Parrot peut être rencontrée sur la diaphyse, en un endroit quelconque de l'os, sous la forme d'une tumeur ferme, résistante, douloureuse, siégeant sur l'os qui perd sa rigidité : on constate alors l'existence d'une fracture spontanée avec mobilité anormale. Que l'altération de l'os siège à l'épiphyse ou à la diaphyse, la guérison peut être obtenue avec production d'un cal plus ou moins saillant et irrégulier. Dans certains cas[1], la gomme suppure, soit qu'il y ait infection microbienne soit spontanément du fait seul de la syphilis. En ce cas, l'articulation jusqu'alors indemne est atteinte d'arthrite. La maladie de Parrot peut être bilatérale[2] ; elle est observée surtout avant trois mois et quelquefois à la naissance[3].

Pour affirmer son existence, il sera bon de recourir à la radiographie, car Scherer[4] a observé des cas de la maladie sans lésion osseuse, alors que dans d'autres observations, l'os est atteint sans que les muscles soient paralysés.

15° Hochsinger a signalé l'existence d'une myosite intersti-

1. Marfan, *Rev. mal. enfance*, 1906. — Ribadeau-Dumas, *Soc. Péd.*, 1908. — 2. Plauchu et Garin, *Lyon méd.*, 1908, — 3. Vicarelli, Labbé, *Presse méd.*, 1900. — 4. *Jahrb. f. Kind.*, 1902.

tielle spécifique, qui épaissit et rétracte certains muscles (tel la rétraction du sterno-cléido-mastoïdien observé dans le premier mois de la vie). J'ai pu rencontrer, chez un nourrisson de deux mois, qui ne présentait aucun signe de la maladie, ni antécédents, un épaississement bilatéral formant tumeur siégeant sur les muscles postérieurs de la cuisse, avec rétraction et flexion du genou. L'extension était douloureuse. L'enfant fut soumis au traitement spécifique. Peu à peu la tuméfaction disparut : il persista cependant une légère rétraction.

16° Parrot considérait autrefois le rachitisme comme étant d'essence syphilitique ; nous savons maintenant que ces deux affections sont de nature différente. Cependant, d'après Marfan [1], la syphilis, comme toutes les maladies infectieuses, peut être cause de rachitisme qui présente les particularités suivantes : *a*) d'être précoce et d'apparaître dans les premier mois de la vie ; *b*) d'être accompagné de lésions crâniennes, de symptômes d'anémie intense et de splénomégalie.

Pronostic. — Le pronostic est grave, puisque sur 100 enfants issus de parents syphilitiques, 70 à 80 suivant les statistiques succombent du fait de leur infection héréditaire, soit pendant la période fœtale, soit pendant la première année. Cette mortalité n'est observée que chez les enfants qui sont imprégnés par le virus, car un ménage syphilitique peut engendrer des enfants sains : la transmission n'est pas fatale. Fournier cite, en effet, 57 cas de personnes syphilitiques qui ont procréé 156 enfants absolument indemnes [2].

La mortalité est de 28 pour 100 si la syphilis tient du père, de 54 pour 100 si elle provient de la mère, et de 71 pour 100 si elle relève des deux conjoints (Fournier).

L'enfant qui ne meurt pas n'en est pas moins atteint par la maladie et paiera plus tard son tribut à l'hérédité sous la forme de syphilis héréditaire tardive.

1. *Sem. méd.*, 1907. — 2. Fournier, Kassowitz, Taylor, Behrend, Mazzeo (*Pédiat.*, 1908).

Hérédité syphilitique. — Comme toute maladie infectieuse ou toxique qui frappe les parents, la syphilis peut, quoique le parasite ne passe pas chez l'enfant, se manifester chez ce dernier par un état de cachexie parasyphilitique, qui n'est pas modifiable par le traitement (Fournier). L'enfant est un dégénéré, comme un fils d'alcoolique ou de tuberculeux, un malingre qui offre peu de résistance aux maladies, un atrophique qui présente souvent des malformations congénitales. On ignore le degré de fréquence de cette tare héréditaire. Il ne faut pas cependant en abuser, car, à lire certains livres, on serait tenté de croire que toutes les maladies du nourrisson relèvent de la syphilis.

Immunité et réinfection. — Un enfant atteint de syphilis héréditaire n'est pas fatalement en immunité, car il peut plus tard contracter à nouveau la maladie [1].

Syphilis acquise. — Dunkan, Balkley, Fournier ont étudié cette « syphilis des innocents ». Le nourrisson peut être contagionné par une nourrice atteinte d'une lésion spécifique du mamelon : le chancre d'inoculation est à la lèvre du bébé. On a signalé des cas où une nourrice, allaitant deux enfants dont l'un était syphilitique, a été contagionnée en même temps que le second enfant : les deux chancres sont concomitants (au sein de la nourrice et à la lèvre de l'enfant) (Fournier). Le nourrisson peut être contagionné par le baiser, par un objet de toilette, un jouet, une cuiller, etc.

De là ces épidémies de famille dont la plus célèbre fut celle qu'observa Ambroise Paré. « Une nourrice syphilitique arrivant dans une maison infecte l'enfant qu'on lui confie ; cet enfant qui tetait sa mère l'infecte, celle-ci à son tour baille le mal à son mari, lequel le baille à ses petits enfants qu'il faisait ordinairement manger, boire et coucher avec lui. »

Dans la majorité des cas de syphilis acquise (13 sur 26, Fournier) le chancre siège à la face.

1. Hochsinger, Tarnowsky, *Prakt. Vratch.*, 1902. — Gaucher et Rostaine, *Thèse*, Paris, 1905.

Cette maladie présente les caractères suivants : 1° Chancre caractéristique avec adénopathie ; 2° Apparition tardive ; 3° Absence de coryza, de pemphigus, de pseudo-paralysie ; 4° Absence de dystrophie ; 5° Apparition chez un nourrisson déjà âgé d'éruptions de la période secondaire.

Or la syphilis héréditaire apparaît dès la naissance sans chancre, mais avec des symptômes évidents tels que coryza, pemphigus, etc.

La syphilis acquise présente tous les symptômes de la syphilis de l'adulte. Elle n'a pas la gravité de la syphilis héréditaire : la survie en est la règle (un cas de mort sur 42 cas, Fournier). Le pronostic sera d'autant plus grave que la maladie aura été contractée plus près de la naissance.

Diagnostic. — La syphilis héréditaire doit être reconnue le plus tôt possible pour établir le traitement spécifique, car quoique les manifestations de la peau et du nez guérissent d'elles-mêmes, l'enfant n'en reste pas moins un syphilitique dont les lésions viscérales latentes persisteront et se développeront dans la suite (cirrhose du foie, néphrite, maladie de Little).

On distinguera les syphilides fessières des érythèmes simples et surtout de la variété papulo-érosive ; de même les syphilides pemphigoïdes du pemphigus acutus (voir maladies cutanées). Le coryza se séparera des autres coryzas par sa ténacité, son écoulement sanieux, sanguinolent, etc. (voir coryza).

La syphilis à forme anémique avec grosse rate devra être distinguée de l'anémie pseudo-leucémique par une étude minutieuse du sang (voir anémies). L'apparition de l'hépatomégalie et de la splénomégalie chez un nourrisson cachectique doit faire penser à la syphilis, car la tuberculose et le paludisme revêtent rarement cette forme.

La clinique sera impuissante pour distinguer la forme « débilité et atrophie » de la syphilis de la débilité et de l'atrophie simple : l'amélioration par le traitement spécifique seul permettra d'en affirmer la nature syphilitique.

Pour établir le diagnostic on ne se fiera pas à une seule manifestation ou cutanée, ou nasale ; on groupera tous les arguments tirés des antécédents (aveu du père, série d'avortements de la mère) et de l'examen de l'enfant (éruptions, coryza, etc.).

Nous possédons maintenant quelques méthodes qui nous permettent d'établir un diagnostic précis et rapide.

1° On recherchera le parasite dans le sang et les humeurs à l'aide de l'ultra-microscope et dans des coupes faites sur des éléments éruptifs excisés (Hoffmann et Beer)[1].

2° On appliquera les méthodes de Wassermann ou de Porges.

Méthode de Wassermann. — On prend 1 centimètre cube de sérum à l'enfant et on le chauffe à 58°, pendant un quart d'heure (destruction du complément) et on le mélange à un même volume d'une solution d'extrait de foie syphilitique. On introduit ensuite dans les tubes une quantité minime de sérum de cobaye riche en complément hémolytique et on maintient le tout à 38° pendant deux heures. Une fois ce temps écoulé, on verse dans les mêmes tubes l'ambocepteur hémolytique de lapin et des hématies de mouton. Si le sérum est spécifique, les hématies garderont leur hémoglobine ; il n'y aura pas hémolyse. Sinon l'hémolyse se produira[2].

Méthode de Porges. — Le fait que l'on a obtenu les mêmes résultats, en remplaçant l'extrait de foie syphilitique par un extrait de foie ou de cœur normal ou par des lipoïdes, a permis de simplifier l'expérience.

On mélange à parties égales le sérum à éprouver et une solution d'eau distillée contenant 1 pour 100 de glycocholate de soude. Auparavant le sérum aura été centrifugé et inactivé par un chauffage à 56° pendant une demi-heure. Après vingt heures, si le sérum est spécifique, on constatera à la partie supérieure un précipité du lipoïde. Dans le cas contraire, le liquide restera clair.

La méthode de Porges est donc basée sur la précipitation par le sérum syphilitique des solutions de glycocholate de soude.

1. *Deutsch. med. Woch.*, 1906. — 2. L'étude détaillée de la méthode de Wassermann est dans le livre de Levaditi et Roché, Masson, 1908.

Il est, à ce jour, difficile de se prononcer exactement sur la valeur respective de ces deux méthodes. En tout cas, il sera bon, dans toutes les maternités, de pratiquer systématiquement l'examen du sang du placenta. Si le résultat est positif, la femme ne pourra se placer comme nourrice et l'enfant sera soumis au traitement spécifique.

L'inconvénient de ces recherches est que l'enfant donne peu de sérum.

Traitement. — L'enfant né de parents syphilitiques qu'il présente ou non des lésions spécifiques doit être nourri par sa mère. On doit proscrire tout allaitement par une nourrice à moins que celle-ci ne soit atteinte du même mal. Il ne faut pas priver l'enfant du lait maternel qui est une condition de survie : l'opinion que le lait d'une femme syphilique est mauvais est erronée.

Tout nouveau-né, qui présente des lésions *douteuses*, ne doit pas être mis au sein d'une nourrice. Toute nourrice *douteuse* ne doit pas être chargée d'allaiter un enfant sain.

L'allaitement sera supprimé, si, l'enfant étant sain, la nourrice est contagionnée par un tiers au cours de cet allaitement. L'enfant sera mis en observation pendant deux mois avant d'être remis à une autre nourrice.

Tout nourrisson doit être séparé de toute personne syphilitique.

Tout nourrisson ayant des symptômes indéniables de syphilis doit être soumis au traitement, de même tout enfant, qui présentant un arrêt dans son développement, a des antécédents spécifiques.

Je ne crois pas qu'il faille considérer comme syphilitique un enfant atteint de débilité ou d'atrophie, alors qu'il n'existe aucun antécédent. On peut parfois obtenir par le traitement un résultat heureux, mais ceci est exceptionnel. Je crois qu'il faut s'abstenir de traiter un enfant sain en apparence mais issu de parents syphilitiques et attendre l'apparition d'une manifestation cutanée ou autre.

Le traitement consiste, soit en injections sous-cutanées, soit en applications externes. Les injections sont bien supportées par le tissu conjonctif. On injecte de 1 à 5 milligrammes (par centimètre cube) de biiodure d'hydrargyre (Prokorow, Barthélemy, Schwab et Lévy Bing[1], Nario[2]).

On fait une série d'injections (dix en dix jours ou dix en vingt jours). On cesse une vingtaine de jours et on reprend si cela est nécessaire.

On peut faire une friction avec 2 grammes d'onguent napolitain tous les jours pendant cinq minutes, en changeant de région à chaque application. On pourra continuer tant qu'il n'y aura pas d'irritation des téguments.

On réservera l'administration du mercure à l'intérieur, au cas d'infection cutanée où il y aura impossibilité de faire des frictions ou des piqûres. On donne alors au nourrisson trois fois X gouttes de liqueur de van Swieten par jour dans un peu de lait. A mon avis, le traitement interne ne doit être employé que dans les cas exceptionnels.

L'enfant supporte bien le traitement et ne présente ni stomatite, ni éruption médicamenteuse.

Malgré la disparition des accidents, il sera bon de temps en temps de pratiquer une nouvelle série d'injections (voir posologie).

1. *Presse méd.*, 1903. — 2. *Arch. méd. enf.*, 1900.

CHAPITRE XII

TUBERCULOSE

DEGRÉ DE FRÉQUENCE

On croyait autrefois que la tuberculose était rare chez le nourrisson. Landouzy et ses élèves Queyrat et Aviragnet ont montré que cette opinion était exagérée et que la tuberculose se présentait, le plus souvent, sous l'aspect : ou d'inflammation simple (bronchopneumonie, etc.) ou de maladie du système lymphatique.

De nombreuses recherches faites sur ce point établissent :

1° Que la tuberculose congénitale est exceptionnelle ;

2° Que la maladie est rare avant trois mois et augmente de fréquence à mesure que l'enfant prend de l'âge.

Voici quelques chiffres :

D'après Huguenin[1],	sur 58 décès	de 1 à 2 mois. .	0
	33 —	3 à 7 — . .	4 cas 13 °/o.
	48 —	8 à 12 — . .	12 — 17 —
		ensuite. . .	35 —
— Hutinel[2],		avant 3 mois. .	1 °/o.
		de 3 à 12 — . .	10 —
		12 à 24 — . .	24 —
— Marfan[3] et Comby[4],		avant 3 — . .	2 °/o.
		de 3 à 6 — . .	18 —
		6 à 12 — . .	27 —
		12 à 24 — . .	43 —
		ensuite. . .	67 —

1. *Rev. méd. Suisse Romande*, 1894. — 2. Congrès méd., Paris, 1900. — 3. Congrès de tub., Paris, 1905. — 4. Congrès de tub., Washington, 1908.

D'après	Schlossmann[1] sur 277 décès avant 3 mois..	. . .	6 cas	2 °/o.
	154 — de 3 à 6 —..	. . .	13 —	8 —
	101 — 7 à 12 —..	. . .	17 —	16 —
—	Barbier[2] sur 54 décès avant 3 mois..	. . . . . .	4 cas	7 °/o.
	95 — de 3 mois à 1 an.	. . . . .	31 —	8 —
	46 — de la 2e année.	. . . . . .	27 —	50 —
—	Stirnimann sur 591 décès en 1e année..	. . . .		41 —
—	Geipel[3] 294 —	.. . .		27 —
—	Küss[4] 100 —	.. . .		10 —

Les recherches faites sur le vivant, à l'aide de la tuberculine, donnent les résultats suivants :

1° Sur des enfants pris au hasard à l'hôpital, Cassoute[5] a trouvé sur 80 nourrissons 73 cas négatifs, 1 positif, 6 douteux; Lesage sur 62 nourrissons a obtenu 4 cas positifs; Ausset[6] 31 pour 100 de cas positifs;

2° Sur des enfants pris dans des milieux tuberculeux, Ausset donne 61 pour 100 de cas positifs; Lamalle[7] 55 pour 100 (enfants avant 10 mois); Miller et Woodruff[8] 51 pour 100.

La réaction à la tuberculine donne donc des résultats variables, suivant le milieu et suivant la variété de tuberculose. Il est des tuberculoses minimes qui ne donnent pas de réaction. D'autre part, une réaction intense semble indiquer une défense sérieuse et se rencontre surtout chez des organismes à tuberculose latente.

Cependant il semblerait que la maladie soit plus fréquente si l'on en croit les recherches de Behring[9], Baumgarten, Bartel[10], Harbitz[11] qui admettent que la tuberculose peut être occulte, sans présenter de lésions ni des ganglions, ni des organes: l''inoculation au cobaye étant le seul moyen d'affirmer qu'un organe est ou n'est pas tuberculeux. Le bacille est disséminé dans les organes; il est à l'état latent dont il peut sortir après un temps plus ou moins long pour une cause quelconque. D'après Bartel, ces bacilles ainsi « embusqués » peuvent agir même sur la croissance.

1. *Lehrbuch der Kinderkrank.* — 2. Congrès Buda-Pesth, 1909. — 3. *Zeitsch. für hygiene,* LIII. — 4. *Thèse,* Paris, 1898. — 5. *Soc. Péd.,* 1908. — 6. *Péd. pratique,* 1908. — 7. *Scalpel,* 1909. — 8. *Journ. of amer. assoc.,* 1909. — 9. *Pathogénie de la tuberculose.* Berlin, 1904. — 10. *Wiener klin. Woch.,* 1905 et 1906. — 11. *Sem. méd.,* 1905.

Il est certain que si cette opinion est vraie, toute la question de la tuberculose du nourrisson est à reprendre (page 365).

Il serait bon d'inoculer les organes de tout nourrisson qui n'a présenté aucune trace apparente de tuberculose, car on ne peut se fier sur la réaction à la tuberculine qui n'aurait aucune action sur ces organismes « porteurs de bacilles ».

En résumé, le nourrisson serait assez résistant à la tuberculose. On admet que l'enfant au sein résiste mieux que l'enfant au biberon (Engel [1]).

TUBERCULOSE HÉRÉDITAIRE

L'enfant issu de souche tuberculeuse vient au monde indemne de toute trace de tuberculose. Il ne présente aucun bacille dans les organes et l'inoculation de ces derniers au cobaye ne donne pas la maladie. Rien ne peut distinguer cet enfant d'un autre de souche non tuberculeuse. La réaction à la tuberculine est absolument négative. On ne naît pas tuberculeux dans l'extrême majorité des cas. En un mot, il n'y a pas une hérédité tuberculeuse, comme il y a une hérédité syphilitique, alors que le tréponème de Schaudinn traverse facilement le placenta et vient infecter le fœtus, le bacille de Koch ne le traverse que difficilement.

La tuberculose peut-elle se transmettre de la mère au fœtus, par le passage du bacille tuberculeux ? Il est indéniable que le fait existe, mais il ne semble pas, contrairement à la syphilis, que la tuberculose puisse se transmettre par l'ovule ou le spermatozoïde quoique le fait suivant paraisse lui donner une apparence de raison : une femme saine épouse un mari tuberculeux, les enfants de ce lit sont tuberculeux, elle prend un second mari bien portant, les enfants de celui-ci sont sains [2]. Il est évident que ce fait n'est pas absolument démonstratif, car on peut admettre que,

1. *Monatsch. für Kinder.*, 1908. — 2. Landouzy, Cerf, Outrepont, Fieux, Seutex.

dans le premier cas, les enfants ont été contaminés après la naissance par leur père malade. Des exemples du même genre ont été observés en pathologie animale[1].

Donc, si la tuberculose conceptionnelle est très douteuse, la transmission du bacille de la mère à l'enfant par le placenta est indéniable, quoique exceptionnelle. On trouvera dans le mémoire de Péhu et Chalier[2] un relevé de 35 exemples de cette transmission. Plusieurs cas peuvent se présenter :

1° Le placenta a des tubercules visibles avec bacilles[3] ;

2° Le placenta n'a pas de lésions visibles, mais l'inoculation de son tissu au cobaye provoque la tuberculose chez celui-ci[4] ;

3° Le placenta est normal en apparence, mais le sang du cordon donne la tuberculose expérimentale[5] ;

4° Le placenta est normal, en apparence, mais le fœtus présente ou bien de la tuberculose visible (granulie ou tuberculose du foie) ou bien de la tuberculose rendue évidente par l'expérimentation après inoculation de tissu hépatique[6].

La tuberculose congénitale est donc exceptionnelle, si l'on en juge par la recherche expérimentale. Il en est de même de la réaction à la tuberculine. Ainsi Schlossmann sur 200 nourrissons issus de mères tuberculeuses n'a jamais obtenu de réaction, dans les premières semaines. Bosc[7] dans les mêmes conditions n'en obtint pas davantage pas plus que moi sur 20 nourrissons. D'ailleurs cette tuberculose congénitale est rare chez les animaux[8] surtout si on les isole de leur mère dès leur naissance. Cette idée de la rareté de la tuberculose congénitale est corroborée par ce fait que la maladie est rare avant trois mois et augmente de fréquence dans les mois qui suivent ; à moins d'adopter la théorie de la « latence » de Baumgarten dont j'ai parlé tout à l'heure.

1. Zöppelius, Bang, Sanson. — 2. *Arch. méd. enf.*, 1908. — 3. Schmorl et Gripel, *Münch. med. Woch.*, 1904. — 4. Heitz, *Rev. de la tub.*, 1902. — 5. Schmorl, Birsch-Hirschfeld, Londe et Thiercelin, Bar et Renon, Bugge. — 6. Courmont et Chalier, *Lyon méd.*, 1907. — Huguenin, *Centr. Bakter*, 1908, Landouzy et Martin, etc. — 7. *Ann. méd. chir. Centre*, 1907. — 8. Koch, Grancher, Strauss, Borrel, Kuss, Nocard et Bang.

Toute cette question est donc à reprendre par l'inoculation des organes au cobaye.

Tare tuberculeuse. — L'enfant naît-il sain, ou est-il frappé d'une tare indélébile ? Cette question est difficile à élucider. Il semble qu'un enfant né de parents tuberculeux le devienne plus facilement qu'un enfant né de parents sains, mais ce fait ne tient-il pas simplement à ce que l'enfant vivant avec des tuberculeux est exposé à la contagion. C'est la base de l'idée de Grancher, qui a proposé de soustraire à la contagion familiale tout enfant de souche tuberculeuse. Et ce n'est pas parce qu'il est plus sensible qu'un autre vis-à-vis de la maladie, mais parce qu'il y est constamment exposé.

Cependant, on a décrit un habitus tuberculeux qui prédisposerait à la tuberculose[1]. C'est l'exiguïté de la poitrine, surtout dans sa partie supérieure, le faible développement des poumons, et du cœur, l'étroitesse artérielle, le foie lobulé, la dilatation congénitale de l'œsophage, l'infantilisme de Lorain, le développement du système pileux, la teinte bleue des yeux, la coloration rousse des cheveux. Il est évident que ce type se rencontre souvent chez les enfants nés de parents tuberculeux, mais il ne suffit pas, par lui-même, à engendrer la tuberculose. Cet habitus indique une faiblesse organique que l'on peut opposer à la résistance naturelle de l'enfant de souche arthritique. Il est certain que le bacille de Koch prend mieux sur les terrains faibles. On a prétendu que la mère étant tuberculeuse, la tuberculine traversant le placenta venait imbiber le fœtus et que cet empoisonnement provoquait chez l'enfant ou des lésions du foie et du rein[2], ou une prédisposition à contracter la tuberculose. D'après Sicard, Mercier, Charrin et Delamare, cet infantilisme tiendrait à l'intoxication du fœtus par la tuberculine. Or il n'est pas démontré que la tuberculine favorise la tuberculose, quand on l'inocule à un cobaye sain avant l'inoculation du bacille. Le cobaye témoin est infecté tout aussi bien.

1. Hanot, *Arch. gén. méd.*, 1895. — Mosny, *Rev. tub.*, 1908. — 2. Charrin, Nathan-Larrier et Delamare.

L'hérédité tuberculeuse peut encore se présenter sous la forme d'une étroitesse du système vasculaire (petit cœur, petites artères). C'est l'hypoplasie angeio-hématique de Gilbert qui se manifestera plus tard par l'apparition du rétrécissement mitral, avec chlorose. Anglade et Jacquin[1] pensent que l'idiotie peut également tenir de cette hérédité.

TUBERCULOSE ACQUISE

La tuberculose peut survenir isolément ou bien à l'occasion d'une maladie intercurrente qui tue l'enfant. On trouve alors à l'autopsie des lésions de tuberculose latente. Si la maladie intercurrente ne tue pas, à sa suite la tuberculose reçoit un coup de fouet et évolue avec une grande rapidité. La rougeole et la coqueluche sont certainement les deux maladies, qui activent le plus la tuberculose. On sait ce que disaient les anciens à propos de la coqueluche : « Tusis convulsiva vestibulum tabis ».

Expérimentalement, les recherches de Halbron[2] montrent que les microbes ordinaires (staphylocoques et streptocoques) n'aggravent pas la tuberculose. La clinique nous apprend, au contraire, que les microbes spécifiques de la rougeole et de la coqueluche l'aggravent.

Les portes d'entrée. — Le bacille de Koch peut pénétrer dans l'organisme par diverses voies. Tantôt ce sera par un point quelconque des bronches, tantôt par un point de la muqueuse du cavum et des amygdales, tantôt par un point du tube digestif. Vouloir assigner au bacille du Koch toujours une seule et même porte d'entrée me paraît une erreur. Ce qui est le plus curieux dans la tuberculose du nourrisson est que le bacille pénétrant une muqueuse peut ne laisser aucune trace de son passage, au niveau du point de pénétration, et aller manifester sa présence dans le ganglion lymphatique correspondant. La prise de ce ganglion indique

1. *Encéphale*, 1907. — 2. *Thèse* de Paris, 1906.

que la porte d'entrée siège dans le département commandant le ganglion. De ce premier ganglion infecté, la tuberculose se généralise peu à peu dans tout le système lymphatique, si bien qu'il est difficile de retrouver le point initial.

Suivant les opinions, l'un dira qu'elle a pénétré par inhalation, l'autre par ingestion. On va même plus loin. On était habitué à croire : 1° que la tuberculose d'un organe précède la tuberculose du ganglion correspondant à cet organe (adénopathie similaire de Parrot); 2° que souvent la porte d'entrée est petite, à peine visible et que la réaction ganglionnaire est forte. Or certains auteurs renversant ce rôle admettent que la tuberculose peut à rebours partir du ganglion et envahir l'organe secondairement. Ainsi le poumon serait atteint après les ganglions du hile[1].

Quoi qu'il en soit de cette opinion, un premier fait qui se dégage est que la tuberculose du nourrisson est, au début, une tuberculose du système lymphatique. Les organes sont souvent intacts, du moins cliniquement. Dans un certain nombre de cas cependant cette tuberculose lymphatique est accompagnée de lésions d'organes décelées par la clinique. Ces lésions sont chroniques. Parfois le nourrisson peut être enlevé en quelques jours par une granulie ; les bacilles partant d'un ganglion caséeux ont envahi le système sanguin et produit cette septicémie bacillaire. A l'origine de toute granulie du nourrisson, en trouve, en effet, un ganglion tuberculeux ancien[2].

Contagion aérienne et origine humaine. — A voir constamment dans toute tuberculose du nourrisson des ganglions tuberculeux au niveau du médiastin, la première idée qui soit venue à l'esprit est que l'enfant devenait tuberculeux par les voies respiratoires.

En 1869, Villemin a montré que l'insufflation de crachats des-

1. Marfan, *Sem. méd.*, 1892. — Neumann, *Deutsch. med. Woch.*, 1893. — Kossel, *Zeitsch. für hygien. u. infection. Kr.*, 1895. — Behring, Congrès de Cassel, 1903. — Calmette et Guérin, *Ann. Inst. Pasteur*, 1906. — Weill et Mouriquand, *Revue d'hygiène et de médecine infantile*, 1908. — 2. Haushalter et Fruhenholz, *Arch. méd. enfants*, 1902.

séchés dans la trachée provoque la tuberculose. Ce fait a été reproduit par tous les chercheurs. Flügge vient de préciser ce mode de contagion par l'air. Le tuberculeux en toussant, émet de fines gouttelettes d'eau et de mucus, qui contiennent le bacille. Il se forme ainsi, autour du malade, dans un rayon de 40 à 80 centimètres un brouillard dangereux et contagieux qui persiste environ une demi-heure après l'accès de toux.

La tuberculose est ainsi contagieuse à l'état frais. Il suffit d'un petit nombre de microbes, suspendus dans l'air, pour provoquer la tuberculose d'inhalation. Cette opinion a été confirmée par divers auteurs[1]. Mais les avis diffèrent sur le nombre de bacilles contenus dans les gouttelettes et nécessaires pour contagionner : les uns disent peu, les autres beaucoup. La poussière contenant des bacilles desséchés est moins contagieuse.

Plusieurs[2] auteurs ont montré qu'il y avait toujours un point initial dans une petite bronche (nodule tuberculeux péribronchique, ganglion tuberculeux secondaire du médiastin).

Aux congrès de la tuberculose[3] Hutinel et Lereboullet ont soutenu que, chez le nourrisson, la tuberculose est, le plus souvent, d'origine respiratoire. Comby est également de cet avis, et il donne comme argument que : malgré l'emploi du lait stérilisé, la tuberculose du poumon et du médiastin a peu diminué ; ce qui devrait être, si l'entrée de la tuberculose se faisait par les voies digestives. D'autre part, la statistique montre que la tuberculose est, au minimum, chez le nourrisson et augmente, de plus en plus avec l'âge. Or, c'est au moment où la tuberculose est au minimum, que l'enfant est nourri seulement au lait.

Escherich[4] vient récemment de donner de nouvelles preuves de la fréquence de la tuberculose d'inhalation chez le nourrisson.

1. Conférence de la tuberculose, La Haye, 1906. — *Tuberculosis*, 1906. — Congrès de Berlin, 1907. — HEYMANN, DE PREYSZ, RIBBERT. — BEITZKE, *Berlin. klin. Woch.*, 1905. — SAENGER, *Virchow's archiv*, 1905. — KUSS et LOBSTEIN, *Bulletin méd.*, 1907. — 2. BIRCH-HIRSCHFELD, KUSS (*Thèse*, Paris, 1898), RIBBERT, MOST, PONFICK, WELEMINSKI et VALLÉE. — 3. Paris, 1901-1905. — 4. *Presse médic.*, 1909.

La contagion par les parents tuberculeux est la cause la plus commune soit par le contact direct (baisers, etc.), soit par les poussières de chambre, contenant le bacille. Nous retrouvons ici toutes les causes favorisant les contagions (chambres étroites, absence d'air et de lumière, encombrement, etc.). La contagion peut avoir lieu dans le milieu hospitalier[1] ; aussi est-il nécessaire d'isoler tout enfant entrant à l'hôpital.

Dans ces dernières années, à la suite des travaux de Behring et Calmette, on tendit à rejeter complètement l'existence de la contagion par inhalation et à n'admettre que l'entrée par les voies digestives. Les recherches de Kuss[2], d'Hutinel et de la commission de la Société de biologie 1907, montrent que cette opinion est trop exclusive.

Küss et Lobstein en effet ont établi que, chez le cobaye, l'inhalation est le procédé le plus sûr pour tuberculiser et les bronches et les ganglions du hile.

Voie nasale. — Le bacille tuberculeux peut s'arrêter au cavum. Toute une série de travaux ont essayé d'établir que le bacille, pénétrant les follicules lymphatiques du cavum (végétations), pouvait envahir les ganglions du cou et descendre ensuite au médiastin. En effet, si en se défiant de la surface de ces végétations, on en inocule la partie profonde, on obtient la tuberculose dans 13 à 15 pour 100 des cas[3]. D'autre part, Durochowski a pu suivre le passage des bacilles du cavum aux ganglions du cou et Ghedeni, en inoculant des bacilles dans l'amygdale, a pu obtenir la tuberculose des ganglions du cou, puis du médiatin.

Contrairement à cette théorie, des recherches plus récentes indiquent que cette porte d'entrée est exceptionnelle, que les végétations dans la majorité des cas ne contiennent ni tubercules ni bacilles et que leur inoculation est négative[4]. Most[5] dit

1. Strauss, Wassermann, Kuss. — 2. *Revue de la Tub.*, 1907. — 3. Trautmann, Hansemann, Schlesinger, Dieulafoy, Bartel et Spieler, Marfan, Boulay et Heckel, Roux et Roques (*Rev. mal. enf.*, 1907). — 4. Thomson et Hewlett, *Centralb. f. Laryng.*, 1895. — Lermoyez et Wurtz, *Soc. Biol.*, 1893. — Broca, Pilliet, Cornil, Nobécourt et Tixier, *Gaz. hôp.*, 1908. — 5. In Lhermitte, *Sem. méd.*, 1909.

même que la propagation par cette voie lymphatique est une impossibilité.

Beaucoup de ganglions secondaires à une angine se résolvent lentement et peuvent être, dans la suite, le siège d'une infection par le bacille de Koch. Aussi je crois que le meilleur moyen de lutter contre la tuberculose est de traiter toutes les angines par la sérothérapie antidiphtérique préventive, de façon à faciliter rapidement la disparition de l'adénopathie. Par cette pratique, je n'observe plus qu'exceptionnellement des adénopathies tuberculeuses du cou.

Contagion par le lait (origine bovine). — La tuberculose de la vache est une affection lente, qui permet à l'animal de donner du lait pendant six mois et plus. On a admis pendant un certain temps, qu'il fallait que l'animal eut une mammite tuberculeuse, pour donner du lait bacillifère[1]. Les recherches récentes ont montré que les bacilles pouvaient traverser la glande, sans donner naissance à une mammite[2] et qu'il fallait se défier du lait d'une vache réagissant à la tuberculine. En Amérique 35 pour 100 des vaches réagissent (Gorton)[3], en France 43 pour 100 (Martel).

On a dit qu'un lait tuberculeux dilué par d'autres laits non tuberculeux n'était pas virulent. Nocard a démontré que c'est une erreur.

Chauveau a établi que le lait bacillifère donnait la tuberculose au veau. On peut se demander s'il en est ainsi chez l'enfant. Or les exemples sont nombreux[4]. Je ne citerai que le cas de Brouardel : « Cinq des pensionnaires d'un établissement d'instruction privée, dit-il, âgées de 14 à 17 ans, moururent de tuberculose en très peu de temps, sans qu'elles eussent aucune tare héréditaire. Or, quelques semaines après, on amenait à l'abattoir une

1. Bollinger, Nocard, Galtier, etc. — 2. Hirschberger, Bang, Czokov, Ernst, Nocard, Koubasoff, Robinowitsch, Kempner, Moussu, Mohler, Martel, Vallée. — 3. *Journ. of Amer. Associat.*, 1908. — 4. Nocard, Stang, d'Arnorbach, Demme, Olivier et Boulay, Klenke, Zippelius, Heryard, Ebstein, Uffelmann, Lyetin, Bang, Hébert, Pneemers.

vache, qui fut reconnue tuberculeuse et on apprit que c'était cette vache qui fournissait du lait à l'établissement en question. »

Pour bien juger, il faudrait que le nourrisson fut isolé de toute tuberculose humaine. Il est indéniable qu'en buvant pendant un certain temps du lait de vache tuberculeuse, le nourrisson peut prendre la maladie.

Opinion de Koch. — La question en était là, quand Koch [1] est venu affirmer :

1° Que le bacille bovin est différent du bacille humain. On ne peut transformer l'un en l'autre.

2° Que l'organisme humain n'est pas sensible au bacille bovin.

3° Que la tuberculose humaine se prend par le bacille humain.

4° Que le veau n'est pas sensible au bacille humain.

Cette communication sensationnelle a suscité, surtout à l'Institut des maladies infectieuses [2], de nombreuses recherches qui sont venues confirmer l'opinion de Koch, du moins dans ses traits généraux.

Cependant ces travaux montrent : *a*) que l'enfant *peut* prendre la tuberculose bovine, mais que la maladie reste *localisée* aux ganglions du mésentère ;

b) Que l'on peut rencontrer la tuberculose humaine dans les ganglions du hile. La première est prise par ingestion, la seconde par inhalation ;

c) Que le bacille bovin tue le veau et que le bacille humain ne lui fait rien ou lui donne une lésion locale.

La Commission de la tuberculose de Londres 1907 est du même avis, mais pense que les deux bacilles, quoique différents, sont d'une même origine.

Certains auteurs [3] cependant sont d'un avis opposé et pensent que les deux bacilles sont identiques et que le passage par le veau

1. Congrès, Londres, 1900; Berlin, 1901. — 2. Kossel, Weber et Heuss, *Tuberculos. arbeiten aus dem Kaiserl. Gesund.*, 1904. — Raw, *Brit. med. Journ.*, 1904-1908. — Krauss et Grosz, *Centr. für bacteriol.*, 1908. — Karlinski, *Zeitsch. für Thiermed.*, 1904. — Eber, *Wien. med. Woch.*, 1908. — 3. Nocard, Arloing, Behring, Vallée et Carré.

peut rendre bovin un bacille humain. Ces petites différences tiennent à l'adaptation et au passage successif sur le même organisme. Le microbe se bovinise ou s'humanise. De là identité de contagion que ce soit l'air ou le lait.

A l'appui de leur opinion, ces auteurs citent et des cas de contagion du bœuf à l'homme[1] et des cas de contagion de l'homme au veau par l'absorption de lait contenant des bacilles humains[2].

Contagion du bacille humain par ingestion. — Le nourrisson peut-il prendre la tuberculose humaine par les voies digestives. On l'a dit.

1° Une femme tuberculeuse peut avoir des bacilles dans le lait et contaminer son nourrisson par les voies digestives[3].

2° Demme[4] dit qu'une nourrice sèche a pu rendre tuberculeux des enfants en gouttant la bouillie qu'elle leur donnait.

3° Berghinz[5] cite le cas d'une mère tuberculeuse ayant contagionné un enfant de six mois en soufflant sur sa soupe à l'effet de la refroidir.

Pour que des observations de ce genre aient de la valeur, il faut que le nourrisson ne présente que de la tuberculose de l'intestin et du mésentère, car s'il présente de la tuberculose du cavum ou du hile, cette tuberculose a pu être contractée par inhalation et non par ingestion.

Opinion de Behring. — Elle repose sur ce fait que l'ingestion des bacilles chez l'animal peut donner de la tuberculose mésentérique et *secondairement de la tuberculose des ganglions du hile*. En un mot c'est l'expérience de Chauveau reprise généralisée et adaptée à toute tuberculose[6]. La conclusion est :

1. Heller, *München. med. Woch.*, 1902. — Krause, *Idem*, 1902. — 2. Chauveau, Crooksand, Thomassen, Böllinger, Klebs, Nocard, Arloing, Dean et Tood. — 3. Bang et Moussous, Roger et Garnier, Schlossmann. — 4. Cité par Bartel, *Wien. klin. Woch.*, 1905. — 5. *Revista clinica pediatrica*, fév. 1905. — 6. Hanseman, *Berlin. klin. Woch.*, 1903. — Bartel, *Wien. klin. Woch.*, 1905. — Vallée et Calmette, *Ann. de l'Institut Pasteur*, 1906. — Harbitz, Christiania, 1905. — Welminsky, *Berlin. klin. Woch.*, 1903 et 1905.

1° Qu'une seule infection de l'intestin par une culture de tuberculose suffit pour donner la maladie aux ganglions du mésentère.

2° Que l'intestin se laisse traverser sans conserver, le plus souvent, aucune lésion.

3° Que le ganglion mésentérique peut ne présenter aucune lésion macroscopique et que cependant l'expérimentation indique l'existence de bacilles.

4° Que le bacille partant des ganglions mésentériques peut gagner les ganglions du médiastin.

Mais tout cela n'est qu'une vérification très étudiée de l'expérience de Chauveau et ne prouve pas que l'on ne puisse devenir tuberculeux par l'air et le cavum. A l'opinion exagérée de Behring, qui n'admet qu'une porte d'entrée pour toute tuberculose viscérale on fait les objections suivantes :

1° Le caractère exceptionnel de la localisation intestinale, à quoi Behring répond que le bacille peut traverser la paroi sans laisser de traces.

2° La rareté de la tuberculose des ganglions du mésentère et le degré récent de leurs lésions eu égard à celles des ganglions du hile. Sur ce point Behring dit qu'avant de rejeter tout ganglion mésentérique, comme non tuberculeux, il faut l'inoculer à un animal, car un ganglion peut être gros, congestionné sans tuberculose et contenir cependant des bacilles. Pour lui, d'ailleurs, les bacilles peuvent même traverser les ganglions sans laisser de traces. A ce sujet, on a le droit de s'étonner que ces ganglions laissent passer les bacilles, alors que ceux du hile les retiennent. Ceci tient probablement à ce que ces derniers sont le carrefour où se rendent tous les canaux lymphatiques (Weleminski). Il semble, d'autre part, difficile d'admettre qu'entre deux ganglions, l'un gros, dur et tuberculeux à l'œil nu, l'autre simplement congestionné et contenant quelques bacilles que l'expérimentation met en évidence, le second soit antérieur au premier.

3° L'expérimentation montre qu'il faut une grande quantité de bacilles pour produire l'infection digestive. Or, à l'état naturel, il existe peu de laits aussi bacillifères, que ceux que l'on expérimente.

4° Depuis l'emploi des laits chauffés, si la tuberculose ne se prenait que par le lait celle-ci ne devrait plus se rencontrer. Or il n'en est rien.

5° Si, d'autre part, le lait seul donnait la tuberculose, l'enfant élevé au lait cru devrait être fréquemment tuberculeux dès les premiers mois. Or il ne l'est pas plus que l'enfant au lait stérile.

6° En suivant la théorie de Behring, on comprend difficilement, comment la tuberculose existe dans des pays où il n'y a pas de tuberculose bovine tel que le Japon (Kitasato[1]), de même dans les pays où tous les enfants sont au sein, ainsi en Turquie (Rieder-Pacha), au Groënland (Heymann[2]), à la côte africaine[3].

7° Les études sur la tuberculose adulte ne sont pas en faveur de l'idée exclusive de Behring. Les statistiques des sanatoria[4] montrent qu'il y a plus de tuberculose chez les personnes élevées au sein. Ainsi sur 5 770 tuberculeux adultes, 3 455 ont été élevés au sein et 2 315 au biberon. Sur 264, 203 au sein et 61 au biberon. Cette statistique ne prouve rien car on sait qu'il y a beaucoup plus de personnes élevées au sein.

Conclusion. — De toutes ces études, la conclusion pratique est la suivante :

1° Puisque le bacille humain est l'agent de la contagion par l'air, il faut isoler l'enfant de tout contact tuberculeux.

2° Puisque le bacille bovin est la cause de la contagion par le lait, le mieux est de stériliser le lait. Ne verrait-on que la disparition de la tuberculose bovine des ganglions du mésentère, ce serait déjà un progrès.

1. *Zeitsch. f. Hygiene,* 1904. — 2. *Zeitsch. für hygiene,* 1904. — 3. *Correspond. f. Shweizer Aertze,* 1904. — 4. Bruno, Haymann, Jacob et Paunwitz, Schroeder, Speck (*Zeitsch. für hygiene,* 1904).

ÉTUDE ANATOMIQUE

Tuberculose ganglionnaire du médiastin et du mésentère. — La lésion ganglionnaire est la base même de la tuberculose du nourrisson. Les ganglions du médiastin sont le siège le plus fréquent des lésions macroscopiques, ce qui donne à penser que la tuberculose est surtout contractée par inhalation. — Les ganglions du mésentère sont macroscopiquement beaucoup moins souvent pris, comme l'indique le tableau suivant :

	Ganglions bronchiques.		Ganglions mésentériques.	Intestin.
	—		—	—
Frobélius . . .	99 °/o	de tuberculose	16 °/o	27 °/o
Biedert. . . .	78	—	40	31
Holt.	96	—	35	37
Freemann. . .	76	—	28	19

Quant à la tuberculose *primitive* de l'intestin, les uns la disent fréquente[1] (20 à 34 pour 100 des cas de tuberculose). D'autres la disent rare[2] (2 à 5 pour 100). Ainsi Baginsky l'a rencontrée seulement 14 fois sur 5 448 nécropsies de tuberculoses, et Gangofner 5 fois sur 135.

Dans ces dernières années, comme je l'ai montré plus haut, la question a pris une nouvelle tournure à la suite des recherches

1. Schultz, Cronemeyer, Cohans, *3 dissertations inaugurales*, Kiel, 1895-1896. — Jacobson, *Thèse*, Paris, 1898. — Pearce, *Journ. of the Boston Society of medic. Sciences*, 1900. — Porel, *Thèse* de Bale, 1901. — Nebelthan, *Kliniches Jahrb.*, 1905. — Lubarsh, *Forschritt der medecin*, 1904. — Bruning Brauers, *Beitr. zur Klin. der tuberculose*. 1905. — Hof, *Dissertation inaugurale*, Kiel, 1903. — Price John, *The Practionner*, 1903. — Fibiger et Jensen, *Berlin. klin. Woch.*, 1904. — Synes et Fischer, *The British. med. Journ.*, 1904. — Kingsford, *The Lancet*, 1904. — Lubarsch, Furst (Stuttgard, 1906). — 2. Baginsky, *Soc. med.*, Berlin, 1904. — Gangofner, *Arch. f. Kinderh.*, 1903. — Wagner, *Berlin. klin. Woch.*, 1905. — Edens, *Berlin. klin. Woch.*, 1905. — Northrup, Hodenpyll, Bovaird et Nicool en Amérique. — Lomini, *Ass. méd.-chir.*, Parme, 1906. — Médin, *Tuberculosis*, 1907.

expérimentales, qui montrent que les ganglions du mésentère peuvent être infectés de bacilles sans présenter de lésions macroscopiques (fait démontré par l'inoculation au cobaye). L'absence de lésions macroscopiques des ganglions du mésentère n'est pas une raison suffisante pour éliminer la porte d'entrée intestinale. Il est donc important de reprendre cette question, en se servant de l'inoculation au cobaye pour les ganglions qui n'ont pas de lésions macroscopiques. Voici le résultat de mes recherches (3 groupes).

A. — Enfants au lait cru, observés en hiver (octobre à mai).

1re catégorie. — Age : 5 et 6 mois, 7 cas de tuberculose.

a) 6 fois tuberculose macroscopique des ganglions du mésentère avec lésions identiques du médiastin dans 2 cas, et congestion des ganglions (inoculation positive) dans 4 cas. Pas d'entérite tuberculeuse.

b) 1 fois congestion des ganglions du mésentère (inoculation négative) avec tuberculose visible des ganglions du médiastin.

2e catégorie. — Age 6 à 12 mois, 25 cas de tuberculose.

a) 5 fois tuberculose macroscopique du mésentère. Pas d'entérite tuberculeuse, avec 4 fois ganglions du hile normaux (inoculation négative) et 1 fois ganglions congestionnés (inoculation positive). Poumons normaux dans les 5 cas.

b) 12 fois lésions macroscopiques des ganglions du mésentère et du hile. Absence d'entérite, 11 fois tuberculose pulmonaire.

c) 8 fois ganglions mésentériques normaux (5 fois inoculation négative), 3 fois ces ganglions étaient congestionnés (expérimentation positive). Pas d'entérite. Tous les huit avaient des lésions macroscopiques des ganglions du hile.

B. — Enfants au lait stérile, hiver (octobre à mai).

1re catégorie. — Age : 5 et 6 mois, 4 cas de tuberculose.

Les 4 avaient des lésions macroscopiques des ganglions du hile. 4 fois ganglions mésentériques congestionnés (inoculation négative, 3 fois ; positive, 1 fois).

2e catégorie. — Age : 6 à 12 mois, 22 cas de tuberculose.

22 fois tuberculose des ganglions du hile (19 fois visible à l'œil nu, 3 fois inoculation positive), ganglions congestionnés.

Pas d'entérite, ganglions du mésentère : 13 fois normaux (inoculation négative), 4 fois tuberculose évidente, 5 fois ganglions congestionnés (inoculation positive, 2 fois ; négative, 3 fois).

C. — Enfants au lait stérile, été (mai à octobre). Age de 1 à 6 mois.

33 cas de choléra infantile, 30 fois les ganglions congestionnés (médiastin et mésentère) n'ont rien donné expérimentalement, 3 fois ganglions du hile (résultat positif), ganglions mésentériques (résultat négatif).

Conclusions de ces recherches. — On voit donc :

1° Que, pendant l'été, la tuberculose est rarement observée ;

2° Qu'il existe, pendant l'hiver, une différence entre les enfants au lait cru et les enfants au lait stérile ;

3° Que les enfants au lait cru présentent bien plus souvent des lésions du mésentère qui peuvent exister seules, que les enfants au lait stérile. D'ailleurs la pratique montre que, depuis l'emploi des laits chauffés, on ne voit plus ces masses ganglionnaires du mésentère, que l'on rencontrait autrefois. On observe, au contraire, fréquemment la prise des ganglions du hile ;

4° Qu'il y a intérêt à noter le genre d'alimentation ;

5° Que les ganglions congestionnés sont souvent tuberculeux, sauf pendant l'été chez les enfants mourant de choléra infantile.

Polyadénite. — La tuberculose ne se localise pas toujours aux ganglions du hile et du mésentère et peut gagner tout le système lymphatique. Legroux[1] a montré l'importance de cette polyadénite pour le diagnostic de la tuberculose. Hutinel et Marinesco, Lesage et Pascal[2] ont pu noter l'existence de tuberculose, soit visible à l'œil nu soit reconnue par l'expérimentation. — Cette polyadénite n'est pas constante, 43 fois elle manquait sur 132 nourrissons reconnus tuberculeux à l'autopsie.

Dans quelques cas (Lesage et Pascal) cette tuberculose est exclusivement lymphatique et on ne trouve aucune lésion d'organe. On peut la rapprocher de l'adénie tuberculeuse, que l'on vient de décrire dans ces dernières années.

Toute polyadénite n'est pas fatalement tuberculeuse, même quand elle en présente les signes cliniques, car elle peut être observée dans toute cachexie du nourrisson (Potier[3]). On y trouve de la sclérose, indice de réaction.

Tuberculose bronchique et pulmonaire. — La prise des ganglions du hile forme donc le point central de l'étude de la tuberculose.

1. Congrès de la tuberculose, 1888. — 2. *Arch. méd.* — *Thèse*, Paris, 1892. — 3. *Thèse*, Paris, 1894.

Dans un certain nombre de cas, on trouve les lésions banales de la tuberculose pulmonaire. Parfois le poumon paraît intact, mais en cherchant avec beaucoup de minutie (Küss), on retrouve la plupart du temps, sur les bronches, le tubercule initial, qui est noyé dans une masse lobaire de pneumonie caséeuse. Partant du foyer ganglionnaire, on peut observer diverses lésions d'extension.

1° Adossée au hile est une masse dure, caséeuse, fermée, formant bloc et tumeur et descendant plus ou moins bas dans le lobe inférieur. Son centre peut se ramollir, se vider dans les bronches et devenir une caverne. Ces cavernes sont observées 1 fois sur 5[1].

Leroux[2] a rencontré 75 fois des cavernes sur 217 autopsies de nourrissons tuberculeux (dont 24 en première année).

Geipel a rencontré 8 fois des cavernes sur 30 autopsies de nourrissons tuberculeux.

Harley[3] a rencontré 12 fois des cavernes sur 20 autopsies de nourrissons tuberculeux.

Comby[4] a rencontré 7 fois des cavernes sur 21 autopsies de nourrissons tuberculeux (dont 4 de 49 mois).

Audeoud[5], Marfan[6] signalent également quelques cas de cavernes. D'après Mairesse[7] et Lhomme[8] la caverne est exceptionnelle. Elle peut communiquer avec la caverne ganglionnaire : Rilliet et Barthez ont observé 13 cas de ce genre. La caverne est donc située dans la masse tuberculeuse près du hile, ou dans le lobe inférieur, plutôt à droite ; elle est anfractueuse, de volume variable, creusée dans la masse caséeuse et ayant comme paroi cette même masse en voie de ramollissement. On peut y observer de petites artères ayant un anévrisme qui est cause d'hémoptysies[9]. A ce sujet Hilton Fagge cite le fait d'un enfant de

1. Rilliet et Barthez, Hervieux. — 2. *Etudes expérimentales et cliniques sur la tuberculose*, 1888. — 3. *New-York medic. Journ.*, 1890. — 4. *Arch. méd. des enfants*, 1898. — 5. *Rev. méd. Soc. romande*, 1900. — 6. Traité de Grancher-Comby. — 7. *Thèse*, Paris, 1903. — 8. *Thèse*, 1906. — 9. Meunier, *Thèse*, Paris, 1892.

deux ans, qui présentait dans une caverne un anévrisme du volume d'une noix. Zuber[1] relate une observation d'un enfant de six mois, ayant une caverne avec anévrisme artériel gros comme un pois. Autour de cette masse caséeuse, on note de la pleurésie sèche (Leroux, 70 cas sur 219 nécropies tuberculeuses) ;

2° La masse caséeuse s'ouvrant dans les bronches peut ensemencer ces dernières et produire des nodules nombreux (Grancher et Hutinel);

3° Des ganglions part souvent une série d'embolies bacillaires, qui vont dans tous les organes produire une bacillémie (Landouzy) avec ou sans production de granulations fines (granulie).

Tuberculose massive de la rate. — J'en ai observé un cas. — Enfant de six mois entré pour cachexie — aucun signe. Grosse rate : 40 grammes, transformée en une masse caséeuse (bacilles, inoculation positive). Intégrité des autres organes. Présence d'un ganglion tuberculeux au hile du poumon.

Tuberculose des divers organes. — On peut trouver des tubercules dans le foie, le rein, les méninges, etc. Ceci n'a rien de spécial au nourrisson.

SYMPTOMATOLOGIE

TUBERCULOSE LYMPHATIQUE CHRONIQUE

Ce qui caractérise la tuberculose du nourrisson est la constance des lésions ganglionnaires du médiastin du mésentère, et souvent des ganglions périphériques. C'est une tuberculose lymphatique, non pas à gros ganglions, comme chez l'adulte, mais à petits ganglions. Elle a de la tendance à se généraliser et à envahir tout le système lymphatique ; elle est la base même de l'affection. On peut voir survenir souvent, comme fin de maladie, une lésion pulmonaire, méningée ou granulique. Cette cachexie lymphatique

1. *Traité des maladies de l'Enfance*, tome III.

est souvent latente, il faut la chercher. Les signes nets en sont:

1° L'amaigrissement.

2° La difficulté de faire croître le nourrisson, malgré toute hygiène alimentaire.

3° L'aspect spécial de cet état cachectique.

4° La longue durée de la maladie.

Il existe trois formes cliniques de cette évolution lymphatique.

1° Forme latente floride; 2° forme cachectique sans fièvre; 3° forme cachectique avec accès de fièvre.

1° **Forme latente floride.** — La tuberculose lymphatique peut être totalement latente; on s'aperçoit de sa présence (ganglion du hile, mésentère) à l'occasion de la mort par rougeole, coqueluche, etc. Rien pendant la vie n'attire l'attention sur son existence, car les ganglions périphériques sont intacts; à moins de faire l'épreuve de la tuberculine à un grand nombre de nourrissons, dans lequel cas on peut en trouver plusieurs qui réagissent. On peut se demander si ces exemples ne relèvent pas du bacille bovin, sachant que ce dernier reste localisé et qu'il est peu toxique pour l'homme. La tuberculine nous permet de dépister cette tuberculose floride ou du moins de la soupçonner. J'ai vu, depuis quelques années, deux exemples très nets de cette tuberculose ainsi dépistée: un enfant de 9 mois et un autre de 12 mois, élevés au lait de vache, ayant belle allure, bon embonpoint et ne présentant ni ganglions périphériques ni adénopathie bronchique, furent passés à la tuberculine. A mon grand étonnement j'obtins une réaction positive. Devant cette épreuve, je portais le diagnostic tuberculose lymphatique latente floride. Or dans l'espace d'une année, ces enfants sont revenus mourir dans le service, l'un de rougeole, l'autre de coqueluche. A la nécropsie, je trouvais chez les deux des ganglions tuberculeux du mésentère et du hile du poumon. Cette forme est, à mon avis, assez fréquente.

Au lieu d'être floride, elle peut se rencontrer également chez des gros enfants pâles, bouffis de mauvaise graisse, nourris au lait trop stérilisé. Ici encore, rien n'attire l'attention du côté de la tuberculose.

L'épreuve de la tuberculine seule peut l'indiquer et dément cette phrase de Barthez et Sanné : « que personne ne peut affirmer qu'un enfant se tuberculise lorsqu'il jouit d'une santé parfaite, que toutes les fonctions s'opèrent avec régularité, qu'il se livre à ses jeux habituels et que rien n'autorise à soupçonner la présence d'une maladie quelconque ».

2° **Forme avec amaigrissement et apyrexie (tuberculose chronique apyrétique).** — Le plus souvent, peut-être, s'agit-il dans ces cas de tuberculose humaine, qui est plus toxique. L'enfant présente un état de cachexie qui, avec l'absence de fièvre comme l'ont indiqué Aviragnet et Marfan, est un indice de la présence d'une tuberculose chronique des ganglions.

Le début est progressif et lent. L'amaigrissement augmente et peut atteindre un degré extrême. La pâleur est grande, la peau, fine, sèche, rugueuse, souvent ichtyosique[1], le système pileux est très développé, sur tout le corps, principalement entre les deux omoplates, la face externe des bras et la partie supérieure des cuisses.

L'enfant est souffreteux, résigné, émacié, atone, ou est agité, a les yeux brillants, les pupilles dilatées.

On note à tous les carrefours lymphatiques des ganglions petits, durs, roulant sous le doigt, indolents, analogues à de gros grains de plomb et ne présentant aucune adhérence ni à la peau, ni aux tissus sous-jacents. Ces ganglions font relief sous le tégument.

L'appétit est conservé, sauf dans les dernières périodes de la vie où il diminue ; le plus souvent même, il est exagéré, boulimique et l'on est étonné de voir la quantité énorme de lait que l'enfant est parfois capable d'absorber, alors que l'amaigrissement progresse. L'abdomen est normal ou tympanisé, ce qui empêche de percevoir la présence de ganglions tuberculeux dans le mésentère.

A la fin de l'évolution de la maladie, la diarrhée s'installe, résistant à toute thérapeutique.

1. Rilliet et Barthez.

Ces troubles digestifs n'ont aucune importance au point de vue du diagnostic, car il est exceptionnel, d'après la recherche des bacilles, qu'ils soient de nature tuberculeuse.

Le foie est de volume normal ou dépasse le rebord des fausses côtes ; dès qu'il a acquis un certain volume, il le conserve. Il est indolore. On peut juger de la valeur de la cellule hépatique et voir si elle a subi la dégénérescence toxique de la tuberculose en étudiant les diverses réactions (recherches de la bile, du sucre, etc.). Dans les premiers temps, les fonctions du foie sont normales, mais dans les dernières périodes, la cellule hépatique ne fonctionne plus aussi bien : les selles sont pâles ou franchement acholiques. L'acholie s'installe d'abord par petits coups, puis devient persistante.

La rate est normale ou parfois hypertrophiée ; il est difficile de juger de son volume par la percussion ; la palpation permettra souvent de la sentir et de l'accrocher au-dessous des fausses côtes.

Les poumons sont intacts ; il n'y a pas de toux. Parfois, l'enfant présente quelques accès d'une toux tenace : on peut alors exceptionnellement et seulement dans le cours de la seconde année, percevoir un souffle au niveau du hile ; mais dans la majorité des cas, l'auscultation est négative. Quant à la percussion, elle n'est d'aucun secours.

Le fait, le plus curieux qui a été bien mis en lumière par Avi-ragnet et Marfan, est que, si l'on suit ces enfants pendant de longues semaines, on ne note aucune élévation thermique. Le pouls est très variable, accéléré, mais ceci a peu d'importance car, à cet âge, il existe une tachycardie normale.

La durée de cette maladie est longue ; malgré tout traitement (alimentation, sérum, hygiène) la cachexie augmente et l'enfant s'éteint dans le dernier degré du marasme. Souvent, vers la fin, la fièvre s'allume et l'on voit les divers organes se prendre (broncho-pneumonie, granulie, méningite, etc.).

3° **Forme fébrile.** — Si, à l'exemple de Landouzy et Barbier[1],

1. Boudreaux, *Thèse*. Paris, 1904.

on prend la température à plusieurs reprises dans la journée, on peut surprendre l'existence de petits crochets fébriles (un accès nocturne et un accès diurne de 1 à 3 heures) qui passent complètement inaperçus, à part une légère dyspnée. L'absence d'explication de cette fièvre permettra de penser à la tuberculose, surtout s'il existe les autres signes de la maladie.

Il est bon d'autre part de savoir que la tuberculose même granulique ou caséeuse peut rester apyrétique (Weill).

4° **Forme abdominale**[1]. — Le nourrisson présentant tous les signes de la cachexie tuberculeuse vomit et a de la diarrhée. L'attention est attirée du côté du ventre par l'existence du tympanisme avec circulation collatérale sous-cutanée.

Le ballonnement est variable suivant les moments et plus ou moins accentué. Parfois, on peut sentir des masses indurées péritonéales séparées par de petites zones liquides et déplaçables.

Ce développement de l'abdomen gène l'examen du foie, de la rate et des ganglions profonds, et il est de ce fait difficile de délimiter où commence la prise du péritoine, de l'intestin et des ganglions.

4° **Forme scrofuleuse.** — Chez certains enfants, surtout pendant la seconde année, la tuberculose tend à se localiser à un ou deux ganglions du cou, à la suite d'une angine quelconque, d'une affection dentaire, etc. La glande reste grosse, indolente et n'entre pas en résolution. Au bout d'un temps variable, le ganglion s'empâte, perd sa mobilité et s'abcède. C'est l'abcès froid tuberculeux qui est une lésion locale curable. Cependant, parfois, les ganglions ne suppurent pas, mais durcissent formant de véritables billes. La circulation lymphatique est gênée et on peut voir survenir de l'œdème de la face avec pâleur, du gonflement de la lèvre supérieure avec fissures tenaces, en un mot, le tableau du faciès dit scrofuleux.

A mon avis, on peut éviter toutes ces complications ganglionnaires du cou, suites d'angine en isolant l'enfant angineux de

1. Weill et Péhu, *Arch. méd. enf.*, 1909.

tout tuberculeux et en pratiquant la sérothérapie anti-diphtérique. Depuis plusieurs années que j'emploie la sérothérapie préventive dans ces cas, je ne vois plus de ganglions du cou persister et de tuberculose secondaire se greffer sur eux.

TUBERCULOSE AIGUE

La tuberculose a des allures aiguës simulant une pneumonie, une broncho-pneumonie simple ; au premier abord elle paraît primitive, mais il n'en est rien, car elle vient toujours se greffer sur une tuberculose ganglionnaire. En cherchant on trouve, en effet, un ganglion tuberculeux, le plus souvent au hile du poumon[1].

Le nourrisson qui présentait tous les signes de la cachexie lymphatique chronique ou qui paraissait bien portant jusqu'alors (je dis qui paraissait, car l'autopsie démontrera qu'il y avait un ganglion ancien tuberculeux) est pris avec une certaine brusquerie de fièvre et de symptômes généraux. La fièvre s'allume, irrégulière, variable, oscillant entre 38° et 40°,5, le pouls s'accélère à 140, 150 et devient incomptable.

Dans certains cas, quoique le pouls soit très accéléré, la température est peu élevée (38°). Cette dissociation entre le pouls et la température est en faveur d'une poussée de tuberculose.

Le nourrisson ne dort pas, est agité, pâle, plombé et infecté. Malgré cette fièvre les extrémités sont cyanosées et froides. La langue est sèche, l'appétit capricieux, ou l'anorexie absolue. Quelques troubles digestifs surviennent. On cherche la localisation de cet état infectieux et tout attire l'attention du côté de la poitrine. La toux est sèche et variable. Il n'y a pas d'expectoration à cet âge, car l'enfant avale ses crachats ; la dyspnée est forte, la respiration rapide et haletante, les ailes du nez battent.

1. Bull, Simonds, Landouzy et Queyrat (*Thèse* de Paris, 1885), Haushalter et Frühenholz, Angel Money, Comby (*Arch. méd. Inf.*, 1898), Richardière (Congrès int. 1900).

On examine les poumons et on note les lésions suivantes d'intensité variable :

1° Dans toute la poitrine quelques râles vagues; cette absence de lésions pulmonaires est en contradiction avec l'importance de la dyspnée et bien en faveur d'une tuberculose aiguë, d'une bacillémie. Le tableau ressemble à la septicémie aiguë streptococcique (Hutinel et Claisse).

2° Parfois on note des râles fins sous-crépitants disséminés dans toute la poitrine, comme dans la bronchite capillaire. La percussion dénote de la sonorité emphysémateuse. C'est la granulie classique.

3° Tantôt c'est à la base un bloc de pneumonie caséeuse (matité, souffle, etc.). Cette masse peut être tellement compacte que l'air n'y pénètre pas et que l'on ne perçoit aucun signe à l'auscultation. La matité et le silence font croire à un épanchement pleural, mais la ponction ne donne pas issue à du liquide. Cette forme de pneumonie caséeuse est rare.

4° Tantôt c'est à la partie moyenne du poumon ou à une base, que l'on trouve un foyer *fixe* de râles sous-crépitants fins, alors que le reste de la poitrine ne présente que quelques gros râles. C'est la broncho-pneumonie aiguë. La percussion donne peu de renseignements.

Si l'enfant n'est pas enlevé par une poussée trop aiguë, le foyer broncho-pneumonique peut persister pendant un certain temps (Hutinel).

La fixité du foyer, la ténacité des symptômes, l'inégalité et la variabilité de la toux, la très grande susceptibilité au froid avec sensations passagères de refroidissement et de baisse de température, l'hémihyperesthésie profonde musculaire et osseuse, la tolérance pour la lésion pulmonaire qu'il faut chercher sont de bons signes de tuberculose[1].

Forme typhoïde[2]. — Au moment du sevrage on peut voir

1. Weill. Mouriquand, *Gaz. hôp.*, 1908. Dans les bronchopneumonies simples la toux est formée de secousses en chapelets égales et monotones. — 2. Hervieux, Rilliet et Barthez.

survenir une tuberculose aiguë simulant une dothiénentérie (état infectieux d'allure typhique, augmentation du volume de la rate, etc.). Cependant on est frappé par l'*amaigrissement précoce*, alors que dans le dothiénentérie on sait qu'il est tardif; par la *dyspnée persistante*, alors que l'examen des poumons est négatif. On devra pratiquer le séro-diagnostic. S'il est négatif on pensera aussi au paratyphus, ou à l'intoxication putride du contenu intestinal (entérite infectieuse du sevrage de Sevestre); en ce cas l'odeur extrême des selles permet souvent de juger la maladie, car l'évacuation intestinale peut être suivie de l'amendement rapide des symptômes.

PRONOSTIC ET DIAGNOSTIC

Je n'insiste pas sur la gravité du pronostic qui est fatal à échéance variable suivant la rapidité de la généralisation.

Tous les nourrissons cachectiques se ressemblent; aussi la cachexie tuberculeuse est-elle parfois difficile à affirmer. Cependant il existe des signes de probabilité, qui permettent de penser à la tuberculose : la boulimie, le développement du système pileux, l'amaigrissement qui résiste à toute hygiène alimentaire, la polyadénite à petits ganglions durs et roulant sous le doigt.

La cachexie dermo-lymphatique a pour elle la calvitie (cheveux gris, fragiles, cassés; alopécie en clairière), les poussées cutanées, l'adénopathie variable à gros ganglions mous (Voir page 410).

La syphilis est facile à distinguer ; cependant il existe des adénopathies volumineuses spécifiques, qui sont difficiles à séparer de la tuberculose.

Il est impossible parfois de la distinguer de la cachexie des pyodermites ou des bronchopneumonies ; on s'appuiera sur les symptômes précédents.

On a cherché à établir un diagnostic de certitude, à l'aide de la recherche du bacille ou de l'épreuve de la tuberculine.

1° Il existe des lésions pulmonaires, la lésion n'est plus seulement ganglionnaire mais encore ouverte. Comme le nourrisson ne crache pas et avale ses crachats, on a cherché à surpendre les bacilles à leur passage au larynx. Ainsi Kauffmann [1] place une sonde à l'entrée du larynx, ce qui provoque la toux, et recueille de cette façon le crachat porteur de bacilles. Morkowitine [2] va le chercher avec un morceau de coton tenu par une pince ; Holt [3] avec un morceau de mousseline. On recherche ensuite le bacille. Meunier [4], Cruchet et Lepage [5] font un lavage de l'estomac à jeun et recherchent le bacille après centrifugation de ce liquide.

On peut le retrouver dans les matières fécales, après centrifugation (Kossel [6]); pour cela après une première centrifugation on aspire le liquide de la surface, on le mélange avec deux parties d'alcool à 95° et on le centrifuge à nouveau : on recherche le bacille dans le dépôt (Cruchet et Lepage [7]).

Cette recherche du bacille ne peut servir que s'il y a lésion pulmonaire, et n'est d'aucune utilité si la cachexie tuberculeuse existe seule.

2° On s'est adressé à la séro-réaction [8] qui n'a donné aucun résultat en cas de cachexie, sans lésion pulmonaire. D'après Descos [9] et Mouriquand [10], la séro-réaction peut être positive, s'il y a une lésion (broncho-pneumonie) ; elle est, au contraire, négative, en cas de lésions avancées ou de pneumonie caséeuse.

3° On a cherché le bacille dans le sang, en cas de complication *granulique*, avec le procédé de la sangsue [11].

Mais cette méthode ne donne aucun résultat, s'il y a seulement broncho-pneumonie et à plus forte raison, s'il n'y a que la cachexie.

4° On avait pensé que les injections sous-cutanées de sérum arficiel pouvaient servir à dépister la tuberculose. Hutinel [12] a

1. *Prager. medic. Woch.*, 1892. — 2. *Wratch.*, 1899. — 3. *Arch. of pediatrics*, 1907. — 4. *Thèse*, Paris, 1898. — 5. *Revue mensuelle des maladies de l'enfance*, 1905. — 6. *Zeitsch. hygien. und inf.*, 1892. — 7. *Thèse*, Bordeaux, 1906. — 8. Arloing, Courmont, Buard, *Thèse*, Bordeaux, 1900. — 9. *Thèse*, Lyon. — 10. *Gaz. hôp.*, 1908. — 11. Weill-Lesieur, Mouriquand, *Journal de physiol. et de path. générale*, 1906. — 12. *Soc. méd. hôp.*, 1895.

montré que la fièvre survenant à la suite de ces injections n'avait rien de caractéristique et qu'elle manquait souvent.

5° On s'est adressé à la tuberculine, que l'on a employée de diverses manières. On sait que Koch, en 1890, a montré que le tuberculeux est hypersensible à la tuberculine injectée sous la peau, alors que l'organisme sain est insensible. Il réagit, à la tuberculine, en donnant un accès de fièvre de 1 à 2°, qui apparaît vers la sixième heure.

De tous côtés, on a pratiqué ces injections sous-cutanées de tuberculine[1]. Dans ce but on injecte 1/10 à 2/10 de milligrammes de tuberculine sous la peau. La réaction, chez l'enfant, comme l'ont établi Comby et Mettetal, apparaît au bout de quatre heures. La première injection a seule de la valeur, car des injections répétées peuvent donner à un organisme sain de la sensibilité à la tuberculine[2]. Escherich le premier a attribué une grande importance à la réaction qui se fait pendant six à douze heures, autour de la piqûre (rougeur et tuméfaction, Stikréaction).

On a reproché aux injections sous-cutanées d'être trop actives et de donner parfois des poussées de tuberculose; aussi a-t-on cherché un procédé plus inoffensif.

Cuti-réaction. — Von Pirket fait une petite scarification à la surface du derme, comme pour la vaccine et verse de la tuberculine dans le trait d'incision. Après six à douze heures, si l'enfant est tuberculeux, apparaît une papule rouge qui peut suppurer à la manière de l'éruption vaccinale[3].

Oculo-réaction. — Wolff-Eisner[4] et Calmette[5] déposent dans l'angle d'un des yeux une goutte d'une solution de tuberculine à 1 pour 100. Après six à douze heures, l'œil présente une con-

1. Epstein, *Prager. Med. Woch.*, 1891. — Escherich, *Iahrb. f. Kinderheilk.*, 1892. — Hutinel et Bertherand, *Thèse*, Paris, 1895. — Comby et Mettetal, *Thèse*, Paris, 1899. — Schick, *Iarhr. f. Kinderh.*, 1905. — Reuschel *Münch. medecin. Woch.*, 1908. — Hamburger, *Wien. klin. Woch.*, 1908. — 2. Lévy, *Deutsch. med. Woch.*, 1908. — Cohn, *Berlin. klin. Woch.*, 1907. — 3. *Berlin. med. Gesellsch.*, 1907. — Oppert, *Thèse*, 1905. — 4. *Soc. med. Berlin*, 1907. — 5. *Acad. sciences*, 1907.

gestion qui a son apogée au bout de vingt-quatre heures et qui diminue ensuite progressivement.

Cette épreuve ne doit pas être faite, quand il existe une lésion oculaire.

Réactions diverses. — Moro[1] se sert d'une pommade contenant 50 pour 100 de lanoline anhydre et 50 pour 100 de tuberculine, avec laquelle on frotte un carré de peau, à l'épigastre. Si l'enfant est tuberculeux, on voit survenir une éruption papuleuse.

Lignières[2] se contente de raser la peau et étend à sa surface quelques gouttes de tuberculine. Même éruption s'il y a tuberculose.

Lautier[3] place sur la peau un tampon de coton imbibé de tuberculine et le laisse, en pansement fermé, en contact pendant un à deux jours. Éruption, s'il y a tuberculose.

Calmette et Breton[4] obtiennent une réaction, en donnant en lavement 1 centimètre cube de tuberculine (précipitée par l'alcool).

Laffite-Dupont et Molinier[5] mettent à la surface de la muqueuse du nez de la tuberculine à 1 pour 100. Après une journée on voit apparaître, s'il y a tuberculose, un exsudat gélatineux, qui se dessèche sous la forme d'une croûte transparente.

Enfin Mantoux (intradermo-réaction) inocule dans *le derme* une goutte contenant 1 centième de milligramme de tuberculine jointe, vu la douleur, à une petite dose de cocaïne. Au bout de quelques heures au niveau de la piqûre, apparaît une induration rosée, granitée, s'il y a tuberculose.

Quel est le résultat de ces réactions à la tuberculine chez le nourrisson ?

S'il y a lésion pulmonaire, la réaction est nette dans 90 à 94 pour 100 des cas. C'est l'opinion générale, à la suite de toutes les recherches faites dans ces dernières années. De sorte que tout nourrisson, ayant une lésion pulmonaire et réagissant à la tuberculine, doit être considéré comme tuberculeux.

1. *Münchener med. Woch.*, 1908. — 2. *Centr. für bakteriologie.* 1908. — 3. *Soc. Biologie*, 1908. — 4. *Soc. Biologie*, 1908. — 5. *Soc. Biologie*, 1908.

Mais nous avons vu combien peu fréquente était la tuberculose pulmonaire par rapport à la fréquence de la tuberculose ganglionnaire latente. Nous nous trouvons en présence d'un état de cachexie ; or on sait que souvent les cachectiques n'ont pas de réaction ; il ne faut donc pas s'attendre à obtenir un résultat. Mantoux a obtenu une réaction positive sur quarante. Lereboullet [1] avec l'intra-dermo-réaction note une réaction positive sur cinq cas de cachexie tuberculeuse. Je n'ai obtenu (avec l'oculo-réaction) que trois résultats sur vingt cas de la même maladie.

1. *Revue française de médecine et de chirurgie*, 1909.

CHAPITRE XXIII

LES DYSTROPHIES DU NOURRISSON

On peut observer dans la nutrition du nourrisson des modifications soit de tout l'organisme, ce sont les atrophies, soit d'un système quelconque (sanguin, lymphatique, osseux, système des glandes vasculaires sanguines), ce sont les dystrophies.

A l'origine de toutes ces altérations est une intoxication qui a frappé les diverses cellules soit pendant la vie fœtale, soit pendant la première ou la seconde année. Ce qui les caractérise est qu'elles peuvent se présenter isolément ou se combiner entre elles. Ainsi un rachitique peut être atteint d'achondroplasie[1] ou de fragilité osseuse ; de même un achondroplasique peut avoir de l'anémie pernicieuse. En un mot, on peut observer toutes les combinaisons possibles entre les diverses dystrophies que je vais étudier en détail.

DYSTROPHIE TOTALE

Arrêt de croissance du nourrisson.

(*Athrepsie. — Atrophie. — Hypotrophie.*)

Historique. — Le terme « atrophie » remplace de plus en plus

1. Comby, *Soc. méd. hôp.*, 1903. — Marfan, Méry et Parturier, *Soc. péd.*, 1908. — Haushalter, *Soc. biol.*, Nancy, 1905.

le mot « athrepsie » créé par Parrot : il a pour lui son ancienneté. En effet, d'après Albarel[1], le premier auteur qui décrivit l'atrophie est un médecin espagnol du XVIe siècle, Soriano. « Si l'enfant, dit-il, arrive à maigrir au point que la peau colle à ses os, c'est que ses membres ne reçoivent pas de nourriture ; la chaleur intérieure va en diminuant, la substance du corps se consume, alors les chairs et la graisse se fondent et il ne reste plus que la peau qui recouvre les os... C'est avec raison que les Grecs appellent cette maladie « atrophie », car c'est le manque de nutrition et un manque important que le corps se flétrit peu à peu et se consume. C'est le symptôme que la faculté naturelle attire, retient ou digère mal l'aliment et l'évacue avant l'heure... Il y a atrophie, dans le seul cas de diminution de forces par manque de nutrition... » Chambon de Montaux en 1795[2] emploie également le mot atrophie.

Est-ce à dire que de ces deux termes (athrepsie et atrophie) l'un soit supérieur à l'autre. Nullement. Athrepsie veut dire « privation de nourriture » : or ces enfants vivent et s'entretiennent. Atrophie indique la rétraction de ce qui a été plus gros : or ces enfants ne diminuent pas pendant de longues semaines. Ces deux termes ne peuvent donc être appliqués que le jour où l'enfant maigrit, se rétracte, s'atrophie, c'est-à-dire à la fin de l'évolution de l'affection. Athrepsie et atrophie se valent, ils indiquent le résultat d'un arrêt de croissance prolongé.

Plusieurs opinions ont cours sur la pathogénie de l'atrophie.

1re *Opinion*. — L'arrêt de croissance est le résultat d'une intoxication chronique digestive. Parrot[3], sous le nom d'athrepsie, décrit une maladie spéciale digestive autonome ayant son évolution propre et dont le terme est la cachexie. Marfan[4] admet que l'athrepsie est la cachexie consécutive à la gastro-entérite chronique (seulement avant trois mois), que la lésion intestinale peut être minime et qu'il « n'y a pas de rapport entre le degré des lé-

1. D'après Albarel, *Ann. méd. et chir. inf.*, 1905. — 2. D'après Genévrier, *Thèse*, Paris, 1906. — 3. *Athrepsie*, 1877. — 4. *Progrès méd.*, 1896.

sions et le degré de la cachexie ». Thiercelin[1], ne trouvant pas constamment une lésion intestinale, fait de l'athrepsie, l'aboutissant de « l'infection gastro-intestinale chronique » qui fatalement n'est pas accompagnée de lésions de gastro-entérite. Comme Marfan, il limite avant le troisième mois, l'apparition de l'athrepsie; après cette date, l'intoxication digestive produit du rachitisme et une cachexie qui n'est plus de l'atrophie. Fede[2] et Hutinel sont du même avis.

2e *Opinion.* — On a remarqué que certains enfants deviennent cachectiques sans présenter de troubles digestifs : on leur réserve le nom d'atrophiés. Bohn et Baginsky[4] admettent que l'atrophie est une maladie précise résultant d'une lésion initiale, l'atrophie de la paroi intestinale. Heubner[5] pense que l'enfant mis au biberon ne croît pas et devient atrophique malgré la quantité suffisante de nourriture, parce que l'épithélium intestinal, en état d'infériorité, ne peut digérer que le lait de femme. Escherich[6] et Marfan[7] attribuent la maladie à la privation des ferments contenus dans le lait de femme, Siegert[8] à l'insuffisance des ferments digestifs du nourrisson, Filatow[9] à l'insuffisance de nourriture pendant les premiers mois.

Recherches de Variot. — Dans ces dernières années cette étude s'est enrichie des recherches de Variot[10] lequel élargit le champ de l'atrophie. On admettait qu'elle n'était observée qu'avant trois mois. Variot l'étend à tout le jeune âge et même plus tard, il lui donne le nom d'hypotrophie. « L'atrophie, dit-il, est caractérisée par un retard plus ou moins durable de l'accroissement du poids et de la taille dont le degré peut être apprécié par comparaison avec le poids et la taille d'un enfant normal du même âge. » Il montre donc qu'il y a dans l'atrophie deux élé-

1. *Thèse*, Paris, 1894. — *Traité des Mal. Enf., Grancher et Comby.* — 2. *Congrès pédiatrique de Florence*, 1901 et *Congrès Madrid*, 1903. — 3. *Les Mal. des Enfants*, 1909. — 4. *Traité mal. enf.* — 5. *Idem.* — 6. *Congrès de Paris*, 1900. — 7. *Traité de l'allaitement*, 2e édit. — 8. *Réunion des médecins et naturalistes allemands, Cassel.* 1903. — 9. *Séméiologie et diagnostic des maladies de l'enfance.* — 10. *Soc. méd. hôp.* et *Clinique infantile*, 1898-1909.

ments à considérer : le poids et la taille ; que l'arrêt porte, dans la majorité des cas, sur l'un et l'autre, c'est l'atrophie complète pondérale et staturale, mais qu'il peut y avoir dissociation et le poids seul être atteint, alors que la taille est bien celle d'un enfant du même âge. Ainsi, un enfant de six mois peut avoir le poids d'un enfant de trois mois et la taille d'un enfant de six mois, alors qu'un enfant de trois mois aura le poids et la taille d'un enfant d'un mois. Il y a ainsi plusieurs degrés d'atrophie : au tiers, à la moitié, etc. Le même auteur admet :

1° Qu'il existe une atrophie chez l'enfant au sein due à l'inanition [1].

2° Que l'atrophie chez l'enfant au biberon peut survenir à la suite de troubles digestifs, d'hérédité tuberculeuse ou autre.

Conclusion. — Je ne chercherai pas une autre explication que celle de Variot, cependant, je crois bon d'ajouter ceci : l'arrêt de croissance observé avant trois mois est le plus souvent total, portant sur le poids et la taille, il est grave et souvent incurable, comme depuis longtemps l'a dit Marfan avec raison. L'atrophie pondérale isolée se rencontre plutôt chez l'enfant plus âgé, elle est beaucoup moins grave. Plus l'enfant avance en âge et plus l'atrophie est bénigne et curable.

Étiologie. — Les causes de l'atrophie sont nombreuses :

1° Un enfant né avant terme, en état de débilité congénitale, ne peut, malgré tous les soins donnés, surmonter sa faiblesse initiale, et devient un atrophique ;

2° De même un enfant né à terme avec tous les signes de l'hérédité d'intoxication (alcoolisme, etc.). La tare héréditaire ne lui permettra pas de croître : il deviendra atrophique ;

3° L'enfant né à terme n'a pu être mis au sein ; il est au biberon et ne croît pas, malgré le bon lait et l'hygiène. On ne trouve la cause de cet arrêt de croissance ni dans les antécédents, ni dans l'état des organes qui sont normaux. L'enfant est dans l'impossibilité de vivre avec le lait de vache. Les cellules sont héréditai-

1. Jegourel, *Thèse, Paris*, 1904.

rement fragiles et ont besoin de lait de femme pour se développer. Le noyau ne se divise plus, si bien que la cellule ne se reproduisant pas vit tant qu'elle peut, s'entretient mais ne croît plus. En ce cas, l'atrophie est une maladie de la cellule, qui ne peut se développer sans son excitant le lait de femme. Ces enfants sont de véritables dégénérés du noyau cellulaire. Si l'affection n'est pas trop invétérée, le sein pourra donner de l'activité à la cellule et guérir l'atrophie. Mais il ne faut pas trop attendre, car à un moment donné, le noyau ne pourra plus obéir à l'excitant naturel et l'atrophie restera incurable malgré le sein.

En général, cette atrophie tient de l'hérédité. Ce sont des enfants issus de parents épuisés, le douzième de douze, des fins de races, des fins de diathèse, des enfants de vieux, de diabétiques. En un mot tous enfants qui pour avoir passé le cap de la débilité et être nés à terme avec 3 kilogrammes n'en sont pas moins des organismes impuissants à se développer au lait de vache.

4° L'inanition chez l'enfant au sein pendant les premières semaines a été invoquée comme cause d'atrophie[1]. Ceci est rare car il faut que l'inanition soit *prolongée pendant plusieurs semaines*. On voit en effet, souvent, des nourrissons au sein d'une femme qui n'a pas de lait, rester des semaines en plateau et reprendre rapidement dès qu'on les met à un sein plus généreux.

Au contraire, chez l'enfant au biberon, l'inanition est grave et inquiétante. Si on attend trop longtemps pour le nourrir convenablement, il peut très bien ne pas se relever et devenir atrophique. En ce cas le sein seul pourra le tirer d'affaire.

5° L'enfant né à terme est nourri dès la naissance suivant toutes les règles du l'hygiène, mais avec du lait de misère, du lait frelaté, trop baptisé ou contenant du formol. Le nourrisson ne présente pas de troubles digestifs, mais il ne croît pas. Pendant les premières semaines si dangereuses, l'enfant est ainsi intoxiqué par des aliments de mauvaise qualité et ne peut plus se relever si

1. Jegourel, *Thèse*, Paris, 1904.

on le laisse au biberon. Seul le sein pourra peut-être le tirer d'affaire. C'est l'atrophie de l'intoxication alimentaire.

6° Le résultat est le même si, dans les premières semaines, l'enfant est aux prises avec une gastro-entérite. C'est l'ancienne athrepsie de Parrot, l'atrophie d'origine digestive.

7° L'enfant, qu'il soit au sein ou au biberon, vomit et maigrit : il a de l'aérophagie. Il n'est pas rare de voir l'atrophie s'installer peu à peu, par suite d'inanition (voir page 467).

8° Même explication chez l'enfant au sein ou au biberon présentant tous les signes de la maladie spasmodique. C'est l'atrophie spasmodique (voir page 463).

9° L'atrophie peut survenir comme terminaison de la cachexie dermo-lymphatique (voir page 410).

Symptomatologie. — La maladie s'installe lentement ; ce n'est qu'après quelques semaines d'arrêt dans la croissance que l'on peut penser à l'atrophie. Pour bien l'étudier, il est nécessaire de la dégager de tous les accessoires (fig. page 458).

Étude du poids et de la taille. — Le premier symptôme est l'arrêt de la croissance. La courbe pondérale reste en plateau pendant des semaines et des mois. L'atrophique possède au plus haut degré l'art de n'utiliser que la ration d'entretien. L'organisme est *parfaitement* équilibré, car il peut rester pendant des mois au même poids à 3^{kgr},250, par exemple. Parfois il semble qu'il fasse effort pour sortir de cette impasse, la courbe monte de 10, 20, 50 grammes, mais bientôt elle redescend plus bas qu'à son taux initial. C'est donc un effort stérile. Il y a donc des atrophiques équilibrés et des atrophiques déséquilibrés.

Influence de la dose de lait absorbé. — Si l'on prend comme base le chiffre de 100 grammes de lait par kilogramme d'enfant, on note :

1° Que la majorité des atrophiques ne croît pas avec cette dose ;

2° Qu'en augmentant la dose à 110, 115, 120 par kilogramme, quelques-uns seulement en profitent, alors que d'autres restent stationnaires ou même maigrissent ;

3° Que souvent cette augmentation dans l'alimentation peut être accompagnée d'une ascension passagère de la courbe suivie d'une baisse rapide parfois mortelle.

En un mot il est impossible de prévoir ce que donnera telle ou telle dose de lait et il est nécessaire de se laisser guider par l'enfant. D'une façon générale, la taille reste également stationnaire : l'atrophie est totale, elle est à la fois pondérale et staturale (Variot). Chez certains, l'atrophie est purement pondérale : la taille continue à croître, alors que le poids reste stationnaire. Il y a alors dissociation entre ces deux éléments.

Calorification. — Le tableau suivant indique qu'il n'existe pas de parallélisme entre le poids et la déperdition calorique de la surface[1].

POIDS — grammes.	DÉPERDITION CALORIQUE — calories.
2 000	6 400
2 500	4 800
3 600	5 555
5 480	4 239
5 820	4 659
5 850	2 085
6 000	3 906
6 160	5 818
6 200	4 903
6 570	4 261
6 750	3 081
7 000	3 520

Ce qui caractérise donc l'atrophie est le déséquilibre dans la calorification et la déperdition calorique de la surface. Pour le même poids, il y a hyporayonnement ou hyperrayonnement. Pour la même unité de surface, le rayonnement varie d'un atrophique à l'autre, de sorte que l'on ne peut se fier sur la surface pour établir la ration alimentaire. La variabilité dans le rayonnement n'a aucune relation avec la température du corps; ainsi deux atrophiques ayant la même température, l'un sera hypo-

1. BAUDRAND, Ier Congrès des gouttes de lait, 1905. — SAINT-ALBIN. *Thèse*, Paris, 1904.

rayonnant, l'autre hyperrayonnant. Il y a donc, comme le dit Variot, déséquilibre entre les fonctions de thermogénèse et de thermorégulation. La température de l'atrophique varie :

1° Ou il est chaud au toucher (36°,5-37°), sans refroidissement des extrémités, sans cyanose : la calorification est bien réglée ;

2° Ou, au contraire, il est froid (35°-34°) avec rigidité des extrémités et cyanose : la calorification est déréglée. Le nourrisson se met alors à l'unisson avec la température extérieure. Pour bien juger la valeur de la calorification, le repos au lit (l'enfant étant entouré de ouate ou de boules d'eau chaude) est insuffisant et il est nécessaire de le placer pendant quelques heures en station verticale. Si la calorification n'est pas réglée, l'enfant se cyanose, se refroidit rapidement aux extrémités et supporte peu la station verticale ; en ce cas, l'horizontalité et la chaleur sont indispensables. Dans le cas contraire, l'enfant reste chaud et se trouve bien de la verticalité. L'atrophique est, comme le débile, peu sensible à l'action pyrétogène des infections et des intoxications. Il ne présentera qu'une faible réaction ou souvent de l'hypothermie.

Aspect clinique. — L'atrophique est un cachectique, ou pâle, anémié, à peau transparente, translucide, légèrement tremblotante et œdématiée surtout aux paupières et aux malléoles, ou jaunâtre, gris, de teinte terreuse, à peau mince et atrophiée. L'amaigrissement est intense et progressif : la peau est trop large, plissée et pendante et les os font saillie, d'où la production facile d'ulcérations au moindre contact prolongé (malléoles, coudes, genoux). Cet amaigrissement donne au facies un aspect spécial, bien décrit par Parrot[1]. « Le front et les joues se couvrent de plis comme chez les vieillards. Ces rides permanentes et très visibles à l'état de repos s'exagèrent par les mouvements du visage et les cris. Au front, elles sont horizontales et sur les joues, elles forment plusieurs arcs de cercles concentriques, qui de chaque côté s'étendent de l'aile du nez au menton, embrassant la bouche dans leur concavité. La saillie des maxillaires détermine un cer-

1. *De l'Athrepsie.*

tain prognathisme; les commissures labiales sont portées au dehors, l'orifice buccal semble d'une largeur démesurée, la face prend un aspect bestial, hideux et la physionomie a quelque chose de simien. » A l'examen de ces « petits vieux », on est frappé de la vivacité et de la mobilité des yeux qui semblent seuls vivre et être normaux : Nous savons, d'ailleurs, que le cerveau souvent ne subit pas l'atrophie aussi intense que les autres organes. Toute la vie est concentrée dans la tête, alors que le corps est froid, la tête reste chaude, quoique découverte et ne se met pas à l'unisson avec la température extérieure. Ceci est un peu spécial à l'atrophie. Tandis que dans l'intoxication du choléra infantile, toute partie recouvrant un viscère reste chaude (les membres et les extrémités étant algides), dans l'atrophie, le refroidissement peut gagner les parties viscérales de la poitrine et de l'abdomen, mais respecte *toujours* le crâne.

Quand l'affection progresse, la fontanelle s'affaisse ; la diminution du liquide céphalo-rachidien est un des meilleurs signes de la cachexie. Tous les tissus, en effet, se déshydratent plus facilement qu'ils ne s'hydratent. On est même étonné de voir certains atrophiques absorber une grande quantité d'eau, ne pas en éliminer par les selles et les urines et cependant ne pas augmenter, comme si les échanges nutritifs nécessitaient une dépense abondante d'eau. On peut se convaincre encore de ce fait en injectant du sérum artificiel à l'aide de la ponction lombaire : la fontanelle reste affaissée. La déshydratation céphalique est parfois si intense que les os du crâne présentent des bords saillants et peuvent chevaucher les uns sur les autres.

Le cri est variable. S'il existe des atrophiques doux et sages, qui ayant peu d'appétit se contentent de peu, on peut affirmer que la majorité présente, au contraire, de la boulimie : l'enfant crie constamment, est insatiable, vide d'un trait son biberon et ne se calme qu'à la vue d'une seconde bouteille.

Si l'atrophie est d'origine digestive, la gastro-entérite provocatrice continue légère, mais tenace et persistante.

Si l'atrophie s'est installée sans troubles digestifs, l'enfant n'éprouve ni vomissements, ni diarrhée et peut même par entraînement supporter des doses énormes de lait sans en être incommodé : la masse fécale est abondante, relativement bien digérée. Mais à la longue, la fatigue survient : les sécrétions digestives (biliaires, pancréatiques, intestinales) se calment et les indigestions apparaissent (diarrhée). Souvent la cellule hépatique paraît participer plus que les autres cellules de l'organisme, au processus atrophique et ne sécrète plus la bile indispensable à la digestion. C'est d'abord une acholie de quelques heures, de quelques jours, qui devient persistante et incurable : les selles sont blanches et décolorées (méthode de Triboulet). En un mot, tôt ou tard, la digestion faiblit chez l'atrophique. Il est cependant fréquent d'observer des cas où jusqu'à la fin, le tube digestif reste intact et peut digérer une grande masse de lait. Le volume du ventre varie suivant l'état de la musculature des parois abdominale et intestinale.

Les vaisseaux sont normaux : cependant, chez certains, on peut noter la présence d'artères temporales tendues, sinueuses, comme dans l'artériosclérose. Il semble que l'on soit en présence d'un spasme artériel, car il disparaît à la mort et est le plus souvent observé, dans l'atrophie spasmodique.

Les urines[1] sont peu abondantes, chargées en urée, acide urique et urates, chlorures et phosphates. Ainsi un atrophique élimine 60 à 125 milligrammes d'azote par kilogramme, au lieu de 27 à 48, à l'état normal. Il y a donc dans l'atrophie une vie intensive et une désorganisation élevée des tissus.

La respiration est normale et les poumons intacts, à moins d'une complication, qui n'a rien à faire avec l'atrophie. Les os sont arrêtés dans leur croissance et en longueur et en épaisseur. Cependant parfois les tibias peuvent présenter un accroissement en épaisseur, comme dans l'achondroplasie.

L'examen du sang montre que le degré d'anémie est variable[2]. D'après Lenoble[3] il existe souvent une leucocytose surtout lym-

1. Parrot et Robin. — 2. Hayem, *Soc. méd. hôp.*, 1889. — 3. *Arch. méd. expér.*, XIX-XX.

phocytaire (77 pour 100) et éosinophilique, dont la cause est inconnue. On trouve, exceptionnellement, des globules rouges à noyau et fréquemment des poussées hématoblastiques.

Atrophie molle. Atrophie spasmodique. — On peut observer deux variétés d'atrophies. L'une molle, l'autre spasmodique, suivant l'état du système musculaire.

Atrophie molle. — Le tissu musculaire est flasque, mou, atone, atrophié : les membres sont étendus et parésiés. Cette atonie frappe également la musculature de l'abdomen et de l'intestin, si bien que la masse intestinale se laisse distendre et n'éprouve aucune résistance de la part de la paroi abdominale : le ventre est tympanisé, ballonné, étalé et présente une éventration médiane et latérale. De même l'intestin distendu, n'étant plus bridé par le plan périnéal, fait bomber cette région et disparaître le pli fessier. On ne saurait mieux rapprocher cette atonie musculaire de celle qui est observée dans le rachitisme.

Atrophie spasmodique. — Le tissu musculaire est, au contraire, en contracture, en spasme. Les muscles sont durs, rétractés, à tendons saillants et cette tonicité prédomine sur les fléchisseurs des membres, si bien que ces derniers sont en flexion (coudes, genoux, hanches). Ce spasme est permanent et ne résiste pas à l'extension, qui se fait difficilement. Ces atrophiques ont de véritables petits biceps : d'ailleurs on est étonné de trouver encore chez eux une certaine force musculaire, à voir combien ils serrent le doigt et les objets. Ce spasme existe aussi nettement au cou où tous les muscles sont raidis et saillants, si bien que le cou est droit. On sait que pendant le premier mois de la vie la tête reste ballante du fait de l'insuffisance musculaire, l'apparition de la raideur du cou doit faire craindre l'éclosion de l'atrophie spasmodique. On note l'existence du spasme sur les parois de l'abdomen et de l'intestin. Les muscles de la paroi, contracturés, forment un relief ferme et résistant, qui souvent gêne l'examen du ventre. L'intestin participe au spasme : on le trouve petit, rétracté, spasmodique, roulant sous le doigt, comme un intestin de poulet, si bien que tout le ventre, au lieu d'être ballonné et tympanisé, est petit, dur et serré. La variabilité de la tonicité du système musculaire dépend probablement de la cause qui a engendré l'atrophie. L'atrophie molle survient surtout dans l'intoxication alimentaire, dans certaines entérites chroniques, dans cette impossibilité de vivre que possèdent certains enfants et dans la misère. L'atrophie spasmodique présente un type clinique à part que j'étudierai sous le nom de « maladie spasmodique » (voir page 463).

Évolution et pronostic. — La durée varie. L'examen de l'enfant permet de la prévoir courte s'il y a baisse de poids : plus cette dernière est intense et plus le pronostic s'aggrave. On est souvent étonné de voir des enfants rester au même poids pendant des mois entiers. Les cellules de l'organisme ne se multipliant plus, l'organisme éprouve une usure moléculaire qui aboutit, à la longue, à la destruction complète. Dans cette évolution lente, il faut se défier des accroissements brusques et intenses, car ils sont suivis très souvent d'une baisse mortelle. Il n'est pas rare d'observer quelques jours avant la mort un regain de vie et un dernier effort, caractérisé par un accroissement de poids.

Malgré l'intensité de la vie cérébrale et digestive, l'organisme ne peut croître et lutter contre l'usure progressive : il s'éteint petit à petit épuisé par la lutte. — Le refroidissement augmente, les fontanelles se creusent, les yeux perdent de leur vivacité, le regard s'éteint, les paupières ne battent plus et la cornée exposée au contact de l'air rougit, s'enflamme et s'ulcère. — L'enfant devient prostré, manifeste sa douleur par une plainte monotone (cri de détresse de Parrot) et meurt lentement, à tel point qu'il est parfois difficile d'affirmer que l'enfant est mort. — Au dernier moment, parfois un accès de fièvre, le plus souvent un accès d'hypothermie, quelques convulsions, quelques hoquets.

Complications. — L'atrophique est résistant et peu sensible aux infections : on voit des enfants rester à l'hôpital pendant des mois entiers sans subir la moindre infection, traverser des épidémies sans être atteints. On peut voir survenir principalement des accidents cutanés (érythèmes, ulcérations au niveau des saillies osseuses, pyodermite), des suppurations de l'oreille moyenne. Il est, en effet, très fréquent de rencontrer à l'autopsie quelques gouttes de pus dans la mastoïde (Netter). On peut observer dans le cours de l'atrophie l'apparition de sclérème et d'œdème. Ce dernier peut être dû à l'absorption élevée de sel (injection de sérum artificiel) et être accompagné d'augmentation de poids tenant à la rétention aqueuse. — La bronchopneumonie est surtout rencontrée à la fin.

Lésions. — Les organes ne présentent pas le poids qu'ils devraient avoir, par rapport à l'âge de l'enfant. — Sont-ils arrêtés dans leur développement ou se sont-ils atrophiés ayant été plus gros? Nous n'en savons rien.

Voici quelques dimensions d'organes chez un atrophique âgé de quatre mois.

	POIDS NORMAL — grammes.	POIDS CHEZ L'ATROPHIQUE — grammes.
Foie.	300	109
Cœur.	32	21
Poumon.	35	26
Rate.	15	8
Rein.	25	18
Corps thyroïde. . . .	5	1
Cerveau.	620	460

On remarquera que tous les organes présentent une notable diminution de poids. — C'est l'atrophie complète, absolue. Le thymus[1] est l'organe, qui subit le plus l'effet de la maladie ; il est rouge, fibreux, scléreux ; on note encore quelques vestiges des nodules qui sont étouffés par les fibres de sclérose. — Certains auteurs[2] pensent que cette atrophie du thymus est la cause de l'affection ; on peut se demander au contraire si elle n'en est pas le résultat. Le cœur est le plus souvent dur et contracturé. Dans certains cas son poids est normal (Ohlmüller) alors que les autres organes, sauf le cerveau, sont atrophiés. Ce dernier, en effet, ne suit pas toujours l'évolution des autres organes[3]. Il

1. Lucien, *Soc. Biol.*, 1908. — 2. Durante, Blondel, Stokes, Rurhäh et Rohrer. — 3. Variot et Lassablière, *Soc. Biol.*, 1909.

a à peu près le poids qu'il doit avoir et il est le dernier à subir l'influence de la maladie ; cependant si celle-ci se prolonge, il finit par être atteint à son tour.

Le tube digestif participe à ce processus ; la paroi atrophiée dans tous ses éléments contient une notable quantité de cellules éosinophiles, qui présentent quelques particularités : les grains sont, en effet, mal colorés, non réfringents, moins arrondis et diffluents. D'après Variot et Ferrand le diamètre transversal de la fibre musculaire est le plus souvent diminué.

HYPOTROPHIE

Variot[1] a donné le nom d'hypotrophie à l'atrophie tardive qui survient chez des enfants déjà grands (seconde année). Elle est souvent totale, mais peut être purement pondérale : l'enfant ayant la taille mais non le poids de son âge. Ce sont de « grands » atrophiques maigres, allongés avec des os longs et sans épaisseur « des os de grenouilles » (Variot). Comme cette hypotrophie s'attaque à des enfants déjà âgés, il n'y a pas lieu d'être surpris de les voir présenter un certain développement intellectuel. On les voit, dit Lajoux[2], « remuer les mains avec vivacité et beaucoup de précision, prendre part à ce qui se passe autour d'eux, sourire aux personnes qui les entourent habituellement, pousser de petits cris joyeux, manifester leur volonté, donner à leur visage une expression variable avec leurs joies et leurs caprices ».

L'hypotrophie ne doit pas être confondue avec le rachitisme avec lequel elle peut coïncider. Les hypotrophiques sont plus sensibles que les atrophiques aux maladies infectieuses, probablement parce qu'ils sont plus âgés. Ils ont besoin d'une dose élevée de lait correspondant à leur taille et de ce fait à leur âge. On les améliore beaucoup plus rapidement que les jeunes atrophiques. Les injections de sérum artificiel ont plus d'action sur eux.

1. *Clin. inf. passim.* — 2. *Th.*, Paris, 1908.

Traitement. — L'idéal est de mettre l'enfant au sein ; on le traitera comme un débile (voir page 277). Si le sein seul est impossible, l'allaitement mixte sera employé ; mais on est souvent obligé d'avoir recours à l'allaitement artificiel. En ce cas quelle est la ration alimentaire à donner aux atrophiques ? Si l'enfant est hyperrayonnant, la déperdition calorique de la surface étant élevée, la ration devra être plus forte que si l'enfant est hyporayonnant. Or, dans la pratique, ceci est difficile à juger. Il est indéniable que, comme règle de conduite générale, il faut donner à l'atrophique une dose élevée par rapport à son poids mais qui soit plutôt en relation avec son âge. Budin et Variot ont insisté, avec raison, sur la tolérance de l'appareil digestif pour la suralimentation. Cependant, j'ai vu des atrophiques se relever avec 100 grammes par kilogramme et devenir malades dès qu'on dépassait cette dose. Aussi dans mon service, je prends comme base 100 grammes par kilogramme et j'augmente peu à peu si l'enfant ne croît pas. Le plus souvent on n'obtient de résultat qu'avec une forte dose de lait. Plus l'enfant est âgé et plus on a de chance de l'améliorer et parfois de le guérir. Avant trois mois on échoue malheureusement très souvent. S'il présente quelques symptômes douteux de syphilis, ou si la mère a eu des fausses couches, il sera bon d'essayer le traitement spécifique[1]. Quelques auteurs ayant obtenu des résultats avec ce traitement ont pensé que souvent l'atrophie était d'essence syphilitique. Je crois cette opinion exagérée, car sur 268 atrophiques je n'ai eu que 8 résultats par l'application de ce traitement. Terrien[2], Sagher[3], Cordier[4] font usage de babeurre. Stoppato emploie l'opothérapie. J'ai obtenu quelques améliorations avec le lait faiblement écrémé. Pour éviter les inconvénients du décubitus horizontal prolongé, je mets les enfants quelques heures sur la cabernote (page 457).

1. Pouzol, *Thèse*, Paris, 1895. — 2. *Presse méd.*, 1904-1905. — 3. *Ann. méd. et chir. inf.*, 1904. — 4. *Journ. clin. inf.*, 1904.

DYSTROPHIES SANGUINES. — LES ANÉMIES DU NOURRISSON[1]

La rénovation normale du sang peut être modifiée sous l'influence de diverses causes toxiques. La rate et la moelle osseuse réagissent fortement, mais comme elles gardent encore l'empreinte fœtale elles fournissent les globules rouges et blancs, à la manière du fœtus, c'est-à-dire le *globule rouge à noyau* et le *myélocyte*. Mais ces éléments, qui sont bons pour le fœtus n'ont plus de valeur pour le nourrisson. Ils viennent trop vieux dans un monde trop jeune. Ils sont abondants mais non viables et ne peuvent que difficilement se transformer en éléments adultes : le globule à noyau devenir globule rouge et le myélocyte devenir globule blanc.

Étiologie. — 1° Elle est parfois difficile à établir. C'est l'anémie idiopathique que les auteurs italiens ont attribué à un microbe spécial (Cardarelli, Mya, Trambusti).

2° On peut accuser l'hérédité de faiblesse. Ce sont des enfants de misère ou nés d'une mère malade pendant sa grossesse, ce sont des prématurés, des tuberculeux ou des jumeaux[2]. En un mot des enfants qui ne peuvent parvenir à « faire » leur sang.

3° Citons encore comme causes : les intoxications intestinales,

1. Von Jaksh, *Wien. Klin. Woch.*, 1889. — Luzet, *Thèse*. Paris, 1891. — Cardarelli, *Congrès Péd.*, Rome, 1890. — Baginsky, *Arch. f. Kinder.*, t. XIII, 1891. — Alt et Weiss, *Centr. f. med. Wissen.*, 1892. — Mya et Trambusti, *Lo sperimentale*, 1892. — Felsenthal, *Arch. f. Kind.*, 1892. — Köplik, Forschkeimer, *Arch. f. Ped.*, 1893. — Fischl et Raudnitz, *Prag. med. Woch.*, 1894. — Audéoud, *Traité* Grancher, Comby, 1894. — Glokner, *Münch. med. Abhandl.*, 1895. — Eisenmenger, *Wien. Klin. Woch.*, 1895. — Weill et Clerc, *Soc. péd.*, 1902. — *Rev. mal. enf.*, 1903. — Japha, *Traité de* Pfaundler et Schlossmann, 1907. — Simon et Rist, *Congrès de méd.*, Alger, 1907. — Guinon et Simon, *Soc. péd.*, 1909. — 2. Petrone, d'Espine et Jeanneret, *Assoc. avanc. Sciences*. Congrès Reims, 1907.

même dysentériques[1]; le paludisme[2]; la syphilis[3] (récemment Ribadeau-Dumas et Poisot[4] ont pu trouver dans le sang le tréponème); les diverses variétés d'hémorragies intenses et répétées, l'oxyde de carbone, le sarcome, l'ankylostome. En un mot toutes les infections quelles qu'elles soient. On a invoqué parfois l'abus trop prolongé du lait, qui chez les jeunes animaux peut provoquer des lésions du sang et des organes hématopoiétiques. L'enfant, à la naissance, possède dans le foie une forte réserve de fer, qui peu à peu diminue pendant la première année si bien, que s'il continue à ne vivre que de lait, cet aliment ne lui apportant pas assez de fer, il devient anémique. Les résultats obtenus par l'expérimentation viennent à l'appui de la variabilité des causes des anémies. On peut, en effet, avec divers microbes, diverses toxines, produire de l'hémolyse et provoquer dans le sang, dans la moelle osseuse, dans la rate, des lésions identiques à celles que l'on observe chez le nourrisson. Les lésions sont variables suivant l'agent hémolysant et suivant la durée de son action. Ainsi Dominici a pu obtenir dans la rate des réactions lymphoïdes ou myéloïdes avec le bacille de Koch, suivant la durée de l'expérience. Courcoux et Ribadeau-Dumas[5], Armand Delille[6] ont obtenu dans la rate, avec l'éthéro-bacilline d'Auclair, une réaction myéloïde ; de même Cantacuzène avec la toxine cholérique ; Courcoux et Ribadeau-Dumas (*loc. cit.*) avec des extraits de matières fécales ; Recksch[7] avec diverses substances hémolytiques ; Rist et Ribadeau-Dumas[8], Gaukler[9], avec des sels biliaires et de l'eau distillée.

Anatomie pathologique. Sang. — *Globules rouges.* — *a*) Le

1. Marfan, *Arch. Méd. enf.*, 1898. — Comby, *Id.*, 1900. — Petrone, *Pediatria*, 1905. — Tixier, *Th.*, Paris, 1908. — 2. Bayfand et Vernet, *Soc. Biol.*, 1904. — 3. Chauffard, *Sem. méd.*, 1891. — Rist et Salomon, *Rev. mal. enf.*, 1903. — Loos, *Wien. Klin. Woch.*, 1892. — Engel, *Virchows Arch.*, 1898. — Fischle, *Jahrb. für Kinderh.*, 1899. — Labbé et Armand Delille. *Traité hématologie*, 1902. — Lenoble, *Soc. Biol.*, 1905.— Marfan, Congrès Madrid, 1900. — 4. *Soc. Biol.*, 1908. — 5. *Soc. Biol.*, 1904. — 6. *Soc. Biol.*, 1905. — 7. *Zeitsch. f. Klein. med.*, 1904. — 8. *Tribune méd.*, 1906. — 9. *Th.*, Paris, 1905.

nombre des globules rouges diminue d'autant que l'anémie est plus intense et plus grave : 3 000 000, 2 000 000 et dans les cas les plus pernicieux 1 000 000. *b*) Le taux de l'hémoglobine baisse beaucoup plus que le nombre des hématies (Tixier). Au lieu de 90 pour 100 ce taux tombe à 50, 40, 25 pour 100, suivant le degré d'anémie. Aussi la valeur globulaire en teneur d'hémoglobine tombe également, 0,70, 0,60, o50, 0,45. Parfois, la diminution des globules est plus forte que celle de l'hémoglobine, alors chaque globule est plus chargé en fer. G = 1, 1,25, 1,70. Il y a dans ce cas si peu de globules que chacun d'eux a une valeur plus élevée. D'après Laache et Lépine cette élévation de la valeur G est caractéristique des anémies graves, car elle indique la présence de grands globules rouges.

Les globules rouges sont fragiles (poïkilocytose) ; on trouve toutes sortes de variétés de déformation qui sont d'autant plus nombreuses que l'anémie est plus prononcée.

Les globules sont, d'après Gabritchewski, polychromatophiles. Ils sont en anisocytose, c'est-à-dire que leur volume varie (microblastes, mégaloblastes). Plus l'anémie est intense, plus l'anisocytose est évidente et plus le nombre des grands globules est élevé.

Hématoblastes. — Ils ne présentent rien de particulier, parfois leur nombre est augmenté.

Fibrine. — Elle reste normale.

Globules rouges à noyau ou *normoblastes*. Ces éléments sont l'indice de rénovation sanguine suivant le mode fœtal. Leur nombre diffère suivant le degré d'anémie. Le globule rouge à noyau est aussi en anisocytose. L'aspect variable du noyau est l'indice de son activité ou de son inactivité. Actif, le noyau est divisé en karyokinèse ou en forme de trèfle et prend bien les couleurs. Inactif, le noyau ne présente pas de formes de division, il est pâle, diffus et prend peu les couleurs. Le globule nucléé dégénéré peut devenir énorme (gigantoblaste) et être coiffé d'un noyau fœtal.

Leucocytose. — En général, plus l'anémie est intense et plus la leucocytose est forte ; elle est due souvent à des infections microbiennes.

Myélocytes. — De même que le globule rouge à noyau est la caractéristique de la réaction anémique pour l'élément rouge, de même le myélocyte l'est pour l'élément blanc. On en rencontre en petite quantité dans les formes légères[1] (1 à 6 pour 100 des globules blancs). Ce chiffre augmente dans les cas graves, 12 à 16 pour 100. Toute anémie du nourrisson est à myélocytes. Parfois on note en plus une forte poussée de lymphocytes (60 à 70 pour 100)[2].

On peut noter la présence d'une notable quantité d'éosinophiles (7 pour 100)[3].

On remarquera que même dans les cas graves, l'augmentation des myélocytes est inférieure à la poussée des globules rouges à noyau.

Organes hématopoiétiques. — Les lésions de rénovation sont légères dans les formes d'anémie peu intense et plus apparentes dans les formes graves ; à tel point que, pendant la vie, la rate et le foie qui en sont le siège sont augmentés de volume. Au contraire, quel que soit le degré d'intensité de l'anémie, la lésion doit être recherchée dans la moelle osseuse.

Rate. — Normale, dans les cas légers, elle devient grosse, dans l'anémie pseudo-leucémique (150, 200, 400 grammes). Elle est dure, ferme, brune à la coupe, avec ou sans périsplénite. L'examen montre :

1° L'existence des globules rouges à noyau.

2° L'existence de nodules myéloïdes de réaction antianémique, contenant une accumulation de myélocytes.

3° Des lésions de destruction sanguine caractérisées : *a*) par l'existence dans les mailles de la pulpe d'une très grande quantité de cadavres de globules rouges et d'amas de pigments, plus ou moins phagocytés par des macrophages. *b*) Par un épaississement scléreux, progressif, des travées du tissu réticulé, qui peu-

1. Melland, Zelinski et Cybuiski. — 2. Scott et Telling, *Lancet*, 1905. — Carmelo Ciaccio, *Arch. méd. des enfants*, 1905. — Ménétrier et Aubertin, *Leucémie myéloide*. Encyclop. Léauté, 1906. — 3. Labbé et Aubertin, *Rev. mal. enfance*, 1906.

vent étouffer les follicules. Ce qui explique la leucopénie que l'on peut observer dans certaines formes (Pétrone). Les cellules conjonctives s'hypertrophient, prennent un protoplasma volumineux et peuvent se disposer en cercles concentriques. *c*) Les glomérules de Malpighi sont plus petits, par suite du départ intensif des cellules lymphatiques.

Dans les autres organes (foie, thymus) on peut noter des foyers de réparation (nodules myéloïdes) et des cellules rouges à noyau.

Moelle osseuse. — Elle est l'organe par excellence de l'anémie. C'est là où il faut chercher la lésion fondamentale. Dès que l'anémie devient un peu forte, la moelle réagit et prend le type actif ou « plastique » d'Erlich. Elle devient rouge vif et revient au type fœtal. Cette congestion contraste avec la pâleur de tous les organes. La graisse disparaît, le tissu osseux régresse. Au microscope on note l'existence de macrophages chargés de pigments et de débris de globules rouges, qui indiquent un centre d'hémolyse. La moelle donne des globules rouges nucléés qui ne peuvent devenir adultes à cause de l'hémolyse intense qui agit sur la division du globule. Celui-ci devient d'emblée énorme et géant. Cette réaction nucléée est variable, suivant le degré de l'hémolyse. Légère dans les cas d'anémie ordinaire, elle devient intense dans les formes pseudo-leucémiques. On note aussi des nodules myéloïdes qui produisent les myélocytes. De même que le globule nucléé n'arrive pas à se transformer en globule rouge adulte, de même le myélocyte ne se transforme plus en polynucléaire. C'est une déviation du même genre.

Symptomatologie. — La pâleur est le signe clinique de l'anémie, elle siège sur la peau et les muqueuses. L'enfant a peu de ressort, peu de vivacité, il est « trop sage ». Il présente une légère dyspnée sans lésion pulmonaire. Le cœur est intact. Cependant, quand la maladie dure depuis un certain temps, on peut trouver des souffles inorganiques[1] qui peuvent simuler une lésion

1. Archambault, Weill, Marfan.

valvulaire. Le ventre est gros, recouvert d'un lascis veineux et sans ascite. L'augmentation de volume du foie et de la rate est due ou à la maladie causale (troubles digestifs, syphilis, etc.) ou à la rénovation sanguine. La rate augmente par poussées, entre lesquelles elle ne diminue pas et descend vers la fosse iliaque gauche. Le doigt l'accroche facilement. Elle peut avoir 9-12 centimètres de diamètre vertical. On voit parfois apparaître de l'œdème, des hémorragies et des accès de fièvre. Les ganglions sont normaux, mais à la fin ils peuvent augmenter de volume. La maladie est progressive mais peut présenter des rémissions. La durée varie de 6 à 8 mois. Le pronostic est sérieux ; tout dépend de la cause. Ces anémies graves sont souvent compliquées d'infections secondaires.

Diagnostic et traitement. — La pâleur, par elle-même, n'est pas un signe d'anémie car l'enfant « ochrodermique »[1] présente un sang normal et sa pâleur est due à l'augmentation de la masse sanguine, ou à l'existence d'un spasme cutané. On devra rechercher la cause de l'anémie.

S'il y a syphilis, la médication spécifique s'impose. S'il y a gastro-entérite, la diététique rationnelle doit être mise en pratique. On y joindra le protoxalate de fer, qui est le médicament des anémies de l'enfance[2]. Dans certains cas, il semble que le sérum antidiphtérique (série d'injections) et que l'absorption journalière d'une cuillerée à café de moelle rouge de veau ou de jeune poulet aient de l'action en favorisant la rénovation sanguine. On peut faire usage de rayons X ou de radium.

CHLOROSE. OLIGOSIDÉRÉMIE

Déjà en 1771, Sauvage parle de la chlorose infantile. Nonat[3], Archambault[4], ont admis son existence chez le nourrisson. Ce-

1. Marcel LABBÉ, BARBIER, RAVRY. — 2. HAYEM. — 3. *Traité de la chlorose*. — 4. *Gazette des hôp.*, 1862.

pendant Potain et Hayem ne furent pas de cet avis et cette affection fut passée sous silence. En 1903, elle revit avec les mémoires de Hallé et Jolly[1] puis de Pétrone[2], Rist et Guillemot[3], Marfan, Leenhardt[4], Tixier[5].

La chlorose est une anémie spéciale dans laquelle le nombre des globules rouges est normal et la quantité de fer abaissée (oligosidérémie de Rist et Guillemot). Le fer présente une action thérapeutique rapide.

Étiologie. — Le sang du nouveau-né est plus chargé en hémoglobine que celui de l'adulte[6] ; il existe, en effet, dans le foie à la naissance, une forte réserve de fer qui permet au nourrisson d'y puiser pendant toute la période d'alimentation lactée, car le lait ne contient que des traces de fer. — Chez certains enfants, du fait de l'état maladif de la mère, cette réserve peut être faible. — La chlorose apparaîtra dès que cette dernière sera épuisée, après quelques mois (4 mois) mais bien avant l'échéance normale. C'est en un mot un défaut d'épargne, d'origine congénitale.

La notion d'hérédité est indéniable. Elle a été mise en lumière par Archambault, car, dit-il, « il y a des familles où l'on naît pour ainsi dire anémique ». La maladie se transmet même de génération en génération.

La chlorose peut donc être congénitale et provenir de la même maladie chez la mère, ou d'un état cachectique de cette dernière (tuberculose, misère, albuminurie). Cette déchéance maternelle produit une insuffisance de réserve du fer. On sait, en effet, que chez le fœtus à terme, pour 1 000 grammes de sang, il y a 0gr,45 de fer. Or, Nicloux[7] et Von Vyve[8] ont montré que chez le fœtus issu d'une mère albuminurique, on note un abaissement du taux du fer à 0gr,38.

La chlorose peut venir encore de ce fait que la réserve est faible. Ainsi pour les jumeaux, chaque fœtus ne peut avoir qu'une

1. *Arch. méd. enf.*, 1903. — 2. Congrès, Rome, 1905. — 3. *Soc. méd. hôp.*, 1906. — 4. *Thèse*, Paris, 1906. — 5. *Thèse*, Paris, 1907. — 6. Bunge, *Chimie Biol.*, 1891 et XIIIe Congrès allem. méd. int., 1895. — 7. *Soc. Biol.*, 1902. — 8. *Thèse*, Paris, 1902.

partie de cette dernière. Un enfant né avant terme possède une réserve faible, car, d'après Hugounenq, c'est surtout dans les derniers mois que le fœtus fixe les plus fortes quantités de fer. Un enfant, à la naissance, présentant de fortes hémorragies, épuise sa réserve. De même, les injections trop répétées de sérum artificiel diminuent la quantité de fer (Labbé).

L'alimentation lactée trop prolongée peut engendrer la chlorose (Heubner, Monti, Hallé et Jolly, Renaut). Les expériences de Kunkel[1], de Cloetta[2] établissent que le sang des animaux nourris au lait pendant longtemps contient moins de fer que si on en ajoute au lait. L'action des troubles digestifs sur la production de la chlorose est probable.

Symptomatologie. — La maladie s'installe lentement et progressivement à la fin de la première année et dans le cours de la seconde.

Le nourrisson devient pâle, décoloré, de teinte vieille cire. Mais le signe essentiel qui distingue la chlorose et la sépare des autres anémies est la conservation de l'état général. Pas d'amaigrissement, tissu graisseux sous-cutané normal, poids normal. L'examen du cœur permet de reconnaître l'existence de souffles (voir affections du cœur). Le jeune chlorotique présente un appétit fantasque, variable tous les jours ; il ne peut être soumis à une alimentation régulière. On peut observer quelques vomissements sans caractères. La constipation est de règle. L'enfant est apathique, trop sage, a peu de sommeil. On ne trouve aucune altération clinique des organes (foie, rate, poumons). D'après Marfan il existerait fréquemment de la fièvre légère et persistante (37°,5).

Un des caractères essentiels de la chlorose est la rapidité d'action du fer, si bien qu'en quelques jours, l'enfant est transformé et recoloré. Mais, comme le disent Hallé et Jolly, l'enfant a un besoin incessant de fer, car l'action de ce médicament ne dure

1. *Arch. f. gesam. Physiol.*, 1895. — 2. *Arch. f. exper. Path. und Pharnok.*, 1897.

pas longtemps et après quelques mois il faut recommencer. L'étude du sang montre que chez ces nourrissons la lésion fondamentale est la diminution de fer dans les globules qui le fixent facilement mais ne peuvent le garder longtemps. Le nombre des globules rouges est normal, mais le taux de l'hémoglobine est abaissé à 50 pour 100, 30 pour 100, 20 pour 100. Il en résulte une diminution de la valeur globulaire qui peut atteindre des chiffres très bas. Quant aux autres altérations du sang, elles n'ont rien de spécial (poïkylocytose, anisocytose) et se rencontrent dans toute anémie chronique. Le chiffre des hématoblastes est normal. Il n'y a ni *hématies nucléées, ni myélocytes*, ce qui montre que la chlorose est bien une maladie à part et qu'elle n'est pas due à un défaut de formation globulaire. Rien du côté des leucocytes.

L'évolution de la maladie est lente et progressive. On ignore encore, si elle peut persister jusqu'à la puberté et se transformer en chlorose de l'adulte.

Diagnostic. — La conservation de l'état général, de l'embonpoint et de la santé apparente, l'absence de toute lésion d'organes, éliminent cliniquement toute anémie secondaire et individualisent la chlorose. L'étude du sang et de l'influence du traitement vient confirmer ce diagnostic.

Traitement. — Le pronostic est bénin. La chlorose guérit rapidement par le fer qui en est le spécifique. En quelques jours le taux de l'hémoglobine augmente dans chaque globule, si bien que la valeur remonte à 60 pour 100, 80 pour 100. Cette reprise de fer est accompagnée d'une augmentation passagère de globules rouges, dont le nombre revient rapidement à la normale. Il faut savoir qu'il existe fréquemment des rechutes, à époques variables, rechutes qui nécessiteront de nouveau l'application du traitement. On donne au nourrisson $0^{gr},10$ de protoxalate de fer, matin et soir, dans une cuillerée à café de lait, pendant la première année et $0^{gr},15$ durant la seconde année.

S'il s'agit d'un enfant soumis depuis trop longtemps à l'alimentation exclusivement lactée, on le sèvrera, en lui donnant de petites soupes au lait additionnées de farines chargées en fer. Si l'enfant a quinze mois, on peut ajouter de la soupe à la viande.

HÉMOGLOBINURIE

Elle est exceptionnelle. Henoch en cite un cas chez un enfant de 9 mois. J'en ai observé également un cas en 1898, à l'hôpital Trousseau. Il s'agissait d'un enfant de dix mois, qui depuis quelques semaines était pâle, s'alimentait peu et maigrissait. Il n'existait ni vomissements, ni troubles digestifs. Le poids de 8^{kgr},900 à l'âge de 9 mois était tombé en trois semaines à 7^{kgr},530. On ne trouvait l'explication apparente de cet amaigrissement que dans l'inanition : l'enfant prenait à peine un demi-litre de lait par jour. Il avait des urines rouges qui, recueillies et examinées, ne contenaient pas de globules, mais seulement de l'hémoglobine qui augmentait ou diminuait suivant les moments. La cause fut attribuée à la syphilis héréditaire. En effet, cet enfant avait eu du coryza pendant de longues semaines, lequel avait cédé au traitement spécifique. La mère, de plus, avait eu plusieurs fausses couches. L'origine syphilitique de cette hémoglobinurie fut évidente, car après un mois de régime lacté et de traitement spécifique elle disparut.

HEMOPHILIE

L'hémophilie est caractérisée par la facilité avec laquelle l'organisme a des hémorragies ; prédisposition qui est familiale et héréditaire. Ainsi Von Limbeck[1] a pu suivre cette hérédité pendant quatre générations.

La maladie frappe surtout les garçons : ainsi Dunn[2] sur 780 hémophiles a noté 717 garçons. Elle est assez fréquente en

1. *Prag. méd. Woch.*, 1891. — 2. *Americ. Journ. of sciences medic.*, 1883.

Allemagne, et très rare en France. Signalons deux cas : un chez un enfant de 11 mois, au sein, l'autre chez un enfant de 10 mois au lait stérilisé (Comby)[1].

L'hémophilie du nourrisson se caractérise par l'apparition d'hémorragies à la moindre cause. Ces hémorragies sont nasales, ou gingivales. Elles sont tenaces, abondantes, longues et répétées. Un choc, qui ne produit aucun effet chez un enfant bien portant occasionne chez l'hémophilique un hématome sous-cutané. La moindre contraction musculaire est suivie d'un épanchement de sang dans l'intérieur du muscle (psoas, brachial antérieur). Le plus petit traumatisme sur la jointure du genou provoque une hémarthrose accompagnée d'un peu de fièvre [2]. Le sang se résorbe avec lenteur, mais le triceps s'atrophie, la synoviale et les ligaments s'indurent, l'os se raréfie. L'ankylose s'installe et l'hémorragie revient dès qu'on essaye de mobiliser la jointure.

On peut observer des hémorragies faciles et incoercibles dans l'estomac, l'intestin, la vessie.

Toute crise provoque de l'anémie passagère. L'état général est bon. On ne trouve aucune lésion des organes.

Pathogénie. — On ignore la cause de cette prédisposition. Certains disent qu'elle est due à une fragilité congénitale de la paroi vasculaire, d'autres[3] incriminent l'altération de la fibrine qui ne se coagule plus ou se coagule lentement. Cette lésion dépendrait de l'existence dans le sérum de substances anticoagulantes, car il suffit d'ajouter du sérum hémophilique au sang normal, pour que ce dernier se coagule plus lentement.

Autre opinion : si la fibrine ne se coagule pas, cela tient à une diminution de la plasmase, qui joue un grand rôle dans l'acte de la coagulation. Les uns l'attribuent à la faible quantité de leucocytes chez ces malades. D'autres (Sahli) pensent que la paroi vasculaire à l'état normal sécrète des kinases, qui acti-

1. *Traité de* Grancher, 2e édition, 1903. — 2. Broca, Gayet, *Gaz. hebd.*, 1895. — Meynet, *Th.*, Lyon, 1896. — 3. Sahli, Weill, Carrière et Labbé, *Congrès de méd.*, 1907.

vent la plasmase. Chez l'hémophilique la paroi artérielle étant malade, la sécrétion de ces kinases serait moins abondante. Cependant, on a beau ajouter de la plasmase au sang hémophilique, ou injecter à l'hémophilique de la nucléine qui produit de l'hyperleucocytose le caillot ne se fait ni mieux ni plus vite. Donc il semble que la première opinion soit la plus vraisemblable.

Il y aurait diminution des ferments coagulants ou augmentation des ferments anticoagulants. Bref nous savons peu de choses.

Certains auteurs (Weill) ont admis l'existence d'une hémophilie dans laquelle le défaut de la coagulation tient à une insuffisance de la plasmase, car il suffit d'ajouter cette dernière pour que la coagulation apparaisse (à 3 centimètres cubes de sérum hémophilique ajouter une goutte de sérum normal). Dans la pratique on injectera celui-ci sous la peau.

Le traitement le meilleur consiste (Weill [1], Lommel [2]) en injections répétées de sérum de cheval (sérums normal, antidiphtérique, antitétanique). L'action des sels de calcium et de gélatine est des plus douteuses. On agira localement sur les hémorragies, en appliquant de l'antipyrine ou de l'adrénaline. Le citron donne de bons résultats. On évitera tout choc, toute intervention opératoire. L'enfant sera envoyé dans le Midi, car on a remarqué que l'hémophilie était plus souvent observée dans les pays froids. On ne confondra pas l'hémophilie, maladie familiale et héréditaire, avec les purpuras et la maladie hémorragique des nouveau-nés (melœna neo-natorum).

PURPURA

Le purpura que Werlhoff et Wickmann ont à la fin du XVIIIe siècle séparé du scorbut (maladie de Barlow) se rencontre rarement chez le nourrisson.

On sait qu'il est caractérisé par des taches rouges, résistant à

1. *Thèse*, 1907. — 2. *Centr. f. innere med.*, 1908.

la pression du doigt. L'éruption est légère ou intense, accompagnée d'hémorragies à la surface des muqueuses. Cette éruption par elle-même n'est qu'un symptôme, dont la cause varie, comme on peut le voir dans le cours des maladies éruptives : rougeole, scarlatine, etc. On sait que, chez l'adulte, le purpura est observé dans les empoisonnements (p. toxique), chez des nerveux (p. nerveux), dans les états infectieux (septicémies, rhumatisme). A lui seul, il peut être toute la maladie (dite de Werlhoff). Je n'insiste pas sur ces faits, car le purpura est bien exceptionnel chez le nourrisson. Il peut se présenter sous trois aspects différents.

1° **Purpura infectieux primitif.** — Le purpura est à lui seul toute la maladie. C'est une septicémie particulière[1]. On lui donne encore le nom de purpura fulminans. Son évolution est foudroyante. Sans cause appréciable, brusquement, le nourrisson est sidéré par une crise de convulsions, de cris, de fièvre à 40°; il reste plongé dans le coma ; le pouls est très faible et très accéléré, la dyspnée est intense. En quelques heures des ecchymoses apparaissent à la surface du corps, respectant les muqueuses et les jointures. On note des taches avec œdème douloureux sur le pied et la main. Les vaisseaux sont intacts. En douze à vingt-quatre heures l'enfant meurt. On note à la base de l'encéphale une hémorragie sous-arachnoïdienne et dans les différents organes toutes les lésions du purpura.

Cette septicémie purpurique suraiguë est observée principalement de sept à douze mois. La maladie peut revêtir une forme épidémique (Guelliot). La cause est inconnue. On peut se demander si cette affection n'est pas une rougeole septique anormale.

2° **Purpura secondaire.** — On note l'existence de taches purpuriques à titre de signe accessoire, dans l'infection puerpérale, la syphilis hépatique, l'ictère infectieux, etc. Dans ces cas le foie est toujours lésé.

1. Rilliet et Barthez, *Traité des maladies des Enfants.* — Guelliot, *Union médicale du Nord-Est*, 1884. — Henoch, *Berlin. Klin. Woch.*, 1887. — Stoffen, *Jahrb. f. Kind.*, 1896. — Apert, *Soc. Hôp.*, 1897. — Paris, *Soc. péd.*, 1903. — Tixier, *Soc. péd.*, 1908.

3° **Purpura à forme gastro-intestinale.** — Avant, pendant, ou après l'apparition des taches purpuriques sur les membres, on voit survenir des phénomènes abdominaux, *intenses* et *paroxystiques*.

Ce sont des douleurs brusques dans l'abdomen, avec vomissements bilieux, rétraction de la paroi, constipation opiniâtre, pouls rapide et petit, facies abdominal. Parfois au contraire, il existe du météorisme, avec de la diarrhée et du melœna. Après un ou deux jours, tout cesse brusquement pour réapparaître de nouveau et cela, pendant des semaines. Ce purpura peut être rapproché des formes d'intoxication intestinale que nous décrivons au chapitre : Maladies gastro-intestinales.

Nous ignorons la pathogénie du purpura chez le nourisson ; on trouve souvent de l'hérédité tuberculeuse (Wolf)[1]. Nous savons seulement, depuis les recherches de Hayem et Bensaude[2], de Lenoble[3], qu'il existe une altération du sang, caractérisée par la lenteur ou l'absence de la coagulation de la fibrine (le caillot n'est pas rétractile) et par la présence de globules rouges à noyaux et de myélocytes. Le traitement est identique à celui de la maladie de Barlow.

DYSTROPHIES LYMPHATIQUES

(Lymphatisme simple. — Scrofule. — Diathèse exsudative. — État lymphatico-thymique. — Cachexie dermo-lymphatique.)

Lymphatisme simple. — Connu depuis longtemps, le lymphatisme est caractérisé par le développement anormal et l'extrême vulnérabilité du système lymphatique principalement des ganglions déjà un peu sensibles chez le nourrisson. C'est un état spécial, héréditaire et familial, qui s'affirme de plus en plus vers la fin de la première année. Cette susceptibilité lymphatique fait

1. *Arch. fur Kinder.*, 1908. — 2. *Soc. méd. hôp.*, 1897. — 3. *Arch. méd.*, 1906.

que les ganglions qui augmentent de volume à la moindre cause, ne se résolvent que lentement et qu'il s'établit un œdème d'intensité variable (œdème blanc ou lymphatique). Les chairs sont molles, aqueuses, pâles, œdématiées, torpides, atones et sans réaction. C'est le lymphatisme de base, dégagé de toute infection.

Lymphatisme intense. — Chez certains enfants, Paltauf[1] a décrit sous le nom d'*état lymphatico-thymique* ou de « *status lymphaticus* » une forme intense de cet état diathésique caractérisée 1° par l'intensité des adénopathies, de l'œdème et même de l'adipose; 2° par l'hypertrophie de tout le système lymphatique (amygdales palatines et linguales, plaques de Peyer) ; 3° par l'hypertrophie du *thymus* et *de la rate* ; 4° par l'hypoplasie du système cardio-aortique; 5° par l'intensité de l'anémie. Ce qui donne à cette forme une note particulière est l'*hyperexcitabilité* du système nerveux, qui peut permettre d'expliquer la fréquence de la mort subite, car on ne trouve aucun signe de compression de la trachée. — D'après Escherich[2], Svebla, Basch[3], cette excitabilité anormale serait due à l'hyperthymisation. La tétanie, le spasme en seraient d'autres manifestations. D'après Paltauf, l'hypertrophie du thymus porte principalement sur l'élément lymphatique. Cette forme intense du lymphatisme peut coïncider soit avec l'hypertrophie de la glande thyroïde (Hedinger)[4], soit avec l'anémie pseudo-leucémique; on trouve alors dans le thymus des myélocytes et des globules rouges à noyau (Ghika)[5].

Diathèse exsudative. — Sous ce nom, Czerny[6] décrit un état particulier du nourrisson qui tient et du lymphatisme et de l'arthritisme, tels que nous le comprenons en France, depuis Bazin, Hardy, Lancereaux, Bouchard, etc. Il consiste en une déviation de la nutrition due à l'assimilation défectueuse des graisses. L'enfant est pâle, atone, à muscles flasques ; il est gras ou maigre (dans ce dernier cas, le poids à la naissance est inférieur à trois kilogrammes et reste stationnaire). Il présente de l'eczéma sec

1. *Wiener Klin. Woch.*, 1889. — 2. *Berlin. Klin. Woch.*, 1896. — 3. *Wien. Klin. Woch.*, 1903. — 4. *Jahr. f. Kind.*, 1906. — 5. *Thèse*, Paris, 1901. — 6. *Jahrb. f. Kinderh.*, 1909. — *Salge. Moderne Kinderh.*, 1909.

ou suintant, ou de l'érythème, ou du prurigo. Peu à peu, le système lymphatique de la gorge augmente de volume (végétations, grosses amygdales). Czerny donne à ces nourrissons la quantité de lait nécessaire à leur entretien et à un accroissement léger. Si l'enfant est au sein, il fait donner des tetées courtes. S'il est à l'allaitement artificiel, il fait usage de lait dégraissé et y joint des légumes verts et des farineux.

Lymphatisme infecté (scrofule). — Un des caractères du lymphatisme (Grancher) est la lenteur d'évolution et la ténacité des infections cutanées, si bien que la moindre dermite ou pyodermite s'éternise (conjonctivite, impetigo, pyodermite, labialite). Il se fait un œdème local, lymphatique qui persiste, tend à s'épaissir, à s'indurer et à devenir éléphantiasique. De là cet aspect spécial de la figure (nez épais et induré, lèvres infiltrées et grosses) et cette persistance de toute infection locale. Le lymphatisme ralentit toute infection qui réagit à son tour en augmentant l'œdème local. Toute plaie présente une cicatrisation lente chez un lymphatique. Le lymphatisme infecté a donc un type spécial, que l'on a appelé « scrofuleux » et qui est véritablement « hypertrophique ». Cette infection est variable. C'est le plus souvent une dermite banale, en ce cas l'expérimentation des ganglions et des lésions ne donne pas la tuberculose (Grancher)[1] et l'épreuve de la tuberculine reste inactive (Moro)[2]. Dans d'autres cas, la lésion est tuberculeuse (fait démontré par l'expérimentation). Enfin la lésion locale peut ne pas être tuberculeuse, mais réagir à la tuberculine (Escherich)[3]. En ce cas elle est une tuberculinide, une intoxication locale par la tuberculine. Celle-ci, inoculée, peut guérir cette manifestation.

Cachexie dermo-lymphatique. — Dans le lymphatisme infecté, la note dominante est la lenteur d'évolution, la chronicité, la difficulté de résolution de la lésion cutanée : ce qui donne à ces dermites un cachet spécial. Il n'en est pas de même de la maladie

1. Congrès de Copenhague, 1894. — 2. *Deutsch. med. Woch.*, 1909. — 3. *Wien. Klin. Woch.*, 1909. — Congrès de Buda-Pesth, 1909.

suivante qui aboutit rapidement à la cachexie. Le terme dermo-lymphatique indique le balancement entre les deux symptômes: affection cutanée et adénite. La dermite est donc mobile et ne présente pas la fixité des dermites du lymphatisme infecté.

La maladie s'observe et chez l'enfant au sein et chez l'enfant au biberon. Le début est insidieux. Tantôt la dermite en activité s'installe peu à peu, accompagnée de l'adénite. Tantôt au contraire l'adénite la suit après un temps variable. Mais si l'on examine bien l'enfant, on voit qu'il existe avant tout un état particulier de la peau, probablement congénital, qui forme la base de la maladie.

La cause est inconnue. La gavage ne peut pas expliquer tous les faits, car souvent l'enfant est bien réglé. Ainsi sur 122 cas, 70 fois le réglage était parfait. L'affection est caractérisée :

1° Par des lésions cutanées.

2° Par le retentissement de ces lésions sur le système lymphatique.

3° Par le balancement entre ces lésions et les manifestations ganglionnaires.

4° Par la cachexie chronique d'intoxication qui survient plus ou moins rapidement.

5° Par des crises d'intoxication.

6° Par la fréquence de la mort subite.

1° *Lésions cutanées.* — Quelques semaines après la naissance, la peau devient grise, écailleuse, ichthyosique, parcheminée, atrophiée, sénile ; les squames sont larges, comme si la peau avait été recouverte de collodion. Elle est sèche, sans sueur ; les poils sont rares, fragiles, secs et grisâtres. Le nourrisson a des démangeaisons et se gratte constamment : il paraît même en souffrir, si l'on se fie à la persistance des cris. De temps en temps, sur cette dermite chronique ichthyosique, apparaissent des crises cutanées d'intoxication à aspects variables.

a) Dermite érythémateuse. — A un endroit quelconque du tégument, mais surtout à la face, la plaque de desquamation se soulève par ses bords, la démangeaison augmente, le nourrisson se gratte et la peau ainsi irritée devient *érythémateuse* : elle s'éraille et sécrète un liquide jaunâtre séreux, qui se concrète en petites croûtes molles et qui peut être très abondant au point de mouiller constamment le pansement. C'est une crise extériorisée d'intoxication d'origine digestive.

b) Kératinisation. — Par places, l'épiderme s'épaissit, se kératinise, prend une teinte bleutée ; brusquement apparaissent des craquelures qui saignent et sécrètent un liquide séreux.

c) Séborrhée. — Sur le crâne principalement, apparaît de la séborrhée sèche sous la forme de croûtes grasses, onctueuses, plus ou moins adhérentes et reposant sur la peau ichthyosique. De temps en temps, par crises, la sécrétion augmente et la peau devient rouge, enflammée, érythémateuse. C'est une crise toxique séborrhéique, qui dure quelques jours.

d) Eczéma. — Exceptionnellement, on peut voir survenir une crise d'eczéma, caractérisée par la lésion élémentaire, vésicule. L'hypothèse la plus vraisemblable est que ces crises sont d'origine toxique et dues à l'élimination par la peau de substances produites dans l'organisme.

2° *Adénopathie.* — La lésion cutanée est accompagnée, précédée ou suivie d'un gonflement des ganglions du cou, de l'aine, de l'aiselle, qui deviennent gros et font saillie sous la peau, tout en ne présentant ni mollesse, ni dureté (à la coupe on note des stries blanches de sclérose). Ce qui caractérise cette adénopathie est la variation de volume en quelques heures, si bien que l'enfant ayant des ganglions très nets un jour, peut le lendemain les avoir dégonflés). Ces ganglions sont beaucoup plus gros quand la peau n'est pas enflammée et souvent diminuent avec les poussées cutanées. En sens inverse, ils augmentent brusquement si la lésion cutanée disparaît, comme si les substances éliminées par la peau rentraient dans la circulation. Souvent l'adénopathie apparaît la veille du jour où l'éruption cutanée doit disparaître.

3° *État général.* — Le nourrisson parfois œdématié maigrit peu à peu et se cachectise : les chairs sont molles, sans réaction. Il a peu d'appétit, s'amuse avec le sein ou le biberon ; il dort mal, crie beaucoup et fatigue tout l'entourage. L'application de pansements humides calme la démangeaison et la dermalgie. L'enfant ne croît pas et, même au sein, conserve une courbe en plateau, pendant de longues semaines. Il n'a pas de fièvre, sauf au moment des crises cutanées où l'on peut noter un petit accès fébrile. Suit-on l'enfant, on note qu'il existe un balancement entre l'activité cutanée et l'adénopathie. Après une série alternante de crises cutanées et ganglionnaires, l'amaigrissement progresse, l'état de sécherese et de sénilité de la peau augmente et l'enfant s'atrophie. Moins les éruptions cutanées sont fréquentes, et plus l'atrophie augmente. L'intoxication s'aggrave; les viscères ne fonctionnent plus aussi bien ; le foie grossit, les selles se décolorent, la fonction biliaire diminue, l'enfant devient pâle et l'examen du sang dénote l'existence d'une anémie progressive toxique (on trouve souvent de la leucocytose). L'enfant ainsi intoxiqué n'est pas un arthritique : l'urine est normale et ne présente ni augmentation d'urée, ni d'acide urique. La valeur des substances éliminées est au contraire abaissée.

On ignore la cause de cet état morbide, car on ne trouve ni syphilis, ni tuberculose, ni infection quelconque. Si la mort survient, on note l'intégrité parfaite des organes ou l'existence de lésions dégénératives du foie et du rein, qui indiquent la nature toxique de l'affection.

4° *Crise d'intoxication.* — De temps à autre, qu'il y ait ou non une crise d'élimination cutanée, l'enfant présente les signes d'une poussée d'intoxication plus forte. Tantôt la diarrhée apparaît avec ballonnement du ventre et augmentation du volume du foie. Elle dure un, deux jours, puis tout rentre dans l'ordre. Tantôt la crise est plus grave. Brusquement la température monte en *quelques heures* à 40°-41°, comme l'indique la courbe ci-jointe[1]. L'enfant devient pâle, somnolent, les yeux atones, les pupilles rétrécies, la respiration irrégulière et saccadée, le pouls petit, fréquent, incomptable. Parfois ce collapsus est

1. Empruntée au Mémoire d'Hutinel et Rivet. *Arch. méd. enf.*, 1909.

entrecoupé de crises convulsives. Tout indique une intoxication brutale, pouvant survenir sans cause chez l'enfant atteint depuis longtemps de la maladie dermo-lymphatique, car les ganglions, qui étaient gros la veille, entrent en résolution et semblent s'être débarrassés d'un principe toxique, et la peau, qui était rouge, en activité toxique, devient pâle, comme si l'élimination cessant, les produits toxiques se rejetaient sur les viscères. Cependant il n'y a pas toujours coïncidence entre l'accès toxique et la disparition de l'éruption. J'ai noté, à plusieurs reprises, au contraire, une poussée éruptive. Le tout dure deux à trois jours[1] et la mort survient en pleine intoxication. Dans quelques cas heureux[2], l'éruption peut revenir, la fièvre tomber, les symptômes morbides disparaître et la guérison se faire. Il est certain que la meilleure tactique est de plonger l'enfant dans un bain chaud sinapisé.

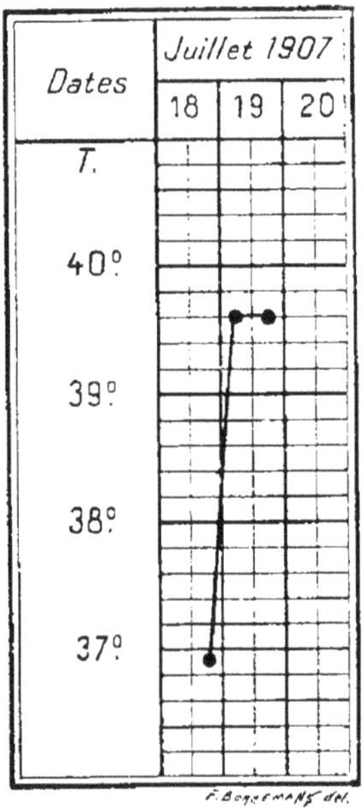

Fig. 22.

A l'autopsie, on note que le *thymus est normal*, que le foie et le rein présentent des lésions d'intoxication ancienne et parfois de la congestion des lobes occipitaux et temporaux du cerveau[3].

5° *Mort subite.* — Chez tout nourrisson en puissance de dermolympatisme, outre les accès d'intoxication plus ou moins graves, on doit craindre la mort subite qui est assez fréquente. Brusquement la peau devient froide aux extrémités, quelques mouvements convulsifs surviennent et le nourrisson meurt en syncope. A l'autopsie, en dehors des lésions anciennes déjà étudiées, on ne trouve aucune explication anatomique de cette mort subite (le thymus est intact). Quand ces accès surviennent-ils? On

1. Hudelot, *Thèse*, Paris, 1906. — 2. Boulloche et Grenet, *Gaz. hôp.*, 1906. — 3. Marfan, *Soc. péd.*, 1909.

peut affirmer que tout changemeut brusque dans la vie de l'enfant en est le plus souvent l'occasion (par exemple, comme l'a remarqué Hutinel, l'entrée du malade à l'hôpital). Je l'ai observée plusieurs fois, quand on modifie l'éruption par un pansement ou quand on change brusquement le régime.

Quelle est la cause de cette crise?

1° *Théorie toxique.* — On a parlé d'intoxication, car l'éruption pâlit et les substances toxiques ne sont plus éliminées. Cependant, dans bien des cas, l'éruption ne disparaît pas et même augmente. Cette intoxication est la maladie elle-même et on peut se demander pourquoi elle présente ces accès. Une variante de cette opinion[1] est qu'il *existe des lésions rénales et hépatiques* d'intoxication. Le trop-plein est éliminé par la peau. Si cette élimination cesse le rein ne peut suffire, d'où crise plus intense et souvent mortelle.

2° *Théorie septique*[2]. — En prenant du sang au moment de l'accès, on a parfois trouvé des microbes (staphylocoque). Hutinel pense que c'est une septicémie d'origine cutanée.

Or cette septicémie est loin d'être constante. Marfan ne l'a pas observée. Sur 43 cas étudiés avec toutes les méthodes bactériologiques, je n'ai trouvé que deux fois du staphylocoque. Or si l'on étudie ces enfants en dehors des crises, on peut noter de ces infections sanguines. A mon avis, il faut prendre le sang dans la veine, avec beaucoup de précautions, car la peau est très infectée de microbes. Hutinel pense que pour les enfants qui meurent ainsi le jour ou le lendemain de leur entrée à l'hôpital cela tient à ce qu'ils pénètrent dans le « milieu hospitalier » milieu infecté. Je le croyais aussi, mais ayant observé les mêmes faits chez des enfants entrant dans des chambres isolées et même neuves je me suis demandé si l'accident ne survenait pas à la suite du changement de régime que l'enfant subit fatalement à l'entrée à l'hôpital et si cela n'était pas dû à la fièvre d'équilibre (voir page 472).

1. MAILLÉ. *Th.*, 1907. — 2. BERNHEIM et WYSS, CLAISSE, HUTINEL et RIVET, *Arch. méd. inf.*, 1909 et *Soc. péd.*, 1909.

Depuis deux ans, j'évite de donner à ces enfants un régime rationnel dès leur entrée. Je demande à la mère la nourriture habituelle de l'enfant et je la continue. C'est quelquefois une dose double ou triple de celle qu'il devrait prendre. Peu à peu, je règle l'enfant en diminuant la quantité de lait. Avec cette méthode je n'ai plus observé sur 13 cas, ni accès d'intoxication, ni mort subite.

Il est certain que ces organismes sont difficiles à manier et sont sensibles au moindre changement de régime, non pas en augmentation, mais en diminution. On ne peut mieux les comparer qu'au morphinomane, qui présente des accidents graves, lorsqu'on supprime tout d'un coup la morphine.

Diagnostic. — On ne doit pas confondre cette intoxication chronique de la peau et du système lymphatique avec l'eczéma arthritique (voir page 267).

En effet dans cette dernière affection, il s'agit d'eczéma vrai qui alterne avec une autre manifestation de la diathèse (asthme, etc.). L'eczéma est franc, floride, vigoureux et survient sur une peau saine ; il est bien différent de ces éruptions si variables, qui viennent par crises compliquer *l'affection cutanée chronique.* L'eczéma arthritique n'est accompagné ni d'adénopathie, ni de cachexie : l'enfant est, au contraire, bien portant, trop bien portant même et présente tous les attributs de l'arthritisme.

L'affection dont se rapproche le plus la cachexie dermo-lymphatique est certainement la tuberculose ; en effet dans les deux cas, il y a cachexie, amaigrissement, adénopathie. Mais dans la tuberculose, on n'observe ni cette dermite chronique ichthyosique qui est le fond même de la maladie, ni ces crises cutanées d'allures variables. L'adénopathie est fixe et ne présente pas cette mobilité si caractéristique et cette alternance avec les éruptions cutanées. Les ganglions sont de plus petits, durs, roulant sous le doigt et n'ont pas le volume et la mollesse des ganglions de la cachexie dermo-lymphatique. Dans cette dernière, on ne constate pas à l'autopsie, des lésions tuberculeuses des ganglions.

Je crois qu'un *certain nombre de cas* décrits sous le nom de

« diathèse exsudative » rentrent dans le cadre de la maladie que j'étudie (cas non arthritiques).

On ne la confondra pas avec le « status lymphaticus » de Paltauf. L'aspect empâté et bouffi de l'enfant, l'hyperthrophie du thymus et de la rate, des amygdales et des follicules de la base de la langue en sont les signes essentiels qui manquent dans la cachexie dermo-lymphatique. Quand on se trouve en présence d'une des crises d'intoxication si fréquentes dans cette dernière affection, on doit les différencier des crises de même allure que l'on peut observer dans l'hyperthrophie du thymus, dans l'intoxication intestinale et dans l'arthritisme.

Dans le cas d'hypertrophie du thymus, l'enfant a la dyspnée chronique si caractéristique et les autres symptômes de cette hypertrophie. S'il y a mort subite, sans que l'enfant ait jamais présenté ces symptômes, l'autopsie seule permettra de reconnaître la présence de l'augmentation de volume du thymus.

On peut observer des crises d'intoxication intestinale qui simulent entièrement les crises en question, mais l'absence de l'affection cutanée chronique, des poussées de dermite et de l'adénopathie, la présence de troubles digestifs permettront de faire le diagnostic.

Certains gros enfants, en pleine crise d'arthritisme cutanée, peuvent présenter, au lieu d'une métastase asthmatique ou autre, des signes d'intoxication brusque (fièvre élevée, somnolence, myosis, pâleur mais sans retrait de l'eczéma). Or en examinant l'enfant, on note une douleur d'oreille et une otite. Parfois même cette douleur manque et l'écoulement d'oreille suivi de la cessation brusque des phénomènes d'intoxication, confirme le diagnostic. L'eczéma arthritique n'a pas au fond de crises d'intoxication, mais des métastases.

Traitement. — Le lait faiblement écrémé est le traitement de choix, uni au réglage lent. Il est certain que la disparition brusque d'une crise cutanée doit faire craindre l'apparition d'une crise d'intoxication. Aussi évitera-t-on d'agir trop vigoureusement sur cette éruption. On se contentera de pansements humides à l'eau de guimauve chaude qui mettront l'éruption à l'abri de l'air.

LEUCÉMIE

On sait que dans l'anémie pseudo-leucémique, il existe, à côté des globules rouges à noyau, une production plus ou moins abondante de myélocytes. — Tixier[1] a montré que l'on pouvait observer des poussées passagères de myélocytes et de lymphocytes.

Cependant il existe des cas avérés[2] où l'enfant anémié présentait, d'une *façon permanente*, une grande quantité soit de myélocytes, soit de lymphocytes, malgré l'absence des ganglions de la leucémie. Ce sont des cas de leucémie latente, sans signes cliniques et que l'examen du sang peut seul déceler (leucémie myélogène, leucémie lymphogène). La leucémie myélogène reste ainsi le plus souvent latente.

La leucémie lymphogène peut être diagnostiquée, si sa symptomatologie s'affirme. L'enfant est pâle, bouffi, œdématié, présentant des hémorragies faciles. On trouve tous les signes de l'anémie pseudo-leucémique, mais l'existence de gros ganglions, mous, généralisés coexistant avec un sang blanc laiteux permettent d'affirmer la leucémie lymphogène. D'ailleurs on trouve dans le sang un taux élevé de lymphocytes (80 pour 100). L'autopsie montre que la rate, le foie, la moelle osseuse présentent dans le cas de leucémie myélogène, des foyers de myélocytes, et dans la leucémie lymphogène, des nodules à lymphocytes.

Le traitement est identique à celui de l'anémie pseudo-leucémique. On a recommandé l'emploi des rayons X sur la rate et les épiphyses[3].

Sarcome du système lymphatique. — Certaines cachexies

1. *Soc. péd.*, 1907. — 2. Ménétrier et Aubertin (Collect. Léauté, *Leucémie*, 1906). — Zylberlost (*Thèse*, Genève, 1907). — Benjamin et Sluka (*Jarh. f. Kind.*, 1907). — Forbes et Langmead (*Proceedings of the royal Soc. of med.*, 1908). — Babonneix et Tixier (*Arch. méd. enf.*, 1909). — 3. Beauregard, *Thèse*, Paris, 1905.

du nourrisson sont dues au sarcome des ganglions lymphatiques. Ainsi Concetti[1] sur 97 cas en a trouvé 6 congénitaux et 12 durant la première année.

DYSTROPHIES OSSEUSES

Maladie de Barlow.

(Barlow's disease. — Barlowische Krankheit. — Scorbut infantile.)

En 1859 Müller[2] a décrit sous le nom de « rachitisme aigu » l'affection suivante. Des observations sur le même sujet furent publiées en Allemagne[3], mais les auteurs ne voyaient dans la maladie qu'une affection rachitique à marche aiguë.

Cependant en 1873, Ingersler[4] attira l'attention sur la coexistence de ces lésions périostiques aiguës avec les hémorragies scorbutiques des gencives et sur la rapidité de guérison par l'emploi du cresson frais. Cheade en 1878 fit la même remarque. Cette étude fut complètement reprise et établie sur des bases nouvelles par Barlow[5], qui montra que la maladie n'a rien à faire avec le rachitisme et qu'elle doit être rattachée à la maladie scorbutique. La disparition rapide des accidents sous l'influence du traitement antiscorbutique est la démonstration absolue de l'exactitude de l'interprétation de Barlow. — Le scorbut chez le nourrisson a une allure spéciale, car il survient à une époque de la vie où le travail osseux est en pleine activité et où la circulation du périoste est très intense. — On peut dire que la description donnée par Barlow est restée intacte. Elle a reçu la consécration universelle par toutes les études ultérieures.

La maladie de Barlow est caractérisée : 1° Par une anémie intense ; 2° Par des douleurs vives des os ; 3° Par des gonflements

1. *Rev. hyg. et méd. inf.*, 1906. — 2. *König. Med. Jahr.* — 3. Bohn, Forster, Hirschprung et Fürst, Stiebel, Senator, Steiner et Baginsky. — 4. *Virch. Jahr.* — 5. *Medic. chirurg. Trans. of London.*

sous-périostés des épiphyses surtout au niveau de l'extrémité supérieure des fémurs ; 4° Par des phénomènes scorbutiques (ecchymoses et hémorragies des gencives dès l'existence de la dentition) ; 5° Par la cessation rapide des accidents sous l'influence des aliments frais et vivants.

Anatomiquement la lésion caractéristique est formée par des épanchements sanguins sous-périostiques.

Étiologie. — La maladie ne se rencontre qu'exceptionnellement chez l'enfant au sein. Dans les quelques cas signalés[1], comme il s'agissait de mères ayant très peu de lait, on peut se demander si elles ne s'aidaient pas avec quelque farine. Cette maladie est exceptionnelle également chez l'enfant au lait cru. Elle est fréquemment observée en Angleterre et en Amérique, du fait de l'abus des spécialités alimentaires ; elle l'est un peu moins en Allemagne et rarement en France[2]. Il est démontré aujourd'hui qu'elle est comme l'ancien scorbut une maladie d'alimentation. Elle est rare au-dessous de cinq mois et présente son maximum de fréquence entre cinq et dix-huit mois, c'est-à-dire à la période où l'on fait le plus usage de laits et de farines de conserves. Elle est fréquente dans la classe aisée. Le sexe est indifférent. Il est avéré que plus l'alimentation s'éloigne de ses bases « naturelles » plus elle est susceptible de donner le scorbut. On peut observer la maladie après l'emploi prolongé des farines préparées, des laits transformés par les moyens physiques ou chimiques (tels les laits de synthèse formés de solutions artificielles de lactose, caséine et crème en proportion voisine de l'émulsion du lait de femme), des laits écrémés et concentrés auxquels on ajoute de l'eau, du lactose, du babeurre[3], des laits dits maternisés, c'est-à-dire peptonisés par le lab ferment, des laits dits homogénéisés[4], en un mot de tous les laits modifiés dans leur constitution et dont l'émulsion naturelle est désagrégée. Ce résultat n'est pas fatal. On peut voir des nourrissons supporter pendant de longs mois ces laits

1. KELLOCK, *Lancet*, 1908. — 2. *Thèse de* PANGAM, 1902. — 3. VILA-ORTIZ, *Arch. méd. enfants*, 1909. — 4. COMBY, *Soc. méd.*, 1908.

« préparés » sans présenter de phénomènes scorbutiques. Mais il est non moins certain que leur emploi prolongé peut être suivi d'accidents de ce genre. C'est bien dans ces faits que le dicton se vérifie « Dieu envoie la nourriture, mais le diable envoie le cuisinier ». On a beaucoup discuté sur le rôle du lait stérilisé dans l'apparition de la maladie et on l'a accusé de bien des méfaits. Il est avéré que la chaleur modifie le lait d'autant plus qu'elle est plus élevée. Mais ce n'est pas ce qu'il faut craindre, à mon avis, car la pratique a démontré que l'emploi prolongé des laits stérilisés ne donne pas la maladie de Barlow. Il faut se défier d'une part de l'ancienneté du lait employé et d'autre part des laits trop longtemps chauffés[1]. On doit rejeter de la consommation tout lait ancien et tout lait qui a subi une cuisson trop prolongée.

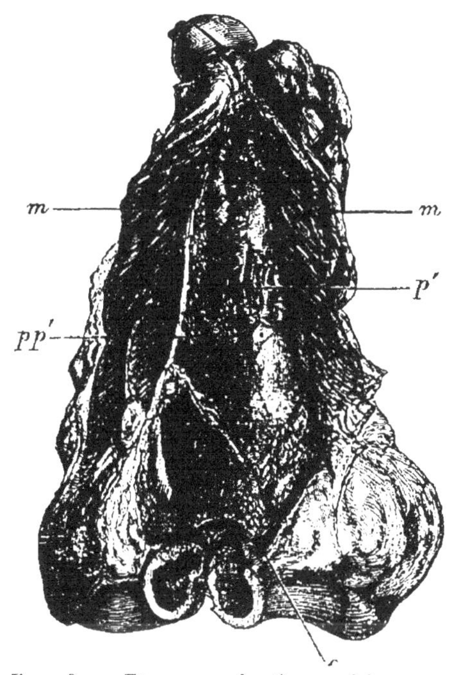

Fig. 23. — Fémur avec les tissus voisins montrant les lésions causées par le scorbut chez un enfant qui était en outre rachitique. — Enfant âgé de 21 mois lors de sa mort. — Durée des symptômes du scorbut, 2 mois. — *m*, muscles. — La couche superficielle est infiltrée de sérosité. La couche profonde contient un caillot. — *pp'*, périoste vascularisé, épaissi, séparé du corps de l'os (sauf à la partie supérieure) par des masses de caillots sanguins. — *p*, caillot enveloppant le corps de l'os. Près des extrémités supérieures et inférieures des ponts formés de caillots s'étendent entre le corps de l'os et le périoste soulevé. — *e*, épyphyse inférieure avec une très petite portion du corps séparée par une fracture de la portion principale (Figure empruntée à Barlow *in Traité des Maladies de l'Enfance* de Grancher et Comby).

Anatomie pathologique.— Le signe capital est l'hémorragie sous-périostée. Poupart, puis Lind et Budd ont montré : 1° que dans le scorbut

1. Esser, *Münch. Med. Woch.*, 1908.

de l'adulte, il y a séparation des épiphyses et des diaphyses des os avec épanchement de sang sous-périosté; 2° que cette lésion prédomine sur les os des membres inférieurs. La lésion est absolument identique dans la maladie de Barlow et elle est surtout observée aux membres inférieurs (fémur, tibia, crête de l'os iliaque); le péroné est peu atteint. Le centre de la lésion est à l'union de la diaphyse et de l'épiphyse, mais elle peut s'étendre sur tout le corps de l'os et même ne se voir que dans la diaphyse. C'est une hémorragie qui sépare l'os du périoste. Ce sang provient de la face interne périostée qui présente de nombreux vaisseaux engorgés et ramifiés. — Le caillot est de volume et d'étendue variables. — On voit à la face interne du périoste, ainsi soulevé, de petits dépôts osseux, qui indiquent que la maladie a surpris le périoste en pleine activité d'ostéogénèse. — Il n'y a ni périostite ni lésion de la moelle osseuse. — L'examen microscopique montre une grande vascularisation, sans infiltration cellulaire. — L'os est seulement dénudé et on peut observer au niveau de l'union de l'épiphyse et de la diaphyse une fracture intrapériostée, due à ce que le tissu osseux à ce niveau est raréfié et réduit à une simple lamelle. — Il existe aussi une résorption considérable du tissu calcaire dans le corps même de l'os. — Les jointures sont exceptionnellement le siège d'hémorragies qui peuvent laisser à leur suite des foyers de pigment ferrique. Les muscles profonds qui entourent le périoste sont le siège d'abondantes hémorragies. — Les os des membres supérieurs sont peu atteints — la lésion y est moins intense, souvent même elle n'apparaît pas au point de vue clinique, et n'est visible qu'à l'autopsie. — Cependant on l'a signalée sur la clavicule, les os du crâne et les côtes. Les hémorragies peuvent se rencontrer dans les méninges, les plèvres, et les divers organes (poumon, rate, rein, ganglions). L'état fongueux des gencives est lié à la présence des dents et dû à une tuméfaction avec distension des vaisseaux. — L'hémorragie tient à ce que toute dent est accompagnée d'un système vasculaire intense. Tout dans la maladie de Barlow indique l'importance de la vascularisation. — Là où la circulation — et de ce fait la nutrition — sont le plus intenses, les lésions sont au maximum (périoste). — L'activité physiologique de toutes les parties de l'os en période de croissance est un des caractères essentiels de la vie du nourrisson. — Aussi on comprend que, la maladie survenant chez un enfant rachitique, on ait pu identifier rachitisme et maladie de Barlow. C'est le même siège de lésion, mais ce n'est pas la même lésion.

Étude expérimentale. — La pratique nous apprend que certaines substances cuites et modifiées donnent la maladie et que les mêmes substances, fraîches et non modifiées, l'empêchent et la guérissent. — C'est une véritable expérience. Chez les animaux, Arch Holst et Frolich[1] ont pu reproduire un scorbut expérimental typique par l'alimentation seule. — Il suffit à ce sujet de donner au cobaye, exclusivement des graines de céréales entières (riz, seigle, froment, avoine, orge) écrasées ou transformées en farine, sous la forme de bouillies. En quelques semaines, le scorbut apparaît. — On peut obtenir le même résultat avec la pomme de terre desséchée. En revanche les cobayes ne présentent jamais cette affection lorsqu'ils sont nourris exclusivement de choux, de pommes de terre fraîches ou bouillies, de foin, etc. Il suffit d'ajouter à l'alimentation précédente scorbutigène des petites quantités de choux, de jus de citron, pour éviter l'apparition de la maladie.

Symptômes. — La maladie de Barlow est faite en quelques jours. Le nourrisson pâlit et devient sensible des membres inférieurs, qui, par l'épreuve de la suspension, pendent en résolution paralytique. S'il a déjà fait quelques pas, il refuse de marcher et crie. On l'examine et on note l'existence d'une ou plusieurs tuméfactions sur les os des membres inférieurs, soit au fémur soit au tibia, tantôt à leur extrémité supérieure, tantôt à leur extrémité inférieure. On remarque sur l'os un gonflement local profond d'étendue variable, qui fait corps avec lui, et bientôt toute la région devient œdématiée, luisante, sans changement de la colo-

1. *The Journal of hygiene*, 1907.

ration de la peau. C'est un simple œdème autour de l'hématome périosté. — Il n'existe, à la surface de la peau, ni rougeur, ni chaleur, ni ecchymose. — Parfois, au niveau de ce foyer, il existe des signes de fracture spontanée. Les membres inférieurs sont étendus, lourds et impotents. L'enfant reste sur le dos « surveillant, dit Barlow, l'approche de chaque étranger avec anxiété, craignant d'en être touché ». Toute la douleur se localise ordinainairement aux membres inférieurs. Cependant on peut observer un état douloureux des os des membres supérieurs sans qu'il y ait apparemment d'hématomes. Il y a simple souffrance du périoste. Dans ces cas déjà la radiographie[1] permet de déceler l'existence de lésions latentes de la maladie de Barlow. En effet on constate un amincissement de la couche corticale de l'os avec état flou du tissu spongieux et profil moins net des contours de l'os. Ces points douloureux et les hématomes peuvent être rencontrés sur tous les os (omoplates, os iliaques, etc.). Sur les côtes l'hématome siège à leur union avec le cartilage, si bien que dans le cas d'altération de plusieurs côtes les épanchements sanguins font saillie et le sternum paraît enfoncé. Mêmes faits sont observés également sur les os de la colonne vertébrale, du crâne[2], de la voûte de l'orbite[3]. Dans ce dernier cas, il y a projection de l'œil avec exophtalmie et œdème sanglant de la paupière supérieure. Snow[4] a noté 49 fois sur 340 cas l'existence de l'hématome orbitaire.

En thèse générale, les lésions osseuses sont symétriques, mais prédominantes sur un côté. — Un côté est d'abord atteint puis, un ou deux jours après, l'autre se prend de la même façon.

La maladie est apyrétique mais parfois certains hématomes élèvent la température d'un degré au moment de leur apparition.

Toute la symptomatologie locale est réduite à ces hématomes périostés si le nourrisson n'a pas de dents, mais s'il en a, on note autour de chacune une granulation, une fongosité hémorragique

1. Klotz, *Monatsch. f. Kinderh.*, 1908. — 2. Ponticaccia, *La Pediatria*, 1909. — 3. Barlow, Ashby. — 4. *Arch. of Ped.*, 1905.

de la gencive, ou un petit liséré rouge vif, à l'insertion dentaire. Ces fongosités qui peuvent grossir et saigner sont douloureuses, gênent l'alimentation de l'enfant et répandent une odeur fétide. En général, l'étendue des lésions gingivales est parallèle au nombre des dents. La gencive est normale, là où il n'y a pas de dents. On peut noter cependant de petites ecchymoses à l'endroit où une dent va apparaître.

L'enfant est affaibli, prostré, ayant moins d'appétit. — Parfois, dans les cas intenses, on peut voir survenir des hématomes dans les méninges (hémorragie méningée, coma et convulsions), dans les poumons (apoplexie pulmonaire), dans le rein (hématurie) (Lowett, Morse). Mais ces faits sont tout à fait exceptionnels. — Il en est de même des hémorragies cutanées. — La pâleur de l'enfant varie. Elle est souvent très prononcée. Les lésions sanguines sont celles de toute anémie ; les globules rouges sont diminués de nombre, mais l'altération porte surtout sur le taux de l'hémoglobine, qui peut baisser de 85 pour 100 à 45 pour 100 (Tollquist, Morgan Rotch, Merklen et Tixier[1]). — Ces derniers et Lenoble ont rencontré souvent la réaction antianémique, caractéristique à cet âge, c'est-à-dire la présence de myélocytes et de globules rouges à noyau. — Cette lésion anémique est légère et guérit facilement. Il n'existe aucune altération de la coagulation.

La marche et la durée de la maladie varient suivant l'intensité de la lésion. Abandonnée à elle-même, l'affection persiste tant que dure la cause. Elle reste stationnaire pendant des mois et tend à s'aggraver : aussi la mort peut elle être observée. — Traitée convenablement, elle guérit rapidement en quelques jours. L'hématome périosté durcit et peut être encore visible après plusieurs mois. La fracture spontanée avec ou sans déplacement se consolide peu à peu.

Formes frustes[2]. — 1° *Forme hyperesthésique.* — Le nourrisson

1. *Gaz. hôp.*, 1908. — 2. Hutinel, Weill et Pehu. *Lyon méd.*, 1908. — Netter, *Thèse*, Paris, 1906. — Broca et Genevrier (*Bull. méd.*, 1909).

pâlit depuis quelques jours et présente une sensibilité excessive au moindre contact des membres inférieurs. On ne peut le toucher, le mettre debout, sans qu'il crie et on le croit paraplégique, du fait qu'il ne se tient plus sur les jambes.

On examine l'enfant et on ne trouve aucune lésion apparente sur les os, muscles, jointures, nerfs. Le membre seul est le siège de *l'hypersensibilité totale* bien indiquée par Barlow. Cependant la sensibilité paraît plus forte à l'union des diaphyses avec les épiphyses. C'est la forme légère, courante, fréquente de la maladie. Le diagnostic est bientôt confirmé, car après deux ou trois jours de traitement tout rentre dans l'ordre. Il ne se passe pas de mois, sans que j'observe dans mon service au moins un cas de ce genre. J'ai pu rencontrer 48 fois cette forme hyperesthésique avec impotence sans lésion des os. La démonstration que cette symptomatologie relève bien de la maladie de Barlow, c'est que si on laisse l'enfant à son alimentation habituelle, peu à peu l'anémie se prononce et après un temps plus ou moins long, on voit apparaître les autres signes de la maladie. — Cette modalité, la plus simple, peut persister des semaines, sans se modifier. — Je l'ai notée chez des enfants nourris par des laits stérilisés conservés depuis longtemps (le lait, pour certains enfants, devient un toxique quand il a quelques mois de date), ou des laits trop longtemps chauffés ou trop coupés d'eau, ou des laits « de misère » c'est-à-dire trop écrémés, trop baptisés, que l'on rencontre encore souvent dans la classe pauvre.

Plus j'étudie la maladie de Barlow, plus je vois que cette forme légère est fréquente, et j'arrive même à cette conclusion que tout nourrisson qui, après six mois, devient brusquement grognon et crie dès qu'on le touche aux membres inférieurs est un enfant atteint de la maladie. — Il est indispensable de changer son alimentation qui ne lui convient plus. — Que de fois ne voit-on pas des enfants un peu plus âgés ayant commencé de faire les premiers pas, être pris de sensibilité excessive des membres inférieurs et refuser de marcher. Changez l'alimentation, l'enfant marche.

L'étude de la souffrance du périoste est avec le poids et la mensuration un des bons criteriums de l'état de santé de l'enfant. Tout nourrisson qui souffre des os est un nourrisson qui souffre dans sa croissance osseuse.

2° *Forme localisée au cartilage de conjugaison* (Broca et Genévrier). — Le nourrisson présente une jambe immobile, en défense, alors que l'autre a gardé sa mobilité. On pense à une lésion du genou, mais l'article est indolore. En cherchant et en remontant sur l'épiphyse du fémur, on perçoit, au niveau du cartilage de conjugaison où existe un ressaut, une tuméfaction douloureuse à la pression. On peut ne pas trouver d'autre signe de la maladie de Barlow. Mais cela suffit, car la tuberculose siège sur l'article et l'épiphyse. On peut confondre cette forme avec la maladie de Parrot, mais cette dernière vient avant trois mois, alors que la maladie de Barlow n'apparaît qu'après le sixième mois. D'ailleurs le traitement guérit rapidement cette forme localisée de la maladie scorbutique.

3° *Forme hématurique.* — Le nourrisson peut présenter seulement de l'hématurie accompagnée d'une légère fièvre et de pâleur. Cette hémorragie est peu abondante. On ne trouve aucun autre symptôme de la maladie. Cependant, si on soumet l'enfant au traitement, l'hématurie cesse rapidement. Elle dure au contraire et n'a aucune tendance à guérir si ce traitement n'est pas institué. En présence d'une hématurie chez un nourrisson d'au moins six mois, on devra toujours penser à la maladie de Barlow.

Diagnostic. — On ne peut confondre la maladie de Barlow ni avec l'hémophilie, ni avec les autres manifestations de la diathèse hémorragique. Les hématomes périostés constants, l'état gingival, l'absence de purpura et des lésions sanguines, la rapidité de la guérison suffisent pour séparer ces maladies ; de même avec le rhumatisme articulaire, les fractures et périostites. Certains nourrissons présentent un état douloureux des membres, qui est surtout formé d'élancements le long du sciatique et accompagné d'impotence, de raideur des muscles et d'exagération des réflexes. Cet état est dû à une méningo-myélite spécifique ou à une maladie de Little en évolution. La variabilité de la souffrance (par crises), l'absence de douleur sur l'os, l'absence d'hématome, la spasmodicité des muscles, permettront de penser à la syphilis médullaire.

Le diagnostic pourra être plus délicat, si on est en présence seulement de l'hypersensibilité des membres inférieurs *sans* hématome. L'intensité de la douleur, l'immobilité, l'absence d'exagération des réflexes, seront en faveur de la maladie de Barlow. Je me suis trouvé plusieurs fois aux prises avec une telle difficulté. Aussi ai-je pour habitude, dans ces cas, de soumettre l'enfant, pendant quelques jours, au traitement de la maladie de Barlow. S'il n'éprouve aucune amélioration je le mets alors au traitement spécifique. Il faut différencier la maladie de Barlow de la pseudo-paralysie spécifique (Parrot, Wagner). Dans les deux cas, on note une pseudo-paralysie symétrique, un gonflement de la diaphyse et de l'épiphyse, parfois un déplacement de l'épiphyse sur le corps de l'os. Mais l'argument en faveur de la syphilis est que la lésion existe plutôt à l'extrémité supérieure de l'humérus et peu aux membres inférieurs, que la jointure proche est souvent atteinte d'épanchement et que la lésion est surtout observée avant trois mois. Il est certain que le diagnostic est parfois difficile et il est probable que beaucoup de cas de la maladie décrite par Parrot appartiennent à la maladie de Barlow. Le diagnostic anatomique est aisé, car, au cas de syphilis, le périoste n'est pas séparé de l'os par un caillot, la lésion est intra-osseuse et caractérisée par une transformation molle, gélatiniforme du tissu osseux, à l'union de la diaphyse et de l'épiphyse.

Le rachitisme chronique ne peut être confondu avec la maladie de Barlow, mais peut coïncider avec cette dernière. Quant au rachitisme aigü, il est la maladie de Barlow elle-même.

On a signalé quelques cas de leucémie avec gingivite hémorragique (forme scorbutique); mais dans ce cas particulier, toute la gencive est grosse, sanglante, ecchymotique avec des points grisâtres d'allure gangreneuse. La présence de la splénomégalie, de l'hépatomégalie, de la tuméfaction des ganglions et l'examen du sang établiront le diagnostic.

On a signalé chez l'enfant au sein certaines gingivites qui ont pu faire croire à l'existence de la maladie de Barlow. Ce sont des stomatites diverses qui gênent la succion et n'ont rien à faire avec la maladie étudiée ici.

Traitement. — L'étude de la maladie de Barlow vient affirmer que l'enfant doit être nourri au sein. Tout enfant atteint par la maladie sera, à défaut du sein, mis au lait cru ou à peine chauffé. On ajoutera du jus de fruits frais (oranges, citrons, raisins, ananas), deux à quatre cuillerées à café par jour. Barlow recommande du jus de viande cru et la purée de pomme de terre.

Tout enfant nourri au lait stérilisé sera suivi minutieusement, surtout vers le cinquième mois. Si on voit apparaître de l'anémie, de la sensibilité des membres inférieurs, on devra penser immédiatement à la possibilité de la maladie de Barlow et appliquer le traitement.

Tout autre médication est plutôt nuisible. Quant aux hématomes, il ne faut pas y toucher (ni massage, ni friction). Envelopper seulement les membres avec des compresses d'eau bouillie. On évitera de provoquer des mouvements, ainsi que toute fatigue digestive en diminuant ou en changeant l'aliment frais. Après quelques jours de ce traitement, la pseudo-paralysie douloureuse et l'impotence fonctionnelle disparaissent, le nombre des globules rouges augmente, mais le taux de l'hémoglobine reste inférieur. Aussi Merklen et Tixier recommandent-ils l'emploi d'un ferrugineux.

RACHITISME (Fig. page 458)
(MORBUS ANGLICUS-RIKETS-DOPPELTE GLIEDER)

Découvert par Glisson (1650), le rachitisme est une altération osseuse qui varie suivant l'os atteint (plat ou long).

1° Os plats. — On y constate les aspects suivants :

a) Une absence de développement du tissu osseux qui reste

fœtal et ne subit pas la calcification. C'est une lame de carton molle et dépressible. Cet aspect est observé ou sur l'occiput dont le développement est en retard sur les autres os du crâne (*craniotabes postérieur* d'Elsässer[1]) ou sur les os pariétaux, alors que l'occiput est normal (*craniotabes supérieur* ou *crâne en caoutchouc*). Ces deux variétés d'os mous sont observés dans le rachitisme congénital (Marfan, Fischl). Certains auteurs[2] n'admettent pas que le craniotabes supérieur appartienne au rachitisme et pensent que c'est un trouble passager d'ossification. Les altérations crâniennes disparaissent peu à peu pendant les premiers mois par suite de l'apparition lente et tardive de l'ossification. La pression sur ces os mous ne provoque aucun accident, contrairement à ce que l'on pensait autrefois.

b) On peut noter, en sens inverse, sur les os plats, tels que le crâne, des épaississements de la substance osseuse, des exostoses dures, indolores, sans réaction inflammatoire. Ce qui caractérise, en effet, le rachitisme est l'inégalité et le déséquilibre dans la répartition de l'ossification : trop faible ou absente sur tel os, trop forte sur tel autre.

c) L'ossature du crâne est faible, si bien que les os se laissent refouler au dehors, d'où l'aspect du crâne rachitique : grosse tête sur petite figure, qui paraît atrophiée par contraste et qui forme comme un triangle de support de la grosse tête. Elle semble être un appendice ou accessoire de celle-ci. Le crâne est gros, élargi dans toutes ses dimensions : les os, qui le composent, sont comme projetés au dehors suivant leur direction primitive ; les bosses frontales, pariétales et occipitales sont saillantes. La soudure des os, qui, en général, a lieu vers le quinzième mois n'est pas encore faite à deux ans et même à trois ans : il y a arrêt de production osseuse. Le crâne reste ouvert et la fontanelle antérieure est largement fendue, limitée par les quatre bords osseux. Suivant les cas, il y aura ou non hydrocéphalie, et la fontanelle sera ou non bombée et animée de battements.

1. Stuttgart, 1843. — 2. WIELAND, *Deutsch. med. Woch.*, 1908.

Le squelette de la figure est exceptionnellement atteint. Fleichmann, Vévé[1] ont signalé une atrophie des cavités nasales, avec voûte palatine creusée en ogive, étroitesse du palais et saillie du menton ; en un mot des déformations analogues à celles que l'on observe dans le cours des végétations adénoïdes. En ce cas, il y a asymétrie fréquente, saillie et mauvaise implantation des dents, qui chevauchent les unes sur les autres. La dentition est retardée à 12, 15 mois, si la maladie apparaît avant la première dent. Si au contraire, elle survient après l'apparition d'une ou de plusieurs dents, les autres auront un retard qui peut aller jusqu'à deux, trois et même quatre ans.

Os LONGS. — Nous trouvons ici les mêmes lésions et la même inégalité d'ossification ; les exostoses ou nouures aux épiphyses (poignet, tibia), de même à l'extrémité sternale des côtes, d'où formation d'un chapelet costal, suivant une double rangée de chaque côté du sternum. La faiblesse d'ossification se voit sur la diaphyse. Suivant les points, l'os subit des influences variables. Ainsi, alors que les côtes supérieures sont normales, les côtes inférieures sont refoulées au dehors par la masse intestinale, de sorte que le thorax est petit en haut et large en bas. Entre les deux, les côtes moyennes sont attirées à l'intérieur et par les mouvements inspiratoires et par les attaches du diaphragme, si bien qu'elles forment un creux. Le sternum respecté est de ce fait projeté en avant (poitrine de poulet). Si le sternum est faible lui-même, il est également attiré, de là le sternum en creux.

La colonne vertébrale faible se bombe (cyphose régulière et large). Le bassin reste normal chez le nourrisson.

Les os longs des membres présentent déjà à l'état normal une certaine courbure. Celle-ci s'exagère d'autant plus que l'os fatigue et subit des pressions. Aussi, est-elle beaucoup plus forte aux membres inférieurs par suite du poids du corps. Comme tous les os ne sont pas également atteints, on peut observer plusieurs types de déviations des membres inférieurs.

1. *Thèse de Paris*, 1902.

Les fémurs et tibias sont courbés, les genoux sont déjetés au dehors, de là l'aspect en arc, en cerceau. Dans une autre forme, les genoux font un angle aigu, en dedans, se rapprochant l'un de l'autre (genu valgum) ; en ce cas les lésions sont symétriques. Parfois un des membres inférieurs reste normal, alors que l'autre subit soit une incurvation saillante au dehors (D), soit une saillie du genou en dedans (K).

Dans la coxa vera, le col du fémur, au lieu d'être en angle de 126 à 128 degrés avec la diaphyse, fléchit en un angle de 100 à 60 degrés. Le membre inférieur est ainsi porté en adduction et rotation externe. Le tibia présente une courbure extérieure en lame de sabre (saillie arrondie de la crête, concavité du bord postérieur, faces aplaties) régulière, lisse, sans saillies ou exostoses.

Toutes ces déformations des membres inférieurs et de la colonne vertébrale sont intenses, la taille se raccourcit, l'enfant prend le type nain et marche en se dandinant. Les membres étant courbés sont plus courts qu'à l'état normal. La séméiologie du rachitisme est donc variable, suivant le nombre et la variété des os atteints. On peut observer toutes les combinaisons.

Altérations de jointures. — On note la présence de signes d'arthrite sèche avec relâchement des ligaments et des capsules articulaires permettant des mouvements anormaux (jambe de polichinelle).

Fractures spontanées. — Par suite de la faiblesse de l'os, on constate la fréquence de fractures au moindre mouvement ou choc. Aussi est-il prudent de faire garder le lit, en cas de rachitisme intense. Ces fractures n'ont aucune gravité, elles se consolident facilement, mais parfois laissent à leur suite des déformations angulaires.

Altérations du système musculaire. — Marfan[1] a insisté, avec juste raison, sur la coexistence d'altérations musculaires dont la principale est l'atonie.

a) Les muscles des membres sont mous, sans aucune force,

1. *Presse Méd.*, 1908.

si bien que l'enfant ne peut s'en servir, aussi ne fait-il que peu de mouvements ; il est apathique et résigné.

b) La paroi musculaire de l'abdomen ne fait plus sangle, car les muscles droits et latéraux se laissent refouler et ne réagissent pas contre la masse intestinale. Les muscles sont atones, distendus, disloqués, éraillés, atrophiés, séparés l'un de l'autre par la hernie de la ligne blanche : d'où le gros ventre flasque.

Ce n'est pas seulement la paroi de l'abdomen qui se laisse ainsi forcer, mais encore celle de l'intestin. La statique intestinale consiste en ce que le tissu musculaire lutte contre la production normale gazeuse. Si la paroi fléchit, l'intestin se laisse forcer et dilater par la production de gaz.

L'intestin, d'après Marfan, présente un allongement notable.

On comprend facilement que, par suite de la diminution de la force musculaire de la paroi intestinale, la digestion soit gênée et ait lieu en vase flasque.

Les muscles du rachitique peuvent s'atrophier. Hayenbach et Bing (1907) ont même signalé une atrophie intense avec parésie des membres inférieurs simulant une paraplégie et due, non pas à l'inaction, mais à une myosite primitive indépendante des lésions osseuses (amincissement extrême et régulier des fibres musculaires, disparition de la striation transversale, exagération notable de la striation longitudinale, multiplication diffuse des noyaux musculaires, développement du tissu scléreux).

L'amaigrissement est constant. La nutrition est mauvaise ; il existe, en effet, une élimination abondante par les urines des éléments phosphatiques. L'enfant est pâle, anémié, ayant des sueurs faciles surtout à la tête. Le tissu lymphatique tend à s'engorger, à la longue, par suite de la réaction antitoxique (Marfan). Les viscères sont normaux. — Le foie peut augmenter de volume en cas de persistance des troubles digestifs. La rate est, le plus souvent, normale. Dans 17 cas sur 417 Cowan et Campbell l'ont trouvée hypertrophiée, ce qui tenait ou à la syphilis ou à l'anémie pernicieuse. On peut observer quelques phénomènes nerveux, qui semblent relever de la même cause toxique que le rachitisme : par exemple quelques douleurs dans les tibias (surtout pendant la marche[1]). On évitera de prendre pour du rachitisme des cas de ce genre qui sont très douloureux et appartiennent à la maladie de Barlow. On peut observer parfois des douleurs à la miction, avec dysurie qui semblent relever d'un spasme vésical[2].

Par suite du rétrécissement de la cage thoracique, le jeu des poumons et du cœur est gêné, de là la ténacité et la gravité de toute complication pulmonaire. On a signalé la coexistence de la cataracte congénitale[3].

Rachitisme congénital ou précoce. — Autrefois on donnait ce nom à toute altération des os constatée à la naissance. Depuis on en a séparé l'achondroplasie et la fragilité osseuse, si bien que certains auteurs refusent même d'admettre le rachitisme congénital. Il n'en existe pas moins. On le rencontre surtout chez l'enfant né d'une mère malade pendant la grossesse (intoxication fœtale) ou dans le cas de grossesse gémellaire : la mère affaiblie ne pouvant assurer en sels calcaires la nutrition des os des deux fœtus. Le rachitisme congénital se cararactérise le plus souvent, par l'existence du craniotabes soit postérieur, soit supérieur. Après quelques mois il disparaît. C'est la forme la plus légère. Dans d'autres cas, on note la courbure caractéristique des os longs, avec ou sans fracture d'origine intra-utérine, et présence du chapelet costal. Parfois ce rachitisme congénital guérit, les os s'ossifient et après cinq ou huit mois on peut voir survenir une nouvelle poussée de rachitisme.

Rachitisme tardif ordinaire. — C'est une maladie du sevrage, qui apparaît surtout après 6 mois et demande un certain temps pour se produire, comme toutes les maladies qui altèrent lentement et profondément l'organisme du nourrisson. Le début est insidieux, l'évolution lente ; on voit la maladie graduellement s'installer chez des nourrissons intoxiqués. Parfois son début peut être plus brusque, par exemple quand elle survient dans la

1. Stœltzner, Berg, Zanetti, *Pediatria*, 1904. — 2. Kowarski, *Jahr. f. Kind.*, 1908. — 3. Rochon-Duvigneau, *Soc. opht.*, 1906.

convalescence d'une fièvre éruptive ou de toute autre maladie aiguë. Les nouures apparaissent et disparaissent avant les courbures. On peut observer un rachitisme tardif chez des enfants au sein d'une femme épuisée, alors qu'ils ne prennent aucune autre nourriture.

Rachitisme syphilitique (voir syphilis).

Marche. — L'évolution est lente et présente des poussées, à la suite de l'aggravation des troubles digestifs ou de l'apparition d'une affection intercurrente, et des améliorations ou rétrocessions, au cas d'amendement de ces troubles.

La durée de la maladie et sa curabilité dépendent, pour chaque os, de l'intensité et de la profondeur des lésions : plus l'ossification est gênée, plus la réparation est lente. Un rachitisme étendu, généralisé, mais léger, mordant peu les os, guérit plus facilement qu'un rachitisme localisé intense qui peut laisser une lésion indélébile. Plus la maladie est ancienne, moins le traitement a d'action.

On peut observer le retard de la fermeture des fontanelles, sans aucune trace de rachitisme : on en ignore la cause.

Hérédité. — On a beaucoup discuté sur la question de l'hérédité rachitique. On a pu y penser en voyant des familles où tous les membres sont atteints par la maladie, vers le sixième mois. Cependant on peut croire à la reproduction, à chaque nouvel enfant, des causes étiologiques identiques (misère, privation d'air et de soleil, alimentation défectueuse). Une mère rachitique donne naissance à un enfant bien constitué qui deviendra ou non rachitique suivant que les conditions étiologiques se reproduiront ou non.

Étiologie. — Les premiers auteurs qui ont étudié cette maladie (Glisson, J.-L. Petit, J. Guérin, Trousseau, Chossat, etc.) accusaient principalement l'alimentation défectueuse. Chossat attribuait autrefois une influence néfaste aux aliments pauvres en calcaire ; plus récemment Delcourt[1] insista sur la nocuité des sels

1. *Thèse agrégation*, Bruxelles, 1899.

de potasse. On sait depuis longtemps que les jeunes animaux deviennent rachitiques quand le lait est remplacé par de la viande ou des amylacés, en un mot, des aliments qui ne conviennent pas à leur âge. Nous savons maintenant qu'alimentation défectueuse est synonyme d'intoxication digestive. Plus tard, on nota que le rachitisme était souvent rencontré chez des enfants mal nourris au biberon et atteints de troubles digestifs. On attribue, dans ces cas, le rachitisme à l'infection et à l'intoxication digestive (Jacobi, Marfan, Comby, Baginsky, etc.). On a prétendu que le lait stérilisé par lui-même occasionnait la maladie. Or la pratique a démontré que cette opinion est erronée[1], et que la maladie tient le plus souvent à ce que l'allaitement est mal fait, car si les règles de l'hygiène sont bien suivies, aucune déformation osseuse n'est observée.

Le rachitisme peut être rencontré dans l'allaitement au sein trop prolongé ou dans la convalescence d'une maladie infectieuse quelconque. Il n'est pas rare, en effet, à la suite d'une infection, de voir apparaître les symptômes de l'affection ou si ces derniers existent déjà, leur aggravation (Hutinel[2]).

Citons encore comme causes des déviations osseuses, le manque d'exercice[3], la privation d'air et de lumière. Ainsi le rachitisme est fréquent dans les grandes villes des pays froids[4] (Allemagne du Nord, Hongrie, Russie) où 80 pour 100 des enfants sont rachitiques. Au contraire dans les grandes villes baignées par le soleil (Naples, Gênes, Constantinople) le rachitisme est rare. — Ce n'est donc pas, dans le cas particulier, une question de misère[5], car dans ces dernières villes ensoleillées, la misère est aussi grande.

Enfin, on a prétendu que l'intoxication relevait d'un microbe spécial (Mircoli, Chaumier), mais, jusqu'à ce jour, on n'a pu démontrer l'existence de ce parasite. On a dit encore que le rachi-

1. Variot et Vieubled, *Thèse*, Paris, 1902. — 2. *Arch. méd. inf.*, 1909. — 3. Findlay, *The Boston. med. Journ.*, 1908. — 4. Baumel, Congrès, Moscou, 1907. — 5. Frey, *Thèse*, Bâle, 1896. — Hirsch, *Handbuch der historish. geographischen. path.*, Stuttgard, 1905.

tisme était dû à une altération des glandes vasculaires sanguines (corps thyroïde, thymus d'après Mendel et Basch).

Je crois qu'aujourd'hui, on peut penser avec Marfan[1] que toute cause toxique qui survient au moment de l'ossification et de l'hématopoïèse peut produire le rachitisme.

Anatomie pathologique. — Il existe deux sortes de lésions dans le rachitisme :

1° L'une portant sur la moelle osseuse.

2° L'autre sur la cellule cartilagineuse, caractérisée par une déviation dans son évolution et sa nutrition.

Moelle osseuse. — Les lésions viennent d'être étudiées par Marfan[2], Œhne[3], Hutinel et Tixier[4]. La moelle osseuse est rouge et un peu grise sur les bords, elle est en réaction myloïde de défense, comme dans l'anémie pseudo-leucémique. Les myélocytes en activité se divisent et se tassent les uns contre les autres et sont mélangés avec une très grande quantité de globules rouges à noyau. Cette réaction s'observe dans la moelle diaphysaire, épiphysaire et sous-périostée. On peut noter parfois des îlots de lymphocytes, probablement de nature infectieuse[5]. La moelle ainsi activée contre l'intoxication ne connaît plus de bornes, elle use les zones internes du tissu osseux qui la circonscrivent, fait disparaître les aiguilles osseuses et les alvéoles qui la pénètrent. Sous le périoste, elle dissèque les lames osseuses superficielles et les sépare les unes des autres. D'après Marfan, elle use même le cartilage de conjugaison. Dans le rachitisme fœtal, la propriété phagocytaire de la moelle est beaucoup plus forte qu'elle le sera plus tard, si bien que l'os est réduit à une simple lamelle.

Pourquoi cette usure de l'os par la moelle en réaction, alors que la même lésion dans l'anémie pseudo-leucémique ne la produit pas ou la produit rarement? Ceci tient probablement à la faiblesse de résistance de l'os moins chargé en sels. Le résultat est que la cavité médullaire s'allonge et s'élargit.

1. *Presse méd.*, 1908. — 2. *Loc. cit.* — 3. *Münch. Med. Woch.*, 1909. — 4. *Arch. Méd. enf.*, 1910. — 5. Tixier, Hedinger, Olhme.

Cartilage de conjugaison. — 1° A l'état normal il présente 1 à 2 millimètres d'épaisseur, il est mou et d'un gris bleuté. Ce qui caractérise le rachitisme est que le cartilage augmente d'épaisseur jusqu'à dix millimètres.

2° A l'état normal, les cellules cartilagineuses communiquent entre elles par un reticulum de canaux très fins et se mettent en série pour se transformer en cellules osseuses. Dans le rachitisme, les cellules se divisent, se multiplient, mais sans ordre et sans sériation, ne communiquant plus entre elles et formant des îlots de prolifération qui semblent vivre indépendants les uns des autres.

3° Les cellules ne se transforment pas en cellules osseuses, par suite de l'absence du dépôt de sels de chaux entre elles. On note cependant, à l'union du cartilage de conjugaison et de la moelle, quelques îlots de cellules cartilagineuses entourées de grains calcaires, comme s'il y avait une ébauche d'ossification.

4° A l'état normal, le cartilage est pénétré par un *fin* lascis de vaisseaux ; dans le rachitisme au contraire le réseau vasculaire est *volumineux* et absorbe le tissu cartilagineux en le transformant en une substance rouge, analogue à la gelée de groseille. Celle-ci se transforme peu à peu en tissu scléreux. Chaque vaisseau est entouré d'une mince couche de cellules médullaires qui détruisent le tissu préexistant.

5° Le processus d'ossification sous-périosté présente le même arrêt.

6° Avec de telles altérations, l'os devient *léger*, si bien qu'il ne contient plus qu'un tiers de tissu calcaire et deux tiers de tissu non calcaire (la formule est l'inverse à l'état normal). — On comprend facilement qu'un os ainsi altéré puisse se courber à la suite d'une pression continue et présenter des fractures multiples.

7° A un moment donné, la lésion cesse de progresser, le dépôt de substance osseuse apparaît par suite de l'arrêt de la maladie, mais ce nouveau tissu est anormal : il est épais, dur, compact, éburné, et ne présente pas les réseaux qui font communiquer et les cellules cartilagineuses entre elles et les vaisseaux entre eux.

8° Malgré l'arrêt dans l'ossification, l'os continue à croître en longueur et en épaisseur.

On notera que toutes ces lésions ne sont pas généralisées et que le propre même du rachitisme est de montrer en tous ses points un déséquilibre complet, mordant tel os, respectant tel autre.

Pathogénie. — Toute la maladie siège donc dans la cellule cartilagineuse[1] (à part la réaction de la moelle, qui n'est pas spéciale au rachitisme). Pourquoi cette propriété de se multiplier et se diviser sans ordre ? Pourquoi l'appétit de la cellule pour la substance calcaire n'apparaît-il pas ? Quelle est la cause de ce trouble mystérieux de la cellule ?

Diagnostic. — On doit craindre l'éclosion du rachitisme, quand un nourrisson élevé artificiellement présente des troubles digestifs à évolution chronique, devient pâle, grognon, se laisse aller sur les bras de sa nourrice et refuse de se tenir debout. On devra le craindre, d'autant plus, si la fontanelle n'a aucune tendance à se fermer. En ce cas, il faudra veiller attentivement et soigner l'enfant. Les symptômes du rachitisme établi sont tellement évidents que le diagnostic s'impose. On ne peut avoir de doute qu'en cas de lésion localisée, comme à la colonne vertébrale. La courbure rachitique, ronde et à grand rayon, ne peut être confondue avec la gibbosité anguleuse du mal de Pott. Dans les cas douteux on étudiera la mobilité des vertèbres qui est disparue dans cette dernière affection. On recherchera s'il y a un point douloureux fixe.

La luxation congénitale de la hanche offre quelque analogie avec le rachitisme (genoux en dedans, démarche de canard). Mais la présence de la tête fémorale au dehors de la cavité cotyloïde dans la fosse iliaque externe permettra d'en affirmer le diagnostic.

Certains enfants ne veulent pas marcher, ou marchent mal. On devra voir s'il ne s'agit pas d'une paralysie infantile, d'une maladie de Little au début ou d'une paralysie obstétricale. L'intégrité du squelette élimine toute idée de rachitisme. Nous avons vu que

1. Dante, Stœlzner, Pacchioni.

le tibia est courbé, convexe en avant, concave en arrière, aplati sur les côtés. Ces caractères séparent le rachitisme de la syphilis osseuse du tibia, qui n'est pas courbé, mais gonflé, bosselé, inégal, du fait de la présence de gommes ou d'exostoses spécifiques.

L'hydrocéphalie congénitale est caractérisée par l'écartement des fontanelles, l'idiotie, etc.

Traitement. — Le véritable traitement est la mise au sein. Si l'enfant ne peut être nourri ainsi, l'allaitement artificiel devra être appliqué suivant toutes les règles de l'hygiène. Le sevrage devra être fait méthodiquement par des panades, des soupes au lait, des purées de lentilles et de haricots, etc. L'hygiène alimentaire est la base du traitement de la maladie. Le traitement « spécifique » est le séjour à la mer le plus long possible. Il suffit de lire le livre de Leroux sur les hôpitaux marins (1892) pour être convaincu. Nous voyons, tous les jours, des enfants envoyés à la mer avec des déformations osseuses, revenir après quelques mois complètement remis. La mer n'agit pas quand les lésions sont trop anciennes. Le rachitisme guérit, d'autant mieux que l'enfant y est envoyé plus tôt. Il y reprend rapidement son poids, sa taille, sa rectitude normale. Il est à noter que le séjour doit être *prolongé et continu*. Envoyer un rachitique passer quinze jours, trois semaines à la mer est ridicule. Il vaut mieux envoyer un malade séjourner quelques mois et le guérir que d'en envoyer trois passer quelques semaines : aucun n'en profitera.

Le traitement consiste surtout en l'exposition à l'air marin. On essaiera peu à peu d'habituer l'enfant aux bains de mer d'abord chauds, puis de plus en plus froids (2 à 3 minutes).

En Angleterre, Margate a été la première colonie fondée pour le traitement du rachitisme par Russel (1750). Depuis, en France, sont apparues de nombreuses stations créées par l'Œuvre des hôpitaux marins et par l'Assistance publique et, en Italie, Viarreggio et les Instituts rachitiques. A défaut de la mer, le séjour à la campagne, dans un pays sec et ensoleillé est indiqué. On peut encore envoyer l'enfant rachitique dans une station d'eau chlorurée sodique (Salies-de-Béarn, Salins de Biarritz, Salins-Moutiers, Salins du Jura). Si, pour une raison quelconque, le déplacement est impossible on peut donner, à domicile, des bains de sels (3 kilogrammes pour 60 litres d'eau tiède le matin, à jeun, pendant un quart d'heure).

Traitement médicamenteux. — L'huile de foie de morue est un bon médicament, mais son emploi doit être prolongé pendant de longs mois avec interruption pendant l'été ; quelques nourrissons ne la supportent pas et éprouvent des troubles digestifs. L'analyse chimique des os démontrant la diminution des phosphates calcaires, on eut donc recours à l'usage du phosphate de chaux. Malheureusement, même sous sa forme soluble, ce sel n'est pas absorbé. Il est préférable d'employer des aliments chargés en phosphates.

Trousseau vantait beaucoup l'emploi du phosphore qui fut mis en valeur surtout par Kassowitz (de Vienne) en 1880, comme un spécifique du rachitisme[1]. A la dose d'un 1/2 miligramme par jour, le phosphore guérirait rapidement cette maladie, les sutures se fermeraient, les fontanelles se rétréciraient, les os mous deviendraient résistants, etc. Tous les auteurs qui en ont fait usage n'ont pas observé les résultats si merveilleux annoncés. En tout cas, ce médicament est bien supporté et ne provoque aucun accident. On en attribue, en général, les bons effets, à l'huile de foie de morue qui sert de véhicule. Les recherches de Zweifel[2] et de Monti[3] donnent du poids à cette opinion, en montrant que le phosphore disparaît très rapidement de l'huile de foie de morue. Walter Birck et Schabad[4] admettent que l'huile de foie de morue phosphorée retient les substances salines du lait (chaux, magnésie). En effet ces substances sont éliminées en quantité par les fèces, et même en quantité plus élevée que l'enfant n'en ingère. Avec l'huile, cette élimination diminue. La chaux retenue se combine aux graisses et forme des savons absorbables. On donne au nourrisson une cuillerée à café d'huile de

1. *Méd. inf.*, 1894. — 2. *Rachitis*, Leipzig, 1900. — 3. *Wiener Klin. Woch.*, 1901. — 4. *Monatshefte für Kinderh.*, 1908.

foie de morue phosphorée par jour, pendant la première année et deux cuillerées pendant la seconde année. Si le rachitique a des symptômes d'anémie, le fer est tout indiqué. Le soleil, la mer, les bains salés, le repos au lit, l'interdiction des essais de marche, l'alimentation rationnelle correspondant à l'âge, sont les principales indications du traitement. Je fais un usage constant d'attelles, qui, à mon sens, ont une action adjuvante pour le redressement des courbes. J'y joins le massage des muscles et des os. L'intervention chirurgicale ne se fait que plus tard à la période de fixité du rachitisme, quand l'os est dur et éburné.

Mendel, Stappato et Mettenheimer admettant le rôle du thymus dans la production du rachitisme, ont administré à leurs malades 1 à 5 grammes de thymus frais de veau ou de mouton par jour.

OSTÉOMALACIE

Sous le nom d'ostéomalacie, on a cité quelques cas rares de rachitisme intense, où le processus de décalcification qui est notable dans cette dernière maladie prend un développement intensif et inaccoutumé. L'os a perdu toute trace d'élément calcaire (cas de Rehn[1], de His[2]). Ces faits rentrent dans le cadre du rachitisme intense (Delcourt[3]). Ils sont à cette dernière affection ce qu'est l'anémie pernicieuse à l'anémie ordinaire.

ACHONDROPLASIE

L'achondroplasie a été étudiée pour la première fois par Parrot[4]. Elle est caractérisée par un *arrêt dans la croissance en longueur*

1. *Arch. f. Kinder.*, XII. — 2. *Arch. f. Klin. med.*, 1902. — 3. *Traité des mal. enfance*, Grancher et Comby. — 4. Parrot, *Soc. anthrop.*, 1878. — Marie, *Presse médic.*, 1900. — Cabèche, *Thèse*, Paris, 1902. — Comby, *Traité mal. Enfance*, 1903. — Launois et Apert, *Soc. méd. hôp.*, 1905. — Apert, *Soc. péd.*, 1908-1909.

des os des membres, alors que le travail normal du périoste continue à augmenter l'épaisseur du tissu osseux. Les membres sont de ce fait courts, en micromyélie. Les diaphyses sont épaisses, courtes et trapues; les épiphyses sont larges, hypertrophiées présentant des exostoses au niveau des insertions tendineuses. Toute la maladie est localisée aux membres, le reste du corps (tête et tronc) est au contraire indemne. Il est à remarquer que la partie du membre près de la racine (rhizomiélique) est plus courte que la partie éloignée (mésomiélique) contrairement à l'état normal, où le bras est plus long que l'avant-bras, la cuisse que la jambe. Les membres inférieurs sont plus atteints que les membres supérieurs. La tête supérieure du péroné est plus élevée qu'à l'état normal et fait partie intégrante de l'articulation du genou. Les extrémités sont épaissies : la main est courte, carrée et charnue; les doigts sont petits, trapus, égaux entre eux et en forme de trident. L'os n'a pas de courbure, mais présente une légère coudure à angle droit à l'union de l'épiphyse et de la diaphyse. La tête a quelques particularités, la racine du nez est enfoncée, la face, large et grossière : le crâne est brachycéphale (égalité des diamètres transversal et antéro-postérieur) et présente des bosses frontales et pariétales, si bien que la tête paraît grosse. Les os de la base sont soudés prématurément. Le dos est plat et et les lombes en ensellure; le bassin est retréci. La radiographie montre à la place de la bande claire du cartilage une zone opaque qui indique l'augmentation de densité et la disparition de l'élément cartilagineux remplacé par du tissu scléreux.

Lésions. — Toute l'affection siège dans le cartilage de conjugaison qui est malade, ne produit pas d'os et se sclérose (Durante). Il y a anostéoplasie (sans formation d'os) comme le disent Poncet et Leriche. Les cellules cartilagineuses au lieu d'être sériées comme à l'état normal sont, au contraire, éparses et sans ordre. On note cependant quelques zones où le tissu cartilagineux n'est pas modifié. Le réseau vasculaire est absent.

Le périoste non altéré continue à fournir de l'os comme à l'état normal. La moelle osseuse ne présente aucune altération.

Étiologie. — L'achondroplasie est une variété de nanisme due à une dystrophie portant sur les cellules cartilagineuses du cartilage de conjugaison (Parrot, Bruck). Elle est une déviation héréditaire et familiale, analogue à celle de la race des chiens bassets. Launois et Apert pensent que les achondroplastes peuvent se reproduire et créer une famille nouvelle du même genre; Poncet et Leriche admettent, au contraire, que l'achondroplasie est l'indice d'une fin de race.

La maladie apparaît pendant la période fœtale : beaucoup meurent in utero.

Traitement. — Il est encore inconnu. La médication thyroïdienne paraît avoir donné quelques résultats.

FRAGILITÉ OSSEUSE OU OSTEOPSATHYROSIS

Les os se brisent au moindre choc, alors qu'il n'existe aucune maladie apparente du tissu osseux. L'os est normal, mais petit et grêle : il contient peu de tissu calcaire, qui est réduit à l'état d'une simple coque, si bien que les fractures sont fréquentes. Celles-ci sont multiples, sans cal, avec ou sans déviation à angle aigu : ni le palper, ni la radiographie ne permettant de les trouver[1].

Bon nombre de fractures intra-utérines étiquetées rachitiques appartiennent au contraire à la fragilité osseuse[2].

DYSPLASIE PÉRIOSTALE

Décrite par Porak et Durante, cette maladie du tissu osseux est catactérisée par :

1° La persistance de l'état membraneux des os du crâne, qui s'ossifient *lentement*, à la manière des craniotabes (cette lésion est

1. Broca et Herbinet, *Rev. chir.*, 1905. — 2. Vilcoq, *Thèse*, Paris, 1888.

probablement de nature rachitique). La tête est ronde, molle et non hypertrophiée ;

2° La lenteur ou l'absence dans la soudure des os de la base du crâne ;

3° L'absence d'enfoncement de la racine du nez ;

4° L'ossification imparfaite des côtes, des épiphyses, des os longs ;

5° L'absence d'hypertrophie des épiphyses ;

6° La fragilité des diaphyses, d'où fréquence des fractures qui sont multiples et s'accompagnent de déviations et de production de cal épais, dur, persistant.

Lésions. — Le cartilage de conjugaison est normal. Toute l'altération consiste en ce que le périoste ne fournit pas de tissu osseux ou produit un tissu largement aréolaire. La cause paraît tenir à l'activité anormale des ostéoclastes qui réabsorbent l'os dès sa formation. Il ne faut confondre l'achondroplasie et la dysplasie périostale *a*) ni avec la micromiélie rachitique aux os incurvés, *b*) ni avec la micromiélie myxœdémateuse.

ACHONDROPLASIES ANORMALES[1]

Il existe une achondroplasie spéciale qui présente les particularités suivantes :

1° Les membres supérieurs ont leur longueur normale ;

2° L'achondroplasie ne porte pas sur les bras et les cuisses, mais sur les extrémités (avant-bras et les jambes) ;

3° A ce niveau, l'un des deux os est arrêté dans son développement : il est achondroplasique alors que l'autre os continue à croître et est obligé de se courber, étant bridé par le premier ;

4° Les mains ne sont pas en trident, on peut y trouver de l'hexodactylie, l'atrophie ou l'absence des ongles ;

1. Dufour, *Nouvelle Iconographie de la Salpêtrière*. 1906. — Mouchet et Sequinot, *Soc. péd.*, 1910.

5° Les dents sont arrêtées dans leur développement;

6° La tête est normale, sans macrocéphalie et sans dystrophie crânienne;

7° Le péroné peut présenter la situation élevée;

8° On peut noter la présence d'un genu valgum bilatéral;

9° Les épiphyses phalangiennes ont une soudure prématurée. Dans les os où la soudure n'est pas faite, le cartilage (à l'examen radiographique) est réduit à une bande très mince, comme dans l'achondroplasie hyperplastique (Variot).

DYSOSTOSE CLÉIDO-CRANIENNE HÉRÉDITAIRE

P. Marie et Sainton[1] ont décrit cette affection caractérisée par un retard excessif de l'occlusion des fontanelles et l'absence presque totale des clavicules. Avant eux il avait été publié quelques cas de familles dont les membres ne possédaient pas de clavicules. Depuis citons les recherches de Pierre[2], de Carpenter[3], de Haltkrantz[4], Shortein[5], Pinard et Varnier[6], Couvelaire[7], Villaret et Francoz[8].

Étiologie. — Cette affection est rare, elle est héréditaire. Tous les membres ou la majorité des membres d'une même famille en sont atteints. Gegenbaur[9] dit que cette transmission héréditaire ne dépasse pas la seconde génération; la troisième est indemne. On note que les enfants de ces familles, qu'ils soient atteints ou non de cette anomalie, présentent souvent une malformation congénitale quelconque : pied bot, etc.

On tend à admettre que la *cause inconnue* agit tout au début de la grossesse, car la clavicule apparaît dès le 30e jour.

Lésions. — On a fait peu de nécropsies. Schenthauer[10] a noté un raccourcissement de la base du crâne, qui est bombée avec

1. *Soc. méd. hôp.*, 1897-1898. — 2. *Thèse de Paris*, 1898. — 3. *Lancet*, 1899. — 4. *Assoc. Amér.*, 1898. — 5. *Lancet*, 1899. — 6. *Soc. obst. gyn. et péd.*, 1899. — 7. *Jour. de Phys. et Path. gén.*, 1899. — 8. *Jena, Zeitsch. f. Medin. Nat.*, 1864. — 9. *Nouvelle iconographie de la Salpêtrière*, 1905. — 10. *Allg. Wien. Med. Zeit.*, 1871.

convexité supérieure et une altération des os de la tête (minces, poreux). En un mot la lésion du crâne est un arrêt dans l'ossification normale.

Signes. — La maladie est bilatérale dans la majorité des cas. La clavicule est absente, ou il ne reste qu'un petit morceau de 2 à 3 centimètres. Ce rudiment tient au sternum ou à l'épaule. La clavicule peut être représentée par une petite bande fibreuse. Par suite de l'absence de cet os, le moignon de l'épaule est abaissé et rejeté en avant, les fosses sus et sous-claviculaires sont disparues et le cou se continue directement avec le thorax. On peut rapprocher en avant les deux épaules et les faire se toucher. En arrière, les bras peuvent exécuter tous les mouvements, se croiser, autour de la jointure de l'épaule. Les bras sont normaux. En général, le crâne présente des bosses frontales et pariétales saillantes, les fontanelles sont largement ouvertes et se prolongent en avant et en arrière. Elles se ferment difficilement après de longues années. La face est petite arrêtée dans son évolution. Le cerveau est intact et l'intelligence ordinaire.

Cette malformation est incurable, mais n'empêche pas de vivre. C'est une anomalie de développement.

DYSTROPHIES DES GLANDES LYMPHATIQUES ET VASCULAIRES SANGUINES[1]

HYPERTROPHIE DU THYMUS

Allan Burns en 1821, Astley Cooper en 1832, montrèrent que le thymus hypertrophié peut comprimer la trachée[2]. Grawitz en 1888[3] reprit cette opinion qui est aujourd'hui admise par tout le monde[4].

1. On considère de plus en plus le thymus comme une ancienne glande vasculaire sanguine envahie par des lymphocytes (Weill). — 2. On sait que Kopp en 1830 a dit que le spasme glottique dépend de l'hypertrophie du thymus, ce qui a été démontré faux. — 3. *Deutsch. Med. Woch.* — 4. Marfan, *Soc. méd. hôp.*, 1894. — *Journ. med. int.*, 1909. — Hedinher (*Jahr.*

Symptomatologie. — La symptomatologie est des plus variable, car de gros thymus peuvent être latents et n'être révélés qu'à l'autopsie, alors que de petits thymus peuvent provoquer des accidents graves [1]. Cependant, il existe des signes qui permettent de penser à l'hypertrophie du thymus.

Augmentation de la matité. — Le thymus présente une forme triangulaire dont la base horizontale est située entre les deux articulations sterno-claviculaires ; le bord droit est parallèle au bord droit du sternum, le bord gauche déborde de 6 millimètres le bord gauche du sternum ; la pointe est au sommet de la 2e côte, si bien, qu'entre ce point et le cœur, il existe une zone de poumon sonore de un à deux travers de doigt. Quand le thymus est hypertrophié, la matité est plus large et se confond avec celle du cœur [2]. Or cette recherche est difficile et ne donne pas toujours de résultat, car on a vu de gros thymus ne présenter aucune augmentation de la matité.

Saillie du thymus [3]. — Dans quelques cas on peut percevoir au-dessus de la fourchette du sternum une saillie dure, arrondie, à convexité supérieure, du volume d'un pois, qui se soulève et grossit à l'expiration et se déprime à l'inspiration. Or à l'état normal, il existe un soulèvement de ce genre, mais sans tumeur.

Radiographie (Hochsinger). — Elle peut parfois donner une ombre mais celle-ci est difficile à interpréter, car on a pu l'obtenir, alors que le thymus était normal. Cette recherche est des plus délicates, car l'enfant, étant agité, a de la dyspnée et se laisse difficilement examiner (fig. 24) [4].

Voussure du sternum. — On a signalé une voussure du manubrium [5] qui reste droit, saillant, se moule sur le thymus, alors

f. Kinder., 1906). — Rehn, Destreich et Blumenreich, Hochsinger. — Cassoute et Eiglier (Marseille, *Med.*, 1909). — Ghicka (*Th.*, Paris, 1901). — Barbier (*Soc. péd.*, 1909. — *Arch. méd. inf.*, 1909). — Méry et Parturier (*Soc. péd.*, 1909). — Myers (*Arch. of Ped.*, 1906).

1. Tixier, *Soc. péd.*, 1909. — 2. Destreicht et Blumenreich. — 3. Rehn, XXXV, *Cong. Allemand de Chir.*, 1906. — 4. Empruntée au mémoire de Barbier (*Arch. méd. enf.*, 1909). — 5. Biedert, Mettenheimer, Konig, Barbier, Méry et Parturier, *Soc. péd.*, 1909.

que les côtes, au contraire, sont attirées à l'intérieur par les mouvements du tirage.

Dyspnée. — Le véritable symptôme de l'hypertrophie du thymus est la dyspnée. Elle peut être congénitale et apparaître dès les premières heures de la vie. Elle a toutes les allures de la dyspnée laryngée : il existe en effet du tirage avec cornage aux deux temps de la respiration, mais prédominant à l'inspiration. Elle se distingue de la dyspnée du croup en ce que les viscères sont refoulés au moment de l'inspiration au lieu d'être aspirés. De plus les côtes moyennes attirées par les attaches du diaphragme se rétractent et produisent un rétrécissement du diamètre transverse du thorax.

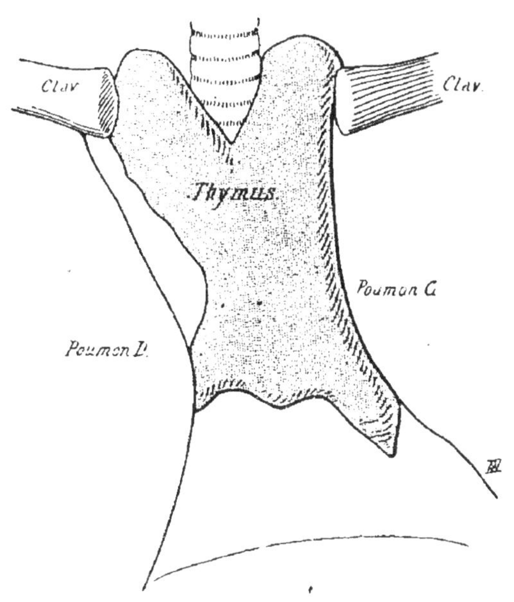

Fig. 24. — Thymus très hypertrophié masquant les vaisseaux et le péricarde.
Figure empruntée à Barbier (*Arch. méd. enf.*, 1909).

Le tirage est permanent, augmente dans le décubitus dorsal et l'extension forcée du cou (Beneke), pendant le sommeil, les cris, les pleurs et les examens de la gorge et du larynx. Il n'est modifié ni par la trachéotomie ni par le tubage avec tube court alors que le tube long peut l'améliorer.

Cette dyspnée permanente est due à la sténose trachéale chronique, à la compression constante de la trachée directement par le thymus ou indirectement par l'intermédiaire des troncs artériel et veineux (brachio-céphalique). La compression est bien la cause de cette dyspnée, car il suffit d'enlever ou d'énucléer le thymus pour la faire cesser immédiatement (Siegel). Barbier insiste sur cette circonstance adjuvante que le détroit supérieur du thorax est souvent rétréci dans le sens antéro-postérieur par suite des déformations des côtes.

Accès d'asphyxie aiguë. — Greffés sur cette dyspnée permanente apparaissent à la moindre cause des accès de suffocation, qui indiquent l'augmentation de la compression. Brusquement le nourrisson étouffe, devient livide et cyanosé ; la respiration s'accélère, le pouls est très petit et très faible, quoique régulier ; les battements du cœur sont sourds. La mort peut survenir en pleine asphyxie aiguë ; mais le plus souvent après quelques minutes, l'accès se termine et la dyspnée reprend son allure ancienne.

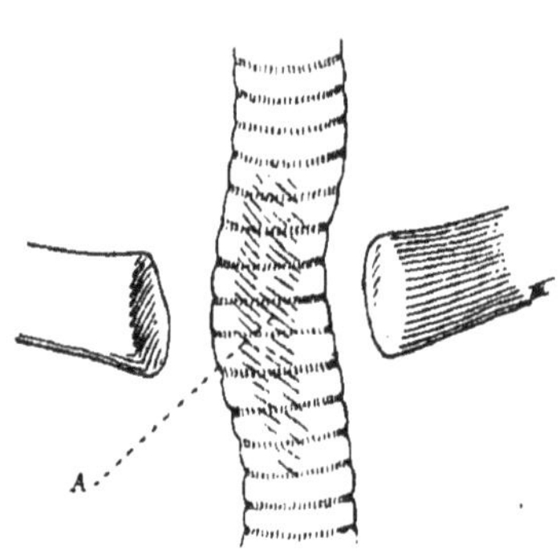

Fig. 25. — Trachée déviée et aplatie en A au niveau supérieur du thorax. (Mémoire Barbier.)

A la naissance, la compression de la trachée peut se manifester d'emblée par un accès aigu unique qui enlève l'enfant en quelques instants. Marfan a signalé l'apparition dans le cours d'une angine de symptômes de sténose aiguë trachéale, qui font penser à la diphtérie des bronches. Ces accidents sont dus à la congestion brusque du thymus sous l'influence ou de l'angine infectieuse ou du sérum antidiphtérique [1].

Mort subite. — En pleine santé, l'enfant meurt subitement, en syncope, sans avoir jamais présenté de phénomènes de compression trachéale. On ne trouve aucune lésion, à l'exception de l'hypertrophie du thymus. On ignore la pathogénie de cette mort brusque.

Accès d'intoxication aiguë. — Le nourrisson bien portant, ne présentant aucun symptôme qui attire l'attention du côté du thymus, tombe brusquement en coma accompagné de fièvre élevée à 40°, sans dyspnée, ni tirage, ni cyanose. L'examen des organes est négatif. La mort survient en quelques heures. On

1. Paltauf, Escherich, Combe, Galotti.

est étonné de trouver à l'autopsie le thymus hypertrophié ; on a considéré ces accès comme relevant de l'intoxication thymique.

Lésions. — Pour bien juger le volume du thymus, il ne faut pas se fier aux chiffres trop élevés donnés par Friedleben[1]. Son poids normal est de 6 à 7 grammes (1re année) et de 10 grammes (2e année) (Bovaird et Nicoll[2]). Le thymus hypertrophié pèse 25, 30, 50, 200 grammes, est rouge, congestionné, présentant à la coupe des foyers hémorragiques qui expliquent l'augmentation de volume brusque de la glande ou des kystes contenant un liquide blanc, lactescent, qui provient de la désintégration des éléments thymiques[3]. L'hypertrophie porte sur tous les éléments de la glande, qui se sont multipliés ; on note souvent l'existence de foyers hémorragiques microscopiques (Durante). Dans quelques cas, on y a trouvé de la tuberculose (Pfaundler[4], Tixier et Feldzer[5]).

L'hypertrophie du thymus est le plus souvent accompagnée de phénomènes de compression de la trachée : les cas négatifs sont rares. A ce sujet, comme la trachée est élastique et qu'elle peut reprendre son aspect primitif dès que la compression cesse, il est bon pour ne pas détruire les rapports de compression d'enlever en bloc toute la masse (thymus, trachée, vaisseaux) et de la fixer dans le formol. L'aspect de la trachée comprimée varie, depuis le simple aplatissement jusqu'à la compression complète : on peut noter, à ce niveau, à la surface de la muqueuse, l'existence d'un bouchon de mucus qui augmente encore l'occlusion de la cavité bronchique. On jugera également du degré de compression des vaisseaux et des nerfs.

Pathogénie. — Les accidents seraient dus d'une part, à la compression de la trachée et d'autre part à l'hyperthymisation qui occasionnerait des phénomènes d'intoxication (Svehla,

1. *Die Physiologie der Thymus*, Franckfurt, 1858. — 2. *Arch. of Ped.*, 1906. — 3. Pedrazzini, *Gazz. degl. osped et delle Clin.*, 1908. — 4. *Traité* Grancher et Comby. — 5. *Soc. péd.*, 1909.

Basch[1]). D'après ce dernier, l'ablation du thymus produit, et une exagération de l'excitabilité des nerfs qui diminue avec les injections sous-cutanées de chlorure de calcium, et une altération des os qui deviennent fragiles, se cassent facilement et ne s'accroissent plus. D'après Fischl, ces faits seraient loin d'être démontrés.

Traitement[2]. — Toutes les fois que l'on est en présence de signes de compression évidente de la trachée (compression permanente avec accès aigus d'asphyxie) et que le larynx est intact, l'intervention chirurgicale s'impose. On peut pratiquer l'ablation complète du thymus (thymectomie), ce qui est une opération bénigne et efficace. A ce sujet on se servira de l'anesthésie locale, car il faut se méfier de l'anesthésie chloroformique, qui parfois a été suivie de mort subite (le chloroforme congestionne le thymus). On a proposé d'enlever une pièce du sternum, de faire sortir le thymus de sa loge et de le fixer au dehors (exothyropexie). Dans certains cas, l'application des rayons X[3] et les injections de chlorure de calcium ont paru améliorer la situation.

HYPERTROPHIE DU CORPS THYROIDE OU GOITRE[4]

Sur 642 cas de goitre, Demme en a observé 37 dès la naissance et 59 pendant la première année.

L'hypertrophie congénitale est vasculaire et formée de larges sinus pouvant se congestionner brusquement; la glande est recouverte d'un lascis de grosses veines (Beraud) ou de grosses artères (Fabre).

Le goitre est, mais plus rarement, parenchymateux, kystique,

1. *Jahr. f. Kinder.*, 1906.— 2. Moizard, *Arch. méd. enf.*, 1909. — Veau, *Soc. Péd.*, 1909 et *Arch. méd. enfants*, 1909. — 3. Friedlander, *Arch. of Ped.*, 1907. — Heinette, Heineke, Howland. *Arch. of Ped.*, 1907. — 4. Demme, Diethelm, Plauchu et Richard (*Thèse*, Lyon 1906, *Gaz. hôp.* 1907), Thévenot (*Bull. méd.* 1907).

tuberculeux[1] ou syphilitique[2]; la substance colloïdale est alors diminuée, les vésicules sont effacées et présentent des foyers hémorragiques.

Le poids normal de la glande, qui est de 2 grammes, peut atteindre 15 à 18 grammes[3].

Symptomatologie. — A la naissance, la glande vasculaire peut être le siège d'une congestion ou d'une hémorragie brusque, principalement dans les cas de présentation de la face ou de circulaires du cordon.

Le nouveau-né est en état de mort apparente, cyanosé surtout au visage, présentant de la dyspnée inspiratoire (battement des ailes du nez, cornage, accélération des mouvements respiratoires, tirage sus ou sous-sternal). Cette gêne est augmentée par la toux, les efforts, les mouvements de succion et de déglutition. Aussi l'enfant refuse-t-il le sein. La cause tient à la compression de la trachée par la tumeur qui est dure, de volume variable, ayant la forme d'un croissant et siégant au-devant du cou et au-dessous du larynx auquel elle est fixée et dont elle suit et gêne les mouvements. Quelquefois elle est unilatérale ou entourée d'un œdème du cou. Elle peut être petite, profonde, plongeant derrière le sternum et doit être recherchée avec intention (Commandeur).

Ce goitre congestif est grave, car dans 80 pour 100 des cas, l'asphyxie augmente et entraîne la mort en quelques heures. La durée dépend du degré de compression : plus la tumeur est mobile et plus on peut espérer la guérison. La mort subite sans dyspnée est due souvent à cette variété de goitre[4].

Chez le nourrisson, le goitre, n'étant pas congestif, ne comprime pas la trachée. Tout se réduit aux signes de la tumeur. Au sevrage, on peut observer des crises de congestion brusque qui rappellent celles du nouveau-né.

La maladie ne peut être confondue qu'avec l'hypertrophie du

1. Virchow, Demme, Tixier (*Soc. Péd.*, 1909.) — 2. Demme, Garnier, Coulon (*Arch. méd. enf.*, 1904). — 3. Audebert, *Languedoc méd. chir.*, 1900. — 4. Plauchu, *Soc. obst.*, 1909.

thymus, car ce sont les mêmes symptômes de compression, mais le siège de la tumeur diffère.

En cas de compression, on pratiquera l'exothyropexie (incision, énucléation de la glande qui tend à s'atrophier dans la suite). En cas de goitre simple, on soumettra l'enfant à la teinture d'iode.

MYXŒDÈME — MONGOLISME

Étiologie. — 1° **Myxœdème.** — *a*) Il est congénital dû à l'absence (même au microscope[1]) ou au très faible développement de la glande thyroïde qui est réduite à de petits nodules de 3 à 4 millimètres collés à l'aponévrose. Dans certains cas, elle est petite, dure, sclérosée. La cause de cette atrophie glandulaire est due à une intoxication maternelle qui agit sur la glande thyroïde du fœtus, pendant la gestation (Tavel et Gley).

b) Parfois le myxœdème est acquis et consécutif à une thyroïdite aiguë (rougeole, etc.)[2] ou à l'allaitement par une femme ayant une insuffisance thyroïdienne. En effet, il suffit de changer de nourrice ou de la soumettre au traitement thyroïdien pour voir disparaître les accidents[3].

Quel que soit le mode étiologique il est nécessaire, pour que le myxœdème se produise, qu'il n'y ait plus traces de glande active, car il en suffit d'une parcelle pour que le myxœdème n'apparaisse pas.

Comme la glande thyroïde n'est pas active pendant les premiers mois de la vie, vu l'alimentation lactée[4], les signes du myxœdème ne seront visibles qu'après quelques mois.

2° **Mongolisme**[5]. — Il existe une anomalie du développement physique qui a beaucoup d'analogie, au premier abord avec le

1. Ord et Horsley. — 2. Shields, *The New-York med. journ.*, 1898. — Roger et Garnier, *Presse méd.*, 1899. — 3. Spolverini, *Cong. ital. péd.*, 1907. — 4. Challand de Belval, *Congrès gynec. et péd.*, Marseille, 1898. — Charrière, *Thèse*, Paris, 1907 — 5. Comby, *Arch. méd. enf.*, 1903-1907. — Seris, *Thèse*, Paris, 1906. — Bourneville et Bord, *Rev. hyg. et méd.*

myxœdème. C'est pourquoi je la décris ici bien qu'elle ne dépende pas d'une altération de la glande thyroïde. On en ignore la cause (fatigue de la mère par un grand nombre de grossesses, ou par un allaitement prolongé (Comby); parfois la syphilis[1]).

Les lésions encore peu connues sont caractérisées par de l'agenésie cérébrale (cerveau petit, lisse ; cellules nerveuses rares, peu développées, pauvres en corps chromatophiles et en pigment). Cette lésion est primitive[2] ou secondaire à une lésion vasculaire de méningite chronique[3] (Photographie, page 458).

Symptomatologie.

Myxœdème.	**Mongolisme.**
Apparition tardive des signes (6 mois).	Existence des signes à la naissance.
Grosse tête surtout en arrière.	Tête petite, arrondie.
Fontanelle à fermeture tardive.	Fontanelle à fermeture normale.
Face large, en pleine lune, épaisse, pâle ou cyanosée.	Face un peu large et épaisse.
Paupières œdématiées.	Paupières normales.
Facies sans caractère spécial.	Facies oriental, yeux en amande bridés et obliques.
Œil normal.	Nystagmus et strabisme fréquents.
Nez élargi à la base, aplati, sans effondrement du squelette.	Nez effondré à la racine, avec narines étroites.
Lèvres très épaisses immobiles.	Lèvres un peu grasses, se renversant quand l'enfant crie.
Bouche large, entr'ouverte.	Bouche petite fermée.
Salive s'écoulant en bave.	Salive normale.
Langue épaisse procidente.	Langue normale ou quelquefois grosse.
Voûte palatine ogivale.	Id.
Oreilles déformées.	Oreilles petites avec brièveté du lobule.
Dents retardées.	Id.
Alopécie ou cheveux rares, gros, rudes et secs.	Cheveux fins et abondants.
Peau sèche sans sueur, squameuse.	Cet état est peu accentué.
Teint pâle, anémique.	Teint jaunâtre.

inf., 1906. — Epstein, *Jahr. f. Kind.*, 1906. — Raffaelli, *La Pediatria*, 1908. — Apert, *Soc. méd. Hôp.*, 1909.

1. Armand Delille, *Soc. Péd.*, 1908. — 2. Philippe et Oberthur. — 3. Babonneix.

Œdème dur et élastique.	Pas d'œdème.
Taille petite.	Id.
Courbe d'accroissement irrégulière.	Courbe en plateau.
Membres courts et gros.	Id.
Mains et pieds trapus et larges, doigts petits.	Id., mais le petit doigt et le pouce sont très courts.
Ongles cassants et friables.	Ongles normaux.
Retard dans l'ossification.	Ossification normale.
Soudure lente des os du crâne.	
Rachitisme fréquent.	Pas de rachitisme.
Mouvements lents ; marche difficile et très retardée.	Apparition normale de la marche. hypotonie musculaire, mouvements cadencés. Laxité des ligaments, grande mobilité articulaire des jointures (enfants caoutchouc).
Sensibilité au froid ; température constante à 36°.	Id.
Pas d'appétit.	Appétit.
Gros ventre, constipation.	Id.
Aucune intelligence, crétinisme, regard sans expression, inertie, hébétude.	Intelligence vive et alerte. — Enfant souvent agité ; regard normal ; sens musical développé.
Pas de tache mongolienne.	Tache bleu ardoise sur les ischions et les fesses (comme chez les nouveaux-nés japonais), tache qui s'étend plus ou moins et disparaît peu à peu.
Atrophie de la grande thyroïde.	Glande normale.
Bon effet du traitement thyroïdien.	Aucun effet de ce traitement.

Traitement. — En cas de myxœdème, donner à l'enfant, soit 1 à 2 grammes de corps thyroïde cru de mouton dans du lait, tous les jours, pendant trois semaines ; soit des lavements d'extrait glandulaire aqueux ou glycériné (Herryen) ; soit une pastille de thyroïdine (0,30 centigrammes de principe actif). Surveiller et cesser, dès l'apparition des accidents d'intoxication (insomnie, vomissements, hyperthermie, dyspnée, accélération du pouls). On peut encore se servir de la nourrice à qui on fait prendre le traitement[1]. Le traitement du mongolisme est inconnu.

1. Mossé et Cathala, *Acad. méd.*, 1898.

DYSTROPHIE DE LA CAPSULE SURRÉNALE. MALADIE D'ADDISON

Exceptionnelle chez le nourrisson[1]. Aucun signe n'attire l'attention. — La mélanodermie et la baisse de la tension artérielle sont rares. Évolution rapide. — On doit la séparer de la méla-

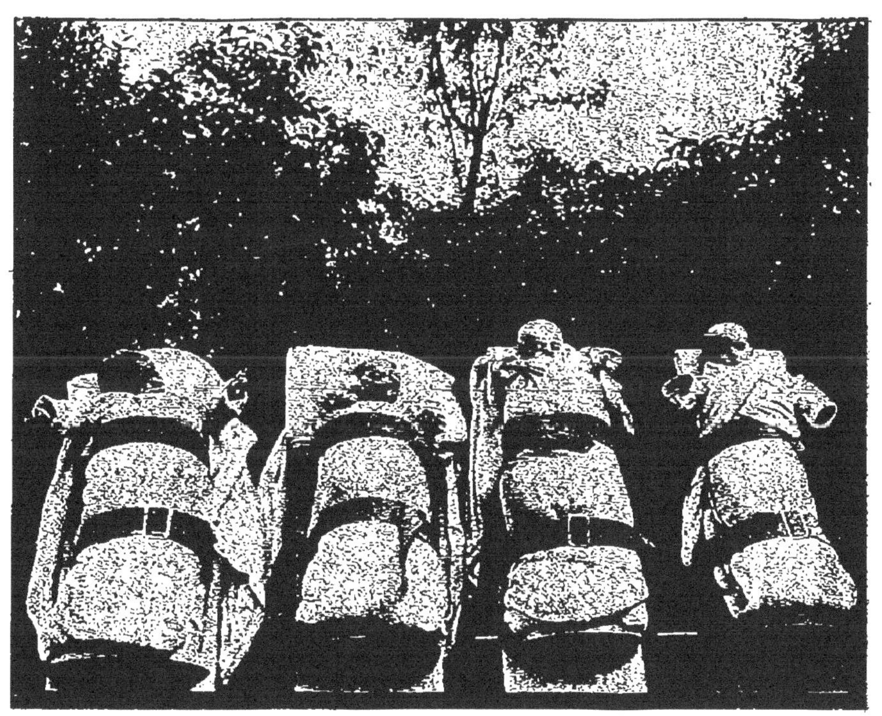

FIG. 26. — Enfants atrophiques sur la cabernote.

nodermie, qui survient dans le cours des gastro-entérites chroniques (Nobécourt et Rivet[2]). Le plus souvent elle est une trouvaille d'autopsie (foyer hémorragique qui gonfle la capsule ou présence d'une adénome).

1. PARROT, HAMILL, DEZIROT, *Thèse*, Paris, 1898. — FINKELSTEIN, *Thèse*, Paris, 1908. — 2. *Soc. péd.*, 1907.

Fig. 27 à 31. — Enfants atteints de diverses affections.

CHAPITRE XIV

AFFECTIONS DIGESTIVES INDÉPENDANTES ET DE L'INTOXICATION ALIMENTAIRE ET DE L'INTOXICATION MICROBIENNE

MALFORMATIONS CONGÉNITALES

1° *L'œsophage est absent.* — L'enfant, mis au sein, se retire immédiatement, suffoque et rejette la petite quantité de lait, qu'il vient de prendre. Le cathétérisme indique le siège de l'obstruction. La mort survient en quelques jours. — La gastrostomie immédiate est indiquée.

2° *Pylore* [1]. — Il n'existe aucune communication entre l'estomac et le duodénum. — On a tous les signes de la tumeur pylorique dès la première tetée, si toutefois la quantité de lait absorbée dépasse 20 centimètres cubes, sinon il n'y a pas de vomissement (On note l'absence de lait dans l'intestin, l'anurie, l'hypothermie et la baisse de poids). — L'intervention chirurgicale s'impose.

TUMEUR PYLORIQUE CONGÉNITALE

Cette maladie a été vue par Beardley en 1788 [2], Williamson (1841), Dawosky (1842) et bien étudiée par Landerer [3] et Hirsch-

1. LITTLE et HELMHOLTZ, *Bull. of the John Hopkins. hospital*, vol. XVI. — 2. D'après ORSLER, *Arch. of Pediatrics*, 1903. — 3. Dissertation inaugurale, Fribourg, 1879. FINKELSTEIN, *Jahr. f. Kind.*, 1896.

prung[1]. Depuis, de nombreux travaux[2] ont établi les caractères de cette affection qui paraît être moins fréquente en France qu'en Angleterre et en Amérique. Elle peut exister chez tout enfant, qu'il soit au sein ou au biberon.

Lésions (fig. ci-jointe). — On note une tumeur allongée, dure, grise à la coupe, qui occupe le pylore et en rétrécit le canal, si bien que le liquide stomacal le traverse avec plus ou moins de facilité. Le rétrécissement peut être tel, que l'on y passe à peine une épingle, alors qu'à l'état normal, une tige de 4 millimètres peut le franchir. La tumeur a de 1 à 3 centimètres de longueur et 3, 4, 5 millimètres d'épaisseur. Dans beaucoup de cas, on note dans la région pylorique de l'estomac, une augmentation progressive de la paroi musculaire vers le pylore. La muqueuse est normale ou altérée et présente des plis longitudinaux.

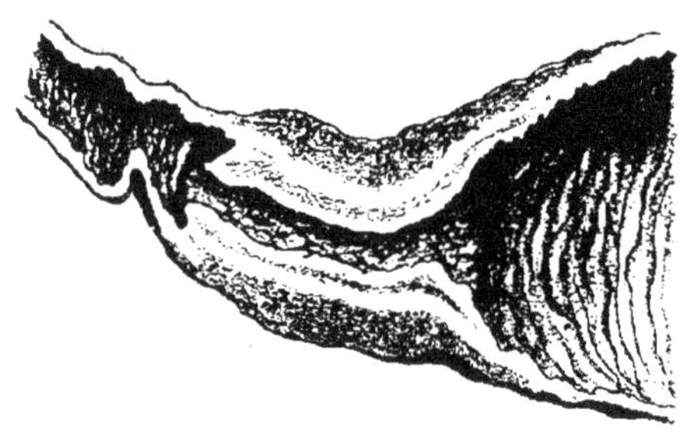

Fig. 32. — Tumeur pylorique.

A l'examen microscopique on note l'existence d'un myome portant surtout sur les fibres circulaires, sauf dans le cas de Finkelstein où il portait seulement sur les fibres longitudinales.

On comprend facilement qu'une telle tumeur ne laisse que difficilement passer le chyme, surtout s'il s'y joint du spasme. Ce myome est congénital, les uns l'attribuent au spasme, ce qui semble difficile à admettre, les autres en font un gigantisme local[3], d'autres enfin un retour au type pylorique ancestral des

1. *Jahrb. f. Kind.*, 1888. — 2. Cautley, *74e meeting of the Brit. med. assoc.*, 1906. — Stiles, *Brit. med. journ.*, 1906. — Ibrahim, *Die Angeborene Pylorustenose im Säuglinsalter*, Berlin, 1905. — Weill et Pehu, *Gaz. Hôp.*, 1901. — Sarvonat, *Thèse*, Lyon, 1905. — Champetier de Ribes, Guinon et Fredet, *Soc. obst. gynecol.*, 1908. — Dufour et Fredet, *Revue Chir.*, 1908. — 3. Cautley, *Proc. roy. med. chir. Soc.*, 1898.

édentés[1]. — Il n'y a pas d'inflammation, cependant[2] on peut noter parfois une infiltration de toute la paroi pylorique et de la paroi stomacale, par des cellules rondes. La tumeur pylorique est plus fréquente chez les garçons.

Symptomatologie. — Toute la symptomatologie dépend du degré de fermeture du pylore, de son apparition plus ou moins rapide et de l'existence ou non du spasme concomitant. Il semble que le myome peu développé à la naissance mette quelques semaines à grossir, pendant lesquelles l'enfant croît normalement et ne présente aucun accident.

Cependant il existe quelques cas où tout apparaît dès le premier jour de la vie.

La maladie n'a pas été observée après six semaines.

En général, le début en est brusque : le nourrisson commence à vomir à chaque tetée. Le vomissement qui est « explosif » consiste en lait plus ou moins caillé. Plus l'ingestion a été copieuse et plus vite il se produit ; si la dose est légère, il peut être tardif. Une partie du lait peut rester dans l'estomac, si bien qu'à la tetée suivante il suffira à l'enfant de prendre une gorgée de lait, pour en rejeter 100, 150 grammes.

Ce vomissement est tenace et résiste à tout traitement ; il peut contenir du sang, mais jamais de bile.

Bloch avait émis l'opinion que dans une première période, le vomissement n'est pas accompagné de péristaltisme et que si ce dernier survient le vomissement devient alors moins fréquent. Or ceci n'est pas fixe.

Poche stomacale. — Dès que le lait ingéré arrive dans l'estomac, celui-ci se distend, se ballonne et vient former une saillie résistante, tympanisée et sonore, qui soulève la paroi abdominale. On peut dessiner les contours de la poche stomacale tant elle est nette et tranche sur la masse intestinale qui est affaissée. On voit, à la surface, des contractions péristaltiques, qui indiquent un obstacle pylorique. Bientôt, après une lutte de durée variable,

1. Marray et Flynn. — 2. Nov, é-Josserand et Pehu, *Lyon méd.*, 1908.

l'estomac rejette le lait plus ou moins caillé. Pendant cette digestion, l'enfant semble éprouver du malaise, il crie même ; aussitôt après le vomissement il éprouve un grand bien-être.

Si l'on examine attentivement l'estomac, on peut trouver dès la fin du vomissement, par la palpation, en fouillant sous le foie ou plus bas vers l'ombilic, une petite tumeur lisse, allongée, analogue à un ganglion : c'est le myome. Cette recherche est souvent difficile par suite de la raideur de la paroi abdominale. Le mieux est de recourir à un calmant. La répétition des mêmes signes après chaque tetée permet d'affirmer l'existence du myome.

Pour juger le degré de perméabilité du pylore, on peut donner à l'enfant de la poudre de charbon ou de carmin.

L'intestin est petit, vide, affaissé, réduit à rien. Il n'y a pas émission de gaz, mais seulement de quelques rares selles, formées de bile et de mucus. Les autres organes sont normaux. Il n'y a ni fièvre ni oligurie.

On comprend que rapidement l'inanition apparaisse : l'enfant meurt de faim, maigrit de 100 à 200 grammes par jour et tombe dans un état de marasme suivi de mort en quelques jours ou quelques semaines (Voir fig. 33, courbe 1).

On observe parfois des périodes de calme avec reprise de l'alimentation et augmentation de poids. On peut se demander si dans ces cas, il y a bien un myome ; de même dans les faits de guérison qui ont été observés [1]. Cependant le cas de Batten [2], où la survie a été de 11 mois, semble indiquer que le myome peut ne pas tuer si rapidement, probablement quand la lumière du canal n'est pas obstruée, que le spasme manque et que l'alimentation peut se faire.

Les présomptions en faveur de l'existence de la tumeur du pylore sont les vomissements persistants avec poche stomacale et mouvements péristaltiques, mais on ne peut l'affirmer que si on la perçoit.

1. FINKELSTEIN, *Jahrb. für Kinder.*, 1896. — HENSCHEL, *Arch. für Kinder.*, 1891. — SOATWORTH, *Arch. of Ped.*, 1901. — 2. *Lancet*, 1899.

Traitement. — Dès que le diagnostic est posé, il faut intervenir. On peut employer ou la gastro-entérostomie ou la pyloroplastie ou la dilatation du pylore (opération de Loreta). Cette dernière consiste en une incision de la paroi de l'estomac et en la dilatation forcée de la tumeur à l'aide d'une pince : le danger de l'intervention est l'hématémèse qui enlève l'enfant en quelques heures. D'après Stiles cette intervention est suivie d'une dégénérescence des fibres musculaires. On soutient l'enfant avec des lavements d'eau chaude et des injections de sérum artificiel et on l'alimente avec de très petites quantités de lait de femme.

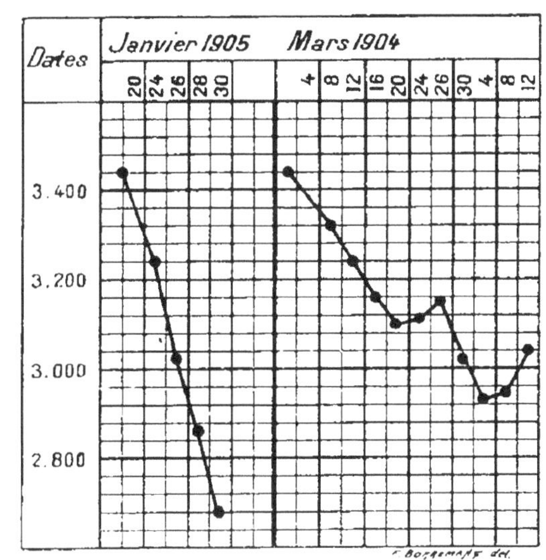

Fig. 33.

Courbe I. Tumeur pylorique. Courbe. II. Maladie spasmodique.

MALADIE SPASMODIQUE[1]

Étiologie. — Maladie spéciale au nourrisson (sein ou biberon) qui présente beaucoup d'analogies avec la tumeur pylorique et peut être observée durant les cinq premiers mois. Jusqu'à l'apparition de l'affection, l'enfant présente une croissance normale.

Symptomatologie. — Le premier symptôme consiste en vomissements incoercibles que rien ne calme (réglage, diminution

1. Lesage, *Arch. méd.*, 1906. — Hennon, *Thèse*, Paris, 1906.

de la quantité de lait, changement de nourrice, etc.) comme dans la tumeur pylorique.

Cependant on remarque que les tetées du matin passent souvent très bien et ne sont pas vomies et que les vomissements contiennent souvent de la bile. Il est certain que dans l'obstruction pylorique due à la tumeur, le passage du lait dans l'intestin est *peu fréquent*. Il l'est beaucoup plus, surtout le matin, dans le cas particulier. De plus les vomissements sont souvent électifs : l'eau passe aisément et non le lait.

Trois cas peuvent se présenter : *a*) le spasme existe dans toute la paroi stomacale, si bien que l'estomac est petit, rétracté, contracté ; l'enfant ne peut absorber qu'une quantité très minime de lait, qu'il rejette de suite. — *b*) parfois le spasme est surtout supérieur (œsophage, cardia), si bien que l'on est en présence de l'aérophagie par spasme (voir page 467). — *c*) dans d'autres cas, le spasme n'a pas atteint la paroi stomacale, et s'arrête au pylore : l'estomac se laisse distendre ; l'enfant peut absorber une notable quantité de lait et on voit apparaître la *poche stomacale*, comme dans la tumeur pylorique (type pylorique). Le vomissement apparaît plus ou moins vite. Dans les périodes de calme, l'estomac arrive à se débarrasser de son contenu dans l'intestin. On ne trouve pas de tumeur pylorique. Quand le nourrisson ne crie pas, et quand l'examen de l'abdomen peut être fait, on note que l'intestin, dans toute sa longueur, est contracturé, petit, dur, roulant sous le doigt. Cette crampe ou spasme peut disparaître pendant le sommeil ou après un lavage chaud : elle explique la rareté des évacuations alvines, qui sont composées de bile très verte et très épaisse, comme de la poix, et de lait, si ce dernier a pu passer à la faveur d'un répit. Le spasme, d'abord intermittent, devient permanent. *La crise* de spasme n'est pas seulement localisée au tube digestif, mais se généralise à tous les muscles. L'ingestion de lait la provoque (sauf, au début, aux tetées du matin car plus tard la crise a lieu à chaque tetée). L'enfant se crispe et se raidit, le ventre est rétracté, les membres se contracturent en flexion, en chien de fusil. La figure qui était reposée et calme, se crispe et se plisse. Tout l'aspect dénote la souffrance.

L'accès cesse avec le rejet du lait — à chaque tetée, nouvelle crise. L'enfant n'a pas de fièvre, il n'est ni froid, ni cyanosé. Le cri est bon. Il y a peu d'urine, si l'enfant absorbe peu de lait ; on peut juger de la perméabilité du rein en donnant un lavage d'eau chaude, l'urine est rapidement émise sans sucre ni albumine. L'enfant meurt de faim, crie, se jette sur tout objet à portée de la bouche ; il tette avec énergie. Si le spasme continue, les vomissements persistent et augmentent, l'enfant maigrit (courbe 2, page 463) et s'atrophie (atrophie spasmodique). Tous les muscles sont raidis en flexion, formant des saillies, des cordes, comme si tout le muscle était transformé en tendon. Le spasme périphérique d'abord intermittent devient fixe. Il existe donc tous les degrés dans le spasme. Au début, il est purement digestif, les muscles périphériques étant normaux, et vient d'abord par crises, qui augmentent de fréquence. Peu à peu, on voit les muscles du cou se prendre (ainsi un enfant de quinze jours qui tient le cou raide), puis tous les muscles fléchisseurs.

L'amaigrissement est plus ou moins intense et rapide, suivant que le spasme est intermittent ou continu. Plus il y a de répit, plus le lait passe dans l'intestin et moins il y a d'inanition. Le plus souvent la chute de poids est lente et progressive, quelquefois entrecoupée de reprise, au moment du répit.

Ce qui caractérise la maladie spasmodique et la distingue de la tumeur pylorique est : l'apparition à toute période avant cinq mois ; l'intermittence des vomissements, qui surviennent le soir d'abord ; les périodes de calme et de répit, qui permettent le passage du lait dans l'intestin et de ce fait l'alimentation ; la présence fréquente de la bile dans les vomissements ; les crises de douleurs et de spasme de l'intestin et des muscles périphériques ; le calme obtenu par les bains chauds, le massage et les lavages d'intestin chauds ; l'amaigrissement lent (courbe 2, page 463). Ce sont là autant de signes différentiels. Cependant on a relaté quelques cas de tumeur pylorique où le lait passait dans l'intestin d'une façon intermittente. Il est certain que, dans ces cas exceptionnels, le diagnostic est des plus difficiles.

On note, à l'autopsie, une contracture de tout l'intestin. — La paroi stomacale est épaissie[1] dans sa totalité ou seulement dans la portion pylorique. Le spasme pylorique n'est que l'extrémité supérieure du spasme intestinal. La vésicule contient une bile verte épaisse. On ne note aucune autre lésion. Tout indique l'origine hépatique de ce spasme ; en effet, dès qu'on peut obtenir l'évacuation de bouchons de bile poisseuse, les signes disparaissent et les fonctions se rétablissent. D'ailleurs, d'après Gilbert et Lereboullet[2], la bilirubine a une action d'excitation sur le système musculaire.

Traitement. — Le traitement agit vite chez l'enfant au sein et plus lentement chez l'enfant au biberon ; il consiste à donner, matin et soir, un lavement d'eau de guimauve chaude, un bain chaud (38° pendant 10 minutes) et 0,01 centigramme de calomel. Ne pas changer la nourrice. Après quelques jours on voit les vomissements s'espacer, l'intestin s'assouplir et la guérison se faire. Le massage donne de bons résultats : l'enfant en éprouve un grand bien-être, à le voir s'étendre comme un chat caressé. Le pronostic est d'autant plus grave que la maladie apparaît de bonne heure et que l'enfant est nourri au biberon.

Spasme pylorique. — A mon avis les descriptions du spasme pylorique appartiennent : ou à la maladie précédente : le spasme n'est pas en effet localisé au pylore, mais généralisé à tout l'intestin et à tout l'organisme, ou au spasme du cardia et de l'œsophage, qui est aussi une expression de la maladie spasmodique (aérophagie par spasme supérieur) ou simplement à l'aérophagie excessive par ingestion d'une grande quantité d'air. En ce cas, l'enfant ne présente aucun signe de spasme (intestin normal ou ballonné — pas de raideur musculaire — selles normales quand le lait n'est pas rejeté en trop grande quantité par les vomissements, sinon

1. Variot, *Soc. péd.*, 1908. — François, *Thèse*, Paris, 1907. — 2. *Soc. Biol.*, 1904.

selles rares, peu abondantes et d'inanition pure). On ne confondra pas la maladie spasmodique avec la dyspepsie des liquides (vomissements incoercibles, qui disparaissent avec les bouillies épaisses). Ici également pas de spasme intestinal et généralisé, pas de distension de l'estomac. Certains enfants « nerveux », qui dorment peu et sursautent au moindre bruit, ont des vomissements spontanés *passagers*, qui ne produisent aucun amaigrissement.

DE L'AÉROPHAGIE

(Vomissements par aérophagie excessive.)

La radioscopie[1] montre que l'estomac du nourrisson contient toujours de l'air en quantité suffisante pour rendre visible sur l'écran l'estomac tout entier (fig. 34).

Cette aérophagie normale n'entraîne aucun inconvénient, parce que l'air dégluti est expulsé, à mesure que l'estomac se remplit de lait, le liquide prenant la place de l'air qu'il chasse peu à peu. Il en est ainsi tant que le cardia largement ouvert est facilement traversé par l'air, qui entre aussi aisément qu'il sort. Ce mécanisme normal peut être faussé ; cette aérophagie naturelle peut devenir *excessive* et être la cause de vomissements (fig. 35). Une forme légère est le rejet bruyant d'air, sans vomissement.

L'enfant qui tette un sein contenant peu de lait avale surtout de l'air, de même s'il tette à vide une tetine. On voit dans ce cas, en suivant la marche de la tetée, à l'aide de la radioscopie que l'estomac se distend graduellement, devient énorme, visible, bombé, ballonné, tympanisé, rempli d'air avalé par l'enfant qui crie, quitte le sein ou le biberon et se tord de coliques ; puis tout à coup l'estomac rejette son contenu. On voit nettement à l'écran que l'enfant n'a pas absorbé de lait ou très peu. Dans ces cas l'es-

1. Lesage et Leven, *Soc. péd. et Soc. thér.*, 1908. — Leven et Barret, *Presse méd.*, 1907, *Radioscopie gastrique*, 1909.

tomac est normal, la tetée seule est défectueuse. Ceci se reproduit à chaque tetée. L'intestin est normal, un peu ballonné comme à l'état normal. Il suffit dans ces cas de changer de nourrice, de donner des tetées copieuses, *abondantes* et *espacées*, en un

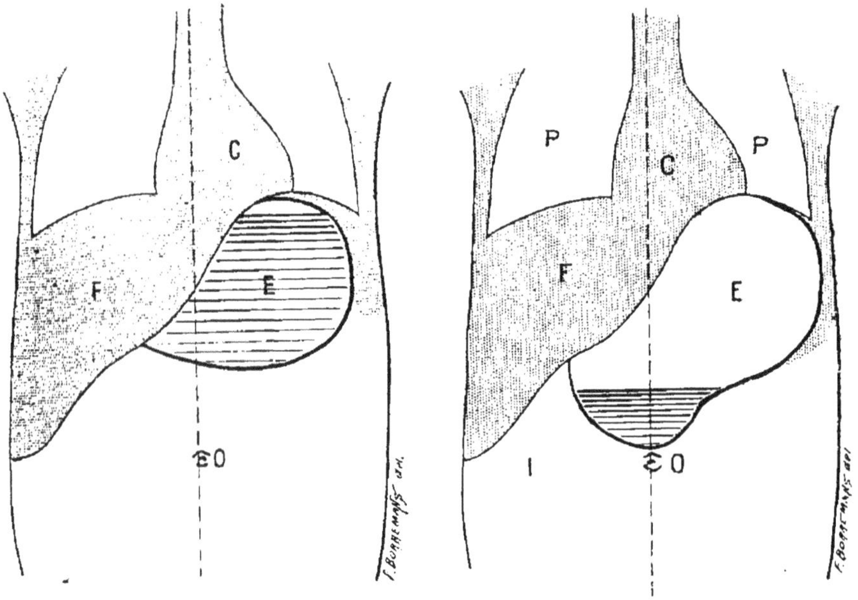

Fig. 34. — Estomac normal. Fig. 35. — Estomac en aérophagie.

(Figures dues à l'obligeance de M. Leven.)

mot du lait au lieu d'air. Souvent l'alimentation à la sonde est excellente. Peu à peu la manie d'avaler l'air disparaîtra.

Parfois l'aérophagie ne tient pas à ce que l'enfant avale de l'air, mais à ce que l'air normal ne peut s'échapper du fait d'un spasme supérieur du cardia et de l'œsophage.

En effet, si l'on suit sur l'écran l'estomac pendant la tetée, on voit que le lait pénètre bien, mais que l'air n'en sort pas, contrairement à ce qui se passe à l'état normal. Dans ce cas l'enfant prend suffisamment de lait, mais il se retire plus vite du sein, crie et se tord. Tout à coup la tension intra-gastrique devient telle, que l'estomac rejette brusquement son contenu soit dans l'œsophage, soit dans l'intestin. Un bon signe est que les premières tetées du matin sont tolérées — le spasme vient vers onze heures — et que le ventre est petit, rétracté, contracté (voir maladie spasmodique).

Le spasme du cardia nécessite une alimentation à part. Il ne s'agit plus d'éviter l'entrée de l'air, mais de favoriser sa sortie. Aussi le mieux est de donner des *tetées courtes, peu abondantes* (de façon que l'enfant les garde), *fréquentes, toutes les heures.* On évite l'hypertension et on nourrit l'enfant.

Dans le premier cas, l'enfant a pris peu de lait et beaucoup d'air ; dans le second cas assez de lait, mais l'air normal ne peut sortir. L'aérophagie peut provoquer à la longue l'apparition d'une contracture du pylore.

Il est probable que beaucoup de vomissements attribués à l'inanition[1] sont dus au premier mécanisme. Le spasme du cardia me paraît plus fréquent que le spasme pylorique et relève comme lui de la maladie spasmodique.

Mérycisme[2]. — Dix minutes après la tetée, l'enfant sans éructations a la bouche remplie de lait qui remonte. Le suc gastrique artificiel guérit cet état bizarre.

1. Variot, François, *Thèse,* Paris, 1907. — Filliozat, *Thèse,* Paris, 1909. — 2. Pouliot et Moricheau-Beauchant, *Soc. péd.,* 1909. — Maas *Deutsch. med. Woch.,* 1907.

CHAPITRE XV

DE L'INANITION PURE

Nouveau-né. — Emmet Holt[1], puis Dingwall-Fordyce décrivent sous le nom de « fièvre d'inanition » un accès thermique, qui survient aux premiers jours de la vie chez l'enfant au sein d'une mauvaise nourrice. Elle est accompagnée de recherche du sein, de sécheresse de la peau et de baisse de poids. Un peu de lait et d'eau fait cesser rapidement ces petits accidents.

Nourrisson au sein. — Tout enfant qui n'a pas la quantité de lait nécessaire et à son entretien et à son accroissement tombe en inanition[2].

Il crie, cherche le sein qu'il prend avec avidité, ne dort pas et fatigue tout l'entourage. Il se refroidit. La courbe de poids, après son ascension classique, reste en plateau, puis descend. L'examen de l'enfant ne démontre rien d'anormal, sauf la constipation et le faible développement du ventre. L'estomac peut être normal après la tetée ou ne se développe pas, tant il est petit et rétracté ou se ballonne et se tympanise : l'enfant absorbe peu de lait, tette à vide et ingère de l'air, car le sein contient peu de lait. En ce cas, il y a aérophagie par absorption d'air. Si l'inanition continue, on peut voir survenir de la somnolence et du myosis.

Le traitement consiste à changer de nourrice ou à mettre l'en-

1. Diseases of infancy. — 2. CHOSSAT, *Acad. Sciences*, 1843. — BOUCHAUD, *Thèse*, Paris, 1864. — VARIOT, *Clin. inf.*, 1909. — FILLIOZAT, *Thèse*. Paris, 1909.

fant à l'allaitement mixte : tous ces accidents cessent rapidement et la courbe de poids reprend son type normal.

Au sevrage, si l'enfant âgé de douze, quinze mois continue à ne prendre que le sein (souvent épuisé), on peut voir survenir surtout de la diarrhée d'inanition accompagnée de baisse de poids et d'hypotrophie (diarrhée due aux vieux seins). Le sevrage fait tout rentrer dans l'ordre.

Nourrisson au biberon. — Le nourrisson au biberon, qui prend des doses insuffisantes de lait, tombe en inanition et présente le *même tableau clinique ;* seulement, dans le cas particulier, il n'y a pas de constipation, mais émission d'une ou deux selles journalières normales très chargées en biliverdine. Il suffira d'élever la dose de lait.

Dans certains cas, l'inanition est due à ce que l'enfant absorbe de grandes quantités de lait très allongé d'eau ou provenant de vaches, qui donnent un lait aqueux (race hollandaise). Il est, en un mot, nourri à l'eau. Cette grande ingestion d'eau provoque en plus de la diarrhée. Pour qu'il y ait inanition *pure,* il est nécessaire que ces accidents digestifs surviennent *après une période pendant laquelle la courbe reste en plateau.* On éliminera l'inanition due à l'aérophagie et à la maladie spasmodique.

CHAPITRE XVI

FIÈVRE DE DÉSÉQUILIBRE

Le type de l'équilibre parfait de la nutrition est donné par l'enfant au sein. L'enfant au biberon est toujours en équilibre instable et sensible aux moindres influences. Plus l'alimentation est bien réglée, plus il perd cette sensibilité ; plus son équilibre devient stable et plus il se rapproche de l'enfant au sein. Plus l'alimentation est défectueuse, plus il est malade et plus le déséquilibre augmente. Ces faits ont surtout trait à l'équilibre calorique.

Citons quelques faits. Un enfant au biberon est bien portant, avec température normale : on lui donne un lavement, quelques heures après, apparaît un accès de fièvre, de durée courte. Même fait, signalé par Hutinel, à la suite de lavage fait en cas de constipation. On observe souvent ce petit accident, à la suite d'un laxatif ou purgatif, que l'on a eu la malencontreuse idée de donner.

Accès de fièvre identique, le dimanche, à l'hôpital, quand le nourrisson a été visité par sa mère pendant quelques instants.

Un nourrisson est habitué à une infirmière, qui a la « manière » de le soigner. Mettez une autre infirmière, qui « ne sait pas » — accès de fièvre.

Dans tous ces faits, il n'est pas question d'alimentation, qui n'est pas changée.

On observe les mêmes accès de fièvre, quand un nourrisson est porté par plusieurs personnes. Les éleveurs ne nous ont-ils pas appris que les petits animaux ne doivent pas être « touchés ».

Accès de fièvre, quand un enfant est changé de salle d'hôpital alors que rien n'est modifié dans son alimentation. Hutinel pense à une infection par le milieu hospitalier. Or la même observation peut être faite, quand on isole l'enfant dans une chambre neuve.

On l'a constaté également chez l'enfant bien portant que l'on met à la diète hydrique.

Nous pouvons remarquer les mêmes accidents chez l'enfant gavé, qui ne présente pas de fièvre, malgré la suralimentation.

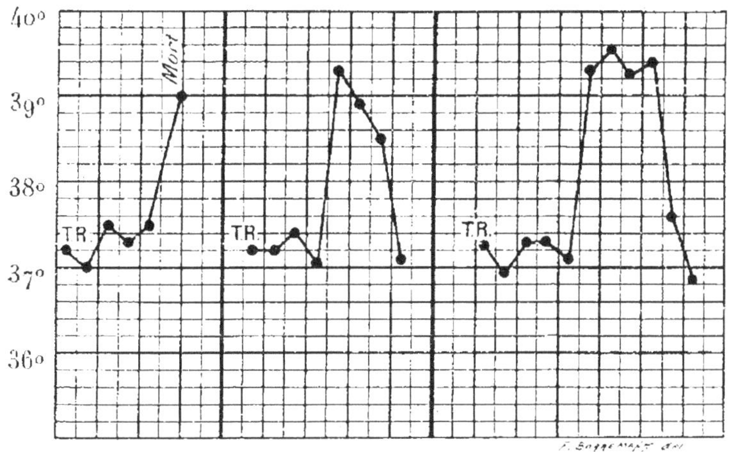

Fig. 36. — Accès de fièvre de déséquilibre.

Le réglage *brusque* peut produire des accès de fièvre (analogie avec la suppression brusque de la morphine). Le réglage lent n'est pas accompagné de fièvre.

Chez l'enfant atteint de diarrhée sans fièvre, la mise à la diète hydrique peut faire apparaître de la fièvre, parfois mortelle ; à plus forte raison, si l'on y joint un purgatif. Cet effet de la diète hydrique existe surtout chez le très jeune enfant et beaucoup moins chez le nourrisson de huit, dix mois. Je n'observe plus ces accidents, depuis que j'emploie la diète hydrique mitigée d'une faible dose de lait partiellement écrémé et non additionné de lactose.

N'observons-nous pas un bel exemple de ce déséquilibre chez

l'enfant atteint de la maladie dermo-lymphatique (accès de fièvre, parfois mortelle) et chez l'enfant en dentition.

A quoi sont dus ces accès ? Les uns disent : toxicose alimentaire ; les autres : infection.

N'est-ce pas un simple déséquilibre purement thermique, qui tient à ce que la régulation de la chaleur est d'autant moins établie que l'enfant est plus jeune et mal nourri ? La conclusion pratique de ces faits est qu'il ne faut jamais changer brusquement la vie de l'enfant (alimentation, local, etc.), que l'enfant soit bien portant ou malade.

Ces accès de fièvre ne sont accompagnés d'aucun symptôme morbide. Les courbes ci-jointes en sont des exemples. L'accès peut se terminer par la mort.

CHAPITRE XVII

COUP DE CHALEUR

Bourgeois, Meinert ont pensé que la maladie d'été n'était qu'un coup de chaleur. A mon avis[1], ce sont deux choses différentes, mais la chaleur a plus d'influence sur l'enfant atteint de maladie d'été que sur l'enfant sain (voir page 513).

Le coup de chaleur a été étudié par Zathorsky et Irving-Snow[2], puis Illoway[3].

Étiologie. — Un des premiers signes de l'influence de la chaleur est l'arrêt de la courbe de poids sans troubles digestifs. Le coup de chaleur peut frapper le nourrisson, si la température extérieure monte à 30° et au-dessus et surtout s'il n'y a pas de renouvellement d'air. C'est un coup d'air chaud renfermé (chambres surchauffées sans fenêtre et sans air).

Signes. — Le nourrisson (surtout s'il est au biberon) devient pâle avec accélération des battements du cœur et de la respiration et tombe en somnolence; la température monte à 39°-40°: le corps est chaud et les extrémités se cyanosent, parfois on observe un vomissement et une évacuation. C'est la forme asphyxique. Dans d'autres cas, le nourrisson prend un aspect syncopal. Ce sont là des cas graves, qui peuvent être suivis de mort.

1. *Soc. méd. hôp.*, 1897. — *Traité des mal. des enfants*, 1903. — *Œuvre méd. chir.*, n° 47, 1906. — 2. *Pédiatrics*, 1898. — 3. *Sommerdiarrhœn* Berlin, 1905.

Dans les formes légères, le nourrisson est agité, a de l'insomnie, de la pâleur et de la fièvre (38°-39°). Tout cela cesse rapidement avec le traitement.

La pâleur est un des meilleurs signes du coup de chaleur, surtout si elle est unie à une élévation tant centrale que périphérique.

Il suffit de placer le nourrisson à l'air, de l'envelopper de linges frais pour que tous ces symptômes disparaissent.

On ne peut confondre le coup de chaleur avec la maladie d'été (refroidissement, algidité à zones chaudes et froides, amaigrissement, déshydratation, troubles digestifs, etc. (voir page 515). Cependant il est bon de savoir que le coup de chaleur frappant un enfant aux prises avec la maladie d'été, modifie l'aspect de cette dernière (voir page 518).

CHAPITRE XVIII

TROUBLES DIGESTIFS CHEZ L'ENFANT AU SEIN

Beaucoup de troubles digestifs que l'on a attribués au lait de la nourrice relèvent simplement des causes précédentes qu'il faut éliminer (tumeur pylorique, maladie spasmodique, aérophagie).

L'enfant au sein peut être malade ou à la suite du gavage ou par une modification du lait de la nourrice.

1° **Gavage.** — Un enfant qui prend tout le temps le sein est gavé. Il vomit, a de la diarrhée. Il suffit de le régler et comme heures de tetée et comme quantités de lait, pour voir les symptômes morbides disparaître.

Le gavage au sein distend *peu* l'intestin : le ventre reste le plus souvent petit et contracté. Il peut être bien supporté pendant de longs mois et souvent on ne s'aperçoit de ce surmenage que tardivement au moment du sevrage.

2° **Modifications du lait de la nourrice**[1]. — L'enfant présente des vomissements seuls ou de la diarrhée seule ou les deux réunis. On ne trouve aucune autre cause que la composition chimique du lait. Il suffit de changer de nourrice pour que tout s'arrange. On sait que le nourrisson peut ne pas augmenter de poids à la suite d'émotions vives ou de chagrins éprouvés par la nourrice (Budin[2]) et que le lait d'une nourrice alcoolique,

1. Voir page 155. — CORNU, *Thèse*, Paris, 1906. — FRANÇOIS, *Thèse*, Paris, 1907. — 2. *Soc. obst. de France*, 1896.

tabagique ou saturnine[1] peut provoquer des accidents nerveux chez l'enfant.

Certaines nourrices ont du lait qui provoque constamment, chez le nourrisson l'apparition de troubles digestifs avec baisse de poids. Parrot[2], Bouchut[3], Lesage[4] ont signalé de ces faits. Il suffit de changer la nourrice pour que les accidents cessent. Cependant l'examen chimique du lait ne démontre rien d'anormal. « Le réactif individuel, dit Parrot, est ici indispensable et nulle règle ne peut être posée. » On a souvent confondu ces cas d'intolérance avec le spasme pylorique (Variot, Méry[5]). Dans d'autres cas, l'analyse chimique du lait permet d'expliquer cette intolérance. C'est un excès de beurre ou de caséine, qui est le plus rencontré. Ainsi 36 à 45 grammes de principes albumineux (au lieu de 15 grammes), 64 à 80 grammes de beurre (au lieu de 38 grammes) [Babeau[6], Marfan[7], Budin et Michel, Planchon[8]]. D'autres auteurs ont noté un excès de sels. Leviseur[9] a observé 8 pour 1 000 de sels au lieu de 3 grammes. Marfan a vu le taux du chlorure de sodium s'élever jusqu'à 8 grammes par litre. L'excès du lactose avec diminution de la matière azotée et des sels de fer a été mis en cause par Klemm[10]. Ces faits d'intolérance pour le lait de femme existent d'une façon évidente. La cause est souvent difficile à trouver. En tout cas il suffit de changer la nourrice pour que troubles digestifs et baisse de poids disparaissent. J'ai[11] signalé d'autres faits se rapprochant des précédents. Un nourrisson peut, pendant toute la durée de l'allaitement, émettre deux ou trois selles vertes biliaires, mais avec *augmentation régulière de poids*. Aucun traitement ne modifie cet état. J'ai observé ces faits avec des nourrices arthritiques, goutteuses, obèses ou soumises au gavage alimentaire trop fréquent dans les familles aisées.

1. Vallin, *Acad. méd.*, 1896. — 2. *De l'athrepsie.* — 3. *Hygiène de la première enfance*, Paris, 1874. — 4. *Traité des maladies de l'enfance.* — 5. *Société de pédiatrie*, 1903. — 6. *Nouveau Montpellier médical*, 1897. — 7. *Traité de l'allaitement.* — 8. *Soc. obst.*, 1899. — *Obst.*, 1905. — 9. *Jahrb. für Kinderh.*, 1872. — 10. *Id.*, 1898. — 11. *Traité des maladies de l'enfance.*

Des faits d'intolérance sont encore observés, au moment des règles de la nourrice. Le nourrisson peut présenter une élévation de température (Weill et Plantier[1]), et souvent des vomissements, de la diarrhée, de l'urticaire, qui cessent avec les règles. Si la nourrice n'est pas réglée (ce qui est le cas le plus fréquent) elle peut cependant donner les mêmes accidents, à la date supposée. J'ai vu un enfant qui, tous les mois, pendant six mois, présentait régulièrement des troubles digestifs (vomissements, quatre à six selles diarrhéiques), à la date supposée des règles. On a attribué ces accidents soit au poison menstruel, soit au retour des globules de colostrum.

L'intolérance pour le lait de femme peut encore apparaître si la nourrice présente une intoxication alimentaire (bière ou chou[3]). Pendant quelques heures, il semble que le lait contienne des éléments toxiques. La cause peut encore siéger dans une maladie du sein (lymphangite, galactophorite, abcès périglandulaires[4]) [Martin-Damourette].

Signalons encore quelques accidents du même genre. Une nourrice prenant beaucoup de mets épicés (homards, etc.) donne de la diarrhée à l'enfant qui cependant a une courbe superbe. Il suffit d'ajouter une très petite quantité de lait de vache pour que tout rentre dans l'ordre.

On sait qu'inversement il suffit de l'absorption d'une très petite quantité de lait de femme pour faire cesser quelques troubles digestifs dus au lait de vache.

Une trop longue durée de l'allaitement à 14-15-18 mois, peut également provoquer de la diarrhée, qui cesse avec le sevrage. C'est, en ce cas, une intolérance tardive du lait (dyspepsie tardive de Gallois) qui tient probablement à la qualité de ce lait ancien. L'enfant meurt de faim et se trouve en hypotrophie.

Avec le changement de nourrice surviennent fréquemment des petits accidents, qui tiennent à ce que l'enfant, en inanition avec

1. *Thèse*, Lyon, 1904. — 2. Siebert, *Jahrb. für Kinderh.*, 1897. — 3. Lesage, *Revue de médecine*, 1887-88. — 4. *Thèse*, Paris, 1893.

la première nourrice, est gavé par la seconde qui veut faire ses preuves.

Tissier[1] a décrit une forme particulière de diarrhée chez l'enfant au sein (diarrhée brune, spumeuse, « mousse de bière », passant au vert après exposition à l'air, diminution de l'appétit, éruptions toxiques fessières, amaigrissement, urines rouge foncé, durée de quinze à vingt jours, retour brusque à la santé). Il l'attribue à la disparition du B. bifidus et au développement du B. perfringens.

1. *Ann. Inst. Pasteur*, 1905.

CHAPITRE XIX

TROUBLES DIGESTIFS CHEZ L'ENFANT AU BIBERON

ÉVOLUTION DES IDÉES SUR LES FORMES DES MALADIES INTESTINALES

De 1820 à 1840, les premiers auteurs, qui ont étudié les diarrhées infantiles, imbus des idées de Broussais, en font un synonyme d'inflammation et d'entérite (Leclerc[1], Parrish[2], Dewes[3], Billard[4]). Mais, vers 1840, une réaction se fait contre cette classification simple ; on voit apparaître les termes de catarrhe et de dyspepsie. On essaye de distinguer la diarrhée catarrhale de la diarrhée d'entérite. Dyspepsie intestinale, catarrhe intestinal, entérite, sont séparés comme des maladies différentes. On s'évertue dès lors à trouver entre elles des différences[5]. En clinique si l'on compare les descriptions données, on est très embarrassé pour distinguer et bien délimiter les signes du catarrhe de ceux de l'inflammation. La diarrhée inflammatoire, dit-on, succède souvent à la diarrhée catarrhale quand l'inflammation vient se greffer sur le catarrhe. On cherche, d'autre part, à établir des différences dans l'étude des lésions. On s'appuie sur la rougeur de l'intestin, sur

1. *Thèse*, Paris, 1821. — 2. *North. American med. on physiol. Journ.*, 1826. — 3. *A treatise of the phys. and med. treatment of Children*, Philadelphie, 1826. — 4. *Traité des maladies du nouveau-né*, 1828. — 5. LEGENDRE, RILLIET et BARTHEZ, VOGEL, BOUCHUT, STEINER, HENOCH, BAGINSKY dans leurs *Traités*, — WIEDERHOFER, *Gerhardt's Handbuch*.

la psorentérie, etc., et on voit éclore les termes de catarrhe aigu, d'entérite aiguë, de gastrite aiguë, de dyspepsie aiguë, d'entérite aiguë folliculaire, etc. Autant de maladies distinctes, dont la symptomatologie, malgré de nombreuses descriptions, reste obscure et satisfait peu l'esprit.

Si, le livre en main, au lit du malade, nous essayons d'établir le diagnostic entre toutes ces variétés, nous n'y parvenons pas, tant les symptômes sont identiques.

Une réaction contre ces divisions à l'extrême se fait déjà avec Lesage[1], Escherich[2] lequel admet le rôle infectant des microbes, Sevestre[3] et surtout avec Lesage et Thiercelin[4] et Marfan[5] : ces auteurs reprennent le vieux terme de Leclerc « gastro-entérite » et adoptent celui « d'infection et d'intoxication intestinale ». Ils basent leur diagnostic sur l'existence ou non de la fièvre (formes fébrile, apyrétique, algide). Tous les termes dyspepsie, catarrhe, disparaissent.

Depuis, les termes de gastro-entérite, d'infection, d'intoxication intestinale, de toxi-infection (Marfan) sont devenus classiques en France, alors qu'en Allemagne les anciennes classifications persistent.

Escherich[6] cependant admet que l'entérite est un terme plus avancé du catarrhe. Le premier degré de l'intoxication intestinale est le « chymus infection » (diarrhée acide, sans fièvre et sans mucus) due à l'intoxication intestinale qui altérant les cellules épithéliales permet aux microbes de pénétrer et envahir l'organisme : alors apparaît l'entérite (fièvre, desquamation, pus).

En un mot il y a tous les degrés depuis l'entérite la plus simple jusqu'à la plus grave. Ce qui est curieux est que cette dernière peut manquer, non pas dans les cas les plus simples, mais au contraire dans les cas les plus graves (intoxication foudroyante). Nous voyons donc aujourd'hui toute cette pathologie

1. *Rev. méd.*, 1887. — 2. *Wien. med. Presse*, 1889. — 3. *Soc. méd. hôp.*, 1887. — 4. *Revue mal. enfance*. 1894. — *Thèse*, Paris, 1894. — *Traité mal. enf.*, 1897. — 5. *Congrès*, Paris, 1900. — *Traité de l'allaitement*, — 6. *Congrès*, Paris.

se simplifier. La discussion principale porte sur ce point: l'intoxication digestive avec ses degrés variables est-elle d'origine microbienne ou alimentaire ?

ÉVOLUTION DES IDÉES SUR LA MICROBIOLOGIE DES DIARRHÉES

Dès les premières recherches microbiologiques, on incrimina les microbes du lait cru. On pensa qu'en pénétrant dans les voies digestives ils infectent ces dernières et produisent la maladie (voir page 497). Bientôt on remarqua que, malgré l'emploi des laits stériles, les diarrhées continuaient. On pensa alors qu'il existait des diarrhées dues au lait cru et d'autres indépendantes du lait. On rechercha la cause de ces dernières par l'étude microbienne [1].

Le résultat de toutes ces recherches [2] est que :

1° Il existe des diarrhées, où l'on trouve presque en culture pure, un microbe (streptocoque, coli, paracoli, coccobacille, staphylocoque, pyocyanique, proteus, levures, tyrothrix, etc.). Ce sont des états bactériologiques, et rien de plus, de là les termes d'entérites à streptocoques, etc., etc. Du fait que le microbe forme à lui seul presque toute la masse intestinale, il ne faut pas en conclure qu'il est spécifique ;

2° Dans beaucoup de diarrhées, on ne trouve aucun élément microbien prédominant ;

3° La flore est des plus variables et n'a aucun rapport avec la forme de la maladie. La clinique est, au contraire, toujours la même ;

4° La flore des diarrhées varie, suivant le milieu et l'alimenta-

1. Escherich, Boocker, Rossi Doria, Greene Cunston, Lesage, Thiercelin, Czerny, Fischl, Tavel et Eguet, Spiegelberg, Finkelstein, Ardouin, Hisch et Liebmann, Nobécourt, Fischl, Moro Lesné, Triboulet, Ribadeau-Dumas, Tissier, Hawthorn, etc. — 2. Voir pour le détail *Traité* Grancher, 1904 et *Œuvre méd. chir.*, n° 47, 1906.

tion. Ainsi dans tel hôpital, ou dans telle salle, tel microbe domine.

On voit donc de combien de difficultés est entourée cette question, d'autant qu'à l'état normal, la flore est des plus variables et que l'on peut observer des intestins où un microbe forme à lui seul toute la flore.

La conclusion est que : l'examen bactériologique et la culture ne donnent pas de résultats précis et n'ont pas permis jusqu'à ce jour de trouver l'agent spécifique.

Peut-on s'appuyer sur la présence, pendant la vie, de microbes dans le sang et les autres organes de l'économie. Cet argument certes a plus de valeur, mais jusqu'à ce jour, les recherches ont donné tellement de résultats contradictoires, que l'on ne peut tirer de conclusion ferme. Cependant on peut affirmer, que dans la majorité des cas, le sang est stérile (du moins avec les milieux de culture actuels, il paraît l'être).

On ne peut non plus se baser sur l'étude de la virulence du microbe isolé, car, d'une part, à l'état normal, les divers microbes de l'intestin peuvent être virulents et tuer les animaux par inoculation sous-cutanée, et, d'autre part, peuvent être dépourvus de virulence.

La lésion des entérites n'a rien de caractéristique et existe dans toute septicémie expérimentale, de sorte qu'il est impossible de tabler sur elle. Donc, le fait qu'un microbe issu de l'intestin tue un animal par inoculation sous-cutanée ne signifie rien : tous les microbes se valent ou à peu près.

Il reste la véritable voie expérimentale : l'ingestion. Or, même, dans ce cas, que de difficultés pour conclure.

En effet, une première culture provenant de l'enfant peut provoquer chez l'animal (petit cobaye, lapin, chat, chien) de la diarrhée avec des lésions banales d'entérite. Or, après une série de cultures successives provenant de la première, on s'aperçoit qu'elles ne font plus rien. Ceci tient, probablement, à ce qu'il existe dans la première culture un autre microbe invisible « accolé » qui disparaît dans les cultures successives.

Il est donc indispensable d'étudier l'influence de l'ingestion avec des cultures de quatrième ou cinquième passage. Or en procédant de la sorte, tous les microbes isolés jusqu'à ce jour n'ont donné aucun résultat expérimental. Autre difficulté. La première culture isolée tue, après ingestion, le petit cobaye, par exemple, et n'a aucune action sur le petit lapin ou le petit chien. On en conclut que le microbe ainsi actif est l'agent spécifique. Or, à côté de lui, dans le même intestin, est un autre microbe, dont la culture initiale tue dans les mêmes conditions, non plus le petit cobaye, mais le petit lapin. Lequel des deux doit-on choisir ?

On voit donc de quelles difficultés est entourée cette question de la recherche de l'agent spécifique. Aussi on comprend combien ont beau jeu les partisans de l'intoxication alimentaire, qui n'attribuent aux microbes qu'un rôle tout à fait accessoire.

Il y a quelques mois, Metchnikoff[1] a mis en valeur, comme agent spécifique des entérites, le proteus, du fait qu'il tue, par ingestion, le petit lapin et le singe.

ANATOMIE PATHOLOGIQUE

Nous savons que la limitation des intoxications intestinales est loin d'être précise, aussi se peut-il qu'une partie des lésions décrites appartienne à des septicémies qu'il est impossible de distinguer à ce jour.

Lésions aiguës. — *1re variété.* — Congestion de tous les viscères, soit active et rouge ou hortensia, soit passive et cyanotique. Section donnant issue à une notable quantité de sang. Réplétion des veines. Vésicule biliaire distendue de bile très verte, épaisse et acide, contenant parfois de l'hémoglobine et des globules. Intestin variable : ou tympanisé avec paroi amincie et distendue ou rétracté et contracturé. Rate normale, sèche à la coupe avec zones brunes très foncées. Ganglions du mésentère gros et congestionnés. D'a-

1. *Acad. méd.*, 1909.

près Heubner, la variabilité de l'élément congestif tiendrait à ce qu'à l'agonie il existe de la contracture qui chasse plus ou moins le sang des vaisseaux. On peut encore penser qu'elle est due à l'intoxication.

2e variété. — Anémie de tous les viscères. Section blanche. Muqueuse de l'intestin grêle souvent gonflée et pâle masquant l'élément congestif, si bien que le gros intestin paraît rouge et être le siège de la maladie alors qu'il est normal. Foie gras, mou, pâle, jaunâtre, onctueux, présentant des taches grises toxiques. Persistance de la fonction biliaire malgré l'anémie hépatique (vésicule distendue de bile très verte), d'où contraste avec la pâleur de l'organe. Acholie pigmentaire dans les cas intenses.

Lésions histologiques. — *Lésions du foie toxique*[1]. — 1° Réseau capillaire intra et extra-lobulaire, élargi, formant des lacs, remplis de sang, disloquant l'agencement des travées, isolant des groupes de six, huit cellules hépatiques. Endothélium vasculaire tuméfié, desquamé. Les cellules dites de Kuppffer prennent le type *étoilé* et le rôle de macrophages[2]. 2° *Altérations de la cellule.* — Noyau gonflé, prenant mal les couleurs. Protoplasma trouble, avec granulations opaques et pigmentaires, ou amas réfringents et homogènes (dégénérescence hyaline, vitreuse ou graisseuse). 3° *Élément interstitiel.* — Nodules infectieux plus ou moins diffus.

Lésions de l'intestin. — Lésions d'*entérite aiguë* (muqueuse molle, gonflée, séparée de la couche musculaire par un cercle congestif). Desquamation d'intensité variable (cellules ou tuméfiées ou en dégénérescence muqueuse avec production de boules de mucus surtout dans le gros intestin, ou en dégénérescence vitreuse, Baginsky, Heubner). Infiltration variable des villosités et de la paroi, par des lymphocytes. Parfois petites ulcérations superficielles. Follicules normaux sauf dans certains cas, où ils sont infiltrés (entérite folliculaire). — Dans les cas très rapides : sidération toxique des éléments. Liquide diarrhéique séreux

1. Pilliet, Lesage, *Traité mal. enfance*.. — Terrien, *Thèse*, Paris, 1899. — Lesné et Merklen, *Rev. mal. enf.*, 1901. — Lucien Remlon, *Soc. Biol.*, 1906. — 2. Gilbert et Jomier, *Arch. méd. exp.*. 1908.

contenant peu de cellules de desquamation. Absence d'infiltration de la paroi.

Envahissement de la paroi intestinale par des microbes[1]. — Absence de microbes à l'état normal. En cas de desquamation, présence de microbes d'autant plus abondants qu'on se rapproche de la surface. Colonies dans la profondeur entourées d'une zone d'œdème avec leucocytes en dégénérescence. Microbes colorés au Gram plus abondants dans le gros intestin et microbes décolorés dans l'intestin grêle.

Lésions chroniques de la cachexie digestive.. — *a*) *Estomac.* — Muqueuse épaissie, mamelonnée, avec stries congestives ou foyers hémorragiques qui forment des ulcérations par action corrosive du suc gastrique. Au microscope : infiltration lymphocytaire de la paroi, cellules épithéliales et glandulaires ou volumineuses, avec noyaux en karyokinèse, ou vacuolaires ou muqueuses ; parfois en voie de multiplication : cellules petites à noyau net et à protoplasma foncé et granuleux. A un stade avancé : disparition des épithéliums et des glandes, sclérose.

b) *Intestin.* — La longueur est augmentée dans les cas de gros ventre mou et flasque (Marfan[2]). La distension peut porter sur le gros intestin ou sur l'intestin grêle (Lesage et Angerant[3]).

Distension du gros intestin. — Il masque toute la masse de l'intestin grêle, qui est petite et refoulée au-dessus de la vessie. En général les côlons ascendant et transverse sont distendus en même temps, à l'exclusion du côlon descendant ; le transverse forme au-devant de l'estomac une poche, souvent fermée à ses deux extrémités par un coude dirigé en bas et d'avant en arrière et simulant l'estomac dilaté. Le côlon ascendant remplit le flanc droit. Le côlon descendant peut présenter une dilatation partielle, mais le plus souvent il est normal, non distendu ou petit, contracturé, à paroi épaisse et résistante (l'insufflation lui redonne son volume primitif). Le côlon descendant peut

1. Marfan et Bernard, *Presse méd.*, 1899 ; *Soc. Biol.*, 1899. — 2. *Rev. mal. enfance*, 1895. — 3. *Thèse*, Paris, 1894.

être petit, quand il est arrêté dans son développement ; sa paroi est peu épaisse et résiste à l'insufflation. Cette anomalie est un obstacle pour les lavages d'intestin.

Distension de l'intestin grêle. — La masse de l'intestin grêle est distendue et on n'aperçoit aucune partie du gros intestin, qui est petit, non distendu, souvent de calibre inférieur à celui de l'intestin grêle, réduit à un canal dur et musculeux, avec dilatations ampullaires sur le trajet des côlons ascendant et transverse.

Lésions histologiques. — Muqueuse pâle et boursouflée. Altérations cellulaires analogues à celles de l'estomac (principalement dégénérescence muqueuse). Infiltration ou non des follicules clos. Adénopathie mésentérique. Dilacération des fibres de la couche musculaire.

ÉTIOLOGIE

Dans l'état actuel des choses, il est impossible d'attribuer une cause unique à tous les troubles digestifs qui surviennent chez l'enfant au biberon. Aussi vu l'incertitude dans laquelle nous sommes encore, le mieux est, je crois, de passer en revue toutes les causes étiologiques qui ont été invoquées.

1° **Gavage. — Surcharge alimentaire. — Intoxication intestinale.** — De tout temps les médecins ont insisté sur l'importance de la surcharge dans l'éclosion des maladies digestives. On constate un excès d'aliment non digéré, qui fermente et subit la putréfaction. On a d'abord employé les expressions « d'indigestion », puis de « putréfaction » pour le lait au contact des microbes qui produisent des « toxines ».

Le terme « intoxication intestinale » a été, de ce fait, créé.

Une première condition, pour que le gavage donne le maximum de ses effets, est que l'enfant boive constamment sans avoir d'heure de tetée. En effet si le gavage se fait d'une façon *régulière,* toutes les trois heures, par exemple, on est étonné de voir la quantité énorme de lait qu'un enfant peut absorber sans éprouver de troubles digestifs. Le gavage régulier distend la masse intestinale, de là le gros ventre des gavés. Si la paroi musculaire n'est pas « forcée » — ce qui arrive à la longue — la fibre musculaire pourra reprendre son rôle et la distension disparaître. Dans le cas contraire, la paroi est transformée et ses éléments ne peuvent plus se rétracter : la distension est incurable — surtout chez les rachitiques.

On peut donc, par un gavage *régulier* et par entraînement, ne pas avoir de troubles digestifs. Ceux-ci apparaîtront surtout dans les cas d'*irrégularité* de la suralimentation.

Dans la production de cette intoxication, il y a lieu de faire intervenir la constitution de la flore, qui varie, suivant les individus.

Certains intestins ont, *héréditairement*, une flore de putréfaction plus marquée que d'autres (Baginsky, Lesage), de telle sorte qu'avec une minime quantité de lait, cette intoxication se produit facilement. Ces faits permettent d'expliquer certaines intolérances pour le lait, même à petite dose et certains cas groupés par Marfan sous le nom de « dyspepsie du lait de vache pur ».

On discute beaucoup sur la nature des poisons produits. Baginsky[1], Emmerich[2] admettent la production d'une ammoniaque toxique (on sait que cette substance occasionne des troubles digestifs).

Vergely[3] incrimine, comme agent d'intoxication, les acides diacétique et oxybutyrique, l'acétone (substance que l'on trouve dans l'urine des nourrissons malades). Mais les recherches de Frerichs et West ont montré l'absence de toxicité de ces corps.

Czerny et Keller[4] admettent que les troubles digestifs engendrent des acides toxiques (acidose). Tandis que chez les herbivores les acides sont fixés par les sels alcalins terreux, chez les carnivores et les enfants, ils le sont par l'ammoniaque, d'où pro-

1. *Traité des mal. enfance.* — 2. *Münch. med. Woch.*, 1909. — 3. *Revue mal. enf.*, 1898. — 4. *Jahrb. für Kinderh.*, 1897.

duction de sels ammoniacaux qui passent dans les urines (augmentation de l'azote ammoniacal[1]). Normalement le rapport de l'azote ammoniacal à l'azote total est de 3 à 10 pour 100 ; en cas de troubles digestifs, il s'élève à 30 et 50 pour 100 et diminue parallèlement aux accidents. En sens inverse, il y a diminution d'urée.

Czerny et Keller ont ainsi admis une acidose absolue due à la production d'acides gras en excès dans le tube digestif.

Steinitz[2] admet une acidose relative : la graisse, en excès dans l'intestin, fixe une notable quantité d'alcalis (potassium et sodium) et forme des savons abondants, si bien que devant cette déperdition l'organisme ne peut plus neutraliser les acides normaux (acidose par absence de neutralisation). Cette alcalopénie est remplacée par une augmentation de l'ammoniaque dans l'urine. Salge a généralisé cette théorie de l'acidose aux intoxications aiguës.

D'après Pfaundler[3], l'augmentation de l'ammoniaque provient de l'altération des cellules hépatiques, qui ne transforment plus l'ammoniaque en urée. Cependant Keller, Hymans, Van den Bergh[4] n'ont pas admis cette influence de la cellule hépatique.

On a étudié la toxicité des matières fécales qui, ni à l'état normal, ni à l'état pathologique, ne donne aucun résultat expérimental[5] bien précis.

2° **Intoxication par les divers éléments du lait.** — *a*) *Caséine.* — De plus en plus, le rôle nocif de la caséine perd du terrain (Reuss et Sperk[6]) (voir traitement des diarrhées).

b) *Graisse.* — Certains cas de troubles digestifs sont dus à la teneur élevée du lait en beurre (50-60 grammes[7]). Ceci est indéniable, mais peu fréquent (Fettdiarrhée). Car dans la majorité des cas, le lait ne contient pas trop de substances grasses.

1. Coranda, Keller et Dunlop, Walther, Stadelmann, Minkowsky. — 2. *Rev. hyg. et méd. inf.*, 1905. — 3. *Jahr. f. Kinderh.*, 1901. — 4. *Id.*, 1897. — 5. Czerny, *Jahrb. f. Kinderh.*, 1897. — Lesage, *Traité mal. enfance*, 1897. — Haushalter et Spillmann, *Congrès*, Paris, 1900. — 6. *Wiener Klin. Wochens.*, 1910. — 7. Demne, Baginsky, Escherich, Budin, Marfan, Holt, *Arch. of Ped.*, 1905.

Il est certain : 1° que dans tout gavage il y a un excès de graisse — comme de tous les autres éléments d'ailleurs — qui passe non digéré dans les selles ; 2° que dans toute diarrhée, quelle que soit sa nature, la graisse est moins absorbée[1] ; 3° que l'emploi du lait peu chargé en graisse donne pratiquement de bons résultats (voir page 246). Le beurre est donc parmi les substances du lait, une de celles qu'il faut le plus incriminer.

c) *Lactose et sucres.* — En Allemagne où l'on ajoute beaucoup de lactose au lait (voir page 206), on a remarqué qu'une dose élevée provoque de la fièvre et de la diarrhée (Escherich, Prechtl)[2]. Schraps[3], par injection sous-cutanée, obtient de la fièvre d'autant plus forte que le sucre est en plus grande quantité et que sa concentration moléculaire est plus élevée (glycose, puis lactose). On peut reprocher à cette expérience d'être une inoculation sous la peau. Finkelstein[4] a étudié l'action des sucres sur les enfants soumis à la diète hydrique. Il leur fait absorber cent grammes d'une solution de lactose à 12,5 pour 100 (ou du sucre de maltose). Peu d'heures après l'ingestion apparaît un crochet fébrile, qui cesse dès qu'on reprend la diète hydrique. Même accès fébrile avec 50 grammes d'une solution de chlorure de sodium à 3 pour 100.

Or la caséine et la crème ne donnent pas ces accès de fièvre. Finkelstein pense que la fièvre, qui survient avec la reprise du lait après la diète hydrique, est due aux sucres. Il admet que la cellule intestinale joue normalement un rôle antitoxique. Si le sucre est absorbé en forte quantité la cellule s'altère. Si le sucre est absorbé en quantité moyenne (doses précédentes), et si la cellule est déjà lésée, le sucre n'est plus neutralisé et donne une intoxication. La fièvre du babeurre tient aux sucres ajoutés.

J'emploie depuis plusieurs années le lait *écrémé* sans *adjonction de lactose* et je n'ai pas observé de fièvre[5]. Il ne faut pas

1. Nobécourt et Merklen, *Rev. mal. enf.*, 1904. — Chahuet, *Thèse*, Paris, 1904. — 2. *Jahr. f. Kind.*, 1901. — 3. *Berlin. Klin. Woch.*, 1907. — 4. *Deutsch. med. Woch.*, 1909. — 5. *Wiener Klin. Woch.*, 1910.

confondre ces accès de fièvre d'intoxication indéniable avec les accès de fièvre de déséquilibre (page 472).

En tête des substances auxquelles l'enfant est sensible sont les sucres et les sels, puis vient la graisse et, en dernier ressort, la caséine.

Quoi qu'il en soit, il est certain que mieux un enfant est réglé, et moins il a de troubles digestifs, car il n'y a plus ni gavage, ni surcharge alimentaire.

Dans cette question de digestion intestinale, il y a lieu de faire attention à certaines susceptibilités individuelles. Ainsi quelques enfants ne supportent pas ou supportent difficilement le lait (cru ou cuit), si bien qu'il existe fréquemment des troubles digestifs, qui cessent, dès que l'enfant prend autre chose que du lait. D'autres s'en fatiguent vers le sixième mois (dyspepsie de liquide, dyspepsie tardive du lait, Gallois[1]) : il suffit d'ajouter un peu de farine pour voir cesser tout accident.

D'autres encore ne supportent pas le lait cru et le supportent bouilli ou inversement ; d'autres enfin ont de l'intolérance pour le lait à 115° et non pour le lait à 100°, pour le lait de vache et non pour le lait de chèvre ; pour le lait coupé et non pour le lait pur, ou inversement (dyspepsie du lait de vache pur, Marfan). En un mot, il existe des susceptibilités individuelles qu'il faut connaître et qu'il ne faut pas généraliser.

Cette infériorité des organes digestifs à digérer les substances diverses du lait est surtout observée pour la graisse, chez les débiles et les enfants des premiers mois (dyspepsie butyrique de Rotschild). Malgré son taux normal, le beurre est incomplètement modifié (15 pour 100 de déchets au lieu de 4 pour 100).

3° **Difficulté de l'organisme à digérer le lait de vache.** — C'est surtout l'insuffisance des ferments digestifs, qu'il faut mettre au premier plan (Heubner). Chez l'enfant au sein, le lait de la mère active leur sécrétion et les aide grâce aux ferments qu'il contient lui-même. Le lait de vache n'a pas cette propriété « activante » et ne possède pas les ferments adaptés à

1. *Bull. méd.*, 1906.

l'organisme de l'enfant (Escherich, Marfan). De ce fait l'enfant au biberon, ayant peu de sécrétions digestives, digère difficilement le lait de vache, d'où la fréquence des troubles digestifs.

Opinion de Finkelstein[1]. — Cet auteur généralise l'idée précédente à tout l'organisme, si bien que toutes les cellules de l'enfant élevé au biberon peuvent difficilement modifier le lait et l'absorber, etc. Ce trouble fonctionnel des tissus produit la « décomposition alimentaire ». Dans une première période, on peut dépister ce trouble, en étudiant les échanges nutritifs, qui sont modifiés. Puis vient la période de dyspepsie lente et progressive caractérisée par des selles dyspeptiques, de l'amaigrissement, de l'anorexie et l'état stationnaire ou la diminution de poids, malgré l'alimentation suffisante. Peu à peu cet état mène à l'atrophie.

Sur cet état maladif à évolution atrophiante, Finkelstein fait intervenir un facteur aigu « l'intoxication ». La paroi intestinale, en débilité de sécrétion, s'altère progressivement et laisse passer facilement les substances toxiques issues des sucres, etc., d'où intoxication aiguë (voir page 491).

Cette division semble correspondre, pour la période dyspeptique, à ce que nous appelons en France diarrhée atrophiante, gastro-entérite simple chronique, dyspepsie chronique. La seconde période de la « décomposition » est l'athrepsie, l'atrophie d'origine digestive. Quant aux accidents aigus « d'intoxication » ce sont les crochets de fièvre observés dans le cours de cette affection et intitulés, accès de toxicose par les uns et accès infectieux par les autres.

4° **Les troubles digestifs sont dus à une toxine contenue dans le lait de l'animal et produite par une alimentation spéciale.** — On sait, depuis longtemps, que l'absorption d'eau des mares ou l'alimentation soit avec des herbes fraîches (animal au vert[2]), soit avec du trèfle infecté[3], soit avec des betteraves (Pinard) ou des feuilles de navets[4] peut occasionner de la diarrhée

1. *Jahrb. f. Kinderh.*, 1908. — 2. Lesage, *Traité mal. enfance.* — 3. Alt, *Deutsch. med. Woch.*, 1896. — 4. Bredo, *Congrès laiterie*, 1905.

chez l'enfant et le veau, ce qui ne s'observe pas avec l'alimentation par le fourrage sec. On a, dans ces dernières années[1], montré (page 159) que l'emploi des drèches de brasserie et de distillerie peuvent produire chez l'enfant des symptômes d'intoxication (vomissements à chaque tetée, diarrhée, soif vive, urines rouges tachant le linge, asthénie, amaigrissement sans fièvre, dyspnée passagère, somnolence, parfois signes d'alcoolisme) (Hallé). Cet état produit, par sa persistance, de la cachexie et mène le nourrisson à l'atrophie. Cette toxine résiste à la chaleur,

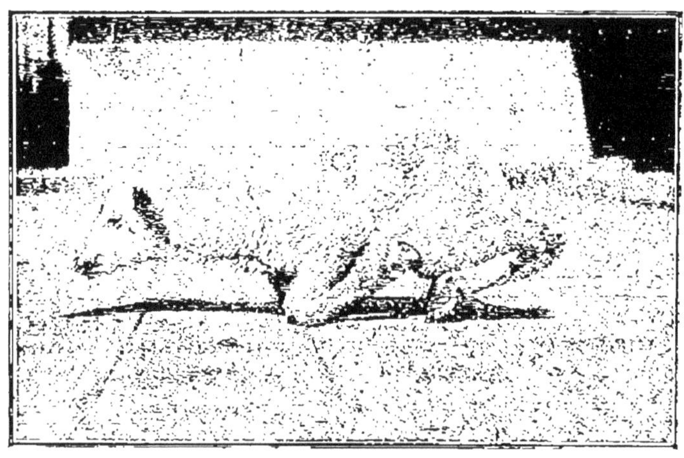

Fig. 37.

car l'enfant est tout aussi malade avec le lait stérilisé. Cette intoxication produit les diarrhées d'octobre, novembre, décembre, que l'on observe *après la maladie d'été,* surtout après les étés chauds où il y a pénurie d'herbe et où l'on est obligé d'avoir recours à l'alimentation par les drèches. On les observe peu, après les étés pluvieux. Le tableau de cette intoxication ne peut être confondu avec celui de la maladie d'été, qui est tout autre (voir page 514). La figure ci-jointe, empruntée à Moussu[2], montre l'état de cachexie de l'agneau, nourri à l'aide de ces laits.

1. Decherf, *Arch. méd. enfants,* 1906. — Ausset, *Pédiat. prat.,* 1909. — D'Uzer, *Thèse,* Paris, 1907. — Charroppin, *Thèse,* Paris, 1909. —
2. *Arch. Méd. enf.,* 1909.

5° **Les troubles digestifs sont dus au « conservateur » ajouté au lait** (Acides borique et salicylique, formol, alcalins). — L'ingestion de ces diverses substances soit à fortes doses soit à faibles doses prolongées[1] provoque des nausées, des vomissements, des douleurs gastriques et intestinales, une légère diarrhée et un état progressif d'atrophie avec lésions de la paroi. Le nourrisson d'ailleurs est bon juge pour dépister cet « excès » de conservateur. Ainsi pendant l'été, à l'hôpital, on peut voir tous les enfants refuser, le même jour, de boire le lait ou présenter des accidents digestifs.

La cryoscopie ne permet pas à elle seule de dépister l'adjonction d'un conservateur, car le laitier ajoute un « correcteur », qui redonne au lait le point cryoscopique normal. Pour juger la fraude, il faut joindre à la cryoscopie l'étude de la résistance électrique (point électrique ε[2]). Il est nécessaire que le lait ait les deux points normaux. De plus l'étude de la résistance électrique permet de se rendre compte rapidement, s'il y a un antiseptique ajouté. Prenons du lait normal ; ensemençons-le de B. coli. Si le chiffre initial est 258$^{\omega}$, en deux heures, il tombera à 220$^{\omega}$, 210$^{\omega}$, 200$^{\omega}$, suivant la quantité d'acide lactique produite. Au contraire, s'il y a adjonction d'un antiseptique, le lait ne changera pas. La mesure de la résistance est plus sensible que la réaction par la phtaléine de phénol[3].

On peut également observer des troubles digestifs, si l'on suit cette pratique, souvent employée, d'ajouter du lactose au lait pour le corser en sucre (Prich[4]). Il suffit de supprimer le lactose, pour voir cesser tous les accidents.

6° **Le poison se produit dans la fermentation[5] du lait exposé à l'air.** — 1° Pasteur, dans ses recherches sur cette fermentation, a montré que certains microbes de l'air, dits ferments lactiques, en se déposant dans le lait, décomposent le lactose en donnant nais-

1. Schlossman, Willey, *Hygiène de la viande et du lait*, 1909. — 2. Lesage et Dongier, *Acad. Sciences*, passim, 1902. — 3. Lesage, *Œuvre méd. chir.*, n° 46. — 4. *Jahrb. für Kind.*, 1901. — 5. Lesage, *Traité des mal. enfants* de Grancher-Comby (2e édit.).

sance à l'acide lactique et à la coagulation (Bac. lacticus, B. coli [1], streptococcus, etc.).

2° De plus, il a montré que le lait pouvait subir la fermentation butyrique (Bac. butyrique, etc.).

3° Duclaux a établi qu'il existait une fermentation particulière de la caséine, caractérisée par sa coagulation, puis sa digestion et due au tyrothrix subtilis, etc.

Mais dans tous ces faits on est en présence de fermentations banales qui donnent naissance à des substances non toxiques. L'observation journalière montre que bien des enfants nourris au lait cru pendant toute l'année ne présentent d'accidents que l'été. Que d'enfants nourris au lait cru fermenté n'éprouvent aucun trouble digestif ! Ne donne-t-on pas au nourrisson des laits fermentés, comme agent thérapeutique d'accidents intestinaux. L'expérimentation vient à l'appui de cette opinion qu'il n'existe pas de substances toxiques dans le lait fermenté. Mes recherches ont, en effet, montré [2] que :

1° L'acide lactique n'est pas toxique et, loin de produire des troubles digestifs, il est un bon moyen de traitement (Kephyr, flore acidifiante).

2° On ne trouve, dans le lait fermenté, aucune toxine, ni soluble, ni fixée sur telle ou telle substance (caséine, graisse), quel que soit le mode de fermentation (aérobie ou anaérobie), la méthode d'extraction et la saison où l'on opère.

L'idée de l'intoxication par un poison d'origine fermentative, « feeding bottle's disease », est une hypothèse dont rien ne démontre l'existence. D'ailleurs, ce qui vient à l'appui de cette opinion, est que, malgré l'emploi des laits chauffés, les diarrhées continuent d'exister [3]. On a admis l'existence d'une toxine qui résisterait à la stérilisation, or on ne la trouve pas dans la fermentation du lait cru, comme nous l'avons vu. Je n'ai obtenu

1. Lesage, *Soc. méd. Hôp.*, 1892. — Alba, *Lo. sperimentale*, 1892. — Gilbert, *Soc. Biol.*, 1894. — 2. *Thèse*, Paris, 1889. — *Traité des mal. enfants*, 2e édition. — *Œuvre méd. chir.*, n° 47, 1906. — 3. Marfan, *Soc. méd. Hôp.*, 1897. — Lesage, *Soc. méd. Hôp.*, 1898.

aucun résultat dans mes recherches[1] sur cette toxine du lait stérilisé.

7° **La cause est due à l'altération des substances du lait non employé à l'état frais.** — Ainsi les enfants qui boivent des laits anciens ou maquillés sont souvent victimes de ce botulisme lacté.

8° **Le lait est nocif par l'ingestion des microbes qu'il contient.** — Les microbes, agents divers de la fermentation normale du lait, pénètrent avec lui, en masse, dans l'appareil digestif, y continuent le travail de décomposition de l'aliment qu'ils poussent à l'extrême et donnent naissance à des poisons[2].

Les recherches faites depuis ont montré que ces microbes normaux du lait n'ont aucun rôle nocif en passant dans le tube digestif (Lesage[3], Jemma[4], Nobécourt[5]).

D'ailleurs l'observation courante montre que l'enfant peut prendre du lait cru contenant ces microbes normaux, sans en éprouver le moindre malaise. Soxhlet[6] en centrifugeant le lait cru a obtenu tous les microbes de la flore intestinale. Lesage, Nobécourt ont obtenu des résultats expérimentaux négatifs avec les microbes normaux du lait (174 examens expérimentaux).

Donc le lait cru ou cuit ne contient ni toxine, ni microbes actifs. Devant cette innocuité de l'ingestion des microbes normaux, on s'est demandé[7] si, parfois, la glande mammaire enflammée (abcès) ne pouvait pas émettre des microbes virulents (en effet, à la suite de l'absorption de lait cru provenant d'une vache ayant un abcès à la mamelle, certains enfants peuvent être pris de diarrhée) et si le lait ne pouvait pas être contaminé par des microbes virulents provenant d'une entérite de la vache (lait souillé par les matières fécales, Gaffky).

1. *Traité* Grancher, 2e édit., 1904. — *Soc. méd. Hôp.*, 1898. — *Thèse* Templier, Paris, 1898. — De Rotschild, *L'allaitement*. 1898. — *Œuvre méd. chir.*, 1906. — 2. Baginsky. *Traité des maladies des enfants*. — Rodet, *Lyon médical*, 1895. — Lubbert, *Zeitsch f. hyg. und infections K.*, t. XXII. — 3. *Soc. méd. Hôp.*, 1898. — *Traité mal. enf.*, 2e édit. — *Œuvre méd. chir.*, n° 47, 1906. — 4. *Rev. mal. enf.*, 1900. — 5. *Les mal. enfants d'Hutinel*, 1909. — 6. *Münch. med. Woch.*, 1891. — 7. Duclaux, Feer, Seiffert, Heubner, Longermann, *Jahrb. f. Kindh.*, 1893.

Ces faits sont rares[1]. Dans mes recherches, j'ai constaté que le lait fermenté contient, exceptionnellement, des microbes septiques et virulents. 28 fois seulement sur 202 examens, l'inoculation au cobaye a provoqué de la septicémie, alors que l'ingestion n'a donné aucun résultat (6 chats, 10 petits lapins, 24 cobayes). Les laits ainsi septiques étaient exposés dans les salles d'hôpitaux d'enfants et conservés dans des vases souillés par les mains des infirmières. Les mouches peuvent servir d'agents de transmission[2].

L'infection du tube digestif par le lait contenant des microbes septiques n'est donc pas fréquente. Il faut pour cela que la vache soit malade (abcès du sein, entérite).

Mouillage. — Ces microbes septiques peuvent provenir non seulement de l'animal, ou de la personne qui manie le lait, mais aussi du mouillage avec de l'eau contaminée.

9° **Les troubles digestifs sont dus à une septicémie.** — Depuis longtemps nous savons qu'il existe des septicémies avec diarrhée. On trouve, dans ce cas, des microbes dans le sang pendant la vie. La diarrhée est un signe de septicémie comme la fièvre, etc. Beaucoup d'auteurs ont pensé[3] que nombre de diarrhées ne sont pas des gastro-entérites à proprement parler, mais des septicémies dont la porte d'entrée serait le nez, la bouche, la peau ou les bronches, etc. On ne peut penser à la septicémie primitive que s'il existe une manifestation nasale, bucco-pharyngée[4], cutanée, etc., avant l'apparition des troubles digestifs. Si l'on envisage la question de cette façon, on est frappé de voir combien est fréquente la septicémie (la majorité des cas de diarrhée avec fièvre) et combien est rare la gastro-entérite. Il est certain qu'il faut réétudier la masse des faits avec de nouvelles idées et ne pas croire que la diarrhée indique toujours et fatalement une gastro-entérite.

1. *Traité* GRANCHER, 2e édition, 1897, et 2e édition, 1904. — 2. NASH, *Lancet*, 1906 — 3. *Thèse de* LENOBLE, Paris, 1898. — 4. TRIBOULET, *Arch. méd. enf.*, 1898. — AVIRAGNET, *Soc. péd.*, 1899. — GUINON, *Rev. mal. enf.*, 1900.

Ce qui vient à l'appui de l'origine septicémique de certaines diarrhées est leur contagiosité et leur épidémicité. Bouchut a depuis longtemps signalé les épidémies de diarrhée de crèches dues à l'encombrement. La commission de Boston[1], Baginsky[2], Epstein[3], Henoch[4], Escherich[5], Lesage[6] ont insisté sur ces faits. Il est, en effet, fréquent d'observer des épidémies de diarrhée dans une salle commune, alors que les enfants des autres salles, prenant le même lait, sont indemnes. Ce fait se produit souvent, à la suite de l'entrée dans la salle d'un enfant atteint de troubles digestifs. La transmission se fait probablement par les mains des infirmières.

CONCLUSION

Pour bien juger l'état actuel de la question, le lecteur devra donc se rendre compte de l'évolution des idées. Il pourra voir par lui-même de quelle obscurité est encore entouré tout ce sujet, malgré les innombrables recherchés faites depuis vingt ans.

La difficulté de ces études tient d'une part à l'absence de précision du sujet et d'autre part à la difficulté des recherches expérimentales.

L'absence de précision du sujet tient à ce que la diarrhée est le seul signe appréciable et que ce signe est vague par lui-même. Quelle est, en effet, la maladie du nourrisson qui ne présente pas ce symptôme ? C'est la première et parfois la seule manifestation.

Pour bien préciser les limites de la maladie intestinale, il est bon : 1° de laisser de côté les diarrhées du début de toutes les infections nettes (rougeole, coqueluche, etc.) ;

2° De séparer les diarrhées, qui existent pendant l'allaitement de celles qui apparaissent au sevrage ;

1. *The report. of med. Commission*, Boston, 1875. — 2. *Jahrb. f. Kinder.*, 1875. — 3. *Prag. med. Woch.*, 1881. — 4. *Traité mal. enf.* — 5. *Centr. f. Bakt.*, 1899. — 6. *Bull. méd.*, 1888. — *Soc. méd. Hôp.*, 1892.

3° De séparer les troubles digestifs observés pendant l'hiver et pendant l'été ;

4° D'étudier les formes avec et sans fièvre.

Je n'ai pas l'illusion de croire cette classification parfaite. Je la crois seulement pratique. Elle a l'avantage de coordonner les faits et de les grouper sans préjuger de leur cause. Nous savons, en effet, si peu de chose : les uns, les alimentaristes, attribuant tout à la « toxicose alimentaire », les autres, les microbistes, à l'infection et à l'intoxication microbienne. Intransigeance de part et d'autre, qui tient à ce que chacun croit posséder la vérité et la défend avec une énergie louable. Cette classification est celle que j'ai adoptée en 1894 avec Thiercelin[1].

1° Séméiologie.

2° Formes cliniques des troubles digestifs.

- 1. Diarrhées avant le sevrage.
  - En dehors de la période estivale.
    - *sans fièvre* : diarrhée qui mène à l'atrophie et diarrhée qui mène au rachitisme.
    - *avec fièvre* : gastro-entérites, intoxications digestives, septicémies typhiques, etc.
  - Au moment de la période estivale : maladie d'été, summer's disease, sommer krankheit.
- 2. Diarrhées du sevrage (voir page 549).

SÉMÉIOLOGIE

L'appétit est diminué : l'enfant refuse de teter ou se contente d'une dose minime. S'il existe une forte déperdition aqueuse, il a soif, se jette sur le lait et l'eau, crie, a la bouche sèche, rouge et dépouillée. Le hoquet, dû à l'exagération de l'aérophagie normale, est fréquent. La régurgitation qui est le premier

1. *Rev. mal. enfance*, 1894.

signe de la réplétion stomacale consiste dans le rejet immédiat du lait non coagulé.

Vomissement. — Seul ou accompagné de diarrhée ; indolore ou précédé de cris ; spontané ou après absorption de liquide ; survenant à chaque tetée ou intermittent ; immédiat ou tardif (un quart d'heure ou une demi-heure après l'ingestion). Lait plus ou moins caillé, suivant la durée du séjour, avec ou sans bile et parfois odeur aigrelette.

Chimisme gastrique. — Il donne peu de renseignements[1].

1° — Cas où, après une heure, le lait n'est pas caillé (absence de lab ferment) ;

2° — Cas où il y a une forte augmentation d'HCl[2] ou d'acides anormaux (Thiercelin et Labbé) ;

3° — Cas où l'évolution de la digestion est longue (3 heures) avec absence d'HCl libre[3] (vomissements réguliers, faciles, une demi-heure après l'ingestion, accompagnés d'amaigrissement et guéris par le lavage d'estomac).

Aucun renseignement n'est donné par les gaz de l'estomac.

Dilatation. — Elle est parfois observée[4] (clapotage), mais ne peut être affirmée que par la radioscopie, car elle peut être simulée par la distension du côlon transverse, fermé à ses deux extrémités par un pli dirigé en bas et en arrière[5].

Diarrhée. — Variable d'un jour à l'autre et du matin au soir (une à quinze selles). Déperdition aqueuse d'abondance variable : aucune relation entre le taux de cette déperdition et la gravité de la maladie, qui dépend de l'intoxication. Présence ou non de parcelles de mucus mélangées avec l'élément liquide (les amas isolés de mucus proviennent du gros intestin (voir page 57). Odeur variable. Abondance plus ou moins forte de gaz. Réaction acide, rarement alcaline ou neutre. Coloration normale avec ou sans amas gris formés *de graisse* unie ou non à un peu de

1. WOLF et FRIEDJUNG, *Arch. f. Kinderh.*, 1898. — 2. ODDO et DE LUNA, *Sem. méd.*, 1896. — 3. WEILL et PEHU, *Lyon méd.*, 1900. — 4. ZUCARELLI, *Thèse*, Paris, 1894. — LESAGE, *Traité mal. enfance*, GRANCHER et COMBY. — 5. LESAGE, *Rev. méd.*, 1887.

caséine (panachées). La coloration verte ou blanche dépend du fonctionnement biliaire de la cellule hépatique (Robin, Lesage[1], Barbier et Juillet[2]). Triboulet[3], dans ces derniers temps, a étudié à nouveau ces variations de pigments biliaire à l'aide de sa méthode (page 61).

La teinte blanche est due à l'absence de ces pigments : aucune coloration avec la méthode précédente (or à l'état normal, le pigment biliaire donne une teinte rose rouge). Entre ces deux extrêmes, on note toutes les nuances, qui indiquent le degré de bouleversement de la sécrétion biliaire, qui est *une* des fonctions de la cellule hépatique. L'élément primordial de la vie digestive est la sécrétion biliaire. Pendant les premiers mois, le foie conserve l'intensité de fonctionnement qu'il a pendant la période fœtale, puis peu à peu il se calme. Le lait de femme est certainement l'aliment qui provoque le mieux cette sédation. Le lait de vache est loin d'avoir cette propriété ; aussi, malgré un réglage parfait, que de fois la glande hépatique conserve-t-elle son activité fœtale. La moindre surcharge, la moindre intoxication réveille cette dernière et provoque une poussée de sécrétion biliaire, une crise de déséquilibre hépatique.

Chez certains enfants, *au sein*, malgré le réglage, la fonction biliaire conserve le type fœtal (selles vertes). On change la nourrice, cet état persiste. Ainsi deux enfants sont nourris par une même nourrice : l'un a des selles normales, l'autre des selles biliaires. Tous deux ont cependant une augmentation régulière de poids. Il y a là une susceptibilité individuelle (Lesage[4]).

La teneur en biliverdine est l'indice du bon fonctionnement de l'organe et s'observe surtout au début de l'intoxication de la cellule hépatique (comme chez l'adulte le choléra bilieux). La diarrhée à biliverdine est surtout observée pendant les trois premiers mois de la vie. La suractivité du foie, qui est caractéristique de

1. *Traité mal. enfance*, 1897-1904. — *Œuvre méd. chir.*, 1906. — 2. *Thèse*. Paris, 1905. — 3. *Soc. péd.*, 1909. — 4. *Traité mal. enf.*, 1903. — *Œuvre méd. chir.*, n° 47, 1906.

la vie fœtale, persiste encore quelques mois après la naissance. Plus l'enfant avance en âge, plus cette activité diminue et moins la bile est chargée en pigment.

Acholie pigmentaire idiopathique[1]. — Certains nourrissons au sein, malgré tout réglage, ne poussent pas (courbe en plateau). Le lait est bon et la quantité suffisante. L'enfant est pâle, un peu jaunâtre et ne présente aucune lésion d'organes, aucun trouble digestif. Il n'existe qu'un seul symptôme anormal : la *décoloration* des matières fécales, qui ne verdissent pas à l'air. On change la nourrice : aucun résultat. On met l'enfant au lait de vache écrémé : cet état persiste. L'enfant est souffrant *d'acholie pigmentaire*. Il suffit d'activer la sécrétion hépatique pour que tout rentre dans l'ordre. Cette acholie, que l'on peut opposer à l'hypercholie, est souvent familiale et due à une débilité congénitale de la cellule hépatique.

Accès d'acholie. — Il ne faut pas confondre cette maladie spontanée avec les crises d'acholie pigmentaire observée dans le cours des intoxications digestives, la tuberculose, etc.[2]. L'acholie pigmentaire peut être passagère, durer une demi-journée, une journée, comme s'il y avait un arrêt dans la chasse biliaire (un lavement froid, le changement de régime peuvent la faire disparaître). En cas de persistance, on peut penser à une altération de la cellule hépatique.

Lientérie. — S'observe en cas de surcharge alimentaire ; l'excès de caséine et de beurre n'est pas modifié (selles blanchâtres, panachées de vert, verdissant à l'air et contenant la dose normale de bile, Marfan et Gillet).

Absence de coloration due à un excès de phosphates. — La teinte blanche peut être due à un excès de phosphates dans le lait (Budin et Michel). Ceci est tout à fait exceptionnel.

Examen microscopique. — Outre les microbes, on constate l'existence : *a*) de diverses cellules (épithéliales, leucocytaires,

1. Loyer, *Thèse*, Paris, 1906. — 2. Juillet, *Thèse*, Paris, 1905. — Barbier, *Soc. péd.*, 1906. — *Soc. thér.*, 1907.

surtout abondantes au moment des crises [Rivet et Nobécourt][1]); *b*) de globules de graisse, les uns (neutres) non colorés par le Ziehl, les autres (acides gras) colorés en rouge par ce réactif[2]; *c*) divers cristaux, surtout des aiguilles d'acides gras.

Examen chimique. — Suivant les cas, il y a plus ou moins de déchets (graisse principalement, caséine, etc.), car dans toute diarrhée, surtout avant trois mois, la digestion et l'absorption sont diminuées[3]. Ainsi au lieu de 5 pour 100 de déchets de graisse (état normal), on trouve 20-60-80 pour 100, d'autant plus que les fonctions du foie et du pancréas sont plus troublées. La graisse neutre est moins dédoublée. Les déchets albumineux montent à 30-35-38 pour 100 (augmentation parallèle de l'urée dans l'urine).

Aspect de l'abdomen. — L'estomac est normal ou dilaté. L'intestin est normal ou tendu, météorisé, tympanisé, sonore, saillant en avant avec conservation de la sangle musculaire de la paroi (tympanisme aigu, passager).

Il peut être, surtout dans les évolutions chroniques, gros, mou, sonore, étalé sur les parties latérales, avec dislocation de la sangle musculaire (muscles droits et latéraux). Une grande part dans cet état de distension est due aussi à l'atonie de la paroi intestinale (fibres musculaires dissociées) qui a été « forcée » par le gavage.

Dans la forme cholérique ou chez les atrophiques, la masse intestinale est petite, affaissée, molle, flasque (ventre en creux, en « linge mouillé »). Dans ce cas, on peut voir les contractions des anses intestinales se dessiner et soulever la paroi abdominale.

Dans la forme spasmodique, le ventre est rétracté, petit, dur, contracturé (saillie des muscles droits, intestin roulant sous le doigt).

1. *Soc. Biol.*, 1907. — 2. Jacobson, *Soc. Biol.*, 1906. — 3. Nobécourt et Merklen, Barbier, *Soc. péd.*, 1906. — London et Polowzow, *Zeitsch. f. chemie*, 1906.

Examen du sang. — Le sang est le plus souvent normal, à part une augmentation de leucocytes[1]. Si l'évolution est chronique, on peut trouver des lésions d'anémie[2]. Dans la forme cholérique, le sang se modifie (épais, visqueux, concentré, comme dans le choléra de l'adulte)[3].

Examen de l'urine[4]. — Normalement il n'existe ni indican, ni urobiline, ni diazo-réaction. Ces substances peuvent être observées, surtout dans la forme cholérique[5]. On peut rencontrer de la peptonurie, du sucre[6], de l'albumine avec ou sans cylindres, hématies ou leucocytes.

Plus l'intoxication augmente, plus la quantité d'urine diminue (100-50-30 grammes) ; l'urine devient alors safranée, brune, trouble, avec déchets uratiques, densité élevée à 1015-1020, augmentation de l'urée et des chlorures (baisse en cas de diète hydrique).

Les coefficients $\frac{\text{AzU (azote de l'urine)}}{\text{AzT (azote total)}} - \frac{\text{Ct (carbone total)}}{\text{AzT (azote total)}}$

baissent dans les cas graves, parallèlement à la diminution de l'activité hépatique. Augmentation de l'ammoniaque : le rapport de l'azote ammoniacal à l'azote total passe de 3 pour 100 à 10 pour 100 (Czerny et Keller). Augmentation de la toxicité urinaire. — Anurie dans les cas très graves.

État des viscères. — Les organes, en dehors de l'appareil digestif, sont normaux. On peut noter l'existence de troubles *sine materia* du poumon. La dyspnée présente le type de Cheyne-Stokes (Babinski) ou de Czerny[7] (inspiration courte suspirieuse avec contractions énergiques du diaphragme et dépression épigastrique, expiration, puis apnée). Elle peut être lente avec

1. Mason, Knox et Warfield, *Bull. of the Johns. Hopkins. hosp.*, 1902. — 2. Tixier, *Thèse*. Paris, 1907. — 3. Robin, *Traité des humeurs*, 1887. — Lépine, *Soc. Biol.*, 1876. — Parrot, *Athrepsie*, 1877. — 4. Lesné et Merklen, *Rev. mal. enf.*, 1901, et *Thèse*, Paris, 1901. — 5. Hochsinger, *Congrès méd. allem.*, 1890. — Giarré, *Lo Sperimentale*, 1895. — 6. Nobécourt et Merklen, *Soc. Biol.*, 1900. — *Soc. péd.*, 1906. — 7. *Jahrb. f. Kinderh.*, 1897.

pauses ou pénible et profonde, avec dépression du sternum et des côtes. On peut observer de la toux coqueluchoïde, qui guérit, avec la diète hydrique (d'Espine et Picot, Lesage) ou de l'asthme (Henoch et Silbermann), surtout au moment du sevrage. Dans le cours des affections digestives, on rencontre parfois diverses complications (broncho-pneumonies, méningites, etc.).

Conclusion. — On ne peut se baser sur la séméiologie intestinale pour établir une classification, tant les signes sont variables, même en une journée.

FORMES CLINIQUES DES DIARRHÉES

DIARRHÉES OBSERVÉES PENDANT LES SAISONS FRAICHES

1° Diarrhées apyrétiques.

1° **Diarrhée apyrétique aiguë.** — C'est la diarrhée aiguë, banale, passagère, qui tient soit à un écart de régime (elle cesse avec le réglage), soit à une des nombreuses causes énoncées plus haut (intoxication par le lactose, les sucres, le lait de drèches, le lait fermenté, etc.). Il suffit de changer le régime pour que tout rentre dans l'ordre. On peut noter toutes les variantes étudiées en séméiologie.

2° **Diarrhée apyrétique, chronique, atrophiante.** — Cette forme paraît correspondre à la « décomposition » de Finkelstein. Chez certains enfants, quoi qu'on fasse, la diarrhée apyrétique persiste, tenace et chronique, avec toutes les variantes étudiées en séméiologie. De temps en temps survient un crochet fébrile d'intoxication, puis la courbe reprend son type lamentablement chronique et apyrétique. Peu à peu l'enfant se cachectise : c'est l'athrepsie ou la cachexie digestive, qui relève, soit d'une insuffisance des sécrétions digestives, soit d'une intoxication persistante (laits de drèches, laits mouillés, laits de mauvaise qualité) (voir page 495).

3° **Diarrhée apyrétique à rechute** (gastro-entérite catarrhale à rechute de Marfan). — Les selles nombreuses (5 à 6) présentent toutes les variantes séméiologiques précédentes et sont accompagnées d'un léger météorisme et parfois de crochets fébriles de courte durée. La *crise* diarrhéique dure de quelques jours à quelques semaines. Une période de calme de courte durée survient, suivie de la réapparition d'une nouvelle crise. Le même fait se produit pendant quelques mois, puis peu à peu on voit apparaître les premiers signes du *rachitisme*. Comme l'indique bien Marfan, cette variété de diarrhée à rechute est *une des principales causes du rachitisme.*

Troubles digestifs du rachitisme confirmé (Marfan). — A la diarrhée précédente succèdent les troubles digestifs du rachitisme (appétit capricieux, crises d'anorexie ou de voracité, ventre flasque (de batracien), mou, avec accès de tympanisme, constipation avec selles dures, blanches, fétides, riches en phosphate de chaux (ventre atone du rachitisme) (page 429).

4° **Des accès de fièvre dans le cours de ces diarrhées chroniques apyrétiques.** — L'accès est, en général, léger (38°) et dure

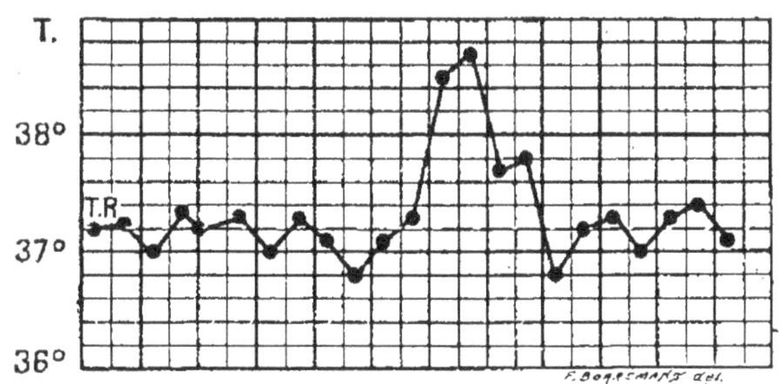

Fig. 38.

peu de jours. Les uns l'attribuent à un accès de « toxicose » d'origine alimentaire (sucres ou graisse, etc.); d'autres à un accès infectieux, septicémique ou non. Bien souvent il est impossible de lui attribuer une cause toxique ou infectieuse nette et, dans certains cas, on peut se demander s'il ne s'agit pas d'un accès de déséquilibre calorique, dû à la dénutrition et à la débilité organique (page 472). Nous savons encore si peu de chose au sujet de ces accès qu'il est bon de ne pas en *affirmer* la cause (courbe 38).

2° Diarrhées fébriles[1].

(Tout ce groupe disparaît de jour en jour pour rentrer dans le cadre des septicémies.)

Le nourrisson a de la diarrhée et de la fièvre dont voici les caractères : elle n'est pas dissociée, la température est élevée et dans le rectum et sous l'aisselle et les deux courbes thermiques sont parallèles. Leurs degrés seuls varient 38°-39°-40°. Dans les cas légers tout se réduit à peu de choses ; au contraire, dans les cas graves où la température est élevée, l'état général est atteint : langue sèche et rôtie, soif vive, teint pâle et plombé, dyspnée sans lésion, insomnie, agitation, mouvements de tête et de bras, amaigrissement de 20 à 100 grammes par jour, diarrhée d'intensité et de coloration variables, abdomen tympanisé, foie plus ou moins hypertrophié, urines peu abondantes et chargées.

Variétés. — 1° Le débile et le prématuré ne font pas ces intoxications de la même manière. Ils restent en *hypothermie*, tout en présentant l'état infectieux et la diarrhée.

2° Toutes ces diarrhées fébriles, dans les cas graves, peuvent dans les dernières heures présenter le tableau un peu spécial du collapsus avec algidité. Alors que la température centrale reste élevée, la peau perd sa chaleur et se refroidit, en même temps que le cœur fléchit, que la circulation se ralentit et que les extrémités

1. Diarrhée inflammatoire de Bouchut. — Gastro-entérite de Sevestre. — Gastrite catarrhale aiguë de Baginsky. — Gastro-entérite simple intense de Marfan.

se cyanosent. C'est le collapsus terminal avec dissociation thermique entre les températures centrale et périphérique. Il ne faut pas confondre cet état avec l'algidité type cholérique de la maladie d'été (voir page 515).

Pathogénie. — Dans tous ces faits, il y a fièvre c'est-à-dire intoxication. Le problème à résoudre devient difficile. En premier lieu, on pense à une septicémie (la diarrhée en étant un symptôme, comme le sont la fièvre et les autres signes). On cherche dans tous les organes espérant y rencontrer le point de départ et ce n'est que lorsque l'examen a démontré leur intégrité que l'on doit se poser le diagnostic suivant :

Est-ce une septicémie avec diarrhée sans lésion d'organes ? ou n'est-ce pas une entérite avec fièvre ?

La diarrhée a si peu de précision que c'est comme à regret et par exclusion que l'on arrive au diagnostic de gastro-entérite avec fièvre.

1° **Type fébrile. La fièvre est continue** (courbe 39). — Qu'est-ce ? Une dothiénentérie ? Un paratyphus ? Une septicémie ? Une gastro-entérite ? Une fièvre de Malte ? Nous sommes là en présence d'un des problèmes les plus difficiles de la pathologie du nourrisson. *Seul* l'examen du sang permettra de reconnaître (recherche du microbe, agglutination) que l'on est en présence du bacille d'Eberth ou de tel ou tel bacille paratyphique ou de la fièvre de Malte. Si l'on ne trouve aucun microbe, aucune agglutination, on est fatalement acculé au diagnostic de gastro-entérite, que l'on attribue à telle ou telle cause.

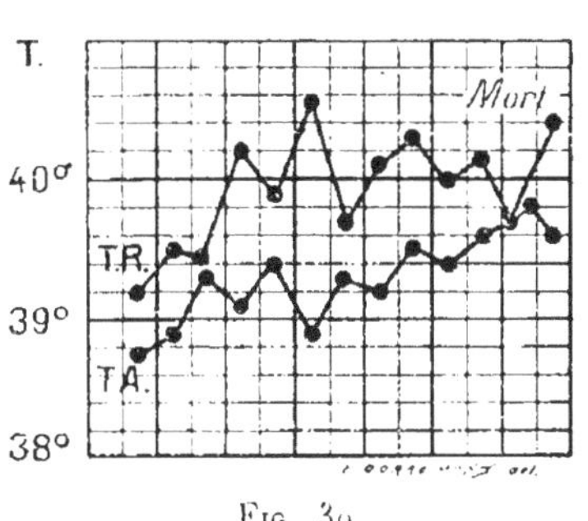

Fig. 39.

Quelques mots sur chacune des septicémies connues.

1° *Septicémie éberthienne.* — *a)* La mère, atteinte de fièvre typhoïde accouche d'un enfant, qui a de la fièvre, de la diarrhée et meurt en quelques jours (Présence du bacille d'Eberth, agglutination) ou qui est simplement débile, né avant terme et a pris à la mère seulement l'agglutinine.

b) L'enfant né bien portant peut contracter parfois la maladie. D'après la dernière statistique de Nobécourt et Voisin[1], on cite 33 cas chez le nourrisson sur 1826 observés dans toute l'enfance. L'origine est souvent difficile à établir.

1° Le lait d'une nourrice infectée ne contient pas le bacille et l'enfant ne prend pas la maladie, sauf dans quelques cas exceptionnels[2]. Aussi pour éviter un danger hypothétique, ne doit-on pas supprimer le sein, comme d'aucuns l'ont conseillé. A l'inverse du bacille, l'agglutinine passe par le lait dans le sang de l'enfant[3] mais elle n'y fait que passer (trois jours), comme on l'a observé en supprimant la nourrice (Castaigne). L'agglutinine apparaît en vingt-quatre heures. L'enfant typhique ne contagionne pas sa nourrice[4].

2° Chez l'enfant au biberon, la contagion peut être due à l'eau de coupage infectée.

On ne peut affirmer la septicémie éberthienne, que si on trouve le bacille ou l'agglutination, car la fièvre typhoïde n'a aucun signe différentiel d'une gastro-entérite. Il ne faut pas attendre les hémorragies et l'hypertrophie de la rate qui manquent souvent. Mortalité 50 pour 100. Aucune lésion caractéristique ; car l'hypertrophie des ganglions mésentériques et la psorentérie peuvent se rencontrer dans toutes les entérites. L'hypertrophie de la rate est seule la lésion différentielle. Les ulcérations intestinales sont exceptionnelles (Marfan, Méry, Cassoute).

Septicémies paratyphiques. — Mêmes éléments de diagnostic. Présence de tel ou tel paratyphique.

Septicémie de Malte. — Présence du micrococcus melitensis et de son agglutination. Le seul point différentiel est que la fièvre dure trois semaines et reprend après quelques jours d'apyrexie, suivant le même cycle.

1. *Les mal. des enf.*, HUTINEL, 1909. — 2. SCHADLER, OLFFELMANN, HERARD, NOBÉCOURT. — 3. ACHARD et BENSAUDE, LANDOUZY et GRIFFON, CASTAIGNE. — 4. CHAMBARD, HÉNON, MARY.

2° **Type fébrile** (courbe 40). — La fièvre débute assez brusquement et atteint rapidement 39°, 40°. L'enfant a de la diarrhée et du tympanisme. Tous les organes sont normaux. Seul l'examen du sang montre l'existence d'un microbe pyogène (staphylocoque, streptocoque, etc.). On ne trouve pas d'autre porte d'entrée que l'intestin (gastro-entérite avec septicémie [1]).

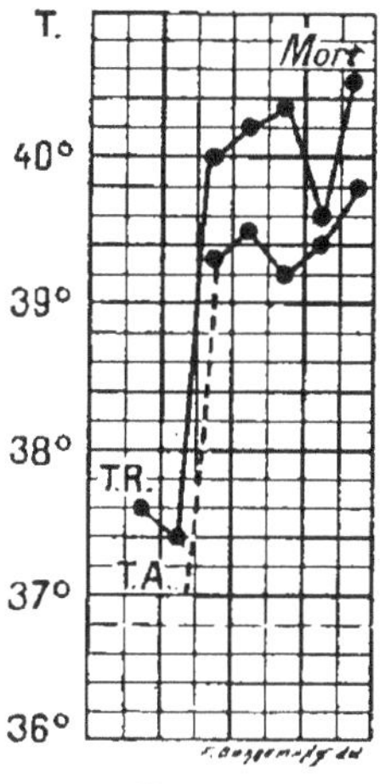

Fig. 40.

3° **Diarrhées non spécifiées**. — On examine le sang ; on ne trouve aucun microbe, aucune agglutination. On s'arrête au diagnostic : de *diarrhée fébrile de nature inconnue*. S'agit-il d'une entérite toxique avec fièvre ou d'une septicémie avec diarrhée ? A mesure que l'on étudie ces faits, on voit le nombre des septicémies augmenter (Eberth, paratyphiques, micrococcus melitensis, staphylocoque, streptocoque). On peut prévoir que dans un avenir prochain, tout ce groupe dit : *Diarrhées fébriles persistantes* disparaîtra pour rentrer dans le cadre des septicémies *sans autres* manifestations que la fièvre et la diarrhée, maladies générales, qui viendront se grouper à côté des septicémies avec manifestations d'organes (otites, infections des bronches, eczéma, pyodermite, infection ombilicale, etc.) (voir page 660).

DIARRHÉES ESTIVALES

MALADIE D'ÉTÉ. — INTOXICATION CHOLÉRIQUE

Choléra infantile (Summer's disease, Sommer Krankheit).

Étiologie. — Les diarrhées infantiles, peu observées l'hiver

1. Karlinsky, *Med. Prag. Woch.*, 1890. — Delestre, *Ann. Gynec. et Obst.*, 1901. — Renaut, *Traité mal. enf.* (Grancher et Comby).

(diarrhées cachectisantes ou fébriles septicémiques) prennent une fréquence et une intensité remarquables dès qu'arrivent les chaleurs. L'épidémie annuelle commence en mai, augmente à mesure que la chaleur s'élève, bat son plein en juillet-août et décroît en même temps que la température. Ce sont des faits d'observation séculaire. Chaque année dans tous les pays où il fait chaud, on voit publier des graphiques identiques à celui-ci (41).

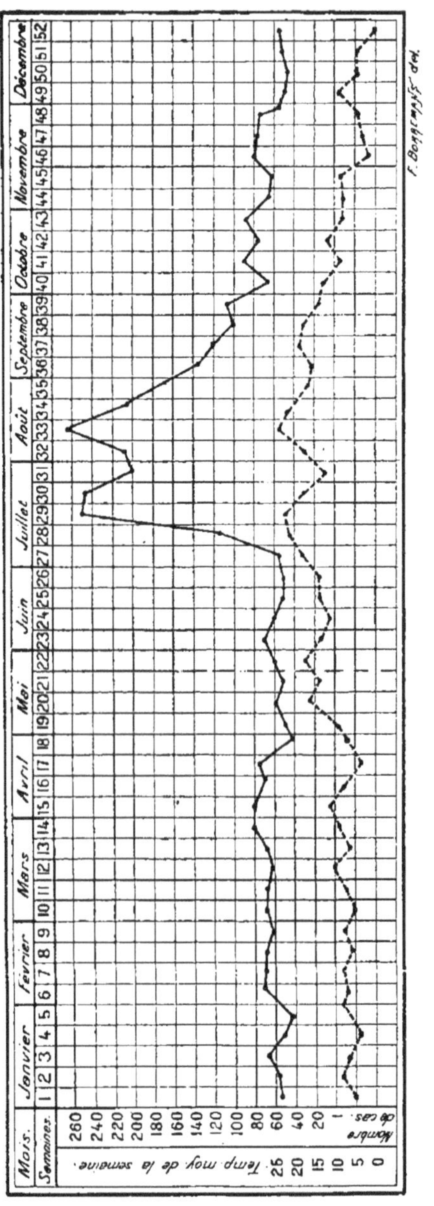

Fig. 41.

La mortalité par diarrhée (200 pour 1 000 en hiver, or sous ce terme on comprend bon nombre de septicémies) s'élève à 600 pour 1 000 en été[1]. Plus l'enfant est jeune et débile, plus il est atteint par la maladie estivale.

Influence de l'alimentation. — L'enfant au sein est presque réfractaire à la maladie (2 à 6 pour 100)[2]. Aussi a-t-on observé une diminution

1. Lesage, *Thèse*, Paris, 1889. — *Traité mal. enf.*, 1897-1904. — *Œuvre méd. chir.*, n° 47, 1906. — Porée, *Thèse*, Paris, 1907. — 2. Balestre et Gilletta, *Acad. méd.*, 1901.

de la mortalité depuis quelques années, à la suite de la croisade médicale, en faveur du sein[1].

L'enfant au biberon fait à lui seul tous les frais. Le fait d'employer le lait stérile n'a rien changé chez les enfants non réglés[2]. Sur 100 enfants atteints de diarrhées, 85 à 90 pour 100 sont au lait cru ou au lait stérilisé[3]. La maladie d'été prend moins chez les enfants qui sont surveillés et bien réglés[4] (ainsi 39 cas sur 153 enfants allaités artificiellement).

L'augmentation de l'allaitement au sein et, à son défaut, la surveillance des enfants au biberon (lait cru ou stérile) est le meilleur moyen de lutter contre la mortalité estivale. La statistique municipale de Paris montre qu'en 1901 la mortalité de 0 à 1 an a été de 6 864, alors qu'elle était de 10 510 en 1880. Il y a donc un progrès évident.

Influence du milieu hospitalier. — De tout temps on a remarqué l'influence néfaste des salles d'hôpitaux sur l'apparition et l'aggravation de la maladie d'été (Bouchut, Hutinel, Barthélemy). L'isolement en boxes permet d'éviter ces épidémies hospitalières (Lesage).

Influence de l'habitation. — La maladie s'observe surtout dans les familles où tous les membres habitent une seule chambre. C'est un fait général de misère sociale. En Angleterre, on insiste avec raison sur cette influence néfaste de l'encombrement. Dufour[5], en France, est également de cet avis. Je crois que ce facteur est plus important que la variété de lait de vache employé.

Influence de la chaleur estivale. — Il est admis par tout le monde : *a*) que pendant l'été les diarrhées sont fréquentes ; *b*) que plus la chaleur est élevée, plus elles deviennent graves et prennent le type cholérique.

Il y a donc un parallélisme entre ces deux éléments. L'opinion générale est que, la chaleur déprimant l'organisme (expériences

1. Maygrier, *Œuvre méd. chir.*, 1903. — 2. Lesage, *Soc. méd. Hôp.*, 1897. — 3. *Œuvre méd. chir.*, n° 47, 1906. — 4. Carel, *Thèse*, Paris, 1903. — Variot et Roger, *Soc. péd.*, 1903. — Blairon, *Thèse*, Paris, 1906. — 5. *Clin. inf.*, 1906.

de Vincent), l'enfant est plus sensible aux diverses causes étiologiques productrices des diarrhées pendant l'été que pendant l'hiver, de sorte qu'il n'y a qu'une question de degrés entre les troubles digestifs d'hiver et ceux d'été.

J'ai étudié cette question de la chaleur ainsi que l'action des orages (voir page 518)[1]. Les conclusions de mes recherches sont les suivantes :

1° La maladie d'été n'apparaît pas dès les premières chaleurs : elle demande un certain temps pour éclore. Dès qu'elle existe, elle continue tout l'été malgré la diminution possible de l'élément calorique ;

2° Elle est caractérisée par des troubles digestifs et des signes d'intoxication spéciaux. Elle est précédée de coryza et de toux ;

3° Elle respecte presque toujours les enfants nourris au sein ;

4° L'organisme ainsi malade est plus sensible que l'organisme sain, aux élévations thermiques à 30° (coup de chaleur) et aux orages (coup électrique). Cette action est caractérisée par une augmentation des signes d'intoxication ;

5° La maladie ne provient pas du lait cru. Elle existe, en effet, chez les enfants nourris au lait stérile ;

6° Mieux l'enfant est réglé et nourri, plus il est équilibré et plus il est résistant à cette affection ;

7° Toutes les présomptions sont qu'il existe un parasite spécial ;

8° La chaleur par elle-même ne donne pas la maladie d'été. Elle l'aggrave. Le coup de chaleur et le coup électrique existent en dehors d'elle et ont des symptômes spéciaux (voir page 475).

Symptômes. — *Coryza et toux.* — Si l'on examine attentivement les nourrissons atteints de la maladie d'été, on remarque que la maladie est précédée de coryza et de toux (rhume d'été). (Nez bouché, enchifrené avec sécrétion, toux souvent quinteuse et coqueluchoïde). En un mot, peu de chose — puis apparaissent les troubles digestifs, qui peuvent manquer : tout se réduisant aux signes de l'intoxication estivale.

1. *Soc. méd. Hôp.*, 1897. — *Traité mal. enf.*, GRANCHER et COMBY, 1903. — *Œuvre méd. chir.*, n° 47, 1906 et 1899.

Troubles digestifs. — Ils n'ont rien de spécial et l'on peut rencontrer toutes les variantes séméiologiques étudiées plus haut (voir page 500). Cependant souvent les vomissements et la diarrhée frappent par leur *intensité* ; la diarrhée est séreuse, abondante et provoque une déperdition aqueuse intense.

Intoxication. — L'imprégnation de l'organisme par le poison cholérique suffit à elle seule pour provoquer l'algidité dite cholérique. Ce dernier symptôme était autrefois considéré comme déterminé par l'intensité de la diarrhée, qui provoquait de la spoliation sanguine. Mais cette idée perd de jour en jour de sa valeur. Ne voit-on pas en effet des cas à diarrhée profuse se terminer par une prompte guérison. On peut même se demander si cette thérapeutique qui consiste à supprimer les émissions diarrhéiques n'est pas préjudiciable à l'enfant.

La diarrhée profuse peut exister de même sans aucun signe d'intoxication.

D'autre part, que de fois, la maladie d'été ne présente ni diarrhée, ni vomissements, alors que l'intoxication est à son maximum.

Il n'y a donc aucun parallélisme entre l'intensité des troubles digestifs et les signes d'intoxication. Ce sont deux éléments séparés qui sont indépendants l'un de l'autre et qui relèvent d'une même cause.

Toute la maladie d'été est dans l'étude de cette intoxication et nullement dans celle des symptômes digestifs, car si l'on se fie à eux, on pourra commettre de grosses erreurs de pronostic. Ne voit-on pas tous les jours des médecins porter un bon pronostic parce que les vomissements se calment et que la diarrhée diminue, ne s'apercevant pas que, pendant ce temps, les phénomènes d'intoxication progressent et enlèvent l'enfant en quelques heures. Je ne saurais trop insister sur ce point.

L'intoxication cholérique ne doit pas se confondre avec l'algidité du collapsus vulgaire que l'on observe à la fin de toutes les maladies infectieuses, car s'il y a dissociation de température, *toute* l'étendue de la peau est *froide* et *algide*. Au contraire, dans la maladie d'été, l'algidité a comme caractère essentiel[1] que toute partie de la peau recouvrant un viscère est chaude et toute zone cutanée en dehors est froide et algide.

Ainsi, à la face, la ligne de démarcation des zones chaude et froide se trouve au niveau des arcades sourcilières (front chaud, joue froide). L'œil est froid, ce qui ne doit pas nous étonner, étant donnée son origine ectodermique. Au tronc, la même démarcation

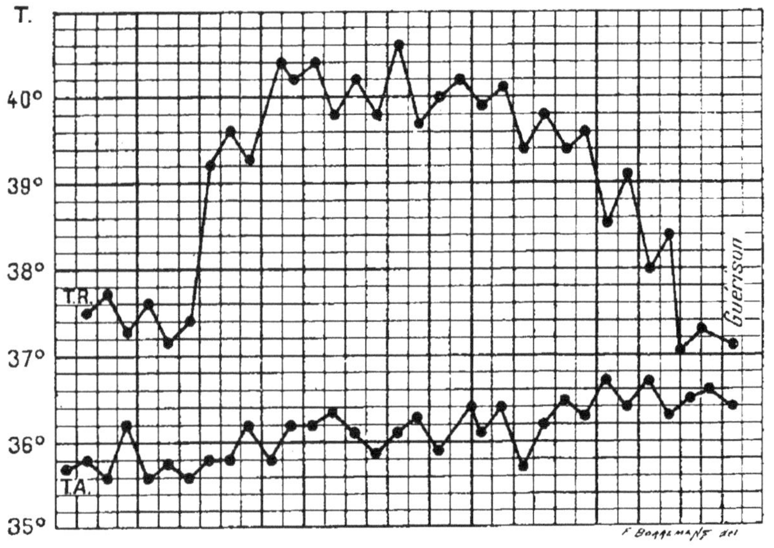

Fig. 42.

s'observe au niveau de la racine des mèmbres supérieurs (thorax chaud, bras froid). De même à l'abdomen, au niveau de la racine des membres inférieurs (ventre chaud, cuisses froides). En un mot, on observe des zones d'algidité, comme dans le choléra asiatique.

La température de ces régions varie de 33 à 36° ; or, si on fait une étude comparative de cette température périphérique refroidie avec la température centrale, on est frappé de voir qu'il y

1. Lesage, *Œuvre méd. chir.*, n° 47, 1907.

a dissociation entre elles, toujours comme dans le choléra asiatique[1]. Alors que la température périphérique est basse, on note de grandes variétés de température centrale.

Dans la majorité des cas, cette température rectale est à 37,5, 38°. En un mot, la maladie d'été est peu thermogène, mais cependant, on peut noter des ascensions de la température centrale à 39°, 40°, 41°, par suite des progrès de la maladie que ceux-ci soient spontanés (courbe 42) ou provoqués par un coup de cha-

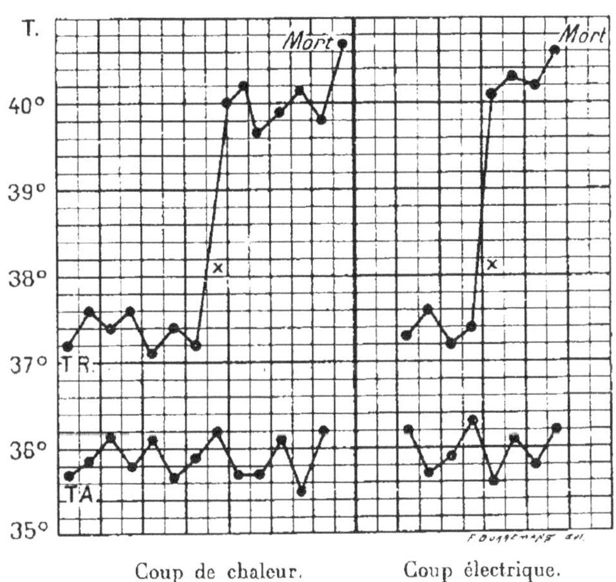

Coup de chaleur. Coup électrique.

Fig. 43.

leur[2] ou un coup électrique (courbe 43). Au moment de ces poussées d'intoxication, la température périphérique ne s'élève pas, si bien que la dissociation ne fait qu'augmenter. Plus l'enfant est intoxiqué, plus l'accès provoqué est intense et grave.

Le coup de chaleur ou d'orage peut donc provoquer une augmentation des signes d'intoxication. Cependant il peut agir pour son compte (courbe 44) et l'on voit la température périphérique

1. Lesage, Le choléra, *Encyclopédie des aide-Mémoires Léauté*, 1895. — 2. *Soc. méd. Hôp.*, 1898.

monter parallèlement à la température centrale et apparaître les signes du coup de chaleur (pâleur, somnolence, dyspnée, enfant tourné). Au moment d'un orage (coup électrique), la température ambiante peut ne pas s'élever : l'orage seul suffit, mais le plus souvent les deux termes (chaleur et orage) sont réunis. On voit nettement, dans un service hospitalier, comme à Hérold, où au mois d'août sont souvent soignées trente à quarante maladies d'été, de véritables épidémies de fièvre dues à ces diverses causes.

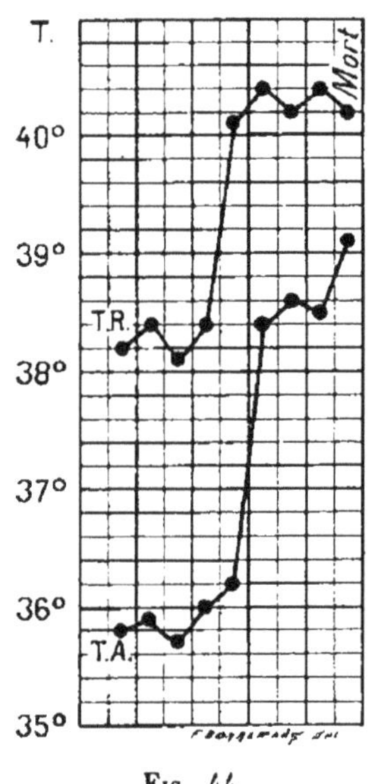

Fig. 44.

Le nourrisson normal est sensible à ces éléments cosmiques, mais cette sensibilité est décuplée chez l'enfant cholérique.

Ce qui est curieux, c'est que l'accès fébrile (calorique ou électrique) étant déclenché, la température du corps reste élevée, bien que la température ambiante soit revenue à la normale et que l'orage ait cessé. Cependant, si l'intoxication antérieure est légère, la fièvre peut disparaître rapidement.

Un accès identique peut apparaître quelques heures avant la mort, qui survient en hyperthermie brusque, comme je l'ai déjà signalé[1]. Rivet[2] l'a également observé. D'ailleurs ne sait-on pas, depuis Magendie et Claude Bernard, que, dans le choléra asiatique, la température centrale monte au moment de la mort et après. C'est un phénomène du même genre que nous observons ici.

Plus l'enfant est intoxiqué, plus cet accès fébrile est grave. Ce qu'il faut noter, c'est qu'avec lui tous les phénomènes d'intoxication augmentent.

Avant d'avoir un service en boxe, je croyais que cet accès était

1. *Traité* Grancher, 1re édit., 1897, et 2e édit., 1902, tome II, gastro-entérites. — 2. *Thèse*, Paris, 1907.

d'origine hospitalière, or je continue à observer les mêmes faits malgré l'isolement individuel. Cet accès de fièvre est, à mon avis, d'essence cholérique et dû à l'augmentation brusque de l'intoxication.

On peut obtenir des accès de même genre, mais de peu de durée à la suite d'injections d'électrargol ou de sérum. Ces faits montrent combien l'organisme du nourrisson cholérique est sensible. Ne voit-on pas d'ailleurs cette sensibilité apparaître dans son plein, quand on donne un bain chaud ou quand on expose l'enfant à l'air. Il tend à se mettre à l'unisson. En un mot, l'enfant atteint de la maladie d'été est d'autant plus déséquilibré au point de vue thermique que l'intoxication est plus grave. Il subit toutes les influences physiques. C'est justement là le caractère essentiel de l'intoxication cholérique.

Pendant l'algidité, l'expression du visage se modifie rapidement et prend le masque du facies abdominal. Les yeux s'excavent, semblent se retirer au fond de l'orbite ; la cornée perd son éclat, devient terne, louche et l'on remarque à sa surface l'impression faite sur elle par les paupières, qui ont perdu de leur mobilité. Celles-ci cyanosées suivent le mouvement de retrait de l'œil qui apparaît entouré d'un cercle bistré et bleuâtre. La conjonctive oculaire et palpébrale est injectée et recouverte de mucus offrant une certaine viscosité et se concrétant à l'angle des paupières. Les pupilles présentent, en général, une dilatation permanente. Le visage est amaigri, pâle. Le nez est effilé, la bouche enfoncée. Les lèvres sont sèches, cyanosées, tendues, les commissures sont tirées en dehors, si bien que le facies de l'enfant reflète un certain caractère de souffrance et d'angoisse. Le souffle est froid (36,5). La peau est pâle et plombée, sauf une légère cyanose aux extrémités.

L'enfant présente une certaine agitation accompagnée d'inquiétude qui lui font tourner la tête à droite et à gauche ; il cherche en vain une position convenable pour se reposer : sa bouche remue sans cesse ; il semble mâchonner et claque des lèvres. Ses membres ne restent pas en place, se soulèvent agités par de légers mouvements inconscients et parfois sont animés de mouvements fibrillaires et de carphologie ; mais généralement ils conservent une certaine souplesse et quand on les soulève, ils retombent inertes. Il est, de plus, exceptionnel de noter comme dans le choléra de l'adulte les crampes avec relief dur des muscles, dont l'enfant ne paraît pas souffrir. Le cri perd de plus en plus son timbre et devient enroué, éteint.

En général, l'enfant présente de la dyspnée sans lésion, avec toutes les modalités étudiées plus haut (voir page 505).

Une autre caractéristique de l'intoxication cholérique est, du moins au début, l'intensité des battements du cœur, qui sont forts et énergiques (on sait que le cœur cholérique est dur, contracté, serré, en systole). Cet examen est difficile, car souvent les mouvements respiratoires sont énergiques, du fait de la dyspnée toxique et on ne peut juger, en effet, de l'état de la pulsation cardiaque, par l'examen du pouls, car c'est encore un des caractères de l'intoxication cholérique, d'avoir des pulsations radiales faibles avec des battements énergiques du cœur[1]. Le pouls tombe à 80, 60, 30 pulsations faibles alors que le cœur bat normalement et avec force. Dans les dernières périodes, le cœur fléchit à son tour.

Amaigrissement. — L'amaigrissement jugé par la balance est constant. Le caractère essentiel de la maladie d'été est une intoxication à type brusque, provoquant une baisse de poids considérable. La perte de poids journalière ou « chute toxique » varie d'intensité. Dans la forme très toxique, la baisse est de 100 à 300 grammes par jour. Le tracé de la chute est presque vertical. En voici un exemple net, représentant le maximum d'intoxication qu'il m'ait été permis d'observer (courbe 45).

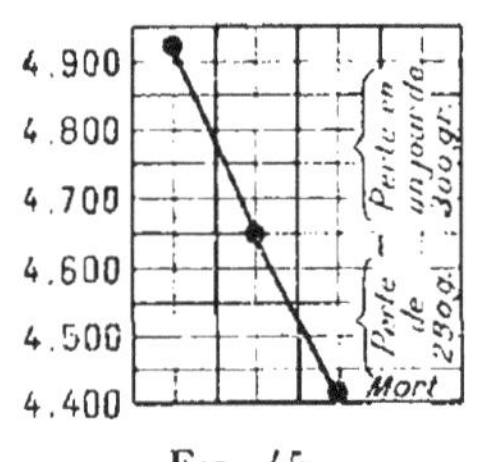

FIG. 45.

Dans un certain nombre de cas, les chutes journalières sont seulement de 60 à 80 grammes.

1. Le choléra, *Collect. Léauté*, 1894.

Cet amaigrissement se voit nettement, si l'enfant n'est pas gras (pli facile et persistant sur le ventre). Il tient à la déshydratation des tissus qui est des plus évidentes, à en juger par la dépression de la fontanelle. Si l'enfant est très jeune, les os du crâne subissent un chevauchement très accentué.

On ne sait à quoi attribuer cette déshydratation des tissus. On a dit qu'elle était le résultat des pertes aqueuses par la diarrhée et les vomissements. Or il n'en est rien, car bon nombre d'enfants n'en ont pas ou peu et cependant chez eux la déshydratation se produit.

L'explication la plus plausible est que l'intoxication pour se faire exige beaucoup d'eau.

La déshydratation est parallèle à la chute de poids. Toutes deux sont signes cliniques d'intoxication.

La baisse pondérale est indépendante de la fièvre et des troubles digestifs : elle relève de l'intoxication, qui peut exister sans fièvre.

Durée et marche. — L'évolution est rapidement progressive et la durée est d'autant moins longue que l'intoxication est plus accentuée. Parfois la courbe de poids présente des arrêts passagers dans son évolution. La mort peut passer inaperçue, tant le tableau de la vie à ce moment se rapproche de celui de la mort (parfois quelques convulsions et une légère raideur). A ce moment, la température centrale peut monter à 41°.

En cas de guérison, peu à peu, les symptômes d'intoxication disparaissent. Cependant la courbe de poids peut rester en plateau un certain temps et même l'atrophie survenir. Le pronostic est d'autant plus grave que l'intoxication est plus marquée.

Mortalité : 2/3, Rilliet et Barthez. 1/2, Wiederhofer. 50 à 70 pour 100, Lesage (statistique hospitalière).

Des étés frais. — La diarrhée estivale est peu observée pendant les étés frais (1908-1909-1910).

TRAITEMENT DES DIARRHÉES

Le principe qui guide la diététique des diarrhées du nourrisson est qu'elles sont dues à une intoxication produite dans l'intestin par une fermentation anormale du lait et qu'en supprimant l'apport de ce dernier, l'intoxication doit disparaître de ce fait. Cette idée, qui est vraie pour certaines diarrhées, a été généralisée à toutes, persuadé que l'on est que toutes relèvent de la même cause.

On a d'abord remplacé le lait par de l'eau, c'est la diète hydrique, érigée en méthode générale par Luton[1].

Diète hydrique. — Le nourrisson absorbe bien l'eau, car, dit Henoch, « la soif est tellement vive que les enfants épuisés entr'ouvrent avidement leurs lèvres desséchées, en voyant briller la cuiller ». Le besoin d'eau est évident : elle compense les pertes aqueuses, lave l'organisme, élève la tension artérielle et permet la diurèse. On donne l'eau par gorgées tous les quarts d'heure, toutes les demi-heures, de façon que la quantité *minima* corresponde à la quantité *normale* de lait que doit prendre l'enfant. Elle est pure ou faiblement minéralisée (Alet, Vals, Célestins, Soulzmatt, etc.), ou additionnée d'une très petite quantité d'alcool, de café ou de thé (ce dernier a la propriété de brunir les selles). L'eau est donnée à la température de la chambre.

La durée de la diète à l'eau est de un à trois jours, suivant la persistance des troubles digestifs.

Diète hydrique à l'amidon. — Pendant longtemps, depuis Hippocrate, Celse jusqu'à Syndenham, on a ajouté au lait une décoction d'amidon de riz. Puis, peu à peu, on a supprimé le lait et soumis le nourrisson à la diète hydrique à l'amidon. C'était un fait d'observation pratique que l'amidon de riz cuit en petite quantité était bien supporté par l'enfant et calmait bon nombre de diarrhées. Il y eut une réaction contre cette façon de faire, par suite de l'opinion de quelques maîtres en pédiatrie que le tube digestif, pendant les premiers mois, ne pouvait supporter l'amidon du fait de l'absence de la diastase spéciale dans les sécrétions digestives.

Heubner, en 1895, a montré que l'opinion ancienne et sécu

1. Art. *Entérite*. D. Jaccoud, 1874.

laire était exacte et que l'on pouvait calmer bien des diarrhées par l'eau à l'amidon et que ce dernier était parfaitement toléré et digéré pourvu que la quantité fût légère. Depuis, les recherches de Czerny, Keller et Gregor, Pœhl, Hirscher, Winternitz, Miester, Combes, etc., ont établi que l'amidon met les voies digestives au repos et diminue les fermentations intestinales (baisse des sulfo-éthers dans l'urine et diminution des leucocytes[1]). Il est nécessaire que l'amidon soit modifié par la chaleur (premier degré de la saccharification). Les décoctions d'amidon employées sont variables :

a) *Décoction d'orge*[2]. — Faire bouillir pendant une demi-heure deux cuillers à café d'orge perlé dans un demi-litre d'eau. Passer ensuite au tamis. L'eau contient une petite quantité d'amidon, de mucilage et de matière azotée.

b) *Décoction de riz.* — Pour préparer la décoction de riz, on jette soixante grammes de farine de riz dans un demi-litre d'eau froide, on ajoute un demi-litre d'eau bouillante, puis on fait bouillir le mélange ; on passe ensuite sur une étamine claire. Cette décoction ne renferme guère que de l'amidon.

c) *Bouillon de légumes.* — Méry[3] a recommandé ce bouillon qui, en plus d'une petite quantité d'amidon, contient des sels (soude et potasse) et des éléments phospho-organiques[4]. Il contient 15^{gr},50 d'extrait sec et 0^{gr},20 de sel pour 1000. On le prépare de la manière suivante :

Faire bouillir pendant quatre heures dans une marmite couverte le mélange suivant : eau, un litre ; pommes de terre, 60 grammes ; carottes, 45 grammes ; navets, 15 grammes ; pois et haricots secs, de chaque, 6 grammes. Ramener à un litre par l'adjonction d'eau, si cela est nécessaire. Saler à 5 pour 100. Passer. Le bouillon est agréable, jaune et louche ; il doit être fait chaque jour et être donné frais, à la dose de 60 à 100 grammes toutes les deux ou trois heures.

1. NOBÉCOURT et RIVET, *Soc. Péd.*, 1907. — 2. MARFAN, *Traité de l'allaitement.* — 3. *Soc. Péd.*, 1905. — 4. POSTERNAK, *Soc. Biol.*, 1903.

Comby[1] recommande un bouillon du même genre. On prend une cuillerée à soupe des six farines suivantes (blé, orge, maïs concassé, haricots blancs, pois secs, lentilles) que l'on ajoute à trois litres d'eau contenant 20 grammes de sel. Après une ébullition de trois heures, le bouillon est réduit à un litre. Le nourrisson en absorbe toutes les deux ou trois heures 80 à 100 grammes. Ce bouillon contient par litre 34 grammes d'extrait sec et 16 grammes de sel.

On a accusé ces divers bouillons de légumes de produire parfois de l'œdème par suite de la quantité de sel qu'ils contiennent. L'augmentation de poids sans œdème que l'on peut constater à la suite de leur absorption a été attribuée à la rétention du sel ingéré et par conséquent de l'eau.

Reprise du lait. — Quelle que soit la diète (à l'eau ou à l'amidon), un de ses écueils est qu'avant six mois les sécrétions digestives, à peine installées et encore faibles, ne se reproduisent plus ou se reproduisent difficilement dès la reprise du lait, si bien que ce dernier n'est plus digéré et produit une indigestion, avec retour d'accidents digestifs. La diète hydrique à l'amidon paraît cependant avoir une action moins déprimante sur les sécrétions que la diète à l'eau pure. Cet écueil est surtout évident avant six mois, car, après cet âge, les sécrétions digestives sont plus installées, plus stables et peuvent permettre une abstinence de quelques jours. Devant cette difficulté de la reprise du lait après les diètes hydriques, on s'est ingénié à chercher des méthodes de passage.

a) *Reprise lente.* — Après un à trois jours de diète à l'eau ou à l'amidon, on reprend le lait avec lenteur et une extrême prudence[2], par gouttes, par cuillerées à café, toutes les trois heures. On l'ajoute à l'eau de façon à reprendre peu à peu, en quelques jours, l'alimentation lactée antérieure.

b) *Passage à l'aide des bouillies à l'amidon.* — Après un ou

1. *Progrès méd.*, 1905. — KAHAN, *Thèse*, Paris, 1906. — 2. ROUSSEAU SAINT-PHILIPPE, *Ac. méd.*, 1908.

deux jours de diète hydrique à l'amidon, on augmente peu à peu la quantité d'amidon, en faisant un bouillon de plus en plus chargé. Ainsi, avant six mois, on dilue une demi-cuillerée à café d'une farine (riz, blé, avoine) dans 100 grammes de bouillon de légumes froid, on écrase les grumeaux et on ajoute du bouillon de légumes chaud. On cuit un quart d'heure et on donne cette soupe très claire à l'aide du biberon. Il est préférable d'employer des farines à peine grillées à 120° au four sec, car la torréfaction légère fait subir à l'amidon un début de saccharification.

c) *Passage à l'aide des bouillies spéciales, compliquées et difficiles à faire dans la pratique.* — On peut employer le babeurre (page 721), les soupes au malt (page 718) ou à la caséine (716).

En tout cas, ce qu'il est important de retenir, est que tous ces moyens de passage ne peuvent être continués longtemps. Peu à peu après huit à quinze jours, on reprendra l'alimentation lactée.

Telles sont les méthodes de diététique le plus souvent employées. Joint à ces divers régimes, les uns ajoutent des médicaments dits intestinaux (purgatifs, astringents, calmants, bactériens) (page 719); les autres, de plus en plus nombreux, se contentent d'agir sur l'état général, quand celui-ci fléchit et d'injecter de l'huile camphrée ou de l'electrargol.

Régime sec. — Gallois, Abrami et Blairon[1], Orth[2] attribuant à l'excès de liquide, du lait, la majorité des diarrhées (dyspepsie des liquides) et ne craignant pas d'introduire dans les voies digestives des substances susceptibles de fermenter, ont proposé de mettre l'enfant au régime sec tout en employant les parties constitutives du lait. On donne toutes les deux heures une cuillerée à soupe de « petit Suisse », délayée dans une cuillerée à soupe de lait additionné d'un peu de sucre. Ce fromage contient pour 100 (37^{gr},87 d'eau, 17^{gr},43 de caséine, 41^{gr},30 de graisse et 3^{gr},40 de sels). Une cuillerée à soupe (25 grammes environ) contient autant de caséine que 35 grammes de lait et de beurre

1. *Soc. thérap.*, 1905. — 2. *Thèse*, Paris, 1906.

que 120 grammes de lait. En un mot ces 25 grammes correspondent à 75 grammes de lait.

Ce régime diminue les fermentations intestinales (diminution du nombre des microbes dans l'intestin et des sulfo-éthers dans les urines).

CRITIQUE[1]

A mon avis, il n'est pas rationnel de traiter toutes les diarrhées de la même façon et de les considérer toutes comme relevant d'une même cause. Il est certain que l'on ne peut comparer la diarrhée apyrétique, qui mène à l'atrophie avec la diarrhée, accompagnée de fièvre, avec la diarrhée estivale. Il ne faut pas que le terme diarrhée éveille constamment par réflexe l'idée de diète hydrique.

Aussi je suivrai la division clinique énoncée plus haut, tout en tenant compte de l'âge (avant et après six mois).

Il est évident que dans toute diarrhée qui accompagne une maladie infectieuse quelconque, le traitement doit s'adresser à la cause.

I. **Diarrhée apyrétique, lente, chronique menant à l'atrophie.** — 1° *Avant six mois.* — *a*) Régulariser le nombre des tetées toutes les trois heures.

b) Donner le premier jour une tetée sur deux d'eau pure ou à l'amidon et une tetée sur deux d'une faible dose (40 à 80 grammes) de lait pur *partiellement écrémé* (page 247), additionné d'une petite quantité d'une farine de blé ou de riz légèrement torréfiée (6 grammes pour la journée) et de lactose (20 pour la journée). — Le 3e jour, on diminue peu à peu le nombre des tetées à l'eau que l'on remplace par des tetées au lait précédent

1. On remarquera, qu'avant six mois, je ne cesse pas le lait et que je le donne *faiblement* écrémé. En cela mes recherches se rapprochent de celles de Finkelstein et de Reuss et Sperck (page 490), qui établissent l'innocuité de la caséine. A mon avis, il est nécessaire qu'à la caséine soit unie une faible dose de graisse (6 à 12 grammes par litre).

(40 à 80 grammes). — Après quelques jours, on élève peu à peu la quantité de lait pur partiellement écrémé de 40 à 60, 80, 100, de 80 à 100, 120, 140, tout en laissant la même quantité de farine torréfiée. On ne dépassera pas 180 grammes de lait par kilogramme et par jour. Si, avec cette dose, l'enfant continue à ne pas augmenter de poids et à s'atrophier, on peut employer les aliments compliqués (babeurre, etc., page 713). On surveillera la température : tout crochet de fièvre indique un excès alimentaire, une crise d'intoxication. On fera alors retour en arrière.

Tel est le traitement le plus simple que l'on peut employer partout. Au contraire, si on a à sa disposition un des aliments compliqués précédents, on peut suivre le traitement suivant. Le premier jour, toutes les trois heures, 50 grammes de l'un d'eux. Élever progressivement la dose à 100, 120, 150 par kilogramme et par jour, suivant que le poids reste stationnaire ou augmente. L'usage de ces aliments compliqués ne peut être longtemps continué, car souvent ils ne sont plus tolérés. En général une dizaine de jours.

2° *Enfants après six mois.* — Un ou deux jours de diète à l'amidon (une dose toutes les trois heures). Au 3e jour, remplacer par une soupe claire à l'amidon (page 524), d'abord une tetée à l'eau, puis deux, puis toutes. Après quelques jours, remplacer peu à peu chaque soupe par 80 à 100 grammes de lait pur additionné d'une faible dose de farine torréfiée et de lactose (page 526). Élever bientôt la quantité de lait à 120, 130, 140 grammes par kilogramme et par jour. A chaque crochet thermique, diminuer pendant quelques jours les doses.

On peut également employer les aliments compliqués comme avant six mois.

3° *Médicaments.* — De temps en temps, le matin pendant 2 à 3 jours, une faible dose de calomel (un quart de centigramme), quel que soit l'âge. — Les lavements et lavages d'intestin ne sont d'aucune utilité dans cette forme de diarrhée.

II. **Diarrhées accompagnées de fièvre.** — De plus en plus, comme je l'ai indiqué (page 508), ces formes de diarrhées rentrent dans le cadre des septicémies. La diarrhée étant un symptôme de l'infection, l'alimentation a peu d'importance, car, malgré tout, la maladie continue son évolution. Je nourris simplement l'enfant, quel que soit son âge, au lait partiellement écrémé (page 247). La dose est de 120 grammes par kilogramme et par jour : une tetée toutes les trois heures. La septicémie est traitée pendant ce temps. Je n'ai pas remarqué que les lavements et les lavages d'intestin aient de l'influence. Dès que la période fébrile est terminée, je reviens progressivement à l'allaitement ordinaire.

III. **Diarrhée estivale.** — Comme je l'ai indiqué (page 511), la maladie d'été est surtout observée avant six mois et *seulement* pendant les étés chauds ; elle paraît relever d'une intoxication par un microbe spécial. La diarrhée, qui manque souvent, est un symptôme accessoire. Aussi l'alimentation a peu d'importance. Tout dépend de l'intoxication ; l'enfant guérit, si cette dernière est peu intense, il est rapidement enlevé dans les cas d'intoxication grave. A mon avis, il suffit de soumettre l'enfant à une alimentation légère ; la diète hydrique (à l'eau ou à l'amidon) m'a paru avoir peu d'effets sur cette affection.

Voici ce que je donne : toutes les trois heures, une dose faible de lait partiellement écrémé pur (page 247) (20 à 40 grammes) et entre temps, je donne aux enfants une grande quantité d'eau : aux uns de l'eau glacée coupée de champagne ou de café ; aux autres de l'eau chaude (thé léger ou tilleul).

La lutte n'est pas contre la diarrhée, mais contre l'intoxication, contre l'algidité cholérique. D'emblée l'enfant est sidéré ou non : l'alimentation n'augmente pas cette intoxication, si elle est faite avec du lait partiellement écrémé.

A ce jour, le traitement le meilleur de la maladie d'été est le suivant :

1° Entourer l'enfant de boules d'eau chaude et de linges chauds secs.

2° Donner un bain chaud à 38°-39°, pendant dix minutes toutes les trois heures, avant la tetée.

3° Donner un lavement d'eau de guimauve très chaude (100 à 500 grammes) trois fois par jour.

4° Lutter contre l'intoxication, à l'aide des piqûres de sérum artificiel, d'huile camphrée, de collargol, d'électrargol (page).

5° Injecter à l'enfant du sérum de la mère[1]. Dans ce but, on applique à la mère quelques ventouses scarifiées aseptiques. On agite rapidement le sang dans chaque ventouse de façon à obtenir un sérum rouge. On injecte ce dernier, quelque soit la dose, de suite sous la peau du nourrisson. Il m'a semblé que le sérum avait une action d'arrêt sur l'intoxication, en vaccinant l'organisme contre le parasite. L'adulte est, en effet, réfractaire et vacciné contre la maladie d'été.

6° L'enfant sera mis au sein.

Le résultat de ce traitement dépend du degré de l'intoxication. S'il est intense, tout échoue.

1. Lesage, *Arch. gén. méd.*, 1904.

CHAPITRE XX

DYSENTERIE

La dysenterie est caractérisée par la présence de pus, de sang et de mucus dans les selles et par la lésion du gros intestin.

Étiologie. — La dysenterie vraie s'observe surtout au sevrage, généralement à partir du sixième mois, époque à laquelle l'enfant commence à user d'autres aliments que le lait. La question alimentaire peut très bien ne pas être mise en cause et on peut incriminer le contage soit par l'eau, le contact ou l'air. Car cette dysenterie est contagieuse ; de là les petites épidémies, observées toute l'année, dans les salles d'hôpital, les agglomérations d'enfants et bien différentes de la maladie d'été, qui, elle, d'ailleurs, apparaît plutôt avant le sixième mois.

En France, la dysenterie s'observe toute l'année ; elle y est bénigne en général et elle semble moins fréquente qu'en d'autres pays, en Amérique ou en Allemagne, par exemple. Toutefois, les épidémies peuvent coïncider avec celle de la maladie d'été, qui est annuelle et toujours à peu près dans les mêmes limites. Elles sont facilement confondues avec elle par un esprit non prévenu : or la maladie d'été ne relève pas du B dysenteriæ.

Dans ces dernière années, un grand nombre de travaux bactériologiques[1] ont mis au point cette question. Ces travaux ont

1. Escherich, *Centr. f. Bakt.*, 1899. — Celli et Focca, *Riforma med.*, 1895. — Celli et Valenti, *Centr. f. Bakt.*, 1899. — Conatti, *Congrès*, Paris, 1900. — Valagussa, *Ann. Igien. experim.*, 1900. — Duval et Morel,

donné une grande importance au bacillus dysenteriæ ; on l'a même exagérée, à tel point que certains auteurs arrivent à penser que toutes les gastro-entérites des enfants relèvent du bacillus dysenteriæ : ce qui est une erreur. On ne le rencontre, en effet, ni dans les cas résultant d'une surcharge alimentaire, ni dans la maladie d'été. Ce microbe existe fréquemment dans l'entérite muqueuse, purulente ou glaireuse, dans l'entéro-colite aiguë, c'est-à-dire dans toute gastro-entérite caractérisée par de la diarrhée, du pus, du sang, du mucus, des glaires. Cependant, sang et pus ne paraissent pas nécessaires pour porter le diagnostic, car bien souvent on n'observe que mucus et glaires.

D'autre part, on remarque que ces « colitis contagiosa », comme le dit Escherich, sont contagieuses et épidémiques. De là naît l'idée d'étendre le cadre de la dysenterie et d'englober sous un seul nom des maladies autrefois bien distinctes en apparence et qui ont pour nom : colitis contagiosa, entéro-colite, entérite purulente, entérite muqueuse ou muco-glaireuse.

De toutes ces études, il résulte que la « variété Shiga » du B. dysenteriæ se rencontre surtout dans les formes intenses et la « variété Flexner » dans les formes atténuées. On discute sur l'identité de ces deux variétés[1]. En tout cas le B. dysenteriæ disparaît des selles après trois ou quatre jours, si bien que la séro-réaction seule permet d'affirmer sa présence.

J'ai pu étudier[2] un certain nombre de cas de ces dysenteries atténuées, à l'aide de la recherche du bacille, au début de l'affection, et de l'agglutination, après quelques jours. J'ai surtout trouvé le bacille de Flexner, et cependant le sérum agglutinait

Bull Inst. Past., 1903. — HOWELAND, DUVAL et SCHORER, WOLLSTEIN CORDES, PARK, COLLINS et GOODIVIN, *Proced. of the N.-Y. path. Soc.*, tome III. — WEAVER, TUNNICHIFF, HEINEMANN, MAY MICHAEL, *Journ. of inf. disease*, 1905. — JEHLE et CHARLETON, *Zeitsch. f. Heilk.*, 1905. — COLLINS, *Journ. of inf. dise*, 1905. — AUCHÉ et CAMPANA, *Soc. Biol.*, LIX. — JEHLE, *Jahrb. für Kind.*, 1905. — EMONET, *Holt. amer. assoc.*, 1905. — LESAGE, *OEuvre méd. chir.*, 1907. — HUTINEL, *Clin. inf.*, 1908.

1. *Revue de* DOPTER, *Bull. Inst. Pasteur*, 1906. — 2. HENNON, *Thèse*, Paris, 1906.

également le bacille de Shiga. Ce fait est en faveur de l'identité de ces B. dysenteriæ. Toutes les dysenteries ne sont pas dues à ce microbe. Il en est qui relèvent du streptocoque (Escherich) ou des amibes.

Dysenterie amibienne. — Sousino[1] a signalé le premier la présence d'amibes dans la dysenterie des enfants. Après cet auteur, citons aussi les observations de Pfeiffer[2], Cahen[3], Epstein[4], Harris[5], Amberg[6], Legrand[7], Olinto de Oliviera[8]. Toutes ces observations affirment l'existence d'amibes dans certains cas de dysenterie infantile. Quelle est cette amibe? Est-elle identique à l'Entamœba de Schaudin? N'est-elle pas une de ces entamœba observées parfois dans l'intestin normal? Joue-t-elle un rôle spécifique? Nous ne sommes, à ce sujet, qu'en présence de faits encore peu étudiés et qui ne sont pas à l'abri de la critique. Cependant l'absence d'amibes dans l'intestin normal du nourrisson, leur présence dans les selles dysentériques dès le début de la maladie, la reproduction de la maladie chez le jeune chat et le jeune chien, la non-agglutination avec le bacillus dysenteriæ sont autant de faits qui plaident en faveur de la spécificité des amibes observées. Citons encore la présence de l'éosinophilie, caractère qui ne doit pas être négligé, d'après Olinto de Oliviera. La dysenterie amibienne est une maladie lente, tenace et récidivante, accompagnée de cachexie.

Dysenterie suite de constipation. — Toutes ces causes mises à part, on peut observer des enfants, âgés de un à deux ans qui, à la suite de constipation opiniâtre, ont de véritables débâcles intestinales, une entérite muqueuse qui dégénère, peu à peu, en une entérite muco-membraneuse. La plupart du temps, elle est due à une mauvaise alimentation, et il suffit bien souvent de

1. Cité par Leuckart, *Die parasiten des Menschen*, 1880-1889. — 2. *Die protozoen als Krankheitseireger*, 1891, p. 212. — 3. *Deutsche medic. Woch.*, 1891, n° 27, p. 853. — 4. *Prager med. Woch.*, 1893, n°s 38-40. — 5. *Johns Hopkiss. Hosp. Bulletin*, 1901, XII, p. 355. — 6. *Journ. of the Americ. med. Assoc.*, 25 janv. 1902. — 7. *Congrès du Caire*, 1902. — 8. *Archives de médecine des enfants*, avril 1905.

changer le régime pour voir la diarrhée diminuer puis disparaître complètement. Il ne faut pas mettre tout sur le compte des microbes ; la responsabilité du régime alimentaire doit également être mise en cause.

Anatomie pathologique (Wiederhofer, Heubner[1]). — Les lésions anatomo-pathologiques sont très variables et dans leur forme et dans leur intensité et dans leur étendue. Au maximum d'intensité, le gros intestin a sa muqueuse rouge, tuméfiée, œdematiée, boursouflée, tapissée de muco-pus, sanguinolente ; on y trouve des zones hémorragiques plus ou moins étendues avec de gros follicules, infiltrés et proéminents (de là le nom d'entérite folliculaire). On peut également y observer des pertes de substances ou arrondies et discrètes, dues à des abcès siégeant au niveau des follicules, ou larges et plus ou moins étendues. Toutefois, le bord de la plaie est épaissi et droit, comme taillé à l'emporte-pièce. Si la muqueuse est fortement entamée, il s'en détache de larges lambeaux qui pourront être expulsés dans les selles, créant des solutions de continuité, source fréquente d'hémorragies, de suppuration. Le gros intestin bien étalé sur la table d'autopsie nous montre ces ulcères recouverts d'une bouillie épaisse et grisâtre ; leur profondeur est variable et peut atteindre la séreuse. On peut aussi noter de véritables escarres avec fausses membranes. La paroi intestinale est épaisse, infiltrée avec des zones de nécrose ; les couches musculaires sont contracturées. On a signalé des cas dans lesquels il existait une fausse membrane formée d'un tissu nécrosé et d'un feutrage renfermant en quantité notable le bacille de Flexner. Dans les cas de dysenterie amibienne, la présence des amibes fut nettement confirmée.

Formes. — Il existe plusieurs variétés de dysenterie :

1° La forme grave (Wiederhofer) ;

2° La forme sèche (Hutinel) ;

3° La forme ordinaire.

1. *Soc. méd. de Berlin*, 17 décembre 1894.

1° *Forme grave* (Wiederhofer), — L'enfant est pris rapidement de vomissements répétés avec intolérance complète. Il vomit tout ce qu'il prend ; la fièvre s'allume à 38-39° et le visage prend le masque typhique ; la langue est blanchâtre, saburrale, l'haleine fétide, la soif vive, l'anorexie absolue. La température reste aux environs de 40°, avec un pouls à 120-130, petit, faible. Les urines sont rares, foncées, brunes, souvent albumineuses. Les lèvres deviennent fuligineuses ; la langue rouge, desséchée, rôtie : le nez est pincé ; les yeux sont excavés et le teint plombé, intoxiqué. On a la clef de cet état septique en examinant le ventre et les selles. Le ventre est raidi, aplati, contracturé. Si on peut, en exerçant une assez forte pression, atteindre le gros intestin surtout dans les parties ascendante et descendante, on le perçoit dur, contracté, roulant sous le doigt comme un tuyau de caoutchouc. Il est également douloureux à la pression. Quant aux selles, elles contiennent outre les matières plus ou moins diarrhéiques, des éléments caractéristiques : 1° Du sang rouge en quantité variable, allant depuis le petit filet sanguinolent jusqu'à l'hémorragie en nappe ; 2° Du mucus ou des glaires, formant soit de véritables crachats, soit des traînées visqueuses ; la teinte du mucus varie suivant la quantité de sang qu'il contient ; 3° Exceptionnellement, de la raclure de boyau ou de chair comme dans la dysenterie tropicale ; 4° Du pus rarement visible.

Tantôt les selles sont formées exclusivement de mucus sans diarrhée, les matières étant normales ; tantôt au contraire il existe un peu de diarrhée. La réaction du mucus est alcaline. Les amibes, quand elles existent, disparaissent très rapidement, aussi l'examen microscopique doit-il être pratiqué sur le mucus frais.

Quoi qu'il en soit, apparaissent et s'installent graduellement des envies fréquentes d'aller à la garde-robe, envies accompagnées de sensation de brûlure à l'anus, de spasmes pénibles de l'intestin et de prolapsus du rectum. Les douleurs sont constantes, se manifestant sous forme de coliques ; ce sont des épreintes accompagnées de ténesme : et à ce ténesme peuvent s'adjoindre des nausées et même des vomissements brusques et douloureux. Ces coliques se calment dès l'émission des selles. L'enfant ainsi intoxiqué maigrit rapidement, comme s'il était atteint par la maladie d'été. Si les symptômes d'intoxication augmentent, l'état général s'aggrave et l'enfant meurt dans le coma. On pourra auparavant voir survenir des complications telles une broncho-pneumonie, une méningite, une otite, etc.

Si l'enfant doit guérir, au bout de 3 ou 4 jours, tout s'amende à la fois, et les signes généraux et les signes locaux.

Cette forme intense est souvent très grave. Ainsi Escherich a-t-il noté, dans une épidémie, 6 décès sur 17 enfants.

2° *Forme sèche* (Hutinel[1]). — Dans cette forme, les signes intestinaux sont au minimum. Les selles sont rares et fétides. La note dysentérique est fournie par l'existence de mucus qui englobe les matières. Dans cette forme, l'algidité a remplacé la fièvre ; l'enfant est froid ; le pouls dépressible et fréquent (Méry[2]).

3° *Forme ordinaire et atténuée* (Entéro-colite muqueuse, muco-purulente, entérite glaireuse, colitis contagiosa). — Dans ce cas, l'état général n'est que faiblement atteint : peu ou pas de fièvre. La langue est simplement blanchâtre : il existe de l'anorexie ; le ventre est légèrement contracturé ; le gros intestin (principalement la portion descendante) est sensible à la pression. On note simplement quelques selles diarrhéiques avec glaires, mucus ou muco-pus. On ne trouve pas de sang à l'œil nu, mais seulement au microscope. L'enfant souffre de coliques avec contractures de la paroi, au moment de l'émission. C'est une dysenterie « au petit pied ». Elle est bénigne : 1 décès sur 80.

Traitement. — Toute dysenterie doit être soignée par les injections de sérum antidysentérique (une ou trois doses d'emblée suivant la gravité). On peut les renouveler. — Le traitement de l'amibiase est inconnu. — Le régime lacté est indiqué.

1. *Semaine médicale*, 1899. — 2. *Société de pédiatrie*, 1899.

CHAPITRE XXI

MALFORMATIONS DE L'INTESTIN ET CONSTIPATION CONGÉNITALE

1° **Rétrécissement**[1]. — Il peut exister sur tous les points de l'intestin, mais principalement sur l'intestin grêle. On observe parfois plusieurs rétrécissements chez le même enfant. La cause est due soit : *a*) à une hypertrophie de la paroi (infiltration de cellules rondes) ; *b*) à une atrésie du canal, sans hypertrophie de la paroi ; *c*) à une cloison ; *d*) à une bride péritonéale ; *e*) à un arrêt de développement provoqué par un sarcome[2].

Quelle qu'en soit la cause, il existe un canal rétréci de 1 à 15 centimètres qui laisse passer un stylet. Au-dessus de l'obstacle, l'intestin est plus ou moins distendu, rempli de gaz et de matières ; la paroi est hypertrophiée du fait de l'augmentation des fibres musculaires.

Au-dessous, l'intestin est atrophié, du volume d'un crayon et la paroi contient peu de fibres musculaires. Une autre malformation du corps coexiste souvent avec le rétrécissement.

2° **Flexuosités de l'S iliaque** (maladie de Bednar-Jacobi). — Le gros intestin peut, à la naissance, présenter au niveau de l'S iliaque une longueur anormale, si bien qu'il est obligé de se replier en flexuosités[3]. En 1869, Jacobi a montré la relation de cette anomalie avec la constipation congénitale. Au-dessus de

1. NOBÉCOURT, *Traité des mal. Enfance*. GRANCHER et COMBY. — 2. STERN, *Berlin. klin. Woch.*, 1894. — 3. BEDNAR, *Die Krank. der Neugebornen*, Wien, 1850.

ces coudes, la paroi présente des zones d'hypertrophie et d'amincissement.

3° **Dilatation du colon. Mégacolon** (maladie de Hirschprung, 1886). — Sans coude, sans flexuosités et sans obstacle qui puissent l'expliquer, existe une dilatation énorme de tout le gros intestin, sous la forme d'outres séparées par des flexuosités (fig. 46).

La dilatation est uniforme, sans bosselure, avec une paroi hypertrophiée dans sa couche musculaire. La muqueuse est normale ou quelquefois enflammée et ulcérée du fait de la stagnation stercorale. L'extrémité inférieure se continue directement sans rétrécissement et sans coude avec le rectum qui est normal. Certains auteurs[1] en font une forme intense de la maladie de Bednar-Jacobi. La maladie, d'après Hirchsprung, serait due à l'hérédité chez les gros mangeurs. Elle est rarement observée en France.

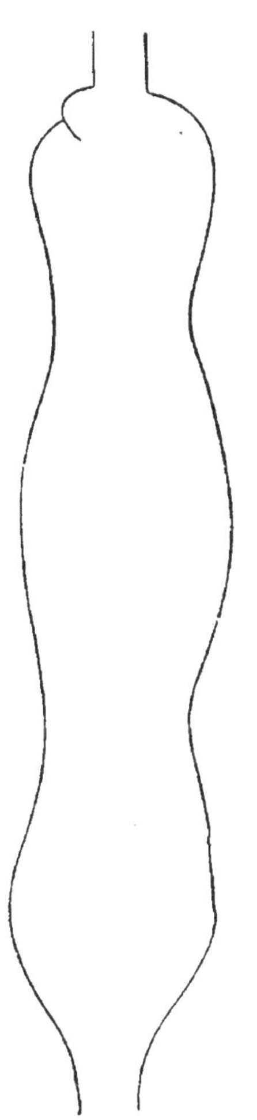

Fig. 46. — Maladie de Hirchsprung. Schéma du gros intestin (in *Traité des malad., enfance*, Grancher, Comby, t. II, p. 243).

Symptomatologie.

Il existe trois périodes cliniques dans toutes ces altérations de la paroi intestinale.

Une première période est caractérisée par de la constipation : le cours des matières est gêné. Une seconde période qui apparaît plus ou moins rapidement a pour signe l'obstruction partielle. L'obstruction complète caractérise la troisième période.

Première période. — La constipation est congénitale et pro-

1. Marfan, Fitz, Fenwich, Trèves.

gressive. Elle peut être interrompue par des débâcles diarrhéiques. L'état de l'abdomen varie. En général, il est un peu tympanisé et l'examen en est gêné. Si le tympanisme manque, on peut sentir à l'S iliaque des scybales. Tout se réduit alors à cette gêne de la statique intestinale.

Deuxième période. — L'obstruction est plus nette mais incomplète. Les symptômes précédents deviennent plus marqués. L'abdomen se ballonne par crises. On peut voir apparaître au-dessus de l'obstacle des contractions péristaltiques intestinales, à la moinde excitation (chiquenaude), du gargouillement, du clapotage et même parfois de la fausse ascite (accumulation de liquide diarrhéique)[1]. Cependant, l'enfant émet encore des gaz et des matières. Les signes d'obstruction sont peu intenses, passagers, à l'état d'ébauche. Ils peuvent se renouveler.

Troisième période. — L'obstruction est complète, il n'y a émission ni de gaz, ni de matières. Le ventre se ballonne, principalement autour de l'ombilic. L'enfant crie, a des coliques, vomit de la bile, puis, peu à peu, des matières fécales, à moins que l'obstacle siège dans la partie supérieure du duodénum, auquel cas la symptomatologie est identique à celle de la tumeur pylorique (page 459).

Bientôt le tympanisme devient intense : le ventre est globuleux, énorme, surdistendu avec peau lisse et luisante et veines superficielles dilatées ; ce développement anormal du tympanisme refoule le diaphragme et provoque la dyspnée. Bientôt la température baisse (hypothermie à 36°, algidité, cyanose des extrémités, pouls petit, filiforme). L'enfant absorbant un peu de liquide, l'urine est émise en petite quantité (Weill et Pehu). La suppression de l'urine n'est observée que si l'obstacle siège près du pylore. L'état s'aggrave rapidement et le nourrisson meurt en trois à quatre jours.

Tout enfant, qui présente dès les premiers jours de la vie des signes d'obstruction, doit subir l'examen suivant :

1. TOBLER, *Deutsch. Arch. f. klin. med.*, 1904. — ALLARIA, *Arch. méd. enf.*, 1908.

a) Voir s'il n'existe pas d'imperforation du rectum ou de coude de l'S iliaque (maladie de Jacobi). On note souvent dans ce cas un léger prolapsus rectal. A ce sujet on explore la région à l'aide d'une sonde molle en caoutchouc. S'il y a obstacle, on le perçoit à 6 ou 7 centimètres. En ce cas, il suffit de donner un ou plusieurs lavements chauds : l'obstacle est vaincu et les signes d'obstruction cessent instantanément par l'émission d'une débâcle (scybales et diarrhée). Le diagnostic est établi. Il faut mettre une sonde à demeure, car le coude peut se reproduire. Si l'on n'arrive pas à franchir l'obstacle (coude fixe) la situation est grave, le traitement chirurgical s'impose, comme s'il y avait invagination. La disparition des symptômes d'obstruction et le redressement du coude n'implique pas la guérison de l'enfant. Si le redressement du coude n'a lieu qu'après plusieurs jours on peut voir survenir des accidents caractérisés par de la diarrhée et de la fièvre (fig. 47) qui remplace l'hypothermie et enlève l'enfant en quatre à cinq jours ou le mène à l'atrophie (intoxication secondaire). Il est difficile de trouver l'explication de ces accidents secondaires.

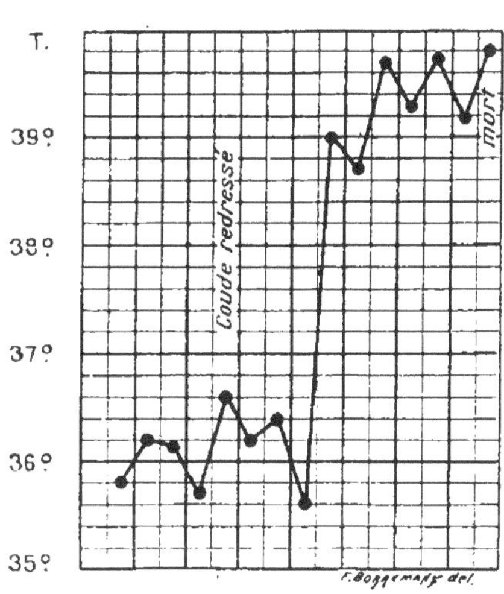

Fig. 47. — Maladie de Bednar-Jacobi. Intoxication secondaire.

b) On ne constate pas d'obstacle à l'S iliaque. Le diagnostic de rétrécissement de l'intestin se pose. Suivant que le tympanisme est généralisé ou plus localisé à l'intestin grêle, on peut prévoir le siège. L'intervention chirurgicale est indiquée. Elle est grave, car le pronostic est déjà presque fatal par lui-même.

Ces phénomènes d'obstruction sont plus ou moins précoces. Ils apparaissent dès les premiers jours le plus souvent, mais ils peuvent être tardifs et être précédés pendant une période plus ou moins longue, soit de constipation avec débâcles, soit d'accès d'obstruction incomplète. Ce sont ces derniers surtout qu'il faut bien connaître, car on peut intervenir à froid et éviter les accidents aigus.

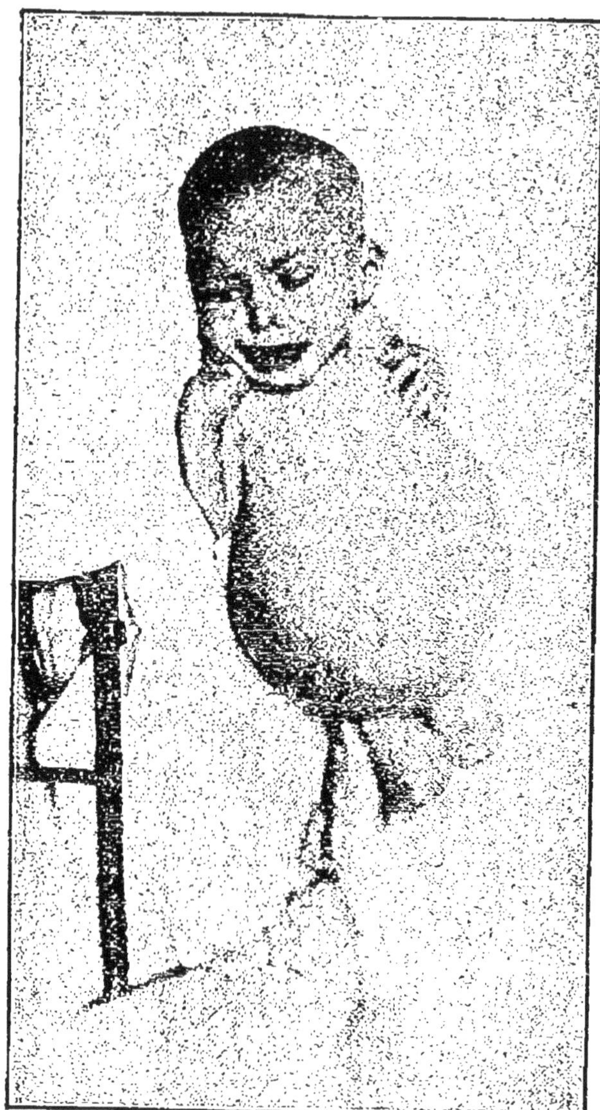

Fig. 48. — Maladie de Hirschprung (in *Traité des malad. enfance*, Grancher, Comby, t. II, p. 242).

c) *Maladie de Hirschprung* (fig. 48). — Dès les premiers jours de la vie, on se trouve en présence des mêmes symptômes d'occlusion intestinale ; mais tandis que dans l'occlusion, il y a obstacle, le lavement ne pénètre pas, ou s'il pénètre il est suivi de la cessation immédiate des accidents. Dans le cas particulier, le lavement pénètre facilement, mais il ne sort pas et les symptômes ne s'amendent pas. Le colon descendant forme, en effet, une poche énorme, qui peut contenir beaucoup de liquide. Cependant, si on joint le massage aux lavages, on parvient à vider la poche de son contenu.

Tandis que dans le premier cas, dès que l'obstacle est vaincu les phénomènes d'occlusion cessent, surtout si on a eu la précaution de mettre un drain à demeure. Dans le cas de maladie d'Hirschprung, à peine l'évacuation est-elle terminée mécaniquement, que le ballonnement se reproduit. On est souvent obligé de pratiquer l'anus artificiel. A la longue, malgré tous les soins, l'enfant se cachectise et meurt.

Diagnostic. — L'obstruction aiguë due à un rétrécissement ou à un coude doit être diagnostiquée de l'invagination et de l'appendicite.

En faveur de l'invagination est l'absence de constipation antérieure et des crises d'obstruction incomplète, le début brusque en pleine santé, l'émission de sang par l'anus et souvent d'un peu de liquide diarrhéique (Dufour), l'intensité des cris et des vomissements incoercibles.

L'appendicite aiguë[1] a les mêmes signes que l'invagination, sauf l'émission de sang par l'anus et la fréquence de la diarrhée.

Au contraire, en faveur d'un coude, nous trouvons la constipation antérieure, les crises d'obstruction incomplète, le prolapsus rectal.

En tout cas, quand on est en présence de ces symptômes on doit immédiatement passer une sonde, donner quelques lavements chauds en modifiant la position du corps. Si ces pratiques échouent, la laparotomie immédiate est indiquée.

1. STÉPHAN, *Thèse*, Paris, 1907.

CHAPITRE XXII

CONSTIPATION ACQUISE[1]

Le nourrisson émet deux à trois selles par jour ; si elles sont plus rares et dures, il y a constipation. La cause varie :

1° Au premier jour, l'enfant laissé à la diète peut parfois, pour cette raison, ne pas émettre de selles sans qu'il existe d'obstacle. Il suffit d'alimenter l'enfant pour que la constipation cesse. On a signalé quelques cas de mort[2].

2° La maladie spasmodique en est une cause fréquente (page 463).

3° Les abus de viande, de sucre ou d'alcool de la nourrice, l'inanition, le rachitisme, le chauffage trop prolongé du lait, le coupage avec certaines eaux calcaires, le séjour en ville, les cachexies du sevrage (page 548), la fissure anale qui elle-même est le résultat de la constipation, en sont souvent la cause.

Symptomatologie. — Quelle que soit la cause, il y a émission de rares matières dures, comme des billes. L'enfant a peur de les émettre et crie, si bien que cette crainte augmente la constipation, surtout si, du fait de la dureté des matières, survient quelque érosion ou quelque fissure anale.

La constipation varie, ou elle obéit au purgatif ou ces scybales restent dans un coin, collées à la muqueuse, de sorte que la sécrétion d'origine purgative est émise en dehors d'elles. On peut

1. Las Saias, *Th.*, Paris, 1905. — Concetti, *Rivista Clinica di pediatria*, 1906. — 2. Gloserfeld, *Berl. klin. Woch.*, 1909.

constater leur présence à travers la paroi intestinale, dans tout le côlon et surtout au niveau de l'S iliaque.

Le nourrisson supporte aisément la constipation : cependant, on peut observer chez certains enfants une inflammation de la paroi intestinale, une entérocolite avec production de mucus et de sang, qui enrobent la scybale.

Mayor a décrit en 1893 la sigmoïdite aiguë, ou inflammation de l'S iliaque, qui provoque une stase de matières ; la paroi intestinale s'enflamme, comme dans la typhlite, et produit une tumeur stercorale siégeant sur l'S iliaque et accompagnée de fièvre.

La constipation est souvent cause de vomissements qui cessent avec un lavement purgatif. On peut observer des crises de constipation au moment du sevrage.

Il ne faut pas confondre la constipation vraie avec la fausse constipation[1] des enfants au sein, qui n'émettent pas de selles par paresse. Celles-ci sont normales. Il suffit d'un suppositoire pour faire cesser cet inconvénient.

Traitement. — On recherchera la cause, qui sera traitée d'une façon variable suivant les cas.

On fera usage de décoctions d'orge, de farine d'orge, de farine d'avoine, de petites doses journalières d'huile de ricin (un quart, un tiers ou une demi-cuillerée à café d'huile de ricin). Les tablettes de Châtel-Guyon sont bonnes. On évitera et les purgatifs et les lavements, qui augmentent la constipation. La valériane ou l'antipyrine (voie buccale ou anale) sont encore de bons médicaments, surtout si on sent, à travers la paroi abdominale, la masse intestinale contractée et crampée. Le massage est excellent.

1. Lassablière, *Clinique infantile*, 1908.

CHAPITRE XXIII

AFFECTIONS DIVERSES ABDOMINALES

1° **Ulcère rond.** — On en a signalé une vingtaine de cas, soit à l'estomac[1], soit au duodénum[2]. Les vomissements incoercibles ou le mœlena accompagnés de collapsus et suivis de mort rapide sont des signes de probabilité. L'autopsie seule permet d'affirmer l'existence de l'ulcère.

2° **Affections du pancréas.** — On sait seulement que dans les diarrhées, l'absence de sécrétion pancréatique augmente la quantité de graisse non dédoublée dans les selles (boules de graisse et cristaux de matières grasses). Arroga et Vinas[3] ont signalé de la pancréatite (atrophie de l'organe avec sclérose, angeiocholite du canal de Wirsung avec altération épithéliale, congestion de la muqueuse de l'ampoule de Vater).

3° **Affections du foie.** — Alors que chez le nouveau-né le foie est souvent altéré, il est au contraire rarement malade dans le cours des deux premières années.

a) *Ictère infectieux.* — On en a signalé quelques cas dans le cours des épidémies[4].

b) *Ictère acholurique congénital hémolytique*[5]. — Familial et

1. CADE, *Revue mal. enfance*. 1898. — LASNIER, *Th.*, Paris, 1908. — 2. TORDAY, *Jahrb. f. Kinderh.* XIII. — LOP, *Presse méd.*, 1904. — BISSET, *Mec. Rec.*, 1905. — COLLIN, *Th.*, Paris. — KUTTNER, *Berl. klin. Woch.*, 1908. — 3. *Arch. méd. Enfants*, 1900. — 4. COMBY, *Traité mal. Enfance de Grancher.* — MARFAN, *Presse méd.*, 1896. — 5. MINKOWSKI, 18e Congrès méd. Wiesbaden, 1900. — BETTMANN, *Münch. med. Woch.*, 1900. — CHAUFFARD, WIDAL, ABRAMI et BRULÉ, *Soc. méd. hôp.*, 1908.

héréditaire, survenant par poussées accompagnées d'hépatomégalie et de splénomégalie. De même que chez le nouveau-né, on observe de l'hémolyse (diminution de la résistance globulaire, hématies granuleuses), lésions dues à l'action des sels biliaires (Rist et Ribadeau-Dumas), à l'action de la rate (Chauffard, Vaquez et Ribierre), à une tare de la cellule hépatique (Widal et Ravaut), à une angeiocholite ascendante (Gilbert et Lereboullet).

c) *Cirrhose biliaire infantile épidémique de Calcutta*[1]. — Maladie spéciale qui décime les nourrissons hindous (1 748 décès en trois ans, 394 décès sur 400 cas) et se présente sous l'aspect d'épidémies de maisons. Vers le huitième mois, le foie grossit d'une façon insidieuse, devient énorme, lisse et dur, puis tôt ou tard apparaissent des signes aigus d'ictère infectieux (nausées, vomissements, constipation, fièvre d'allure intermittente). L'ictère s'installe, les selles se décolorent, les urines sont chargées de pigment biliaire. — La cachexie apparaît (œdème des membres inférieurs, ascite, hémorragies des gencives) et la mort survient en quelques mois. Le changement de localité est le seul traitement qui ait donné quelques résultats.

d) *Maladie des îles de l'Archipel*[2] (*Spezzia* et *Hydra*). — Le « Ponos » ou douleur de rate est une affection ressemblant à la précédente, avec cette différence qu'en plus la rate est énorme et douloureuse. L'affection n'est pas d'origine paludéenne.

e) *Ictère, suite de brûlure*. — Voisin[3] en a relaté un cas chez le nourrisson.

f) Citons, à titre exceptionnel, la cirrhose atrophique, les abcès du foie, les tumeurs (sarcome et myxome).

4° **Splénomégalie.** — L'augmentation chronique du volume de la rate peut être observée dans l'anémie (page 395), le paludisme (page 664), la syphilis (page 328), le kala-azar (page 666), l'ictère acholurique hémolytique (page 307). Dans la splénomé-

1. Patrick Manson, *Mal. pays chauds*. — 2. Karamitsos et Stephanos. — 3. *Journ. méd.*, Paris, 1908.

galie essentielle, l'organe grossit lentement et progressivement pour atteindre quelques années plus tard un développement énorme (Bovairo-Wechselbaum), qui est dû à une prolifération endothéliale (espaces dilatés transformés en véritables lobes polyédriques) et à un processus de sclérose concomitant. Cette prolifération se rencontre également dans le foie et les ganglions, qui cependant n'augmentent pas de volume. La cause est inconnue.

5° **Maladies du péritoine.** — 1° Ascite [1]. — *a*) *Congénitale*, due soit à la tuberculose [2], soit à la syphilis, soit à une maladie fœtale inconnue. — *b*) *Acquise* [3]. Elle peut être chyliforme [4] : la tuberculose, la syphilis, les cachexies en sont la cause.

2° Péritonite tuberculeuse (page 372).

3° Péritonite fœtale [5]. — Elle ne se manifeste par aucun signe. L'enfant, bien que vigoureux apparemment, meurt à la naissance et l'on trouve des lésions de péritonite aiguë (adhérences molles, fausses membranes, petites poches purulentes). La cause est due à une infection maternelle (streptococcique ou pneumococcique).

4° Péritonite pneumococcique [6]. — Elle est rare. Le début est brusque par une élévation de température à 40° avec pouls accéléré et petit. Le ventre se ballonne, devient douloureux à la pression et, en quelques heures, apparaissent des vomissements et de la diarrhée. L'enfant crie, se met en chien de fusil. On constate, en général, des lésions pulmonaires.

La mort est fréquente et survient après quelques jours. Cependant l'enfant peut guérir [7] : en ce cas les symptômes généraux et

1. Quinquaud, *Th.*, Paris, 1872. — Dührssen, *Cent. für Gynek.*, 1891. — Hardouin et Moreau, *Revue Obst. internat.*, 1895. — Apert, *Arch. Tocol.*, 1895. — 2. Charrin, *Lyon méd.*, 1873. — 3. Lepriore, *Gaz. degl. osped.*, 1900. — Variot et Chicotot, *Soc. péd.*, 1900. — 4. Kamienski, *Jahr. f. Kind.*, XLI. — 5. Dugès, *Recherches sur les maladies les plus importantes et les moins connues des nouveau-nés*. Paris, 1821. — Billard, *Traité des mal. des nouveau-nés*, 1828. — 6. Netter, *Soc. Biol.*, 1890. — Perrin, *Rev. mal. enf.*, 1903. — 7. Tapie, *Soc. méd.*. Toulouse, 1894.

locaux s'amendent et on voit apparaître à l'ombilic un abcès curable. Le traitement est purement chirurgical[1].

5° Tumeurs du péritoine. — On cite quelques cas de carcinome[2], de kystes chyleux d'origine lymphatique[3], de tératomes et de kystes dermoïdes[4]. — Ce sont des tumeurs de volume variable, dont la ponction seule permet de juger la nature.

6° **Hémorroïdes.** — On les observe surtout chez les arthritiques (page 269). Il ne faut pas les confondre avec l'excroissance congénitale médiane qui fait corde au-devant de l'anus dès qu'on étale ce dernier et qui n'a aucun rapport avec les veines[5].

7° **Vers intestinaux.** — Ils sont exceptionnels chez le nourrisson. Au moment du sevrage, quand l'enfant porte à la bouche tous les objets qui traînent par terre, on peut observer parfois les différents vers (ascarides, oxyures).

1. Michaut, *Thèse*, Paris, 1901. — 2. Vernois, *Traité des mal. cancéreuses*, 1851. — Gnaüdinger, *Jahrb. f. Kinderh.*, 1877. — Wiederhofer, *Id.*, t. II. — 3. Ducasset, *Soc. anat.*, 1848. — Winiwarter, *Jahrb. d. Kronprinz. Rüdolf. Hosp.*, 1877. — Delmez, *Thèse*, Paris, 1891. — Eye, *Proceeding. Royal med. and Surg. Soc.*, 1897-98. — Gehring, *Zeitsch. für physiol. chem.*, 1895. — Maass, *Arch. f. Kinderh.*, 1897. — 4. Howship-Dickinson, *Transact. of the Pathol. Soc. of Lond.*, 1871. — Seidel, *Jenasch. Zeitsch.* — A.-H. Arnott, *Transact. of the Pathol. Soc. of Lond.*, 1870. — 5. Houzel, *Thèse*, Paris, 1903. — Milword, *Clin. inf.*, 1907.

CHAPITRE XXIV

MALADIES DU SEVRAGE

I. — CACHEXIE DUE A L'UNIFORMITÉ ALIMENTAIRE

Le sevrage est la période pendant laquelle l'enfant doit être entraîné progressivement et méthodiquement à l'alimentation commune (page 249).

Trois écueils sont à éviter. Il ne faut pas : 1° laisser l'enfant trop longtemps au lait et retarder le sevrage ; 2° lui donner pendant de longs mois le même aliment ; 3° employer *constamment* des farines trop chargées en sucre ou en cacao [1], lequel contient de la théobromine (1 à 3 pour 100) et de l'oxalate de chaux (4gr,50 pour 1000).

Symptomatologie. — Toutes ces causes engendrent une cachexie particulière. Malgré l'alimentation, la croissance s'arrête dans ses deux modes (pondéral et statural) ou seulement dans le premier. L'enfant est amaigri, le cou est décharné, supportant une tête qui paraît plus grosse ; le sommeil est léger, cessant au moindre bruit et cette insomnie est un des meilleurs signes de l'intoxication. L'enfant continuellement excité fatigue tout l'entourage ; il est pâle, anémié, un peu jaunâtre et n'a pas d'appétit. Le plus souvent il souffre d'une constipation opiniâtre, entrecoupée de crises de coliques et de diarrhée muco-membraneuse. Le ventre est rarement tympanisé. Le foie est normal et les selles

1. Variot, *Soc. méd. hôp.*, 1907.

ont leur coloration ordinaire : il n'y a pas d'acholie pigmentaire. Le cœur et les poumons sont normaux : parfois il existe un éclatement du second bruit du cœur. L'urine est peu abondante et pauvre en éléments salins. L'enfant est triste, langoureux, vite fatigué et il refuse de marcher. Le tissu osseux ne subit pas de déformation rachitique ; le plus souvent, au contraire, les épiphyses sont arrêtées dans leur développement et semblent continuer la diaphyse, si bien que les têtes osseuses sont à peine saillantes ; les articulations présentent des craquements.

Variétés. — L'abus de la viande donne au maximum la constipation avec odeur forte des selles, urines rares et chargées en acide urique [1]. — L'abus des œufs provoque de la dysenterie : on sait qu'ils contiennent une substance toxique vis-à-vis de laquelle il existe des susceptibilités individuelles [2]. — L'abus des sucres donne de l'obésité flasque, avec tympanisme et urines acides [3].

Cette cachexie est fréquente. Naturellement on pense à la tuberculose : on gave les enfants d'huile de foie de morue et de phosphates, on les envoie à la mer, d'où ils reviennent aussi malades qu'à leur départ.

Le traitement est simple : il suffit de rompre avec l'uniformité du régime et de faire le sevrage, comme on doit le faire, pour que tout rentre dans l'ordre.

II. — CACHEXIE D'ORIGINE HÉPATIQUE

D'une façon générale, le foie, au moment du sevrage, se remet de toutes les intoxications qu'il a pu subir pendant la première année (Hutinel). Cependant, chez certains enfants, il existe une faiblesse congénitale héréditaire de l'organe qui, dès cette époque, se manifeste fréquemment.

1. Czerny, *Deutsch. med. Woch.*, 1899. — 2. Le Coq, Baine, *Thèses*, Paris, 1906. — 3. Prechtl, *Jahr. f. Kind.*, 1901.

Le déséquilibre hépatique se présente avec les deux aspects de torpeur[1] ou d'excitation.

Dans certains cas, chez l'enfant au sein, cet état du foie est le résultat du surmenage alimentaire pendant la première année. Il s'agit d'enfants gavés qui sont trop beaux, obèses et qui paient au sevrage cette luxuriante santé.

Symptomatologie. — *1er type atone.* — Les symptômes qui le caractérisent sont identiques à ceux de l'état précédent, mais avec les quelques particularités suivantes :

1° Les selles sont dures, savonneuses, blanches, décolorées, en acholie pigmentaire. De temps en temps, une chasse biliaire les colore passagèrement.

2° De très forte odeur, les selles sont d'une abondance qui contraste avec la faible quantité d'aliment ingérée, ce qui est un signe excellent d'hépatisme.

3° Elles sont émises de suite après le repas (comme dans la diarrhée prandiale des adultes) ou après l'ingestion de café, de lait ou d'œufs. D'ailleurs l'enfant a une répulsion naturelle pour le lait.

4° Le foie présente des variations de volume rapides, si bien qu'en l'espace de quelques jours, il peut passer de l'hypermégalie à l'atrophie passagère. L'élément congestif paraît en être la cause. C'est le foie accordéon. La rate peut, à certains moments, augmenter de volume et l'intestin être très tympanisé et dur.

5° Les urines contiennent de l'urobiline et ne présentent pas la réaction de Gmelin, qui manque également dans le sang. On note le plus souvent, une baisse de l'urée.

6° On constate fréquemment l'apparition d'éruptions toxiques (strophulus, urticaire, taches bleutées) et parfois un état nerveux particulier (page 605).

2e type excité. — On trouve dans les antécédents tous les stigmates de la famille biliaire (Gilbert). Cet état cachectique, analogue aux précédents, s'en distingue :

1. Lesage, *Traité mal. Enfance* et *Œuvre méd. Chir.*, 1906. — Loyer, *Thèse*, 1906. — Lœper récemment a décrit chez l'adulte un état de torpeur analogue (*Bull. méd.*, 1909).

1° Par une teinte subictérique de la peau, sans pigments biliaires dans l'urine et, au contraire, présence fréquente dans le sérum.

2° Par une excitation beaucoup plus marquée et des plus intenses (enfant torpille).

3° Par des selles biliaires très chargées en biliverdine (brunes, vertes ou purée de pois).

4° Par l'intolérance pour le lait, le dégoût pour l'huile et les œufs et par la recherche de la crème.

5° Par l'existence d'un spasme intestinal (ventre rétracté, contracturé : on sent l'intestin rouler sous le doigt).

6° Par les variations de volume du foie, accompagnées souvent de douleur à la pression, au niveau de la vésicule biliaire.

7° Par *la fréquence* d'une douleur à la pression au niveau de la vessie, indice d'un état de concentration des urines, chargées en urée et acide urique.

8° Par des alternatives de crises de sécheresse de la muqueuse nasale et d'hydrorrhée[1]. On note que dans ces périodes de sécheresse, l'enfant élimine moins d'urée et de sel, alors que pendant les crises d'hydrorrhée la quantité de sel augmente. D'ailleurs ces dernières coïncident souvent avec des crises de diarrhée.

Traitement. — Cette cachexie hépatique doit être soignée par les boissons chaudes, le calomel, le soufre. Le traitement exige quelques mois. Dans l'alimentation, on évitera de mettre l'enfant à un régime : il faut, au contraire, lui donner de tout à manger, progressivement et par petites doses.

III. — GAVAGE DES SEVRÉS

Certains enfants, gros mangeurs de soupes, présentent une distension de l'appareil digestif. Le ventre est gros, mou, indolore ; la constipation alterne avec la diarrhée, le foie est le plus sou-

1. Recherches faites par Le Marc'Hadour.

vent augmenté de volume. Le tympanisme est parfois énorme et donne l'impression d'une péritonite tuberculeuse.

Traitement. — Réglementation du sevrage. Massage du ventre. Si la paroi intestinale est simplement distendue, sans être *forcée*, le massage rendra à l'abdomen son volume primitif. Si, au contraire, la fibre musculaire est disparue ou trop tiraillée, l'affection est incurable.

IV. — CRISES D'INTOXICATION

Dans le cours de ces diverses cachexies, on peut voir survenir des accès d'intoxication qui revêtent plusieurs formes.

1° **Crise chaude.** — L'état de l'enfant s'aggrave rapidement (agitation, insomnie); la température monte à 40°, le pouls à 130-140, les pupilles sont dilatées, le teint plombé, la langue blanche et sèche, la soif vive; quelques vomissements apparaissent. Les selles conservent les caractères qu'elles avaient avant la crise (acholie ou non); les urines sont peu abondantes et chargées. On note fréquemment une légère raideur du cou, du strabisme, des éruptions polymorphes toxiques[1]. D'une façon générale, au moment de ces crises, la constipation augmente et la maladie ne se termine qu'avec l'expulsion de toutes les biles fécales. Le ventre est rétracté, contracturé. Souvent le purgatif produit de la diarrhée, qui passe à côté des biles et ne les chasse pas. Dans d'autres cas, la constipation fait place à une débâcle diarrhéique fétide, si bien que le tableau clinique peut faire penser à un paratyphus, d'autant que le ventre se tympanise.

2° **Crise froide.** — Dans certaines formes, mises en valeur par Hutinel et Méry, l'enfant présente tout le tableau du « choléra sec », avec algidité, refroidissement à 36° et faiblesse notable du pouls. La prostration et la somnolence sont très marquées. Les yeux sont excavés, la tête ballante, le ventre creux et les mem-

1. Étudiées par Hutinel dans les intoxications intestinales.

bres inertes. La constipation est intense et il peut s'y joindre quelques vomissements.

Ces crises d'intoxication correspondent aux « catastrophes » qu'Heubner[1] attribue en grande partie à l'insuffisance des ferments digestifs.

3° **Vomissements cycliques.** — On peut déjà, au sevrage, observer cette variété. Apparition brusque de vomissements intenses, incoercibles, accompagnés de soif vive, d'odeur acétonique, de langue sèche et rôtie, de douleur au creux de l'estomac. Souvent, l'enfant craint la lumière, a le signe de Kernig avec abolition des réflexes. La température est à 37°, le pouls à 130-140. Le ventre est souple, normal; l'intestin est en spasme; les urines sont peu abondantes, boueuses, chargées en urée et urates. La crise cesse brusquement après deux à trois jours, le pouls se ralentit et devient fort. — Traitement: Diète, eau alcaline, lavement purgatif, lavages chauds de l'intestin. Bains chauds. Puis bouillons chauds, potages et reprise progressive de l'alimentation rationnelle.

V. — DIARRHÉES AIGUES DU SEVRAGE

1° **Diarrhée d'encombrement.** — Certains enfants bien portants mangent trop. De temps à autre, apparaît une crise d'encombremeut caractérisée par de la fièvre avec langue blanche, des vomissements, de la diarrhée, du tympanisme. Les yeux sont rouges et secs, avec du « sable » (ne pas confondre avec la rougeole). La toux est incessante et la figure colorée, animée. La diète, un purgatif et du bouillon viennent rapidement à bout de cet état.

2° **Diarrhée d'indigestion.** — Elle survient, à la suite d'une ingestion abondante d'eau ou de fruits. La diète et le bouillon sont de rigueur.

1. *Jahr. f. Kind.*, 1909.

3° **Diarrhée chez les enfants de la seconde année nourris encore par un sein appauvri.** — Certaines femmes ont encore du lait mais les seins sont flasques et pendants. L'enfant, déjà grand, n'a jamais touché à un autre aliment. Il est exclusivement au sein. La diarrhée s'établit, lente et permanente, apyrétique, minant l'enfant et le menant à la cachexie. Le sevrage s'impose.

4° **Diarrhées avec fièvre. Septicémies.** — L'enfant au sevrage peut avoir de la diarrhée avec fièvre, relevant d'une septicémie (page 508). En ce cas le bouillon ne fait rien et la maladie suit son cours.

CHAPITRE XXV

AFFECTIONS DU CANAL NASO-PHARYNGÉ ET DE LA BOUCHE

L'étroitesse des cavités nasales à la naissance est augmentée par des courbures brusques, qui favorisent l'accumulation des sécrétions. Peu à peu, par suite du passage de l'air, le nez acquiert son développement. Si le canal naso-pharyngé demeure rétréci, le nourrisson doit faire des efforts pour respirer par la bouche. Celle-ci est ouverte, les ailes du nez battent et l'enfant présente du cornage naso-pharyngé, qui disparaît dès qu'on pince le nez. Avec le sommeil, ce travail « voulu » cesse ; l'enfant étouffe, crie et se réveille. De même s'il veut teter, il étouffe, crie, quitte le sein ou le biberon ; il fait quelques inspirations bruyantes et avale de travers les gouttes de lait restées dans la bouche.

L'obstruction nasale varie suivant qu'une ou les deux cavités sont obstruées : la respiration bruyante par la bouche, le cornage naso-pharyngé (sNuffle des Anglais, West), la difficulté de teter et de dormir en sont les symptômes fondamentaux.

On examine les cavités nasales par la rhinoscopie antérieure et on se sert du toucher avec le petit doigt aseptique pour se rendre compte de l'état du cavum. Si l'enfant a des dents on se servira de l'ouvre-bouche.

Obstruction aiguë. — Elle est due au gonflement de la muqueuse et à la sécrétion qui se dessèche en croûtes à l'orifice antérieur du nez.

1° *Coryza d'origine maternelle* (gonococcique). — Il apparaît dès la naissance avec la conjonctivite. Le pus est épais, jaune, il irrite la lèvre supérieure, tuméfie le nez qui est rouge, tendu et douloureux. Durée huit à quinze jours. On a pu observer quelques cas de complications pulmonaires (Legry et Dubrisay, Démelin et Letienne).

2° *Coryza simple.* — C'est soit une infection quelconque (grippe), soit l'introduction d'eau savonneuse ou d'un corps étranger dans le nez, soit l'impression de froid par des linges mouillés ou par l'absence de bonnet chez les enfants faibles[1]. L'écoulement est légèrement purulent et contient beaucoup de mucus. Il guérit facilement en peu de jours.

3° *Coryza septique ou citrin*[2]. — Il apparaît du 3e au 7e jour. L'écoulement est clair, limpide, transparent, très abondant, citrin, de teinte jaune d'œuf. Le nez et la figure se gonflent bientôt, l'état général devient septique, la température monte à 40°. Le nourrisson est souvent enlevé en quelques jours par septicémie bronchique. Le pronostic est donc grave. L'affection est épidémique et contagieuse.

4° *Coryza arthritique* (page 266).

5° *Coryza syphilitique* (page 337).

6° *Coryza de l'impetigo* (page 698).

Obstruction pharyngée. Coryza chronique. — L'obstacle, le plus souvent, n'est pas dans le nez, mais dans la partie antérieure et supérieure du pharynx, où se trouve un anneau vertical de follicules clos, dit anneau de Waldeyer réunissant les amygdales palatines et pharyngées. Kusmaul et Billard et surtout Meyer en 1868, puis Lubet-Barbon ont montré l'importance de l'hypertrophie de cette amygdale du cavum. Cet organe lymphatique réagit à la moindre infection avec d'autant plus de vigueur que l'enfant est plus jeune (distension des vaisseaux, multiplication des cellules lymphatiques, etc.).

Si l'infection persiste, l'hypertrophie ne se résout pas : c'est la végétation molle, qui se sclérosera plus tard. Elle est pâle, d'as-

1. Chambellan, *Clin. inf.*, 1910. — 2. Jeannin, *Obstét.*, 1906.

pect gélatineux, en temps ordinaire, et rouge, lisse, vernissée au moment des poussées de réaction. Le toucher permet de reconnaître une masse qui saigne facilement et se laisse écraser. On trouve des signes d'obstruction du canal sans coryza. Les végétations gênent le développement de l'enfant et la succion[1]. Souvent elles occasionnent des accès de fièvre prolongée[2].

On ne confondra pas cette hypertrophie avec la saillie dure de l'atlas et les plis latéraux de la muqueuse du pharynx.

En outre de l'hypertrophie de l'amygdale pharyngée, les follicules clos isolés de la muqueuse sont enflammés. Comme ils sont traversés par le canal excréteur d'une glande acineuse sous-jacente, la granulation, qu'ils forment, présente à son centre une ouverture par où s'écoule du mucus, sous l'aspect d'un point visqueux.

Amygdales palatines. — Quelques accès de toux, un peu de gêne à la déglutition en sont les seuls signes. L'amygdale[3] hypertrophiée peut être pédiculée et plonger dans la cavité du pharynx ou être complètement enclavée dans la fosse amygdalienne entre les deux piliers du voile qu'elle fait bomber.

Complications septiques. — 1° *Otite.* — Le microbe de la rhino-pharyngite, quelqu'il soit, peut gagner les oreilles et provoquer de l'otite. Brusquement le nourrisson a de la fièvre et crie ; on trouve la cause de cet état en pressant sur la mastoïde soit en son milieu, soit à la pointe. La ponction du tympan s'impose. Dans beaucoup de cas, l'examen extérieur de l'oreille est négatif bien qu'il y ait otite et comme l'enfant a de plus souvent de la diarrhée, on pense à l'entérite. Il peut être simplement sourd, par suite de l'obstruction de la trompe d'Eustache. La situation de la trompe d'Eustache permet de comprendre la facilité de son infection, car le pavillon tubaire est au ras de la face supérieure du dos du voile du palais où il baigne facilement dans le muco-pus.

1. Variot, Le Marc' Hadour, *Le Scalpel*, 1905. — 2. Jacobson, *Pédiatrie*, 1908. Mya, Morichon-Beauchamp, *Arch. Poitou*, 1909. — 3. Moure, *Hypertrophie des amygdales*, 1892.

A mon avis tout nourrisson qui a de l'insomnie et de la fièvre, doit subir un examen de l'oreille, surtout s'il existe de la rhino-pharyngite. Cet examen est d'autant plus nécessaire qu'il peut avoir de la surdité sans qu'on l'ait remarqué et devenir ainsi sourd-muet. Que d'otites passent inaperçues par insuffisance d'examen.

2° *Sinusite.* — La rhinite peut gagner les conjonctives et les sinus qui sont encore à l'état de fente.

La sinusite se rencontre principalement chez le nouveau-né. Dans le cours du coryza, la joue d'un côté devient rouge, œdématiée avec gonflement des paupières et même exophtalmie. La fièvre est élevée, l'état général devient septique et l'enfant meurt. Le traitement consiste à inciser au-dessous du trou sous-orbitaire et non par la gencive, car l'incision pénètre dans l'alvéole de la première prémolaire.

3° *Bronchite septique.* — Que de fois, dans le cours d'une rhinite septique, la température monteen quelques heures à 39°, 40°, 41°. La dyspnée survient: on trouve des râles fins disséminés dans toute la poitrine ou un foyer broncho-pneumonique. Le nourrisson pâlit, devient plombé, somnolent; la cyanose apparaît aux extrémités et la mort vient en un à deux jours par extension du processus septique à l'arbre bronchique. Parfois un peu de lait aura pénétré, au moment de la tetée dans la cavité bronchique et sera cause de la complication.

Si l'obstacle persiste quelque temps, on peut voir survenir des bronchites à répétition.

4° *Septicémie pulmonaire sans signes locaux.* — Dans certains cas la localisation bronchitique manque et l'enfant est enlevé en quelques heures (3, 4, 5 h.). Le nourrisson « tourne » comme le lait. Brusquement il devient plombé, somnolent et la température monte à 41°. On ne trouve aucun symptôme de localisation. La mort survient rapidement (Lesage) par suite d'une septicémie pneumococcique ou streptococcique foudroyante. Quelquefois la marche est moins rapide et la maladie dure 2, 3, 4 jours. On voit apparaître soit une arthrite suppurée, soit un érythème scarlatiniforme. Le pronostic est tout aussi grave.

Complications réflexes. — 1° *Toux pharyngée*[1]. — Elle est due au muco-pus qui descend du cavum et des fosses nasales. On la provoque en plaçant l'abaisse-langue sur la base de la langue : les muscles des piliers du voile se contractent et le cavum se vide du muco-pus qu'il contient. Les quintes de toux sont plus fréquentes la nuit, par suite de la position horizontale, d'où le nom de « toux quinteuse, nocturne, spasmodique » qui diffère de la quinte de la coqueluche, parce que la pression sur la trachée ne provoque pas son retour.

2° *Asthme.* — Les accès sont fréquemment observés.

3° *Spasme glottique.* — Le réflexe peut revêtir l'aspect du spasme glottique (Hauser-Henoch). Au milieu de la nuit, le nourrisson se réveille en sursaut, étouffant, anxieux. Il fait quelques fortes inspirations, reste quelques instants sans respirer puis tout s'apaise. Moure attribue l'accès à l'excitation de la glotte par les mucosités, du fait du décubitus.

4° Signalons encore : l'incontinence d'urine, l'agitation, l'insomnie, les convulsions.

Complications osseuses. — L'air ne traversant plus les cavités nasales, le nez s'atrophie dans ses diamètres vertical et transversal (petit nez, petits cornets). La cloison, au contraire, peut continuer à se développer et comme elle est trop longue par rapport au reste du squelette, elle est obligée de se dévier, soit dans le sens antéro-postérieur, soit dans le sens latéral.

Les sinus ne se développent pas : d'où l'aplatissement des pommettes et la situation des yeux à fleur de peau. La bouche est constamment ouverte et la lèvre supérieure se relève laissant les dents à nu. Par suite de l'atrophie des fosses nasales, la voûte palatine est creusée en ogive étroite avec rapprochement des deux branches du maxillaire supérieur qui se termine en pointe avec saillie antérieure de l'os incisif.

Du fait de cet arrêt de développement du maxillaire supérieur,

1. Ruault, *Arch. laryngol.*, avril 1888. — Comby, *Soc. méd. du IX*e, 1896. — Gastou, *Journ. clin. et thérap. inf.*, 1896.

les dents sont gênées et chevauchent l'une sur l'autre en pointant en avant. Pendant ce temps le maxillaire inférieur continuant sa croissance normale dépasse en avant le maxillaire supérieur.

L'obstacle permanent retentit également sur le squelette thoracique (Robert[1], Lambron[2]). Dans un premier type vertical étudié par Robert, la poitrine est aplatie transversalement au lieu d'être arrondie. De chaque côté du sternum et le faisant saillir, les côtes sont enfoncées et forment une dépression bilatérale dont le maximum est à la partie moyenne de la cage thoracique, dans la ligne axillaire. Le sternum présente dans son tiers inférieur un affaissement plus ou moins marqué. Dans un second type existe une dépression en cercle de la cage thoracique à l'union du tiers supérieur et des deux tiers inférieurs.

Action sur l'état général. — Tout obstacle chronique siégeant dans le canal naso-pharyngé provoque un arrêt de développement de l'enfant qui devient pâle et anémique.

Malformations congénitales du canal naso-pharyngé[3]. — 1° On peut trouver à la naissance une membrane ou une cloison osseuse nacrée qui ferme un ou les deux orifices du nez, soit en avant, soit en arrière. L'examen permet de voir l'obstacle qu'il suffit d'inciser ou de ponctionner ; on passe ensuite des bougies pour tenir libres ces ouvertures.

2° A l'intérieur de la cavité, on peut trouver soit une membrane, soit une hypertrophie d'un cornet, soit une déviation de la cloison[4], toutes causes qui rétrécissent le canal.

3° On peut noter dans le cavum l'existence d'une végétation congénitale.

Traitement. — Tout obstacle aigu siégeant dans le canal naso-pharyngé sera soigné par l'instillation dans les cavités nasales de quelques gouttes d'huile mentholée au centième, avant la tetée,

1. *Bulletin gén. de Thérapeutique*, 1843.— 2. *Bulletin Acad. de méd.*, 1861. — 3. Boulay, *Arch. méd. enf.*, 1902. — Gougenheim et Hélary, *Ann. mal. oreille*, 1894. — 4. Auton, *Arch. für Ohrenheilk*, 1893. — Boulay, *Traité mal. enfance* (Grancher et Comby).

car l'enfant éternue, tousse et peut vomir. On se défiera des lavages du nez qui parfois provoquent des otites, par suite de la disposition anatomique de la trompe d'Eustache.

Dès l'apparition des symptômes d'otite, on recouvrira l'oreille d'un pansement humide chaud. S'il n'y a aucune amélioration après une journée, la ponction du tympan s'impose le plus vite possible. Les végétations ne seront opérées qu'en cas d'urgence absolue, si l'enfant étouffe et ne peut s'alimenter. Dans le cas contraire, on attendra que le nourrisson soit plus âgé.

Abcès rétro-pharyngien. — Décrit par Flemming[1], cet abcès est rare (0,22 pour 100 des malades)[2]. Il siège dans les ganglions situés derrière la face postérieure du pharynx et s'observe principalement pendant la première année (177 cas sur 312)[3].

L'infection ganglionnaire est consécutive aux infections du nez et de la gorge si fréquentes à cet âge. Le traumatisme ou la tuberculose vertébrale ont été signalés. L'agent microbien le plus souvent rencontré dans ces abcès est le streptocoque, d'après Koplik[4].

Le ganglion infecté soulève en avant la paroi du pharynx et produit une diminution de la cavité pharyngée. S'il y a suppuration, l'abcès bombe en avant dans la cavité. Parfois il peut descendre ou le long du sterno-mastoïdien, ou autour du larynx. Exceptionnellement il a pu ulcérer la carotide interne.

Le début est plus ou moins rapide. L'enfant présente tous les signes d'obstruction du canal naso-pharyngé et comme il existe souvent du coryza, on pense à un obstacle dû à ce dernier ou à des végétations. Cependant un symptôme capital attire l'attention : c'est la *position de la tête* qui est raidie en arrière, droite ou légèrement inclinée d'un côté. On croit à un torticolis postérieur, mais les signes d'obstruction obligent à examiner le pharynx.

A l'inspection de la gorge on voit une saillie, au fond du pharynx ; la palpation est indispensable : avec le doigt, comme pour aller à la recherche des végétations, on sent qu'il existe une

1. Dublin. *Journ. of med. science*, 1840. — 2. Bokay, *Traité des maladies de l'enfance* (Grancher et Comby). — 3. New-York, 1894.

tuméfaction ferme, lisse, élastique au début, puis molle en un point, si le pus est collecté. Le diagnostic s'impose, d'autant qu'il existe des signes d'infection (fièvre, adénite à l'angle du maxillaire inférieur du côté où est l'abcès). Si ce dernier est d'origine vertébrale, ces phénomènes s'installent lentement, comme pour l'abcès froid.

Le pronostic est sérieux: aussi est-il nécessaire d'ouvrir le plus vite possible, car la mort peut survenir dans un accès de spasme glottique ou d'asphyxie. Il est rare, en effet, que l'abcès s'ouvre spontanément (19 fois sur 144 d'après Bókay). L'adénite ne suppure pas toujours ; après quelques jours la saillie pharyngée peut s'affaisser et disparaître (Bókay).

L'abcès froid d'origine vertébrale a la gravité de la maladie initiale.

Traitement. — Il faut ouvrir de suite, soit avec le pharyngotome, soit avec un bistouri garni de diachylum de façon à laisser émerger un demi-centimètre de pointe. L'enfant est assis comme pour le tubage. Dès que l'abcès est ouvert il faut fléchir la tête en avant pour éviter l'entrée du pus dans le larynx (broncho-pneumonie mortelle). L'incision sera faite au point le plus déclive. Saint-Germain, Burckhardt[1] ont fait usage de l'incision externe dans tous les cas, même si l'origine est vertébrale.

Angines. — Le nourrisson est peu sujet aux angines par rapport à l'enfant plus âgé. On peut en observer toutes les variétés (simple, diphtérique, etc.). Elles ne présentent aucun signe particulier. Le traitement consiste en l'application en permanence d'un pansement humide chaud sur le cou. Dans le doute, injecter une dose de sérum antidiphtérique (page 668).

STOMATITES SIMPLES

Dans la majorité des maladies infectieuses, la muqueuse buc-

1. *Centr. für Chir.*, 1888, n° 4.

cale devient rouge et sèche. Il existe d'autre part un certain nombre de stomatites primitives ayant des signes propres et caractéristiques. Mais toutes possèdent des signes communs : salivation, gêne et quelquefois douleur à la succion provoquant des cris, rougeur, gonflement, adénite, fétidité de l'haleine. On peut éviter la contagion en isolant les enfants, en tenant aseptiques les tetines, les cuillers, etc., et en se lavant les mains avant et après avoir examiné la bouche.

1° **Glossite érythémateuse marginale** (Wertheimher). — Observée seulement chez l'enfant au biberon. La pointe de la langue, au contact de la tetine, desquame, devient rouge vif et présente des papilles saillantes.

2° **Muguet**[1]. — Bergen, en 1842, découvrit un champignon que Gruby démontra être spécifique (oïdium albicans, Robin). Il est contagieux d'enfant à enfant par les tetines, les mains, l'air (Roux et Vallat), d'où son épidémicité. Il frappe surtout les cachectiques et n'a rien à faire avec la réaction acide ou neutre de la cavité buccale. Le parasite est formé d'un lit de spores implanté dans la muqueuse, donnant naissance à des filaments formant feutrage et disloquant les cellules épithéliales sans pénétrer le derme, sauf s'il devient infectant.

Le muguet, en effet, reste localisé dans la bouche, mais il peut parfois envahir l'appareil digestif (œsophage, estomac, cæcum, gros intestin) et passer dans le sang (abcès du cerveau, des reins, des ganglions et des parotides)[2]. On peut reproduire par l'inoculation intra-veineuse de la culture une septicémie à oïdium avec abcès[3]. Le muguet ne s'implante pas sur les muqueuses à cils vibratiles (muqueuse respiratoire, sauf au niveau des cordes vocales inférieures) et dans les alvéoles pulmonaires.

Au début, la muqueuse en certaines zones est rouge, sèche, dépouillée, mais bientôt on y voit apparaître des petits points

1. Rémy, *Rev. méd. Est*, 1889. — Concetti, *Arch. méd. Enf.*, 1900. — Audry, *Rev. méd.*, 1887. — 2. Zenker, Schmorl, Heller, Giudi Mughetto (*Micologia e metastasi*, 1896, Florence). — Brindeau, *Soc. obst. et gynéc. de Paris*, 1896. — 3. Roux et Linossier, *Arch. de méd. expériment.*, 1890.

blancs qui, en se réunissant, forment la plaque de muguet, laquelle a une tendance naturelle à envahir tout ou partie de la muqueuse buccale. La plaque, d'abord très adhérente, devient peu à peu molle, jaunâtre et s'enlève facilement; elle s'écrase sous le doigt. L'adhérence est beaucoup plus marquée sur la langue que sur le reste de la muqueuse.

Par lui-même le muguet n'est rien ; sa présence cependant est importante, car le parasite ne pousse que sur les terrains débilités (atrophie, gastro-entérite).

3° **Maladie de la levure**[1]. — Petites plaques blanches, festonnées, saillantes, adhérentes, siégeant sur la langue et simulant le muguet : l'agent pathogène est une levure.

4° **Langue scrotale congénitale**. — Sillons profonds en tous sens, séparant des saillies de la muqueuse avec hypertrophie des papilles. Accumulation des aliments dans ces plis et production d'intertrigo (Besnier).

5° **Langue blanche, noire ou rouge**. — Glossite épithéliale caractérisée par un allongement des papilles avec prolifération intense épithéliale (Muller, Mathieu et Roux).

6° **Glossite exfoliatrice marginée. Glossite desquamative en aires. Langue géographique**[2]. — Affection n'ayant rien de commun avec la syphilis, respectant les enfants au sein et s'observant surtout chez les enfants dyspeptiques au biberon. Localisée sur le dos de la langue et caractérisée par la prolifération épithéliale, l'altération de la cellule avec production de cavités claires et l'infiltration légère du derme par des cellules rondes. Plaques épaisses épithéliales, grises, opalines, à bords surélevés très irréguliers, donnant l'aspect d'une carte géographique. Desquamation secondaire laissant à nu le derme rouge, lisse et vernissé. Durée longue.

7° **Kystes épidermoïdes**[3]. — On trouve sur la ligne médiane de la voûte palatine du nouveau-né des grains miliaires (ana-

1. Porak, *Journal de méd. de Paris*, 1895. — 2. Fournier, Guinon, *Revue mens. mal. enfance*, 1887. — 3. Guyon et Thierry, *Arch. physiol.*, 1869.

logues au milium), d'un blanc laiteux, adhérents à la muqueuse, qui tombent spontanément après un certain temps.

8° **Subglossite diphtéroïde. Production sous-linguale de Fède. Maladie de Riga.** — S'observe chez les enfants au-dessus de sept mois ayant les deux incisives inférieures. Présence sur le frein de la langue d'une plaque saillante grise de 1 centimètre environ d'étendue avec deux dépressions dues aux dents.

La cause tient au frottement lent du frein, soit sur les dents, soit sur la gencive, d'où production d'un papillome mou caractérisé par une hypertrophie des papilles avec prolifération des cellules épithéliales altérées (vacuoles, noyaux en karyokinèse, reticulum fibrineux, infiltration leucocytaire). Durée longue. Limer ou extirper la dent. Ne pas confondre avec l'ulcération due à la quinte de coqueluche. Cette maladie semble être plus fréquente en Italie.

9° **Plaques de diphtérie.** — La diphtérie buccale est rare.

STOMATITES A ULCÉRATIONS

Stomatite herpétique. — Petites ulcérations arrondies à fond jaunâtre, superficielles, bordées d'un liséré rouge et reposant sur la muqueuse. Leur fusion donne une ulcération irrégulière et polycyclique. On peut noter de petites vésicules opalines, transparentes, qui rapidement crèvent et donnent naissance aux ulcérations précédentes. Pronostic bénin. Durée huit à dix jours. La coexistence d'herpès labial affirme le diagnostic.

Stomatite aphteuse. — Cette maladie souvent confondue avec la précédente est rare. Elle est épidémique, parasitaire, contagieuse et inoculable. Les vésicules et ulcérations consécutives sont ici *volumineuses* et isolées, ce qui les distingue des herpétides. Pronostic bénin. Durée huit à dix jours.

Stomatite varicelleuse. — Ne peut être différenciée de la précédente que par l'existence de la varicelle cutanée.

Stomatite impétigineuse. — Impétigo aigu, qui de la peau gagne la muqueuse[1], probablement par l'intermédiaire des doigts que les enfants portent si souvent à la bouche. Elle est vestibulaire (face interne des lèvres, gencives). Les ulcérations secondaires sont plus grandes que les ulcérations aphteuses, sans forme nette, avec fond jaunâtre, entourées d'une muqueuse rouge et tuméfiée. Parfois ces ulcérations s'enflamment, se recouvrent de détritus grisâtres et saignent facilement. Elles sont allongées au niveau de la commissure labiale. Durée quinze à vingt jours.

Stomatite ulcéro-membraneuse[2]. — Maladie spécifique, contagieuse et épidémique.

Pasteur y découvrit la spirille et Vincent[3] le bacille fusiforme. On admet que l'affection est due à la symbiose fuso-spirillaire.

La contagion se fait surtout par les cuillers et autres objets de table.

Au début c'est une infiltration par des leucocytes et de la fibrine qui étouffent les petits vaisseaux, d'où sphacèle superficiel, qui se séparant de la muqueuse par un sillon éliminateur, forme une membrane gris noirâtre : de là le nom de « membraneuse ». Celle-ci tombe et laisse à nu une ulcération à pic, grise sanieuse avec détritus, du fond de laquelle sortent des filaments (fibres conjonctives du derme) : de là le nom « d'ulcéreuse ».

Ce point mort est éliminé par une vive réaction inflammatoire de la muqueuse adjacente. La plaque siège beaucoup plus fréquemment à gauche qu'à droite, ou autour de la dent où l'ulcération est irrégulière en liséré, ou à la face interne de la joue, surtout dans l'intervalle des deux arcades dentaires ; en ce cas, elle est oblongue de 1 à 2 centimètres de longueur sur 7 à 8 millimètres de hauteur. La rougeur, la fétidité, la salivation, la douleur et la réaction d'adénite sont très marquées. Pronostic bénin. Durée de dix à quinze jours.

1. Bergeron, Stomatite, *Dict. Dechambre*. — Comby, *Soc. clinique*, Paris, 1887 ; *Revue mal. Enf.*, 1888. — Sevestre et Gastou, *Soc. méd. des Hôp. de Paris*, 1891. — Berget, Iversenc, *Revue mal. Enfance*, 1895. — 2. Bergeron, *De la Stomatite ulcéro-membraneuse*, Paris, 1859. — 3. *Soc. Hôp.*, 1899-1900.

Perlèche ou bridou. — Le nom de perlèche vient de ce que l'enfant se pourlèche constamment les lèvres. Celui de « Bridou », de ce que l'ulcération siège de chaque côté et donne l'impression d'un mors. La maladie est contagieuse, épidémique, se transmettant par le contact direct ou les objets de table : on l'attribue à une variété de streptocoque[1]. Symétriquement à la commissure des lèvres est une grosse fissure, épaisse, calleuse, irrégulière, raboteuse, bien limitée, ne s'étendant ni sur la peau, ni sur la muqueuse. L'état général reste normal ; la durée peut être longue (de quelques mois).

Stomatite nécrosante ou ostéo-gingivite gangreneuse des nouveau-nés (Klimentowsky-Bar[2]). — Maladie contagieuse, souvent épidémique, caractérisée par l'apparition, aux premiers jours de la vie, sur la gencive, d'un point gris noir, sphacélé, sans odeur et sans hémorragies, entouré d'un œdème d'intensité variable. Ce foyer de nécrose osseuse peut suppurer ; il est en quelques heures, accompagné d'un état septique (pâleur, prostration, fièvre élevée à 39°-40°, pouls petit et accéléré). L'affection est grave et la mort survient en quelques jours (lésions de septicémie et présence de petits abcès multiples).

Il est nécessaire d'agir rapidement et énergiquement sur ce foyer, à l'aide d'une intervention chirurgicale.

Noma. — Cette affection, fréquente autrefois dans les hôpitaux, disparaît de plus en plus. Elle est caractérisée par l'apparition dans l'intérieur de la joue des enfants cachectiques, d'un noyau dur, entouré d'une zone œdématiée. Bientôt soit sur la joue, soit dans la bouche, ce noyau forme une escarre noirâtre, qui est entourée d'un sillon éliminateur et qui tend à se détacher. Il est accompagné d'un état septique (pâleur, prostration, pouls petit, fièvre à 39°-40°). Une application de thermocautère permettra de limiter et d'éliminer le mal.

Traitement des stomatites. — Il suffira de toucher la mu-

1. Bureau et Fortineau, *Presse méd.*, 1902. — 2. *Revue Stomatologie*, 1902.

queuse avec du miel boraté et les ulcérations avec du bleu de méthylène et en cas de persistance avec de la teinture d'iode.

Angine de Ludwig. — On en a signalé quelques cas chez le nourrisson. On sait que cette maladie est un phlegmon septique du plancher de la langue, qu'elle refoule en arrière. Le caractère de ce phlegmon est d'être dur, ligneux. Il ne faut pas attendre que l'abcès s'ouvre, soit au dehors, soit dans la bouche, car la mort survient rapidement. Il faut inciser la peau largement et aller à la recherche du pus, à l'aide d'une sonde cannelée.

Sous-maxillite. — L'inflammation de la glande sous-maxillaire a été observée chez les prématurés et chez les débiles (Budin, Chassaude, Baroz[1]). L'infection provient de la bouche. Elle provoque une desquamation avec suppuration et infiltration de la glande. On sent, sous la mâchoire, cette dernière gonflée, dure, chaude, douloureuse. Par la pression on voit sourdre une goutte de pus à l'orifice du canal de Wharton. En augmentant de volume, elle soulève le plancher de la bouche, refoule la langue et gêne la succion. Le nourrisson a de la fièvre et se cachectise. S'il est déjà atrophié, la fièvre et la réaction générale manquent.

La grenouillette et la parotidite sont observées exceptionnellement chez le nourrisson.

1. *Thèse* de Paris, 1899.

CHAPITRE XXVI

AFFECTIONS DES VOIES RESPIRATOIRES

MALADIES NON INFECTIEUSES DU LARYNX

1° **Stridor**[1]. — Cette affection apparaît dès la naissance et a pour caractère essentiel l'existence d'un cornage *inspiratoire* pur, l'expiration étant normale. L'inspiration est sonore, bruyante, pénible, ressemblant à un gloussement de poule. Ce cornage devient plus intense au moment du cri, des excitations, des mouvements, de la position de la tête en arrière et se calme pendant le sommeil. La toux et le cri ne sont pas modifiés. Il n'y a pas de fièvre.

Cette affection apparaît dès la naissance et guérit spontanément à la fin de la première année.

La cause la plus probable est une malformation congénitale de l'épiglotte[2] qui se replie sur son axe vertical, en formant une gouttière ou s'enroule sur lui-même, si bien que l'orifice laryngé est réduit à l'état de fente dont les lèvres s'accolent à l'inspiration. Variot donne à cette affection le nom de cornage laryngé vestibulaire.

Certains auteurs ont noté parfois la coexistence du stridor avec une hypertrophie du thymus et l'ont attribué à ce dernier.

2° **Spasme laryngé pur**. — Il est une manifestation de la téta-

1. Moscoso, *Thèse*, Paris, 1909. — 2. Lees, Variot, Bókay, *Arch. méd. enfants*, 1909. — Ribadeau-Dumas, *Soc. péd.*, 1909.

nie (page 626). Brusquement l'enfant en mal de tétanie rejette la tête en arrière, fait une inspiration sonore et bruyante, suivie d'une série de petites inspirations courtes et cherchées avec effort. La respiration s'arrête, le cou est tendu, la bouche ouverte, la figure pâle, les yeux fixes ; une légère cyanose apparaît. On croit que l'enfant va étouffer, puis tout se calme, la crise de spasme cesse et la respiration reprend son rythme normal. Une série de crises du même genre peuvent se succéder dans la même journée. Il n'existe aucune fièvre, aucune infection. L'enfant est atteint de tétanie. Il suffit à ce sujet de rechercher l'état latent.

MALADIES INFECTIEUSES DU LARYNX

Laryngite striduleuse. — L'infection peut se localiser au larynx et, vu l'âge de l'enfant, être accompagné de spasme laryngé, dû à l'étroitesse normale de la glotte. Le nourrisson a de la fièvre, la toux est bruyante, sonore, sifflante, striduleuse, la voix est rauque, aboyante. Vienne la nuit, le spasme augmente et l'enfant présente du tirage, dont la crise dure quelques heures et se calme dès le matin. Si cette laryngite survient dans le cours de la rougeole, le calme diurne est moins net, le tirage persiste, la voix s'éteint et le tableau ressemble à celui du croup.

Croup. — Le nourrisson a rarement du croup. Les signes n'ont rien de particulier.

Traitement des spasmes laryngés. — Les enveloppements chauds et permanents du cou, les applications d'éponge chaude sont de bons moyens de calmer la laryngite striduleuse. Couder[1] recommande de réveiller l'enfant toutes les heures jusqu'à deux heures du matin : on peut éviter ainsi la crise de tirage. Le sirop de codéine, la piqûre de morphine[2] sont indiqués. On injectera

1. *Tribune méd.*, 1905. — 2. LESAGE et CLÉRET, LEMARIGNIER, AUSSET, SARGNON, BARLATIER et MASTIER, ROME, MORICHAU-BEAUCHANT, DESCOS,

en général un quart de centimètre cube de la solution classique (page 726) et de plus du sérum antidiphtérique, car souvent sous le masque de la laryngite striduleuse, est une diphtérie laryngée légère.

En cas de diphtérie laryngée avérée, on a l'habitude de pratiquer le tubage et, si ce dernier ne donne aucun résultat, la trachéotomie. Je suis persuadé que, dans les cas de croup *avec intoxication légère,* on peut avec la morphine éviter le tubage dans un grand nombre de cas.

On traitera le spasme laryngé diphtérique comme un spasme simple. On y joindra la sérothérapie intensive (60^{cc}-80^{cc}). A mon avis, *on doit s'abstenir de morphine, car cela ne sert à rien,* s'il existe des signes d'intoxication diphtérique SÉRIEUSE (pâleur et teint plombé de l'enfant, accélération avec irrégularité et inégalité du pouls, broncho-pneumonie, albuminurie). A ce sujet, il faut faire son éducation pour faire le partage entre l'intoxication légère et l'intoxication importante. C'est une affaire de clinique, d'œil et d'expérience. En un mot on peut ainsi calmer le tirage de tout enfant, qui a ou non de la fièvre, le teint coloré, le pouls bon, et qui n'est pas ce qu'on appelle communément « intoxiqué ».

INFECTIONS DES BRONCHES. BRONCHITE CAPILLAIRE. BRONCHO-PNEUMONIE

Le canal aérien, qui ne joue aucun rôle chez le fœtus, est infecté par l'air, dès les premières inspirations. Le nombre des microbes importés diminue à mesure que les bronches se divisent, si bien que l'alvéole est stérile[1]. La paroi du canal se défend d'ailleurs, *a*) par la présence d'un épithélium à cils vibratiles, qui repoussent toute particule étrangère, *b*) par sa grande sensibilité

CHATEAU, PONTECACCIA. — Je crois que les insuccès obtenus dans certains cas de croup sont dus à l'intensité de l'intoxication diphtérique.

1. CLAISSE, *Thèse*, Paris, 1893.

qui provoque la toux, *c*) par la production de mucus, qui enrobe les microbes. Ce qui caractérise l'infection broncho-pulmonaire est l'envahissement des fines ramifications qui, une fois infectées, se défendent difficilement (absence de sensibilité, de cils vibratiles et de glandes).

Étiologie. — 1° L'infection fait partie intégrante de la maladie initiale et relève du parasite spécifique (rougeole, grippe, rhinites, etc.).

2° Elle est une complication de la maladie primitive et contractée également par contagion. On la rencontre principalement dans les salles communes : elle disparaît avec l'isolement individuel.

L'infection des bronches est d'autant plus fréquente que l'enfant est plus jeune ; on l'observe surtout dans le cours des maladies qui la favorisent (rougeole, coqueluche, grippe). Elle peut provenir exceptionnellement d'une embolie septique (otite).

Autrefois on attribuait une grande influence au coup de froid. Il est certain que le froid rend le poumon plus vulnérable, comme dans l'expérience de Pasteur, où la poule, insensible au charbon, prend la maladie après immersion dans l'eau froide.

Lésions macroscopiques. — L'infection la plus simple est la grosse bronchite ; si elle envahit en masse les petites bronches, on la dit bronchite capillaire ou catarrhe suffocant ; si elle localise son action plus spécialement en un point, elle prend le nom de broncho-pneumonie.

Les lésions fondamentales observées dans toute infection sont : 1° *zones de congestion avec condensation du tissu pulmonaire* ; 2° *zones nodulaires* ; 3° *zones atélectasiées* ; 4° *zones d'emphysème péri-congestif* ; 5° *zones de bronchite*. Ces lésions sont associées.

1° *Zones de congestion.* — Celle-ci est bilatérale, généralisée à tout le poumon en arrière (bronchite capillaire), localisée au contraire aux deux tiers inférieurs et postérieurs (broncho-pneumonie). Coloration rouge brique, sauf aux parties déclives où elle est plus violacée (stase). Consistance ferme, résistante, crépitante (vu la présence de l'air). A la coupe, on voit sourdre du sang spumeux et du mucus bronchique. Ce tissu flotte entre deux eaux, se dégorge du sang qu'il contient et remonte à la surface.

2° *Zones nodulaires.* — A la section de la zone congestionnée, on note ou non des nodules de broncho-pneumonie où le tissu est plus condensé, hépatisé et dur, va au fond de l'eau et ne se dégorge pas ; sa coupe est lisse et non granuleuse. Rouge au début, il suppure et devient grisâtre, puis gris (grains jaunes, petit abcès du nodule qui communique avec la petite bronche dont il est la terminaison). S'il y a hémorragie, le nodule est noir comme une truffe (chez les atrophiques); s'il y a gangrène, il contient des stries verdâtres odorantes. S'il existe un grand nombre de nodules agglomérés (forme pseudo-lobaire), la lésion peut simuler la pneumonie franche, mais l'absence de granulations fibrineuses à la coupe, l'intégrité d'une partie du lobe, la présence d'autres nodules dans le reste du poumon, suffisent pour éliminer la pneumonie.

3° *Zones atélectasiées.* — En certains endroits (languettes) la zone congestionnée a un caractère spécial : elle ne contient pas d'air et ne crépite pas à la pression : les parois alvéolaires sont accolées et le tissu ressemble à un poumon de fœtus (état fœtal). Elle est plus ou moins étendue, souple, insufflable et flotte entre deux eaux.

4° *Zones emphysémateuses.* — Elles siègent aux languettes antérieures et au sommet autour des zones congestionnées qui semblent enchâssées, car la zone emphysémateuse est saillante, boursouflée, exsangue, grise, molle, cotonneuse. A la coupe, tissu sec, décoloré, peu rétractile, non crépitant. Cette distension alvéolaire est due à la toux (poumon forcé) et à une étendue d'autant plus grande que la zone congestive est plus intense.

5° *Zones de bronchite.* — Dans toute infection bronchique, les bronches sont tuméfiées, congestionnées, recouvertes d'un exsudat épais, muco-purulent. A la section des petites bronches, on note une goutte de pus épais, jaune, compact et fibrineux.

Lésions microscopiques. — 1° *Stade congestif* : vaisseaux distendus, remplis de sang, desquamation de l'épithélium alvéolaire. 2° *Stade plus avancé* : lymphocytes et leucocytes infiltrant la paroi, dissociant les fibres musculaires, remplissant les vaisseaux lymphatiques et pénétrant dans l'alvéole. 3° *Atélectasie*: congestion et desquamation alvéolaire seule. 4° *Emphysème* : distension de l'alvéole avec amincissement de la paroi dont les fibres musculaires sont rompues (absence de perforation et de résorption de la paroi, absence des lésions vasculaires et endothéliales qui caractérisent l'emphysème de l'adulte).

Microbiologie. — Elle est des plus variables suivant la maladie initiale et le milieu nosocomial.

Symptomatologie. — La maladie ne débute pas brusquement, mais survient dans le cours d'une autre maladie. Elle ne surprend donc pas l'organisme en pleine santé, à la manière de la pneumonie franche. Tout symptôme nouveau peut en indiquer le début : aussi est-il de règle d'ausculter le nourrisson toutes les fois qu'il survient quelque changement : élévation de température, dyspnée, accès de convulsions ou de sommeil. Tout est donc prétexte pour dépister l'infection broncho-pulmonaire. Et même chez les nourrissons très cachectiques ou débiles, incapables de la moindre réaction, rien n'attire l'attention : aussi est-il indispensable de les ausculter très souvent. La caractéristique de l'infection est l'irrégularité, la variabilité, la mobilité, la complexité dans la symptomatologie et dans la marche. Il n'y a pas, en un mot, de description type de l'infection broncho-pulmonaire, comme il en existe une pour la pneumonie.

Symptomes fonctionnels. — Les signes suivants attirent l'attention du côté de la poitrine.

1° *Toux.* — Elle est variable, ou sèche, pénible « incessante », ou grasse, humide « catarrhale », ou coqueluchoïde. Elle est nécessaire au lavage de l'arbre bronchique : aussi l'état s'aggrave-t-il surtout chez les très jeunes enfants, quand elle se calme ou disparaît, car les sécrétions stagnent et augmentent encore l'infection. Il faut, si le nourrisson tousse peu, exciter le réflexe pharyngé en appuyant sur la base de la langue.

2° *Expectoration.* — En toussant, l'enfant expulse le contenu des bronches et le déglutit, mais il ne le crache pas.

3° *Cri.* — S'il n'y a pas de complication laryngée, le cri reste normal, à moins que le nourrisson ne présente un affaiblissement notable, dans lequel cas le cri peut être faible et étouffé.

4° *Dyspnée.* — Accompagnée du battement des ailes du nez, elle est le meilleur signe de la maladie. Le nombre des respirations monte de 20 à 40, 60, 80. Mais ce que la respiration gagne en fréquence, elle le perd en profondeur; les inspirations sont courtes, superficielles, haletantes, saccadées. Si les lésions pulmonaires sont étendues, elles peuvent devenir pénibles « voulues »,

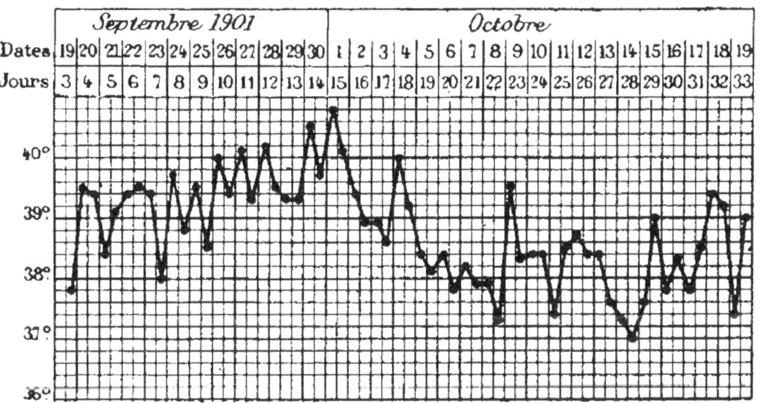

Fig. 49. — Broncho-pneumonie diffuse à foyers pseudo-lobaires aux deux bases (in *Traité malad. enfance*, Grancher et Comby, t. III, p. 390).

accompagnées de tirage sus et sous-sternal (dépression au moment de l'inspiration, au niveau de la base du cou, au-dessus de la clavicule d'une part et au niveau du creux épigastrique d'autre part). On pensait, autrefois, que ce tirage était toujours un signe d'obstacle laryngé, or il n'en est rien, car il peut se rencontrer chez le tout jeune enfant, alors que le larynx est complètement indemne. Il en est de même des battements des ailes du nez qui s'observent également quand l'obstacle siège dans le canal naso-pharyngé (végétations, etc.).

Parfois, on peut noter, ou des périodes d'apnée de 30 à 60 secondes suivies de la reprise intense de la respiration, ou le rythme de Cheyne-Stokes. Ces divers aspects de la dyspnée sont dus soit à l'épuisement de l'enfant, soit à des phénomènes d'intoxication bulbaire.

5° *Circulation.* — Le nourrisson a de la fièvre : aussi le pouls est-il accéléré, fréquent, régulier, présentant souvent le type fœtal. Au lieu de 80 à 100 pulsations normales, suivant l'âge, on en note 140, 150 ; parfois elles deviennent incomptables. Le rapport du nombre des pulsations au nombre des respirations est modifié. Il est de 1 à 2 (par exemple 70 respirations pour 80 pulsations). L'auscultation du cœur dénote la même tachycardie : on ne trouve, en général, aucune altération cardiaque.

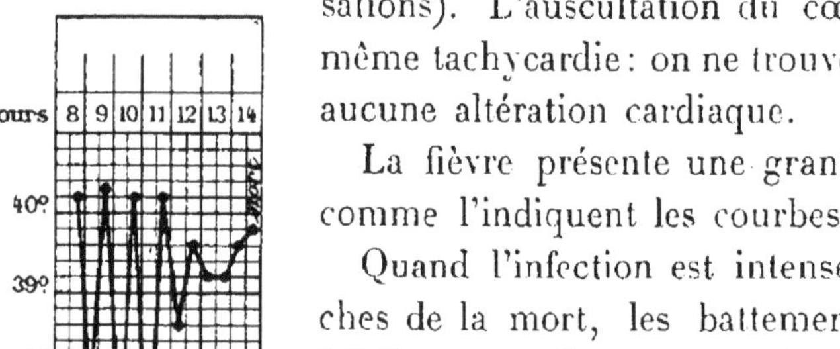

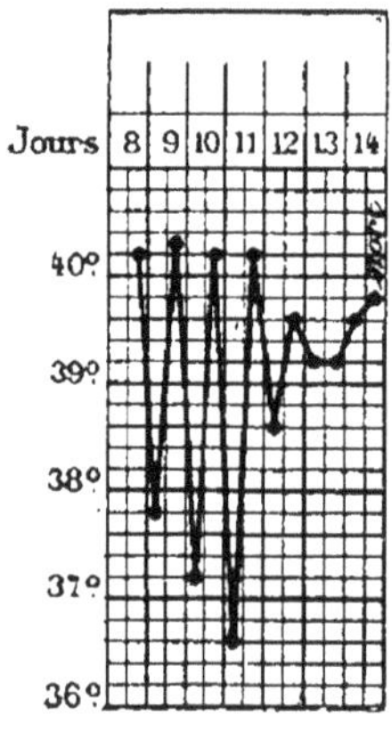

Fig. 50. — Bronchite-capillaire (in *Traité malad. enfance*, Grancher et Comby, t. III, p. 292).

La fièvre présente une grande variabilité comme l'indiquent les courbes ci-jointes.

Quand l'infection est intense, aux approches de la mort, les battements du cœur faiblissent et il peut y avoir des accidents syncopaux.

6° *Température.* — L'infection broncho-pulmonaire est, en général, accompagnée d'élévation de température, sauf chez les enfants débilités ou très cachectiques chez lesquels la maladie peut évoluer à froid. La température ne présente aucun caractère, et c'est justement cette absence de régularité qui en est le propre.

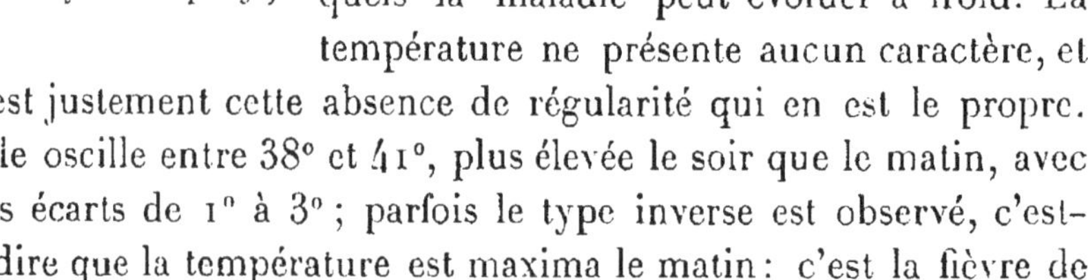

Elle oscille entre 38° et 41°, plus élevée le soir que le matin, avec des écarts de 1° à 3° ; parfois le type inverse est observé, c'est-à-dire que la température est maxima le matin : c'est la fièvre de suppuration.

On peut cependant noter deux types, d'après la valeur de l'écart entre les deux températures (matinale et vespérale). L'écart peut être de : 1° (la courbe tend à être en plateau), ou de 2° et 3° [fièvre à grandes oscillations (streptocoque)].

7° *État général.* — Le nourrisson est pâle, fatigué, avec la peau sèche ou couverte de sueurs, au moment des accès thermiques. Si l'infection est intense, le teint devient plombé, les extrémités, les oreilles et les lèvres sont froides, cyanosées. L'agitation accompagnée de délire et d'insomnie peut être intense, sous forme de convulsions et parfois de méningisme (raideurs, Kernig, etc.). A l'approche de la mort l'agitation peut faire place à de la somnolence ou à du coma.

Si l'infection broncho-pulmonaire dure un certain temps, l'amaigrissement et la cachexie apparaissent peu à peu.

8° *Symptômes physiques.* — Il ne faut pas attendre grand résultat ni de la palpation, ni de la percussion. Quelquefois de gros râles ronflants sont perçus à la main. La percussion doit être douce et superficielle, car le thorax, à cet âge, résonne fortement. Elle ne donne aucun résultat s'il y a bronchite et foyers isolés.

Au cas de foyers agglomérés (pseudo-lobaire), on peut observer de l'obscurité du son ou de la submatité, principalement aux bases, en arrière. Dans les parties antérieures, là où le poumon est souvent distendu, en emphysème vicariant, la percussion dénote l'existence d'une sonorité nette et souvent même exagérée ou tympanique.

Tout repose donc sur l'auscultation. Il y a râles ou souffle, ou les deux mélangés : de là des broncho-pneumonies à râles et des broncho-pneumonies à souffle.

Les râles appartiennent à la catégorie des sous-crépitants, c'est-à-dire qu'ils existent aux deux temps de la respiration, surtout à l'inspiration, et sont formés de bulles de volume variable. Gros râles s'il y a bronchite, râles plus fins s'il y a foyer, de sorte que l'on peut localiser par l'oreille un foyer de nodule broncho-pneumonique au milieu d'une zone de bronchite. Dans le cas de broncho-pneumonie à râles, il existe des râles sous-crépitants à grosses bulles, principalement aux deux bases, sur lesquels tranchent des petits foyers de râles sous-crépitants fins analogues aux râles crépitants de la pneumonie. On peut donc suivre tous les passages depuis la bronchite des grosses bronches jusqu'au foyer d'induration, en passant par les bronches moyennes et petites.

Dans la bronchite capillaire généralisée, les râles sous-crépitants au lieu d'être localisés à la base, comme dans la broncho-pneumonie, sont généralisés à toute la poitrine.

Le « bruit de tempête » de Récamier est le mélange d'un grand nombre de râles variés.

Le souffle est localisé en un endroit donné, surtout aux bases. Il est plus ou moins doux, plus ou moins rude, suivant l'intensité et l'épaisseur de l'induration. Il s'entend aux deux temps de la respiration, mais principalement à l'inspiration. Sauf dans les formes pseudo-lobaires, il est rare de noter l'existence d'un souffle tubaire, car celui-ci exige pour sa production un épaississement intense, un bloc pulmonaire.

Les râles et souffle, indices de foyer, peuvent exister côte à côte dans le même poumon ou se succéder au même endroit.

Les signes physiques sont donc mobiles, complexes, variables, disséminés, bilatéraux.

Ils peuvent s'amender, disparaître pour revenir quelques jours après. C'est la broncho-pneumonie à reprise.

Les symptômes perçus à l'auscultation sont nets et francs, sauf en cas de déchéance cachectique où l'enfant respire à peine. L'oreille ne perçoit rien d'anormal. Il faut exciter l'enfant pour provoquer une forte inspiration : les signes apparaissent alors. C'est la broncho-pneumonie latente des cachectiques.

La durée de la maladie varie de 8 à 10 jours jusqu'à 2 ou 3 mois. Elle peut même passer à l'état chronique.

9° *Pronostic.* — Il varie suivant le degré d'infection et l'âge : plus l'enfant est jeune et plus la broncho-pneumonie est grave.

Plus la lésion est étendue, plus elle est sérieuse ; elle atteint son maximum dans la bronchite capillaire.

Le pronostic dépend aussi de la maladie initiale ; une rougeole bénigne accompagnée de broncho-pneumonie est moins sérieuse qu'une rougeole grave également compliquée.

Formes cliniques de l'infection broncho-pulmonaire. — Cette infection présente diverses modalités, d'après l'étendue des lésions d'une part et d'après l'intensité de l'infection d'autre part. Chacune de ces formes est accompagnée d'un état septique variable.

1° FORME BRONCHITIQUE. — *a) Non septique.* — Toux, dyspnée et fièvre légère, quelques râles disséminés sibilants ou sous-crépitants à grosses bulles. Bon état général. Durée courte.

b) Septique. — Mêmes symptômes locaux, mais l'infection est intense et l'état général altéré (fièvre élevée, prostration, teint plombé, amaigrissement rapide). — Pronostic réservé, dépendant de la septicémie.

La maladie est localisée aux bronches d'un certain volume, ainsi que l'indique la forme des râles.

2° FORME BRONCHITE CAPILLAIRE. — L'infection est généralisée aux petites bronches dans toute l'étendue des deux poumons : d'où diminution du champ respiratoire, dyspnée intense, anxiété, tirage sus et sous-sternal, cyanose des extrémités. Le nombre des respirations monte à 70, 80, et le pouls à 160, 180. L'apparition rapide de phénomènes asphyxiques en est le signe capital. A l'auscultation, tout se réduit à des râles fins sous-crépitants dans toute l'étendue des poumons. L'infection jugée par la température et l'état général est variable. Le pronostic dépend et de la diminution du champ respiratoire et du degré d'infection. Il est grave et la mort survient en effet très rapidement (1 à 3 jours), si la température est élevée et si le nourrisson présente tous les signes généraux d'infection intense (teint plombé, prostration, etc.). On observe même des cas où l'enfant est atteint de septicémie généralisée et où la bronchite capillaire se termine en quelques heures par asphyxie.

3° FORME MOBILE CONGESTIVE. — Signes de broncho-pneumonie, mais mobiles, fugaces, existant aujourd'hui à une base et demain à une autre du fait de la nature congestive. Il n'y a pas de nodules.

4° FORME FIXE. — Les signes persistent à une ou aux deux bases. Cet état local indique une lésion plus avancée que celle de la simple congestion.

Un foyer de râles fins ou de souffle au milieu d'une zone pulmonaire à gros râles indique le nodule broncho-pulmonaire. Si ce dernier est étendu (forme pseudo-lobaire) ces symptômes seront accompagnés de submatité et même de matité. Le souffle pourra être tubaire et présenter une ressemblance absolue avec celui de la pneumonie franche, mais les autres signes et l'évolution suffiront pour séparer la broncho-pneumonie de la pneumonie.

5° Forme latente. — Chez les nourrissons débilités et atrophiés, rien n'attire l'attention sur l'existence de l'infection broncho-pulmonaire. Il n'y a ni fièvre, ni toux, ni dyspnée. L'auscultation montre aux deux bases, en arrière, une respiration très faible. Il suffit d'exciter l'enfant pour faire apparaître une inspiration forte et percevoir quelques râles. C'est chez ces enfants que l'on trouve à l'autopsie des nodules d'apoplexie pulmonaire.

Coup de sang pulmonaire à frigore. — Toute la symptomatologie consiste en phénomènes purement mécaniques de l'encombrement bronchique. Il n'y a ni fièvre, ni infection. Le nourrisson asphyxie, les extrémités sont froides et cyanosées, mais la température reste à 37° ; les pupilles sont souvent petites ; l'enfant tette comme à l'ordinaire. On ausculte et on note, dans toute l'étendue des deux poumons, des râles fins à l'inspiration.

Rien ne peut différencier cette forme de la bronchite capillaire septique sinon l'absence de température et d'infection.

La maladie obéit très bien à la balnéation sinapisée et en 4, 5, 8 jours l'enfant est guéri.

L'affection paraît relever du froid chez l'enfant mal vêtu et exposé aux intempéries, car dès qu'on le met à la chaleur et à la balnéation chaude, on voit peu à peu les phénomènes dyspnéiques s'atténuer, les râles fins disparaître d'abord en avant, puis dans les parties supérieures. A la base ils peuvent persister un certain temps (15 à 20 jours). Ce qui démontre bien la qualité mécanique de cette forme est que, dès que les bronches fines se sont débarrassées des mucosités, la dyspnée diminue beaucoup et l'enfant reprend son aspect normal.

Il est un point sur lequel je tiens à insister : la reprise des phénomènes asphyxiques, tant que *toute l'étendue* des deux poumons n'est pas dégagée. J'ai vu deux cas de ce genre, où après une semaine de persistance de râles fins aux deux bases, sans cause appréciable, les râles ont de nouveau envahi les poumons.

Traitement. — Toutes ces affections aiguës des bronches et du poumon doivent être traitées de la façon suivante[1] : inhalations d'oxygène ; exposition à l'air ; verticalité ; alimentation par la sonde, si l'ingestion provoque de la toux et de l'asphyxie ; enveloppements mouillés tièdes et permanents du thorax ; piqûres d'huile camphrée, d'électrargol, de collargol ; bains à 35°, 33°, s'il y a hyperthermie. Les médicaments sont inutiles.

Bronchite chronique et emphysème[2]. — Au cours de la seconde année, certains enfants porteurs de végétations, ou lymphatiques ou eczémateux, présentent souvent des accès de toux accompagnés d'une poussée de râles ronflants ou sibilants : c'est la bronchite à répétition, due à une série de petites infections de l'arbre respiratoire. On peut constater, parfois, de légers accès de fièvre.

Souvent ces enfants sont de gros mangeurs qui ont de l'asthme (page 266), de l'eczéma ; ce dernier par métastase peut pâlir et être remplacé par un accès de bronchite. Toutes ces crises successives engendrent la chronicité.

Dilatation des bronches. — La dilatation des bronches est exceptionnelle[3]. C'est une maladie des enfants plus âgés, qui vient à la suite d'une broncho-pneumonie non résolue. On ne pourra penser à la « probabilité » de cette affection que s'il existe constamment un foyer limité de râles, s'il y a vomique le matin, et si l'état général est bon. Sinon, l'idée de tuberculose prendra corps.

Bronchite pseudo-membraneuse. Œdème du poumon. Congestion pulmonaire ou maladie de Woillez. Spléno-pneumonie. — Ces affections ne se rencontrent pas chez le nourrisson.

1. Weill, *Lyon médical*, 1908. — Ibrahim, *Deutsch. med. Woch.*, 1910. — 2. Bazin, *La Scrofule*, 1861. — Barth, *Dict. de Dechambre*. — Cadet de Gassicourt, Comby, *Progrès méd.*, 1884, *Arch. méd.*, 1886. — Daguzan, *Thèse*, Paris, 1901. — Carrière, *Nord Méd.*, 1903. — 3. Barth, Barlow, Comby, Carr, *The Practionner*, 1891.

Emphysème interstitiel[1]. — Il tient à la rupture d'une alvéole pulmonaire et à la pénétration de l'air dans le tissu conjonctif, à la suite d'une quinte de coqueluche. Les bulles d'air dissèquent les alvéoles, puis soulèvent le feuillet viscéral de la plèvre ou gagnent le hile du poumon, ensuite le cou et le reste du corps. On voit alors à la suite d'un accès de toux apparaître, outre l'augmentation de la dyspnée, à la base du cou une tuméfaction molle à crépitation gazeuse, qui en quelques heures se généralise à tout le corps. C'est l'enfant « baudruche » de Grancher. La gravité du pronostic (17 morts sur 21 cas) tient non seulement à la gêne mécanique, mais encore à la septicité de l'air (Marfan). La mort vient en deux à trois jours[2].

Gangrène pulmonaire. — Elle est exceptionnelle[3] ; elle complique une broncho-pneumonie du fait de l'état cachectique de l'enfant. On devra y penser, s'il présente une fièvre élevée à 40° avec langue sèche, pouls petit et mou et mauvais état général. L'apparition de l'odeur permettra de l'affirmer. La gangrène peut être le résultat d'une embolie septique gangreneuse dans le cours d'une otite[4]. Brusquement la fièvre monte à 40°, le pouls devient rapide et petit, l'état général mauvais, la dyspnée s'installe. A l'auscultation, ou trouve plusieurs foyers de broncho-pneumonie et à moins de l'existence de l'odeur on ne pense pas à la gangrène. Cependant l'apparition brusque de tels symptômes au cours d'une otite doit attirer l'attention.

PNEUMONIE

La pneumonie, maladie cyclique, de courte durée, caractérisée par l'hépatisation massive d'un lobe du poumon, due à l'infection par le pneumocoque, peut se rencontrer chez le nourrisson.

1. Roger, *Arch. gén. méd.*, t. XX. — 2. Bezy, Aubertin, *Soc. péd.*, 1902. — 3. Bednar, Steiner et Neumetter, Kohts. — 4. Guillemot, *Thèse*, Paris, 1899.

Étiologie. — *a*) Elle peut être congénitale chez l'enfant né d'une mère pneumonique[1]. En ce cas, il présente dès la naissance de la fièvre, un état septique et meurt en un à trois jours. On trouve une septicémie pneumococcique, avec ou sans bloc pneumonique. Le microbe traverse donc le placenta.

b) La maladie peut s'observer chez le nourrisson[2], surtout à la fin de l'hiver et dans le cours des épidémies. Elle se contracte, le plus souvent par contagion de la nourrice. Le début en est *brusque*, par des vomissements avec diarrhée et fièvre *à 40°*, accompagnés ou non soit de convulsions, soit de somnolence. L'attention est attirée du côté de la poitrine par la dyspnée (respirations fréquentes, rapides, superficielles, 60 à 80). On ne trouve rien aux bases (ce qui élimine la broncho-pneumonie). Il faut alors chercher au sommet et fouiller dans l'aisselle ; on y trouve un petit foyer soit de râles fins, crépitants, soit, mais plus rarement de souffle.

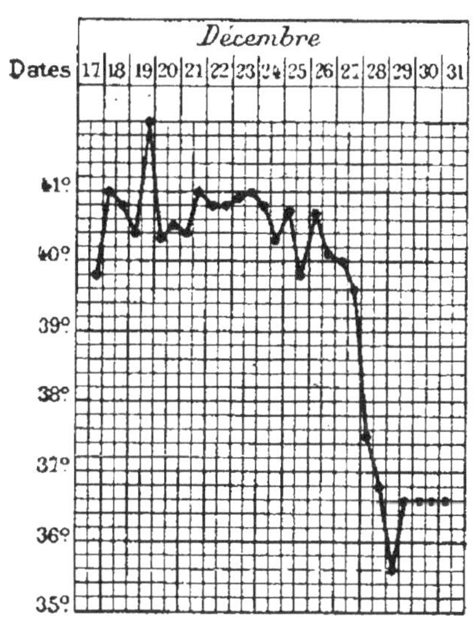

Fig. 51. — Pneumonie (in *Traité maladies enfance*, Grancher et Comby, t. III, p. 444).

La percussion dénote exceptionnellement l'existence du foyer, par la matité ; elle montre parfois un léger tympanisme sous-claviculaire à l'opposé du petit foyer. Fréquemment l'examen est négatif, le foyer étant central. Il faut répéter l'examen, car la

1. Billard, *Traité mal. nouveau-nés*, 1828. — Grisolle, Cruveilhier, Wagner, Netter, *Soc. Biol.*, 1889. — Viti, *Arch. ital. pédiat.*, 1890. — Menetrier et Touraine, *Tribune méd.*, 1907. — Bailleul, *Thèse*, Paris, 1908. — 2. Picot et d'Espine, Cadet de Gassicourt, Jacobi, *Thérapeutique du bas-âge et de l'enfance*. — Henoch, Rilliet et Barthez, Comby, *Traité mal. enfance*.

courbe est typique, en plateau, à 40° matin et soir et le pouls accéléré à 130-140. L'enfant est abattu, avec langue sèche, sans appétit, prenant seulement quelques gorgées de lait. Cet état reste stationnaire de trois à six jours, puis, brusquement la température tombe à 37°.

On peut observer : *a*) un rash avant l'invasion[1] ou dans le cours de l'infection[2] ; *b*) de l'herpès et des sudamina ; *c*) de l'hypothermie à 36°, de courte durée au moment de la défervescence ; *d*) une fausse défervescence la veille de la crise[3] au moment de la défervescence, de l'arythmie passagère avec ralentissement et faiblesse du pouls ; *f*) une poussée de leucocytes avec diminution de lymphocytes[4] qui cesse à la défervescence ; *g*) une augmentation de la fibrine (reticulum épais, dans la cellule à rigole)[5] ; *h*) la radioscopie permettrait de reconnaître l'existence de la pneumonie[6].

Formes. — 1° *Cérébrale* (Billiet et Barthez). — Quel que soit son siège, la maladie peut être accompagnée de convulsions répétées entrecoupées de périodes de coma. — 2° *Abortive*[7]. La maladie dure deux jours et la défervescence légitime apparaît. — 3° *Cachectique*[8]. Elle s'observe surtout chez les nourrissons atrophiés, en décubitus prolongé. Elle est alors latente et on est étonné, à l'autopsie, de trouver un bloc de pneumonie franche. — 4° *Pleurétique* (page 585). 5° *Septique.* Coïncidant avec la pneumonie on peut observer une véritable septicémie pneumococcique avec microbe dans le sang[9] (péricardite, méningite, arthrite, hémiplégie). 6° Elle peut coïncider avec la tuberculose. On ne cite aucun cas de pneumonie prolongée ni à rechute ni chronique ni typhoïde.

1. Comby. — 2. Rilliet et Barthez, Cadet de Gassicourt, Macé, *Thèse*, Paris, 1896. — 3. Baginsky, Comby, Bonnard-Favre, *Th.*, Paris, 1898. — 4. Heim, *Arch. méd. enf.*, 1906. — 5. Hayem, Masbrenier, *Th.*, Paris, 1900. — Durbecé, *Th.*, Paris, 1901. — 6. Variot, Lecoq, *Th.*, Paris, 1900. — 7. C'est la congestion pulmonaire aiguë primitive de Cadet de Gassicourt ou la pneumococcie atténuée thoracique de Grasset ou la pneumonie rudimentaire de d'Espine. — 8. Blasi, Cong. Rome, 1894. — 9. Zuber, *Th.*, Paris, 1896. — Harold. *Spitta Brist. med. Journ.*, 1902.

Pronostic. — Il est bénin, sauf en cas de septicémie. Le traitement consiste à surveiller le cœur (digitale, huile camphrée) et à appliquer des enveloppements mouillés.

PLEURÉSIES

Elles sont relativement rares, chez le nourrisson[1]. La pleurésie purulente comprend à elle seule les deux tiers des cas observés; elle est souvent pneumococcique, rarement tuberculeuse et parfois puerpérale (streptococcique) ; la variété fibrineuse est peu fréquente.

Pleurésie pneumococcique. — 1° Elle accompagne la pneumonie de la base et en masque les signes : c'est la pleuro-pneumonie (absence de râles, diminution des vibrations, souffle aigre, égophonie). Si le foyer est au sommet il y est enkysté.

2° Elle suit la pneumonie dont la convalescence n'est pas franche. La fièvre remonte au taux initial et conserve le type pneumonique (courbe en plateau). La toux devient *sèche,* douloureuse avec immobilisation du thorax et élargissement des espaces intercostaux, quoiqu'on puisse observer leur rétraction[2].

Le signe essentiel est la *matité, avec silence à l'auscultation*[3], car les autres symptômes (souffle, égophonie, œdème de la paroi) manquent le plus souvent. Parfois, on perçoit des bruits pseudo-cavitaires. La dyspnée est variable : les respirations sont courtes et saccadées. L'état général s'altère, la peau devient pâle, subictérique surtout à la face (Netter). L'épanchement abandonné à lui-même s'ouvre ou dans les bronches, ou à la paroi thoracique. Dans le premier cas, l'orifice de communication est petit, si bien qu'il n'y a pas de vomique (l'enfant avalant ses crachats) et que l'air n'entre pas dans la poche. Dans le second cas, l'ouverture est

1. L'article magistral de NETTER (*Traité des mal. de l'Enfance*) contient toute la bibliographie détaillée. On sait que les travaux de cet auteur ont beaucoup contribué à faire connaître cette maladie. — 2. VERLIAC, *Th.*, Paris, 1866. — 3. GAYET, *Thèse*, Paris, 1909.

dans un espace trop élevé, pour que la poche puisse se vider complètement.

3° Elle est primitive. Tous les symptômes apparaissent d'emblée. Cependant, il ne faut pas compter sur la fièvre qui manque souvent (Sevestre) et, comme l'épanchement est bien toléré, il faudra pour le dépister examiner méthodiquement le nourrisson.

4° Elle est bilatérale[1]. C'est une véritable septicémie pneumococcique (fièvre élevée à 40°, dyspnée intense, cyanose des extrémités, état général septique). On cherche la cause de cet état et on la trouve dans l'épanchement bilatéral. Si on n'intervient pas, l'état septique et asphyxique augmentent et la mort survient.

Conclusion. — Le signe capital constant est la matité, aussi doit-elle être toujours recherchée. Les autres symptômes manquent souvent. La ponction exploratrice s'impose et donne issue à du pus épais et verdâtre, qui a peu de sérum et contient le pneumocoque. Il faut employer un trocart assez large, vu la viscosité du liquide. Une ponction souvent suffit. On la renouvellera ou on fera l'empyème, avec la résection d'un bout de côte, car l'espace intercostal, à cet âge, permet difficilement le passage des drains. On met un drain (sans lavage), recouvert d'un pansement.

La pleurésie purulente est bénigne et de courte durée, si on intervient rapidement. Si elle est accompagnée de septicémie (péricardite, arthrite), si elle est bilatérale, l'intervention ne sera pas toujours suivie de succès (un décès sur quatre); il faut cependant la faire et le plus vite possible[2].

Pleurésies purulentes diverses. — *a*) streptococcique. Elle est d'origine puerpérale, rubéolique ou coquelucheuse. Les signes d'épanchement et la fièvre avec oscillations permettront de penser au streptocoque. La ponction donne issue à du pus séreux, gris, sans fibrine, laissant un dépôt que l'agitation dissocie rapidement. L'orifice de la ponction reste ouvert et rouge et n'a pas de tendance à se fermer. L'empyème avec lavages à l'eau bouillie

1. SUTHERLAND, *Lancet*, 1894. — 2. WIGHTMANN, *Lancet*, 1895. — MORISON, *Id.*, 1894.

s'impose. *b*) à B. Coli[1]. *c*) à B. de Koch : elle est rare, s'installe d'une façon lente et insidieuse et de pronostic grave.

Pleurésie séreuse, aiguë, franche. — Elle est également rare[2]. Le début en est brusque et variable. C'est tantôt un accès de fièvre, tantôt une convulsion, tantôt un vomissement. On cherche la cause. Une légère toux, un peu de dyspnée, quelques battements des ailes du nez, attirent l'attention du côté de la poitrine. On trouve alors à une base de la matité avec souffle aigre ou le silence complet. On ne peut se fier sur les autres signes, qui manquent souvent. La ponction exploratrice renseigne sur l'existence de l'épanchement qui se produit rapidement.

La fièvre persiste quelques jours, sans aucun caractère, puis diminue et l'épanchement reste stationnaire un certain temps. Il est bon d'attendre que l'apyrexie existe depuis quelques jours, avant d'intervenir. On pratique la ponction simple.

Cette maladie est bénigne. Cependant Valentin[3] a signalé un cas de mort subite chez un nourrisson, atteint de pleurésie séreuse, au moment où on le changeait de position pour le mettre au sein.

L'INÉGALITÉ PULMONAIRE ET L'ADÉNOPATHIE TRACHÉO-BRONCHIQUE

A l'entrée, à l'hôpital, d'un nourrisson mal nourri et miséreux, on constate fréquemment que tout ou partie d'un poumon respire faiblement par rapport à la partie symétrique ; parfois la sonorité y est affaiblie, comme si l'air n'entrait pas jusqu'aux extrémités bronchiques (atélectasie). On croit à une lésion pulmonaire pleurale ou ganglionnaire, tant la différence est nette avec l'autre côté qui a une respiration du genre puérile. Or après une ou deux journées de repos au lit avec une bonne alimentation, on est

1. HEYER, *Arch. für Kind.*, 1897. — 2. WEST, SEVESTRE, *Rev. gén. méd. et chir.*, 1887. — 3. *Rev. méd. de l'Est*, 1884.

étonné de voir disparaître ce déséquilibre pulmonaire dû à la misère physiologique.

Chez certains enfants cette différence entre les deux poumons peut persister quelque temps, si bien que l'on pense à l'adénopathie trachéo-bronchique. En suivant l'enfant, on est frappé de voir bientôt les deux poumons respirer à l'unisson.

A mon avis, pour admettre une adénopathie trachéo-bronchique, il faut que les signes de faiblesse de la respiration localisés à un poumon durent longtemps.

CHAPITRE XXVII

MALADIES DU CŒUR

Le nourrisson est presque à l'abri des affections acquises du cœur, du fait de la rareté des maladies infectieuses qui frappent cet organe. Ainsi pour le rhumatisme articulaire aigu, Baginsky[1] cite 20 cas de complications cardiaques sur 4500 observations d'enfants. On a noté pour la tuberculose quelques cas de symphyse[2] ou d'endocardite (Landouzy). Pour la puerpéralité (péricardite purulente), cela est devenu exceptionnel. On relate encore quelques faits d'hypertrophie totale du cœur dans le rachitisme[3] due, d'après Marfan, au faible développement du poumon. Le tissu musculaire étant dur et résistant on n'observe pas de dilatation de l'organe. On trouve quelques observations de myocardite graisseuse [atrophie (Parrot), anémies graves (Gallasch)]. On ne rencontre ni tachycardie paroxystique, ni pouls lent, ni rétrécissement mitral pur. L'arythmie est le plus souvent physiologique.

Dans les rares observations de péricardite, la lésion était latente et vue seulement à la nécropsie, car il n'y a pas de frottement, du fait de l'absence de fausses membranes[4]. West, Latham et Burrows ont insisté, dans ces cas, sur l'orthopnée accompagnée d'agitation et de vomissements.

Même latence de l'endocardite mitrale. Le souffle avec tous ses caractères est rare. Il ne faut pas confondre avec le souffle sans

1. *Berlin. klin. Woch.*, 1897. — 2. Etienne, *Arch. méd. exp.*, 1898. — 3. Hilton Fagge, Beneke, Rokitansky. — 4. Bednar, Cnopf, Weill.

lésion observé dans certaines anémies (page 399) et le souffle extra-cardiaque ; pour ce dernier, la paroi intercostale est tellement mince, qu'il suffit de la presser avec le stéthoscope pour voir disparaître le souffle (Weill).

Dans cet examen du cœur on se rappellera que chez le nourrisson normal : 1° le cœur est toujours accéléré, d'où la difficulté de préciser et le temps et le siège des bruits ; 2° qu'il existe souvent de l'arythmie ; 3° que le second bruit, à la base, ne présente pas l'éclat et la prédominance qu'il aura plus tard sur le premier ; 4° qu'il faut se défier de toute pression sur le cœur à l'aide du stéthoscope vu la faible épaisseur de la paroi thoracique, car, surtout à l'artère pulmonaire qui est superficielle, la pression peut donner un souffle[1]. De là l'erreur de Bouchut de signaler un souffle dans la moitié des cas de fièvre chez le nourrisson.

Affections congénitales. — 1° *Hypertrophie totale.* — Tout l'organe est hypertrophié, surtout au niveau des ventricules et sans lésions orificielles. Ainsi, à la naissance, son poids au lieu de 20 grammes est de 44 grammes[2] et son volume de 29 centimètres cubes (volume à trois mois[3]). On peut rencontrer plus tard, à trois mois, un volume de 51 centimètres cubes (volume à deux ans) et à un an avec 53 à 56 centimètres cubes (volumes à deux ans et demi). On ignore la cause de cette hypertrophie. On peut la voir coïncider avec une hypertrophie du thymus et du corps thyroïde[4].

Le cœur présente un très fort choc systolique de la pointe, sans souffle à l'orifice aortique. La radioscopie permettra de noter l'augmentation d'étendue de l'aire cardiaque[5].

2° *Hypertrophie avec atrésie de tout le système vasculaire. Microsphygmie permanente*[6]. — Le pouls est régulier, petit, les extrémités refroidies ; le cœur est intact. On constate de l'ichthyose pilaire congénital.

1 Steffen, Henoch. — 2. Simmond, *Münch. med. Woch.*, 1898. — 3. Benecke. — 4. Bednar, Mayer, Henoch. — 5. Hochsinger, *Wien. med. Presse*, 1898. — 6. Variot, *Soc. méd. hôp.*, 1898. — Paradis, *Thèse*, Lyon, 1902.

3° *Atrophie du cœur.* — Elle coïncide avec l'atrésie du système vasculaire (Virchow). Elle est rare chez les atrophiques.

4° *Myocardite.* — La lésion siège seulement sur la paroi antérieure du ventricule gauche (endartérite, gommes sèches ressemblant à des tubercules, effacement de la strie musculaire [1]). Son origine est syphilitique (page 333).

5° *Anomalies de la cloison ventriculaire.* — Les deux cavités ventriculaires communiquent largement entre elles du fait de l'absence de la cloison ou par un simple orifice. Rare à la pointe ou au centre de la cloison, l'orifice siège à la base, quelquefois au bord supérieur du septum postérieur, mais le plus fréquemment à la *partie postérieure du septum antérieur*. Ces deux septums sont de constitution musculaire. L'orifice est semi-lunaire, à bord lisse, mou, arrondi, pouvant admettre jusqu'à l'extrémité du petit doigt.

On a cité quelques cas où la communication siégeait à la partie antérieure du septum antérieur : il était alors tout petit et arrondi.

L'espace dit membraneux, qui est entre les deux septums et qui est formé de l'accolement des deux endocardes séparés par une couche légère de tissu conjonctif, est toujours intact d'après Rokitansky. Cependant Reiss [2] a signalé quelques observations où l'espace est remplacé par un orifice.

6° *Anomalies de la cloison interauriculaire.* — La cloison peut manquer et les deux cavités communiquer ou partiellement ou totalement. Il y a orifice soit en bas, soit en arrière, soit au trou de Botal. Ce dernier siège est le plus fréquemment observé. On sait que, chez le fœtus, le trou « dit de Botal » présente une valvule qui laisse passer le sang veineux de l'oreillette droite dans l'oreillette gauche. A la naissance, vu les changements de la circulation intracardiaque et l'augmentation de pression dans l'oreillette gauche, la valvule s'accole sur l'orifice et l'anneau de Vieussens qui le limite, si bien que le sang ne peut plus passer

1. BREITMANN, *Gaz. hôp.*, 1903. — 2. *Thèse* de Paris, 1893.

comme avant la naissance. Cet accolement des bords de la valvule sur l'anneau peu à peu devient fixé par des adhérences. Mais, si pour une raison ignorée, cette adhérence ne se fait pas, l'orifice reste ouvert. Si la pression dans l'oreillette gauche continue à être supérieure à la pression dans l'oreillette droite, le sang du cœur droit ne pourra pas passer dans le cœur gauche comme à l'état normal, mais si l'inverse se produit du sang noir passera dans l'oreillette gauche et se mélangera au sang rouge. C'est la persistance du trou de Botal.

7° *Anomalies de l'artère pulmonaire.* — On peut observer les éventualités suivantes :

1° Le rétrécissement de l'orifice dû à la symphyse des valvules qui forment un dôme bombé vers la cavité de l'artère, présentant, à son sommet, un trou rond ou étoilé. Ces valvules sont normales ou dures ou épaisses.

2° L'insuffisance de l'orifice due à l'absence des valvules ou à la dilatation de l'anneau orificiel que les valvules, quoique normales, n'arrivent pas à oblitérer.

3° Le rétrécissement de l'infundibulum préorificiel qui forme un canal petit, épaissi, induré, plissé.

4° L'artère tantôt rétrécie en forme d'un cordon perméable, tantôt dilatée. Cette lésion coïncide avec les précédentes.

La dilatation de l'artère peut être primitive, avec intégrité de l'orifice (Rokitansky, Goodhart).

8° *Anomalies congénitales de l'aorte.* — Elles ont été étudiées par Bonnet[1].

1° Ou il y a insuffisance aortique, Lefebvre[2] en cite 7 cas. Elle est unie au rétrécissement.

2° Ou il y a rétrécissement analogue à celui de l'orifice pulmonaire.

3° Ou l'aorte est dilatée.

4° Ou l'aorte est sténosée, étroite, dans la partie comprise entre la sous-claviculaire gauche et le canal artériel.

1. *Revue méd.*, 1903. — 2. *Thèse* de Paris, 1886.

5° Ou l'aorte présente une sténose brusque, au niveau de l'insertion du canal artériel, avec dilatation de l'aorte au-dessus de cet orifice.

9° *Anomalie du canal artériel.* — A lieu de se fermer à la naissance, il reste ouvert, si bien que le sang passe de l'aorte dans l'artère pulmonaire.

10° *Anomalies diverses.* — Les gros troncs artériels ou veineux de la base du cœur peuvent communiquer entre eux ou présenter des différences dans leur mode de pénétration (Cazin)[1].

11° *Anomalies des valvules.* — 1° Valvules sigmoïdes : *a*) Il peut en exister quatre ou cinq. *b*) Il peut n'y en avoir que deux, mais épaisses. *c*) Elles peuvent présenter un état fenestré. *d*) Il peut y avoir des surnuméraires petites.

2° Les valvules mitrales peuvent avoir, s'il y a un orifice de communication entre les deux cœurs, une partie atrophiée et l'autre normale. De même les valvules de la tricuspide sont parfois soudées (Leudet)[2].

Ces anomalies sont isolées ou réunies en combinaisons variables (Rokitansky). Les deux associations les plus fréquentes sont :

1° Persistance du trou de Botal avec sténose de l'artère pulmonaire.

2° Orifice à la partie postérieure du septum antérieur avec sténose de l'artère pulmonaire, hypertrophie du ventricule droit et déviation de l'aorte à droite.

Dans les deux cas, la sténose de l'orifice pulmonaire étant incomplète, le canal artériel est oblitéré. Si la sténose de l'orifice est complète, le canal artériel reste ouvert.

Pathogénie de ces diverses anomalies. — Les uns les attribuent à une endocardite fœtale de l'orifice de l'artère pulmonaire, d'où rétrécissement, gêne secondaire dans le cœur et absence de fermeture des orifices de communication[3]. Les autres admettent le retentissement inverse (persistance des orifices, l'artère pulmo-

1. *Thèse* de Paris, 1897. — 2. *Thèse* de Paris, 1888. — 3. Cruveilhier, Lancereaux.

naire recevant moins de sang s'atrophie)[1] ; d'autres pensent que la persistance des orifices est une malformation congénitale, et d'autres, enfin[2], admettent les deux origines.

Résultat de ces anomalies. — Le cœur présente : *a*) ou une dilatation des ventricules ; *b*) ou une hypertrophie localisée à la paroi du ventricule droit avec petite cavité (surtout en cas de sténose de l'orifice pulmonaire) ; *c*) à la longue une hypertrophie avec dilatation des parois des veines et des capillaires[3], surtout aux doigts qui s'hypertrophient sans participation des os[4] ; *d*) une hypertrophie progressive du foie et de la rate ; *e*) une altération du sang[5] (hyperglobulie à 8 000 000, augmentation du diamètre globulaire à 8 μ, surcharge en hémoglobine (Lapique), augmentation de l'alcalinité et de la densité à 1 080).

Toutes ces modifications se produisent lentement et s'observent peu avant trois ans.

Symptomatologie. — 1° *Communication interventriculaire isolée* (Roger)[6]. — Souffle systolique, rude, intense, fixe, en plein cœur, au 3e espace intercostal, où il a son maximum et d'où il rayonne en tous sens, sans propagation aux vaisseaux. Absence de cyanose si la pression droite est inférieure à la pression gauche (Roger) ; sinon cyanose[7].

2° *Communication interauriculaire.* — Auscultation négative. Cyanose précoce seulement au moment des efforts ou tardive (forme tardive de la maladie bleue)[8].

3° *Persistance du canal artériel*[9]. — Souffle intense dans le dos, à gauche de la colonne, à la 3e dorsale, plus fort à l'inspiration (ceci tient à ce qu'une plus grande quantité de sang passe de l'aorte dans l'artère pulmonaire). Irrégularité régulière du pouls (quatre pulsations fortes au moment de l'expiration et quatre faibles à l'inspiration). Absence de cyanose.

1. Von Dush, Heina. — 2. Moussous, *Traité des mal. enfance Grancher et Comby*, 1903. — 3. Lombard, *Th.*, Paris, 1882. — 4. Yedel, *Presse méd.*, 1896. — 5. Krehl, *Arch. f. klin. med.*, 1889. — Vaquez, *Soc. Biol.*, 1895. — 6. Acad. méd., 1879. — 7. Le Houx, *Thèse*, Paris, 1902. — 8. Barbet Curtillet, *Rev. méd.*, 1889. — 9. Almagro (1862), F. Frank, Congrès Avancement sciences, 1878.

4° *Rétrécissement des orifices aortique et pulmonaire.* — Mêmes signes que chez l'adulte.

Symptomatologie de la maladie bleue. — La maladie bleue peut être observée dans le cas de communication interventriculaire ou interauriculaire isolée. Mais, le plus souvent, cette maladie présente la combinaison de ces anomalies avec le rétrécissement de l'orifice pulmonaire.

Le *signe capital* est la *cyanose*. Elle est due au mélange du sang veineux et du sang artériel du fait des communications entre les deux cœurs (Gintrac) et au défaut d'hématose de ce sang mélangé par suite du rétrécissement de l'artère pulmonaire, qui ne permet pas le passage d'une grande quantité de sang dans le poumon (Ferrus et Louis, 1823) et par suite de l'atrésie des branches de l'artère pulmonaire, quoique dilatée dans sa portion principale (Hervouët[1], Mouillé[2]). Grancher[3] fait intervenir la stase veineuse, comme facteur de la cyanose. Ou cette cyanose apparaît dès la naissance d'une façon permanente ou l'enfant reste pâle ne présentant de la cyanose qu'au moment des accès de toux et ce n'est que plus tard que la coloration bleue devient définitive. L'intensité est variable, elle augmente par les cris et les efforts de toux et diminue pendant le sommeil. Elle est généralisée ou localisée aux extrémités (doigts, lèvres, oreilles).

Refroidissement. — Le nourrisson se refroidit rapidement, surtout aux extrémités (28°-30°). Cette hypothermie augmente avec la cyanose. La température centrale est normale (Cadet de Gassicourt).

Dyspnée. — Elle est constante, même pendant le sommeil, mais elle augmente dès le réveil, au moindre cri, au moindre accès de toux. Cette dyspnée est accompagnée de battement des ailes du nez et de mouvements respiratoires fréquents. L'enfant est gêné pour teter.

Accès ou paroxysmes. — Sans cause appréciable, ou à l'occa-

1. *Gaz. méd. de Nantes*, 1895. — 2. *Thèse* de Paris, 1896. — 3. *Dict. Dechambre*, 1880.

sion d'un cri ou d'un effort, le nourrisson est pris d'un accès. Le cœur est agité, la dyspnée extrême, la cyanose à son maximum, le pouls petit, filiforme, les extrémités froides, le corps en sueur. On croit que le bébé va mourir, puis après quelques minutes tout se calme, il devient somnolent et abattu. On peut se trouver en présence d'un seul accès ou d'une série de ces derniers. Une crise est toujours sérieuse car elle peut être suivie d'une syncope ou d'une convulsion mortelle.

État général. — Celui-ci est peu impressionné par la maladie : l'enfant est apathique, endormi. La nutrition se ressent de cet état du sang. La courbe reste en plateau ou ne subit qu'un lent accroissement. On peut voir coïncider avec les signes de langueur, de nutrition, des déformations du thorax dues à des végétations adénoïdes ou du rachitisme de même que des déviations de la colonne vertébrale. Il est difficile de savoir quelle relation existe entre ces altérations osseuses et les anomalies congénitales.

Examen du cœur. — Nous avons étudié les signes de chaque anomalie isolée. Examinons maintenant les combinaisons qu'elles peuvent présenter entre elles :

1° Rétrécissement de l'orifice pulmonaire avec communication interauriculaire. Souffle du rétrécissement. Augmentation transversale de la matité précordiale. Abaissement de la pointe déviée en dehors. Aucun bruit indicateur de la communication.

2° Rétrécissement de l'orifice pulmonaire avec communication interventriculaire. Souffle du rétrécissement. Souffle de la communication. Nécessité de rechercher les deux maxima. Peu ou pas d'augmentation de la matité transversale. Peu ou pas de déviation de la pointe du cœur, en bas et en dehors. Impulsion précordiale énergique. Parfois le souffle de rétrécissement manque. Ceci tient à ce que ou l'obstacle est fort, rigide et ne permet le passage du sang qu'en trop petite quantité pour produire un souffle ou à ce qu'il s'agit non d'un rétrécissement, mais d'un canal étroit dans lequel le souffle ne se produit pas[1].

1. VARIOT, *Soc. méd. hôp.*, 1890.

Quelquefois le souffle de communication manque[1], ceci est dû à l'hypertrophie du ventricule droit qui donne une pression égale à celle du ventricule gauche, d'où absence de souffle. L'absence peut encore tenir à ce que l'orifice est trop grand pour être le siège d'un souffle.

3° Rétrécissement de l'orifice pulmonaire et communications interauriculaire et interventriculaire. Mêmes signes que dans le cas précédent.

4° Transposition des troncs artériels. Affaiblissement du premier bruit à la pointe avec exagération des claquements orificiels de la base. Hypertrophie des ventricules.

5° Transposition des troncs artériels. Communication interventriculaire. Peu de signes, sauf une matité précordiale étendue.

6° Tronc artériel unique et communication interventriculaire. Matité précordiale étendue. Souffle systolique et diastolique sur la ligne médiane à la région de la base.

La maladie est longue et se complète, chez l'enfant plus âgé, par l'apparition des lésions sanguines, par l'augmentation de volume du foie et de la rate, etc. Beaucoup d'enfants atteints de la maladie bleue meurent dans les deux premières années, emportés par une syncope. un accès convulsif et rarement par une hémorragie ou une complication surtout broncho-pulmonaire. — La survie dépend beaucoup de la lésion. La mort est rapide, dans les premiers jours de la vie (s'il y a atrésie de l'aorte), elle survient dans les premiers mois (s'il y a transposition des gros vaisseaux, ou s'il y a communication interventriculaire unie à la communication interauriculaire). — L'anomalie, qui donne le plus de survie est l'union du rétrécissement de l'orifice pulmonaire avec la communication interventriculaire et surtout avec la communication interauriculaire.

Le pronostic devra donc se baser sur le siège des anomalies et leurs combinaisons, sur la fréquence des paroxysmes et la tendance aux convulsions.

1. Variot, *Soc. de Pédiat.*, 1902. — Besson, *Thèse* de Paris, 1902.

Audry et Lacroix[1] ont résolu cette question de savoir si une anomalie cardiaque pouvait être diagnostiquée chez le fœtus. Ces auteurs ont entendu pendant la vie intra-utérine, un souffle anormal du cœur. Il y avait, en effet, une lésion congénitale.

La thérapeutique est purement symptomatique. Il faut élever l'enfant au sein, éviter tout refroidissement, l'isoler de façon à éviter toute contagion. S'il existe des crises paroxystiques, la valériane et le bromure sont indiqués. Les inhalations d'oxygène sont bonnes.

1. *Lyon médical*, 1890.

CHAPITRE XXVIII

MALADIES DU SYSTÈME NERVEUX

Le cerveau du nourrisson étant en formation et ses fonctions n'étant pas systématisées, il s'en suit d'une part que bien des affections cérébrales sont latentes et que, d'autre part, des lésions localisées en foyer observées à l'autopsie ne se sont manifestées par aucun signe clinique. Pour bien apprécier le degré exact des lésions, il est bon de savoir que le cerveau du nourrisson est mou et très vasculaire et que la cage osseuse qui le renferme peut subir de l'extension, du fait de l'existence des fontanelles. Au point de vue microscopique, il est indispensable de se souvenir que l'évolution normale du tissu nerveux à cet âge est de présenter des éléments libres graisseux et des leucocytes qui phagocytent ces derniers.

Les symptômes généraux sont : l'*excitation,* les *convulsions,* l'*hémiplégie,* la *somnolence* et le *coma* et les *troubles cérébraux.*

1° **Excitation nerveuse. Cris.** — Le système nerveux peut en dehors des convulsions, présenter des symptômes d'excitation, dont le *cri* est le plus souvent observé.

Il est physiologique ou pathologique. Dans la première catégorie, citons le cri à la naissance, qui paraît dû au contact de l'air et le cri de la faim, qui se calme dès la prise du sein ou du biberon, et qui, s'il n'est pas satisfait, est bientôt accompagné d'oligurie et de constipation.

Les causes pathologiques des cris sont variables : maillot trop serré, maillot mouillé, piqûre par une épingle, poussée dentaire, aérophagie, fissure anale, colique néphrétique, otite, syphilis, paludisme, érythème fessier, colique hépatique, migraine, maladie de Barlow, torticolis, intoxication digestive, alcoolique, etc. En un mot le cri tient ou non à une lésion du système nerveux. La ponction lombaire permet de voir s'il y a une lésion cérébrale ou médullaire. Souvent l'agitation est accompagnée d'hypertension.

Citons encore le cri de l'habitude d'être pris sur les bras, le cri du rêve.

La colique est une douleur mobile siégeant dans le ventre, paraissant suivre le trajet de l'intestin. Le nourrisson ne peut la définir ; cependant on peut penser qu'il souffre du ventre s'il a de la douleur aux attaches des muscles droits contracturés, s'il rétracte les jambes en chien de fusil. L'état du ventre varie. La colique est augmentée par la pression directe et calmée souvent par la pression à plat.

L'excitation nerveuse peut encore se manifester : 1° Par l'insomnie, l'agitation, l'instabilité, la dilatation pupillaire. 2° Par l'hyperesthésie : le nourrisson est très sensible et sursaute au moindre bruit. 3° Par des crises de colère. 4° Par de la céphalée (West, Rilliet et Barthez, Filatow, Pfaundler) : l'enfant se frappe la tête contre le berceau, se frotte contre l'oreiller, craint la lumière, ferme les yeux, fronce les sourcils, pousse des plaintes sourdes avec cris perçants. 5° Par de la raideur de défense du cou et même des membres, dont il faut attendre la détente. J'ai pu observer plusieurs familles de nerveux où tous les enfants présentaient dans leur première enfance cet état de défense et d'excitation. 6° Par de l'accélération du pouls avec saillie des fontanelles. 7° Par de la chorée ou de la myoclonie congénitale[1]. En ce cas, le nourrisson est constamment agité et gesticule avec des mouvements illogiques et incoordonnés qui cessent avec le sommeil et sont principalement observés à la face et aux membres supérieurs (cet état d'agitation particulière est ac-

1. Dupuy de Saint-Florent, *Thèse*, Paris, 1895.

compagné d'un arrêt de développement cérébral et de l'apparition tardive et lente de la marche).

On recherchera la cause de l'excitation nerveuse.

2° **Convulsions.** — L'attaque de convulsions peut être précédée d'une période courte d'hyperesthésie avec exagération des réflexes tendineux. Je ne puis mieux faire que de reproduire la description magistrale de Rilliet et Barthez.

« Le regard, qui était naturel, devient fixe; l'œil exprime la terreur, puis, rapidement, le globe oculaire est agité de mouvements saccadés qui le dirigent en haut sous la paupière supérieure, beaucoup plus rarement en bas; il redevient ensuite momentanément fixe pour être bientôt entraîné, tantôt à droite, tantôt à gauche. Les pupilles sont tantôt dilatées, tantôt contractées et lorsque l'iris est entièrement voilé par la paupière supérieure, on n'aperçoit plus que le blanc de l'œil, et le facies revêt un aspect caractéristique et effrayant. En même temps les muscles du visage entrent en contraction : la face est grimaçante, les commissures, tirées en dehors par des mouvements saccadés, produisent à chaque secousse un bruit particulier; souvent des mucosités mousseuses ou légèrement sanguinolentes, couvrent les lèvres d'une écume blanche ou rosée. La lèvre supérieure est tiraillée en haut, la mâchoire inférieure est agitée du même mouvement; d'autres fois il y a du trismus interrompu, de temps à autre, par des grincements de dents. La tête est, d'habitude, fortement portée en arrière. Les doigts sont fléchis sur la paume de la main avec raideur; les avant-bras ramenés sur les bras sont incessamment agités par des mouvements saccadés de demi-flexion et de demi-extension. On observe les mêmes symptômes aux extrémités inférieures, mais ils sont, en général, moins prononcés. Les muscles du tronc participent rarement aux contractions chroniques, mais d'ordinaire, le torse est roide... La contraction spasmodique du diaphragme et des muscles du larynx produit quelquefois un bruit tout spécial lorsque l'air s'engouffre dans la poitrine à chaque inspiration. Si les convulsions sont très violentes, les urines et les matières fécales sont rendues involontairement. La déglutition est bien rarement impossible. L'intelligence est presque toujours abolie et la sensibilité nulle ; les autres sens sont souvent encore impressionnables. »

Si l'accès dure un certain temps, la face et les extrémités deviennent violettes et froides, le pouls très petit et accéléré, la respiration bruyante et fréquente. La température centrale monte souvent à 40°-41°.

La convulsion (Trousseau) peut être localisée à un muscle ou à un groupe de muscles quelconques du corps : membres supérieurs, langue, face, yeux, diaphragme (respirations brèves et courtes), cou (mouvements alternatifs de rotation à droite et à gauche ou de balancement d'avant en arrière).

La convulsion peut être précédée d'une petite crise passagère de contracture. L'accès peut être unique ou se renouveler en formant un état de mal. Entre les crises, on peut noter de l'hyperexcitabilité[1].

Pathogénie. — Les anencéphales pouvant avoir des convulsions, on admet que la crise est due à la disparition de l'action frénatrice du cerveau sur la moelle, action qui, chez le nourrisson, est bien légère, car il suffit d'un rien pour la faire cesser. La moelle, à cet âge, est toujours sous pression et, comme le dit West, le nourrisson vit avec sa moelle.

On comprend aisément qu'une intoxication aiguë puisse annihiler cette action du cerveau, mais ceci est moins compréhensible d'une lésion chronique de l'organe.

Le pronostic dépend surtout de la cause qui produit les convulsions. Il est grave, si elles se renouvellent, si elles sont violentes, s'il y a de la cyanose et si le pouls et la respiration sont accélérés. L'avenir des nourrissons qui présentent des convulsions est variable. Certains auteurs pensent que 80 pour 100 sont des futurs épileptiques[2]. Ce chiffre est exagéré (Hutinel, d'Espine).

Étiologie. — On peut observer des crises de convulsions :

1. Hochsinger, *Wien. med. Woch.*, 1904. — 2. Monod, *Thèse*, Paris, 1904.

1° Dans toutes les affections *organiques* du système nerveux (méningo-encéphalites, méningites, méningo-myélites).

2° Dans bon nombre de cas d'intoxications digestives. Au moindre changement alimentaire, à la moindre intoxication, une crise peut apparaître. Les convulsions du rachitisme relèvent de cette origine.

3° Dans toute congestion brusque du système nerveux due à une hyperthermie brusque (convulsions des fièvres).

4° Dans toute excitation nerveuse (dent, otite).

5° Dans toute congestion veineuse du système nerveux (accès de coqueluche, cyanose congénitale).

6° Dans toute intoxication dite interne (eczéma, maladie dermo-lymphatique, urémie).

7° Dans toute intoxication de provenance maternelle (alcoolisme, éclampsie); on admet généralement une prédisposition aux convulsions du fait même de l'alcoolisme ou du nervosisme des parents.

Traitement. — Plonger de suite l'enfant dans un bain à 35° pendant un quart d'heure. On peut ajouter de la farine de moutarde. S'il y a de l'hyperthermie, on baissera la température du bain par l'addition d'eau froide, sauf chez les tout petits (Ausset). Quand la convulsion prend le type asphyxique, on peut employer les inhalations d'oxygène, la saignée, les sangsues, les ventouses scarifiées, la ponction lombaire.

Si la convulsion dépend d'une méningite cérébro-spinale, l'injection de sérum antiméningococcique sera de mise. Comme adjuvant, de l'antipyrine ou du bromure le jour, et pour la nuit du chloral en lavement.

3° **Hémiplégie cérébrale.** — La suppression des fonctions de l'écorce cérébrale portant sur tout le système rolandique, est suivie d'hémiplégie du côté opposé à la lésion. C'est après une crise de convulsions que l'on s'aperçoit que tout un côté retombe inerte.

L'hémiplégie est totale, flasque, plus marquée au membre supérieur et à l'extrémité du membre, qui est plus rouge et plus froid que le similaire. Le facial inférieur est toujours pris et parfois le facial supérieur. Les réflexes et les réactions électriques sont normaux.

Si la cause est passagère (poussée de poliencéphalite, congestion veineuse d'origine dystocique), l'hémiplégie rétrocède après quelques jours. Mais si la lésion persiste (sclérose cérébrale, méningo-encéphalite chronique), la flaccidité disparaît peu à peu par suite de la dégénérescence secondaire du faisceau pyramidal dont le développement est entravé et on voit apparaître de la contracture avec atrophie et parfois de l'athétose. En ce cas, le bras reste fixé, raidi, appliqué contre le corps ; l'avant-bras est fléchi en pronation et en flexion forcée, la main déviée sur le bord cubital, les doigts recourbés en griffe ou étendus.

Le membre inférieur est droit, contracturé ; le pied en varus équin avec subluxation de l'astragale.

On note de l'exagération des réflexes, de la trépidation épileptoïde, si toutefois la contracture n'est pas trop accentuée. Le membre malade s'atrophie en épaisseur et il est arrêté dans son développement en longueur, si bien que le côté hémiplégié est plus petit que l'autre. Cet arrêt de développement porte également sur le même côté de la face et du tronc. Du fait de la contracture et du raccourcissement, les mouvements volontaires deviennent difficiles et la station verticale sur le membre malade impossible.

Diplégie cérébrale. — Si la lésion portant sur tout le système rolandique est bilatérale, l'hémiplégie est double tout en présentant les caractères énoncés plus haut. On notera cependant qu'un côté est toujours plus malade que l'autre.

Traitement. — A la période de flaccidité, application de courants galvaniques faibles (10 à 15 minutes tous les deux jours).

Plus tard, à la période de contracture, le massage, la ténotomie, la transplantation de tendons sont de mise.

4° **Somnolence et coma.** — La somnolence est beaucoup moins fréquente que l'excitation nerveuse, que le cri, que les convulsions. Elle indique un état d'intoxication grave (urémie, choléra infantile, méningite, etc.) et, par conséquent, est d'un pronostic sérieux. L'enfant dort et somnole. Rien ne peut distinguer cet état du sommeil naturel que sa persistance, l'état des pupilles (ou dilatées ou rétrécies), l'état de la respiration qui est lente suspirieuse et présente souvent le type Cheyne-Stockes.

5° **Troubles cérébraux.** — L'éveil de l'intelligence se fait progressivement chez le nourrisson bien portant S'il existe un arrêt dans ce développement, on le note sur la figure de l'enfant.

Le regard est sans expression, atone, si bien que l'enfant paraît sourd et aveugle. « Son œil, dit West, ne répond à celui de sa mère avec le tendre regard d'intelligence accompagné d'un souvenir heureux par lequel un petit enfant même à trois mois fait fête à sa mère. » L'enfant ne distingue pas sa mère d'une personne étrangère, il ne lui fait pas fête, n'a pas ce rire éclatant et joyeux qui ne peut s'arrêter. C'est un être qui vit machinalement d'une vie purement végétative. D'ailleurs tout l'organisme reflète cette atonie générale : l'enfant est inerte, ne se sert pas de ses mains, ne sait même pas prendre le sein, si bien que l'on est souvent obligé de recourir à la sonde. Certaines anorexies, guéries par le gavage, relèvent d'un trouble cérébral.

Cet état d'arrêt dans les fonctions cérébrales peut être passager, s'il est dû à une intoxication digestive. Si au contraire, cet arrêt cérébral est dû à une *lésion* du système nerveux, il deviendra permanent et se caractérisera par l'état arriéré ou l'idiotie.

DIAGNOSTIC DES AFFECTIONS NERVEUSES

De l'intoxication intestinale à forme nerveuse. — a) *Forme ordinaire.* — L'intoxication intestinale, quelle qu'en soit la cause, peut provoquer l'apparition des signes d'excitation cérébrale, ou de somnolence, qui sont passagers et cessent dès que l'intoxication digestive est calmée. La ponction lombaire est souvent négative.

b) *Forme anesthésique et tabéto-spasmodique.* — Dans certains cas, si l'affection abdominale présente une évolution lente, on peut voir apparaître des phénomènes curieux, qu'il est bon de connaître. Le nourrisson atteint de troubles digestifs chroniques, avec hypertrophie du foie, ne se développe ni intellectuellement, ni physiquement : il semble idiot. Peu à peu on remarque que la sensibilité *cutanée* diminue sur toute la surface du corps, si bien que l'enfant ne peut tenir les objets et se brûle sans en éprouver la moindre douleur.

Par suite de cette anesthésie totale cutanée, l'enfant ne peut marcher, il devient astasique, abasique, déséquilibré.

Les réflexes sont normaux. On pense de suite à une maladie de Little, mais il n'y a ni exagération des réflexes, ni contracture des membres inférieurs ; à une maladie de Friedreich, à une lésion cérébelleuse, mais rien de tout cela existe. Après un temps plus ou moins long, la sensibilité revient, la marche se rétablit progressivement et l'enfant guérit très bien, sans que l'on trouve la cause de cet état bizarre, en dehors d'une intoxication digestive.

c) *Forme hydrocéphalique.* — L'intoxication digestive chronique peut provoquer l'apparition de l'hydrocéphalie (page 612).

Troubles circulatoires. — 1° *Congestion active.* — Elle est surtout observée dans le cours des maladies infectieuses (rougeole).

De l'agitation et quelques convulsions en sont les symptômes. A l'autopsie, le cerveau et les méninges sont rouge sang et les artères injectées jusque dans les plus petites ramifications. La paroi vasculaire étant très élastique, on ne constate pas de rupture de vaisseaux.

2° *Congestion passive. Hémorragie cérébrale. Hémotomyélie. Hémorragie méningée*[1]. — Dans ces cas de congestion, le cerveau et les méninges sont violacés, les veines sont saillantes et gonflées.

S'il y a hémorragie, elle est toujours d'origine veineuse (Hu-

1. Froin, *Thèse*, Paris, 1904.

tinel). Au cerveau, on peut noter de petits foyers de rupture veineuse soit à la surface, soit près des ventricules. Entre la couche optique et le corps strié sous la lame cornée émerge un gros tronc veineux qui provient du corps strié et qui est souvent thrombosé. C'est la veine de l'hémorragie sous-épendymaire.

Les branches peuvent se rompre et produire un foyer sanguin liquide qui s'ouvre parfois dans le ventricule. Ces hémorragies veineuses peuvent encore être le résultat de la thrombose des sinus. Les petits foyers institués dans le système nerveux sont caractérisés par un ramollissement rouge[1], bouillie laiteuse contenant des granulations graisseuses, des globules rouges ou de leurs dérivés et, au centre, un point noir qui est la veine thrombosée. Au début, le foyer est représenté par de l'œdème avec leucocytes et diapédèse de globules rouges. On ne confondra pas ce ramollissement d'origine thrombosique avec la putréfaction estivale, qui dégage de l'hydrogène sulfuré. Le foyer peut être dans la moelle, surtout au niveau d'un renflement, ou dans les méninges (foyer limité sous la dure-mère ou caillot diffus, noir, mou, gélatineux, sans fausse membrane dans l'espace sous-arachnoïdien ou dans le ventricule). Ce caillot évolue et se résorbe progressivement.

Étiologie. — Les causes de cette congestion veineuse avec ou sans hémorragie sont :

1° La faiblesse congénitale des vaisseaux, chez les prématurés[2], sans qu'il y ait de traumatisme obstétrical. Les foyers sont plutôt dans le cerveau.

2° Les traumatismes obstétricaux (accouchement prolongé et laborieux, forceps, version, traction). Le plus souvent ils frappent plus sur la moelle cervicale et le bulbe que sur le cerveau.

3° La stase asphyxique (circulaires du cordon, quintes de coqueluche).

1. Billard, Bouchaud, Parrot, *Arch. physiol.*, 1873. — Hutinel, *Thèse* de Paris, 1877. — 2. Couvelaire, *Ann. gynécol.*, 1903. — *Soc. obst.*, 1907.

4° Les maladies infectieuses (syphilis, infections digestives lentes, chez les atrophiques).

Signes. — Chez le nouveau-né, l'origine obstétricale se caractérise de plusieurs façons. *a*) Il est en pleine asphyxie (page 285) avec 39° et exagération des réflexes. *b*) Il n'est pas en asphyxie, mais il présente du coma entrecoupé d'accès de convulsions, sans paralysie et avec exagération des réflexes. *c*) Il présente de la paraplégie flasque avec abolition des réflexes et prise des réservoirs (hématomyélie). *d*) Ou après le coma (Boudet, 1839), une contracture uni ou bilatérale qui indique le siège méningé de l'hémorragie.

Chez l'enfant plus âgé, s'il s'agit d'une coqueluche, la congestion ou les hémorragies se caractérisent par des crises de convulsions entrecoupées de coma. S'il s'agit d'une infection, bien souvent la congestion passive et même les petites hémorragies sont latentes et visibles seulement à l'autopsie; les signes apparaissent si le foyer est gros ou s'il occupe les méninges ou les ventricules.

Ponction lombaire. — Dans tous les cas, surtout en présence d'hémorragie méningée, la ponction est utile. S'il y a du sang, celui-ci ne se coagule pas. A la longue le liquide devient rose et jaune (dérivés de l'hémoglobine). L'épanchement intraméningé est accompagné de lymphocytose s'il n'y a pas d'infection et de leucocytose s'il y a infection.

D'une façon générale, le pronostic est bénin. Le caillot se résorbe et il ne reste le plus souvent aucune trace de l'affection.

Le traitement consiste en l'allaitement maternel et en enveloppements ouatés.

Méningo-encéphalite et encéphalite chronique. Sclérose cérébrale. — La syphilis est la principale cause[1] de cette affection cérébrale. On a pu l'attribuer parfois à diverses autres infections de la mère[2].

1. Tobler, *Jahr. für Kinderh.*, 1906. — Ravaut, Darré et Ponselle, *Soc. méd. hôp.*, 1906. — 2. Gabail, *Thèse*, Paris, 1901.

Lésions. — Il y a ou non méningite chronique.

1° *Encéphalite pure. Sclérose cérébrale.* — Ce qui la caractérise est l'inflammation lente, diffuse d'une partie ou de tout le cerveau (lobaire, unilatérale, totale). La sclérose lente, qui en est la signature histologique, atrophie, fait disparaître ou empêche

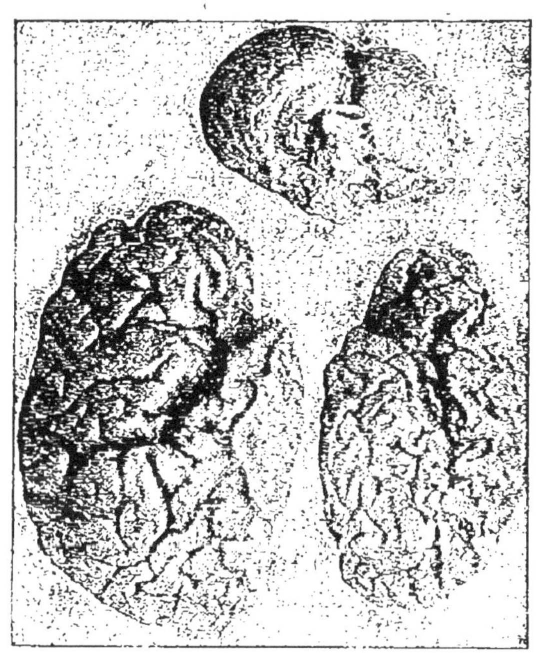

Fig. 52. — *Atrophie cérébrale (Traité des maladies de l'enfance,* Grancher et Comby, t. IV, p. 141).

de se produire les divers éléments du système nerveux (cellules nerveuses, fibres nerveuses).

La zone malade est *dure, atrophiée, desséchée, blanche,* cartilagineuse (fig. 52).

La cause de cette sclérose est une artérite. Plus le foyer vasculaire morbide sera étendu, plus la zone atrophiée sera grande. L'inflammation de la paroi artérielle gagne la névroglie ambiante et produit la sclérose dure et compacte, qui étouffe tous les éléments. Comme les vaisseaux pénètrent de la surface dans la profondeur du cerveau, la sclérose est beaucoup plus marquée au niveau de l'écorce et s'atténue vers le centre.

On note, dans ces formes d'encéphalite chronique pure, l'intégrité des méninges. L'espace compris entre le crâne et la zone sclérosée est rempli d'une quantité variable de liquide céphalo-rachidien plus abondant qu'à l'état normal.

2° *Méningo-encéphalite chronique.* — Elle est caractérisée par la présence de plaques d'étendue variable, unilatérales ou bilatérales, épaisses et opalescentes (amas de lymphocytes et leucocytes, fibrilles de sclérose, lésions vasculaires d'artérite). Ces plaques adhèrent au tissu nerveux sous-jacent, si bien qu'en enlevant la plaque méningée on enlève en même temps la surface corticale (Philippe et Oberthür). La cellule nerveuse étouffée par la sclérose disparaît au niveau de ces zones qui sont entièrement sclérosées. L'encéphalite ici est superficielle, reste localisée et ne produit pas ces atrophies cérébrales intenses, caractéristiques de la sclérose cérébrale. La note syphilitique de la lésion est fournie par l'intensité des lésions artérielles.

3° *Anencéphalie. Microcéphalie. Hydrocéphalie congénitale.* — La méningo-encéphalite chronique peut apparaître chez le fœtus, alors que le système nerveux est en évolution. Certaines parties du cerveau ne se produisent pas, d'où présence de trous et de cavités, qui font communiquer les ventricules avec l'espace sous-crânien (porencéphalie). Dans d'autres zones, au contraire, le tissu névroglique se multiplie si bien qu'une partie du cerveau peut être hypertrophiée (encéphalite hypertrophique).

Parfois même, tout le cerveau se réduit à un moignon collé contre la base du crâne. Les ventricules sont largement ouverts et communiquent avec la grande cavité des méninges.

La méningite chronique est, en général, étendue à toute la surface du cerveau et des ventricules.

Cette épendymite chronique produit, pendant un certain temps, du liquide qui forme l'hydrocéphalie congénitale ; par suite des communications précédentes, le liquide ne s'accumule pas dans les ventricules ouverts, mais entre le moignon céphalique collé à la base du crâne et la boîte crânienne; il remplace le cerveau.

Il est à noter que la sécrétion du liquide est passagère, si bien que les fontanelles ne se bombent pas et que le crâne ne subit pas les effets de la poussée venant de l'intérieur et reste normal (caractère de l'hydrocéphalie congénitale). Le liquide produit reste tel que et ne se résorbe pas.

C'est dans ces cas d'atrophie cérébrale totale que l'on constate une atrophie des nerfs optiques (cécité).

L'intensité de l'atrophie, dans le cours de cette maladie fœtale, tient à ce que le fœtus étant résistant à la mort, la maladie est généralisée et son évolution atrophiante se poursuit bien au delà du terme habituel[1].

On remarque de plus que la lésion méningée généralisée est très épaisse et forme une masse scléro-vasculaire qui étouffe et recouvre complètement le cerveau.

Symptomatologie. — Ces affections chroniques du cerveau ont pour signes l'hémiplégie ou la diplégie et les troubles cérébraux (pages 599 à 605). L'évolution est chronique et la maladie incurable.

Tumeurs et abcès du cerveau. — Les abcès, les gliomes sont rares. Ils ne sont que trouvaille d'autopsie.

Méningite chronique épendymaire. Hydrocéphalie acquise[2]. — L'épendyme et les plexus choroïdes tapissent la surface des ventricules.

L'inflammation caractérisée par la prolifération des cellules épithéliales de l'épendyme et la phlébite pariétale des plexus produit une néomembrane épithéliale qui sécrète *d'une façon continue* une plus grande quantité de liquide céphalo-rachidien contenant peu d'albumine et beaucoup de chlorures alcalins.

Cette épendymite est localisée à un ventricule ou généralisée aux deux.

1. RABAUT, *Icon. Salpêtrière*, 1905. — 2. BOUCHUT, *Traité des maladies du nouveau-né*. — D'ASTROS, *Traité des mal. de l'enfance de Grancher et Comby*. — MERLE, *Thèse*, Paris, 1910.

Comme il n'y a pas de communication entre les ventricules et l'espace péricérébral, le liquide sécrété d'une façon constante distend le ventricule, et refoule en tous sens la substance des hémisphères qui peu à peu s'atrophie, prise entre la boîte crânienne et le liquide central (atrophie compacte, dure, par sclérose, avec disparition progressive des éléments).

La sécrétion persiste tant que l'inflammation existe. Il arrive un moment où cette dernière se calme et le liquide ne se produit plus. Tant que la sécrétion existe, le refoulement en tous sens a lieu, et comme les fontanelles ne sont pas fermées, les os du crâne à leur tour subissent la pression venant de l'intérieur et s'écartent les uns des autres comme une plante qui s'ouvre. Les os sont ainsi rejetés chacun dans un sens donné : le front est haut, bombé, vertical, parfois oblique de haut en bas et d'avant en arrière. Les pariétaux et temporaux sont déjetés latéralement, si bien que le conduit auditif est dirigé en bas.

La tête devient lentement et progressivement de plus en plus grosse surtout dans le diamètre transversal. La base du crâne tend à s'aplatir ; la voûte de l'orbite est refoulée vers la cavité orbitaire. Les os du crâne sont minces par suite de l'entrave apportée à leur développement (opposé au rachitisme). Les sutures et fontanelles sont larges, membraneuses, fluctuantes ; les bords osseux sont rouges et vascularisés.

Contrastant avec ce crâne énorme, la face paraît petite, car les os y ont suivi leur développement normal.

La tête est grosse, lourde et ballante en tous sens : l'enfant ne peut la porter (fig. 53).

La peau du crâne est mince, présentant un réseau veineux accentué et peu de cheveux.

L'enfant s'habitue à cette compression du cerveau qui se fait lentement et progressivement et n'éprouve aucun malaise. Toute la symptomatologie se réduit à ce développement anormal de la tête. Cependant, à la longue, on peut voir survenir tous les degrés de modification des fonctions intellectuelles : à l'apathie cérébrale se joignent l'asthénie musculaire, la lenteur et la faiblesse des mouvements. L'enfant ne peut plus marcher, ni même se tenir assis et il laisse tomber les objets.

Dans les cas graves, à cette période de flaccidité musculaire succède une période de légère contracture en flexion avec exagération des réflexes, comme dans la diplégie cérébrale. La sensibilité générale s'émousse, quoiqu'il n'y ait pas d'anesthésie. L'ouïe et la vue sont diminuées ; d'ailleurs l'œil est le plus souvent projeté en bas, du fait même du refoulement de la voûte orbitaire.

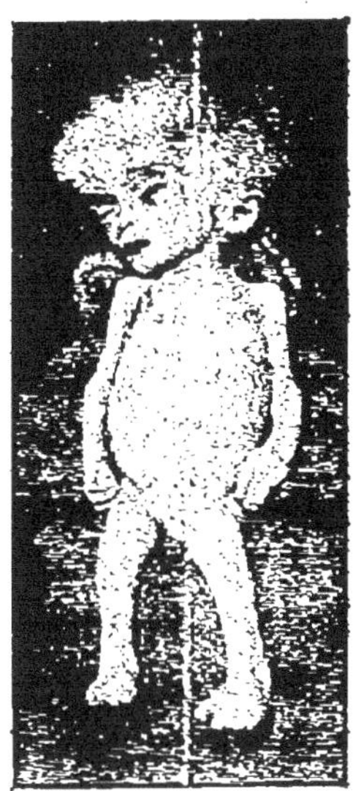

Fig. 53.
Hydrocéphalie acquise.

La calorification et la thermogénèse subissent également une diminution notable, si bien que la température est le plus souvent au-dessous de la normale.

Tôt ou tard, l'enfant, dans l'impossibilité de soutenir sa grosse tête, est obligé de rester couché, endormi et sans mouvement, et tombe peu à peu dans le marasme et la cachexie.

Le diagnostic de l'hydrocéphalie acquise est facile quand elle est intense.

Dans les cas légers, on peut la confondre avec le rachitisme. En effet, dans cette dernière affection, le crâne est développé du fait de l'hypertrophie du tissu osseux et souvent aussi d'une légère hydrocéphalie externe concomitante ; les fontanelles sont également très ouvertes et plus ou moins bombées. L'existence des autres signes du rachitisme permet de faire le diagnostic. Celui-ci devient difficile si la lésion est purement crânienne, en ce cas, l'examen des bords des os du crâne les montrera épais et saillants et la ponction lombaire donnera issue à un liquide normal. On sait, au contraire, que dans l'hydrocéphalie il existe de la lymphocytose dans le liquide céphalo-rachidien. De plus, dans l'hydrocéphalie, les mensurations successives montrent que le crâne croît lentement et l'examen du fond de l'œil indique une stase papillaire avec atrophie progressive du nerf optique.

L'étiologie de ces deux maladies étant souvent la même, il n'y a pas lieu de s'étonner de la possibilité de leur coexistence chez le même enfant.

Traitement. — Les ponctions cérébrales ne donnent pas de résultat. La ponction lombaire n'est d'aucune utilité (sauf pour la recherche de la lymphocytose), car la communication entre le cerveau et la moelle est oblitérée.

Deux traitements peuvent avoir une certaine efficacité : *a*) S'il existe une probabilité de spécificité, le traitement spécifique s'impose. *b*) L'inondation céphalique étant le plus souvent d'origine digestive, il suffira de soigner la perversion de la digestion pour voir graduellement le volume de la tête diminuer : si l'enfant porte un béret, celui-ci descend peu à peu jusqu'aux oreilles.

Les boissons chaudes, le calomel répété à petites doses, le soufre sont les meilleurs moyens de guérir l'hydrocéphalie pourvu qu'elle ne soit pas trop ancienne.

Maladie de Little. — La maladie, quoique congénitale, peut rester latente pendant les deux premières années.

On devra craindre son apparition si, pendant cette période, les réflexes rotuliens sont exagérés sans cause, si les essais de marche provoquent des mouvements spasmodiques et si le réflexe des orteils est en extension (Leri). L'affection apparaît lentement, est caractérisée par une raideur progressivement croissante des membres inférieurs, avec parésie et exagération des réflexes, sans convulsions, ni athétose, ni troubles cérébraux, ni troubles de sensibilité.

Peu à peu, par suite de l'augmentation de la raideur, les genoux tendent à s'accoler et à ne plus se séparer. La marche est impossible, l'enfant ne pouvant se tenir debout sans être soutenu, et reposant sur la pointe du pied (le talon étant relevé). Ce n'est que plus tard que la maladie se complète.

En un mot, la maladie de Little se *devine* chez le nourrisson et doit être recherchée méthodiquement.

Pathogénie. — Cet état spécial des membres inférieurs est

attribué à l'absence de développement du faisceau pyramidal, du fait d'une lésion siégeant sur les deux lobules paracentraux et sur la partie supérieure des circonvolutions périrolandiques. Beaucoup d'auteurs pensent que le faisceau pyramidal se développe comme à l'ordinaire, ou comme dans la diplégie cérébrale, mais en sclérose de densité variable, si bien qu'entre ces deux maladies (diplégie cérébrale et maladie de Little), il n'y aurait qu'une question d'étendue de lésion sur le centre rolandique, localisée dans la seconde, généralisée dans la première.

Le fait que les membres inférieurs sont seuls atteints élimine la diplégie cérébrale. Le mal de Pott se différencie par l'existence d'une lésion de la colonne (saillie à angle aigu, douleur, etc.). Les contractures d'origine articulaire siègent autour des articles et sont accompagnées de rétractions fibrotendineuses[1].

Traitement. — La nature de la lésion étant très souvent spécifique, il sera bon de soumettre au traitement tout nourrisson présentant de la spasticité et de la raideur des membres inférieurs avec exagération des réflexes. On évitera ainsi le développement de bien des cas de maladie de Little.

Après quelques mois de frictions et de piqûres, l'état morbide se calme et tout rentre dans l'ordre.

Idiotie amaurotique familiale[2]. — Cette affection familiale est rare et observée surtout chez les juifs russes. Elle débute vers le cinquième mois : 1° par une diminution progressive de la vue qui aboutit rapidement à la cécité ; 2° par des modifications variables de l'intellect pouvant aboutir même à l'idiotie (page 605) ; 3° par une asthénie musculaire, comme dans l'hydrocéphalie et la maladie d'Oppenheim. L'enfant est mou, apathique, ne peut ni tenir la tête ni rester assis et laisse tomber les objets. Peu à peu, à cette flaccidité générale musculaire succède de la spasmodicité : les réflexes s'exagèrent, les membres se raidissent (tête en arrière, bras en dedans, cuisses fléchies, pieds en extension).

1. Gianoso, *Riforma med.*, 1905. — Larue, *Thèse*, Paris, 1906. — 2. Waren Tay, *Transact. of the opht. Soc. of the United*, 1888. — Sachs, *Journ. of nervous diseases*, 1887-1903. *Revue générale in Arch. méd. des enfants*, 1909.

La maladie évolue en quelques mois. L'enfant incapable de mouvements tombe dans le marasme et meurt dans la seconde année, à la manière d'un hydrocéphale.

Lésions. — On ne trouve aucune lésion précise du système nerveux (sauf une dégénérescence généralisée). La cécité est due au développement rapide de lésions symétriques de la macula (tache grise ovale, à grand axe horizontal, présentant au centre un point rouge sombre, la fovea centralis).

Cette lésion est accompagnée d'atrophie du nerf optique.

On ne peut confondre cette maladie avec l'hydrocéphalie, vu le volume de la tête; avec la cécité congénitale qui accompagne la sclérose cérébrale et qui apparaît dès la naissance; avec la cécité qui vient après la méningite cérébro-spinale; avec la cécité d'origine syphilitique (opacité du corps vitré)[1]; avec la myatonie congénitale d'Oppenheim vu la localisation de l'asthénie musculaire à la racine des membres, l'exagération des réflexes, l'intégrité de l'intelligence et de la vue.

MALADIES DE LA MOELLE

Paralysie infantile (poliomyélite, myélite à prédominance antérieure, polio-encéphalite). — Heine (1840), puis Rilliet et Barthez, Kennedy, Duchenne de Boulogne, ont montré les principaux caractères cliniques de la maladie.

Cornil, Prévost et Vulpian, Lockhart Clarke, Charcot et Joffroy ont établi la localisation de la lésion aux cornes antérieures de la moelle, d'où le nom de polyomyélite. Dans la suite Roger et Damaschino, Goldscheider, Redlich, P. Marie, Siemerling ont montré que cette localisation était par trop exclusive et que la lésion, tout en étant prédominante dans les cornes antérieures, diffusait cependant dans les cordons antéro-latéraux.

1. Stephenson, *Lancet*, 1906.

Enfin, tout récemment, les études microbiologiques ont fait faire un grand pas à l'étude de la nature de l'affection.

Étiologie. — La maladie est surtout rencontrée durant la seconde année. Les cas sont sporadiques, mais le plus souvent il existe des épidémies (villages, écoles).

Telles les épidémies étudiées récemment par Harbitz et Schul[1], Wickmann[2], Netter[3], Lhermitte, Krause et Meinicke[4].

Jusque dans ces derniers temps, nos connaissances s'arrêtaient à ces notions purement cliniques et anatomiques. L'épidémicité de la maladie pouvait faire penser à sa nature parasitaire, mais ce n'était qu'une hypothèse, car la démonstration n'était pas faite, les animaux ordinaires de laboratoire ne prenant pas la maladie. La question fit un pas décisif le jour où Landsteiner et Popper purent transmettre la polyomyélite antérieure au singe[5]. Ces auteurs prirent des fragments de moelle infectée et, après trituration dans de l'eau physiologique, l'inoculèrent dans la cavité péritonéale de deux singes (l'un, un cynocephalus hamadias, et l'autre, un macacus rhesus).

Après six jours d'incubation, le premier devint malade et mourut en huit jours. A l'autopsie, on trouva les lésions typiques de la polyomyélite : lésions vasculaires entourées de lymphocytes et de leucocytes polynucléaires ; cellules nerveuses dégénérées à protoplasma granuleux vacuolisé et à noyau à peine visible, entourées de cellules migratrices qui les pénètrent. Le second, après douze jours, présentait de la paralysie des membres inférieurs. La démonstration de la nature infectieuse de la maladie était faite ; cependant la transmission en série de singe à singe échouait.

Bientôt, Knopfelmacher[6], Strauss et Huntoon[7] vinrent confirmer cette découverte, mais il restait à obtenir le passage de singe

1. *Path. anat. intersuch. über Poliomyelitis*, Christiania, 1907. — 2. *Beiträge zur Kenntniss der Heine Medinschen Krank.*, Berlin, 1907. — 3. *Bull. soc. méd. hôp.*, 1909. — *Sem. méd.*, 1909. — 4. *Deutsch. med. Woch.*, 1909. — 5. *Soc. Méd. Vienne*, 1908. — *Zeitsch. für Immunitäts Forsch.*, 1909. — 6. *Medizin. Klinik.*, 1909. — 7. *New-York Med. Journ.*, 1909.

à singe pour que la démonstration fut complète. C'est à cela que s'employèrent, simultanément, Flexner et Lewis en Amérique[1], Leiner et Wiesner à Vienne[2], Landsteiner et Levaditi à Vienne et à Paris[3]. Ils y parvinrent, en employant l'inoculation intra-cérébrale d'émulsion de moelle infectée. On peut, de cette façon, transmettre la maladie d'animal à animal. Il est probable que si Landsteiner et Popper ont échoué dans leurs premières tentatives, cela tient à ce qu'ils employaient la voie péritonéale qui est infidèle, comme Leiner et Wiesner l'ont démontré.

Ces derniers auteurs établissent de plus que les jeunes singes sont plus sensibles à la maladie que les vieux ; ce qui vient corroborer l'observation clinique ancienne que l'affection se rencontre surtout dans le jeune âge.

Les caractères de la maladie expérimentale sont les suivants : après une incubation de cinq à quinze jours (moyenne sept à dix jours) pendant laquelle le singe inoculé ne présente aucun signe d'infection, on voit apparaître de la faiblesse et de la paralysie flasque d'une des pattes inférieures, d'abord à l'extrémité, puis dans tout le membre. L'animal se traîne sur une patte. La paralysie peut rester ainsi localisée ou gagner l'autre membre et même les autres parties du corps (tronc, nuque), à l'exception de la face. La paralysie est ainsi ascendante (or une marche identique est observée chez l'enfant). Dans certains cas, les membres inférieurs sont respectés, et les symptômes paralytiques sont localisés à la nuque et aux membres supérieurs : le cou ne peut plus supporter la tête qui devient ballante, les bras soulevés retombent inertes. Dans toute cette évolution, la fièvre est inconstante (Leiner et Wiesner) et l'on peut observer quelques tremblements généralisés.

Les lésions que l'on trouve chez les singes ainsi infectés sont absolument identiques aux lésions de l'enfant : leucocytes mononucléaires dans les gaines périvasculaires — envahissement du

1. *The Journal of Amer. med. Assoc.*, 1900. — 2. *Wien. klin. Woch.*, 1909. — 3. *Soc. Biol.*, 1909 et Acad. Sciences, 1909.

tissu médullaire et des cornes antérieures par les polynucléaires — dégénérescence des cellules nerveuses, qui sont détruites et phagocytées par les leucocytes polynucléaires — altération des ganglions spinaux (Flexner et Lewis).

La période d'incubation est d'autant plus longue que la dose de virus inoculée est moins forte (Levaditi et Landsteiner) : par exemple, après filtration sur bougie Berkfeld.

Leiner et Wiesner[1] ont montré que, pendant cette période, le virus envahit le système nerveux avant que les phénomènes morbides révélateurs apparaissent, car la moelle inoculée reproduit la maladie. Les lésions se font alors peu d'heures avant l'apparition des symptômes cliniques (Levaditi et Landsteiner)[2].

J'ai dit plus haut — et c'est l'opinion généralement admise — que les animaux de laboratoire étaient réfractaires à la maladie ; cependant parfois le lapin peut la contracter (Krause et Heinicke[3], Dahm[4]).

La démonstration est donc faite : la paralysie infantile ou polyomyélite est une maladie infectieuse transmissible par inoculation.

Dans ces derniers temps on a essayé d'étudier plus minutieusement le virus (Landsteiner et Levaditi[5], Flexner et Lewis[6]) et on a vu que le microbe est très petit et passe à travers les diverses bougies. Comme il arrive pour tous les virus du même genre, une notable quantité reste fixée et collée sur le filtre. Il garde sa virulence en dehors du corps, au moins sept jours, résiste à la dessiccation vingt-quatre jours et à la congélation onze jours. Il est détruit par le chauffage à 50° en une heure (Leiner et Wiesner[7]).

Tous ces auteurs ont établi de plus que l'inoculation du virus dans tous les organes du singe (peau, péritoine, ganglions, chambre antérieure de l'œil) peut être suivie de l'apparition des symptômes paralytiques, mais que la voie la plus sûre est la voie

1. *Wien. klin. Woch.*, 1910. — 2. *Soc. Biol.*, 1910. — 3. *Deutsche med. Woch.*, 1909. — 4. *Münch. med. Woch.*, 1909. — 5. *Soc. Biol.*, 1909. — 6. *Journ. of the Amer. med. Assoc.*, 1910. — 7. *Loc. cit.*

cérébrale. Ils n'ont obtenu aucun résultat par la voie digestive, la gorge et le nez, en évitant toute infraction de la muqueuse. Une fois pénétré dans l'organisme, le virus gagne le système nerveux et disparaît dès lors de tous les organes et même du liquide céphalo-rachidien. Le parasite s'élimine par la salive et le mucus nasal.

Les jeunes singes sont très sensibles à la maladie et meurent : les vieux résistent davantage, mais peuvent garder cependant une atrophie localisée. Ils sont vaccinés contre une nouvelle infection (Flexner et Lewis, Levaditi et Landsteiner), mais leur sérum ne vaccine pas le singe contre l'inoculation du virus et ne possède aucune vertu curative. Il a seulement la propriété de détruire le virus dans les tubes à essai.

Lésions. — A la région antérieure de la moelle, principalement aux renflements cervical ou lombaire, présence de foyers d'étendue variable de ramollissement de teinte rosée. Cicatrisation progressive du foyer qui devient dur, gris et atrophié. Au microscope : lymphocytes dans les gaines périvasculaires ; envahissement du tissu nerveux par des polynucléaires ; dégénérescence des cellules nerveuses qui sont phagocytées ; altération des ganglions spinaux ; intégrité ou non des méninges. Les zones médullaires motrices et trophiques étant lésées, les muscles, os et tissus sont arrêtés dans leur développement (os plus courts et plus minces, etc.).

Symptomatologie. — Début brusque. Un nourrisson est couché bien portant la veille et retrouvé le lendemain matin en paraplégie (paralysie du matin de West). C'est le cas le plus simple. Le début peut être représenté par des douleurs dans les mouvements provoqués du tronc et du cou. Cette hyperesthésie musculaire est accompagnée de flaccidité. On note souvent aussi une parésie des muscles de la paroi abdominale avec abolition des réflexes[1].

Le début peut être tapageur. Brusquement la fièvre monte à 39°, avec des signes d'embarras gastrique ; on constate après un

1. DUQUENNOY, *Thèse*, Lille, 1898.— MÜLLER, *Münch. med. Woch.*, 1909.

ou deux jours, soit une monoplégie, soit une paraplégie siégeant de préférence aux membres inférieurs et rarement aux bras. La paralysie est plus marquée sur certains muscles (fléchisseurs des pieds, péroniers, extenseurs du genou, muscles innervés par le radial à l'exclusion du long supinateur, type radiculaire supérieur ou inférieur). Les muscles postérieurs des membres inférieurs restent indemnes.

Cette paralysie se distingue de la myélite diffuse par la conservation des sphincters, la flaccidité, l'abolition des réflexes, la conservation de la sensibilité.

Après une semaine, les muscles simplement effleurés reprennent leur motilité, alors que les muscles très atteints vont subir l'atrophie (baisse progressive de la contractilité faradique, réaction de dégénérescence). La paralysie reste flasque. Les muscles antagonistes sains entraînent le membre dans leur direction, les muscles atrophiés ne pouvant plus maintenir la rectitude (déformations, pied-bot, pied plat paralytique qui gênent la marche). Si tous les muscles des membres inférieurs subissent l'évolution atrophique, l'enfant complètement impotent devient cul-de-jatte. La luxation de la hanche est due à la localisation du mal aux muscles pelvi-trochantériens et la scoliose aux muscles dorsolombaires.

Comme dans l'hémiplégie cérébrale, la paralysie arrête le membre en pleine croissance (atrophie de la peau, atrophie en épaisseur et en longueur des os (fractures faciles), abaissement thermique, production de sueurs, hypertrichose, troubles trophiques des ongles). On constate l'intégrité parfaite des fonctions intellectuelles.

Polio-encéphalite (Strümpell). — Des foyers de ramollissement du même genre peuvent être observés dans les zones motrices du bulbe (dysphagie, paralysie du voile du palais et des lèvres, dyspnée à type bulbaire, hoquet, vomissements, syncope mortelle) ; dans les zones motrices de la protubérance (ophtalmoplégie double, nystagmus, troubles de l'équilibre) ; dans les zones motrices des circonvolutions (accès de convulsions suivies d'une hémiplégie flasque, respectant le facial).

Cette paralysie prédomine sur certains muscles (nerfs péroniers) et peut être suivie d'atrophie, si les centres moteurs médullaires sont atteints en même temps de la même maladie, ou de contracture, si ces derniers centres sont restés sains. La fontanelle est intacte.

Ponction lombaire. — Le liquide est normal ; la présence de lymphocytes indique que la maladie a gagné les méninges (la méningite, en ces cas, est très légère et ne se manifeste par aucun signe clinique).

Coexistence de la méningite cérébro-spinale. — Parfois cette dernière affection est accompagnée ou suivie des signes de la paralysie infantile. Le méningocoque, en ce cas, a pénétré l'axe médullaire antérieur (voir méningite cérébro-spinale).

Pronostic. — La maladie se localise à certains muscles et produit des déformations des membres. La mort n'est à craindre que si l'affection gagne en remontant les noyaux moteurs du bulbe.

Traitement. — A la période de flaccidité, tous les trois jours une séance de dix minutes d'électrisation galvanique (12 milliampères). — A la période de rétraction des tendons, le massage et la tenotomie peuvent être employés.

Le sérum des singes inoculés avec le parasite a des propriétés vaccinantes (Flexner). On sait que le sérum des malades atteints depuis plus ou moins longtemps neutralise *in vitro* le virus de la polyomyélite[1].

Myélite diffuse syphilitique. — Elle est rare et caractérisée par une paraplégie flasque totale, sans prédominance sur certains muscles, les troubles de la sensibilité, la prise des sphincters[2].

Amyotrophie spinale à type Werding[3] Hoffmann[4]. — Elle est familiale et apparaît durant la première année, parfois même dès la naissance. Elle est caractérisée : 1° par la localisation de

1. Netter et Levaditi, *Soc. Biol.*, 1910. — 2. Davisson et Carthy, *Phil. med. Journ.*, 1903. — Peters, *Rev. méd.*, 1900. — Collet, *Lyon méd.*, 1899. — 3. *Arch. für Psychiatrie*, 1891. — 4. *Deutsch. Zeitsch. für Nervenheilk.*, 1893.

la paralysie flasque aux membres inférieurs et aux muscles du dos ; 2° par la localisation aux muscles de la racine du membre d'abord et par l'extension consécutive et progressive aux muscles des extrémités ; 3° par la symétrie des lésions ; 4° par l'atrophie progressive des muscles atteints (diminution de l'excitabilité électrique, réaction de dégénérescence) ; 5° par la persistance de la flaccidité, comme dans toutes les amyotrophies spinales ; 6° par l'absence de tout mouvement, qui empêche la marche et confine au lit l'enfant, qui se cachectise et meurt après un temps plus ou moins long d'une complication pulmonaire ; 7° par l'abolition des réflexes, l'absence de douleurs et l'intégrité des sphincters ; 8° par la conservation de l'intelligence (le cerveau étant normal) ; 9° par sa marche ascendante progressive et rapide ; 10° par sa durée courte (quelques mois) ; 11° par l'existence d'une lésion localisée aux cornes antérieures de la moelle (amyotrophie spinale de la première enfance).

Mal de Pott. — La paraplégie avec contracture, l'exagération des réflexes, la saillie spéciale des vertèbres, la difficulté de mobiliser les jointures de la colonne en sont autant de symptômes caractéristiques.

Diverses affections de la moelle[1]. — On sait que beaucoup d'affections de la moelle observées chez l'adulte sont familiales. Leur développement se fait très lentement, si bien que chez le nourrisson elles paraissent latentes. Il est probable que les études ultérieures permettront de les dépister à cet âge.

MYOPATHIES

Myatonie ou maladie d'Oppenheim[2]. — Elle est congénitale.

1. Amyotrophies (divers types). — Sclérose en plaques. — Tabes. — Syringomyélie. — Paraplégie spasmodique infantile. — Maladie de Friedreich. — Hérédo-ataxie cérébelleuse. — Myopathies diverses. — Paralysie pseudo-hypertrophique. — Névrite hypertrophique interstitielle et progressive. — Maladie de Thomsen. — Paralysie périodique familiale. — 2. *Monatsch. für Psych. und Neur.*, 1900. — Misserey, *Thèse*, Lyon, 1908.

Dès les premiers mois de la vie, on s'aperçoit que le nourrisson reste *immobile,* en asthénie musculaire et n'exécute aucun mouvement : le bras relevé retombe lentement, la main ne peut saisir ni garder aucun objet. Debout, l'enfant s'effondre ; assis, il courbe la colonne vertébrale et s'affaisse. Les jointures présentent de la laxité. Tous les muscles du corps sont plus ou moins atteints et sont mous au toucher.

L'organisme ainsi atone obéit à toutes les positions qu'on lui donne. Il n'y a ni atrophie, ni réflexes. Les réactions électriques sont affaiblies. Les fonctions intellectuelles sont normales. On ignore la cause de cette affection curieuse qui est d'emblée à son maximum et guérit. La gravité tient à la broncho-pneumonie. On ne peut la confondre qu'avec l'asthénie précoce du rachitisme, de l'hydrocéphalie et de la maladie de Barlow, mais l'existence des autres signes de ces affections suffit pour établir le diagnostic.

De plus on ne trouve pas, dans ces cas, cette mollesse particulière des muscles caractéristiques de la maladie d'Oppenheim.

Hématome du sterno-cléido-mastoïdien [1]. — Après un accouchement difficile (surtout la présentation du siège) ou après la naissance, à la suite d'un effort violent (Gaudier, Clarke, Eiselberg), on peut voir survenir une tumeur dans le sterno-cléido-mastoïdien, surtout à droite et dans le faisceau sternal. Elle est due à une rupture de fibres musculaires avec hématome : elle est molle, résistante et fait saillie si on étend le muscle en inclinant la tête du côté opposé. Le muscle malade présente une légère contracture. Bientôt le foyer s'organise et la tumeur devient dure et fibreuse. La durée est de quatre à six mois : il est exceptionnel que l'affection persiste sous la forme d'un torticolis chronique. Le pansement ouaté est le traitement de choix.

Torticolis congénital. — Il est dû à une myosite fœtale. Il peut être familial [2].

1. Wapler, *Thèse*, Paris, 1904. — 2. Merusi et Gueffi, *Assoc. Parme*, 1902.

Paralysie faciale périphérique, unilatérale. — Elle est congénitale ou acquise. 1° *Congénitale*[1]. Elle est rare et due à un arrêt de développement de la vésicule auditive ou de la première fente branchiale. Le facial, l'oreille et le rocher ne se sont pas développés. Affection incurable. Signes de dégénérescence du muscle.

2° *Acquise*. — Due à une tuberculose du rocher (incurable) ou à l'impression du froid (curable) ou à la compression de la branche temporo-faciale du nerf là où elle croise la branche montante du maxillaire inférieur, soit par une des branches du forceps soit par le passage lent à travers le canal.

Paralysie faciale centrale, bilatérale[2]. — Elle est toujours congénitale, souvent familiale, coïncidant avec une paralysie des muscles de l'œil (ptosis, nystagmus, ophtalmoplégie), et due à une lésion des noyaux bulbaires (syphilis, infection maternelle). Elle est incurable.

Les signes de ces diverses paralysies faciales n'ont rien de spécial.

Constriction congénitale de la mâchoire[3]. — Elle est due à du trismus, qui empêche l'enfant d'ouvrir la bouche. L'affection est curable.

Paralysie douloureuse des sevrés (Chassaignac, 1856). — Un enfant dans la seconde année tombe, on le retient brusquement par la main. L'enfant crie et le bras retombe inerte : les mouvements sont impossibles et la mobilisation du bras douloureuse. L'affection dure une semaine et guérit seule. On l'attribue soit à un tiraillement du plexus brachial, soit à une entorse[4], soit à l'hystérie[5].

Paralysie du plexus brachial. — Elle relève d'une manœuvre brutale obstétricale, qui comprime ou tiraille les racines du plexus à leur origine médullaire. Elle affecte un des trois types : radiculaire supérieur, inférieur ou total. Elle guérit par l'électrisation galvanique (deux séances par semaine).

1. Heller, *Thèse*, Paris, 1903. — 2. Falloux, *Thèse*, Paris, 1909. — 3. Ovize et Delbet, *Revue stomatol.*, 1906. — 4. Turnowsky, *Wien. klin. Woch.*, 1909. — 5. Hutinel, *Maladies des Enfants*.

Paralysie radiale. — Elle est due à la compression par le maillot et guérit rapidement.

Hémispasme congénital de la lèvre inférieure[1]. — Il est localisé au muscle labial inférieur d'un côté. Héréditaire et familial. On peut le voir coïncider avec de la plagiocéphalie unilatérale (aplatissement de la bosse pariéto-occipitale d'un côté et saillie en avant de la bosse frontale) qui paraît due au décubitus et à la contracture du sterno-cléido-mastoïdien.

Paralysie unilatérale de l'hypoglosse[2]. — Elle est due à l'application oblique du forceps. La moitié de la langue est immobile et la pointe est déviée vers le côté sain. La succion est difficile. Guérison rapide.

NÉVROSES

Tétanie essentielle. — Steinheim (1830), Dance (1831), Tonnelé (1832) ont décrit l'accès de tétanie caractérisée par une contracture spéciale. Les recherches ultérieures de Trousseau, Chvostek, Weiss, Küsmaul et Benedickt, Erb, ont montré qu'entre les accès existe un état latent « tétanoïde », aussi caractéristique de la maladie que la crise de contracture.

Chez le nourrisson, la tétanie essentielle a été plus spécialement étudiée par Escherich[3], Finkelstein, Thiemisch[4].

Étiologie. — La tétanie essentielle s'observe rarement avant trois mois, mais surtout de trois à quinze mois (Escherich) (fig. 54). Elle est plus fréquente chez les garçons et même très commune dans certains pays (Allemagne et Autriche) où elle paraît avoir augmenté dans ces dernières années (Escherich). Elle est de plus en plus rare en France. C'est l'opinion de tous les auteurs français. Je n'en ai vu que deux cas sur vingt-cinq mille nour-

1. Variot et Bonniot, *Soc. péd.*, 1909. — 2. Devé, *Soc. obst.*, 1908. — 3. *Traité de* Grancher et Comby — Die Tetanie der Kinder (Wien. Verlag von Hölder). — 4. Die spasmophile diathese als Klinische Einheit (*Handbuch der Kinderheilk* de Schlossmann et Pfaundler).

rissons. La maladie est principalement observée en hiver et au printemps (Escherich, fig. 55) et dans les maisons humides. Le

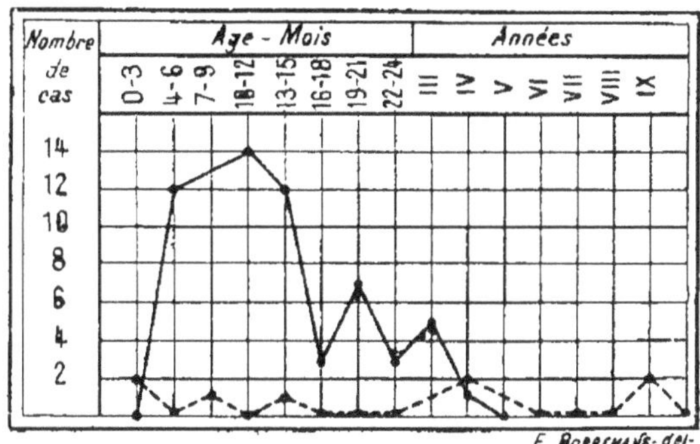

Fig. 54. — Tétanie suivant l'âge (Escherich. *Traité des maladies des enfants*, Grancher et Comby, t. IV, p. 405).

terme « épidémie de tétanie » tient à ce que l'on en rencontre un grand nombre de cas, en l'espace de quelques mois.

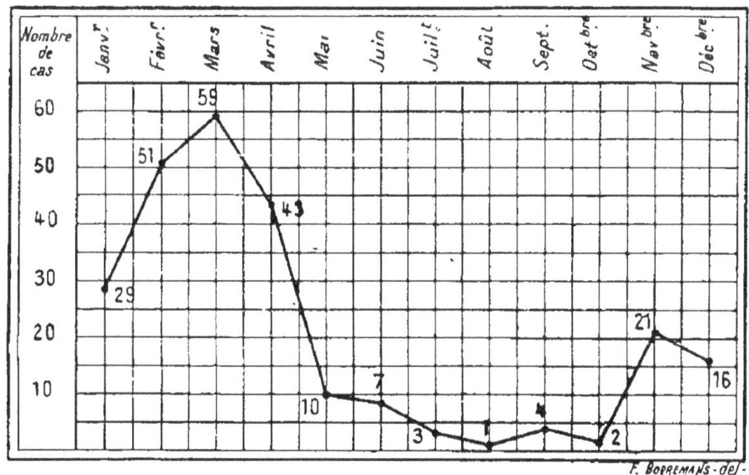

Fig. 55. — Tétanie suivant les saisons (Escherich. *Traité des maladies des enfants*. Grancher et Comby, t. IV, p. 404).

La tétanie est spéciale à l'enfant au biberon et ne s'observe pas chez l'enfant au sein.

La cause essentielle est une intoxication digestive lente, analogue à celle qui produit le rachitisme, si bien que ces deux maladies sont deux modes réactionnels différents d'une même intoxication (état tétanoïde des rachitiques). La maladie n'a aucune relation avec la diarrhée estivale (Escherich) et s'observe surtout dans le rachitisme floride (avec anémie et splénomégalie, constipation et débâcles diarrhéiques) et non dans le rachitisme grave. — D'après Gregor, l'allaitement artificiel provoque l'apparition de l'état tétanoïde latent, qui disparaît avec le lait de femme ou la diète de farineux de Finkelstein qui admet que la substance toxique provocatrice, est dissoute dans la crème du lait de vache.

On pense (Jacobi, Heubner, Finkelstein, Thiemisch), que la mauvaise alimentation au biberon ne suffit pas pour provoquer l'apparition de la tétanie, et qu'il existe une cause prédisposante familiale et héréditaire (diathèse spasmophile, spasmophilie).

Lésions. — On ne trouve aucune lésion bien évidente (probabilité de lésions histologiques fines, portant sur les cellules motrices de la corticalité ou du bulbe).

Pathogénie. — On a attribué la tétanie : *a*) soit à la rétention calcique (Finkelstein, Japha, Stoeltzner[1]) due à l'accumulation de chaux dans l'organisme atteint de troubles digestifs, alors qu'à l'état normal, l'excès de chaux est éliminé. Cependant l'influence heureuse du calcium sur la tétanie (Netter) semble infirmer cette idée ; *b*) soit à l'insuffisance parathyroïdienne (Jeandelize, Moussu). En effet l'ablation ou l'altération des glandes parathyroïdiennes produit souvent de la tétanie. Cette insuffisance serait due à l'intoxication digestive.

Symptomatologie. État latent. État spasmophile ou tétanoïde. — A la base de la tétanie essentielle, est un état latent spécial, d'hyperexcitabilité anormale des muscles et des nerfs qu'il faut savoir dépister. On doit y penser, quand on se trouve en présence d'un nourrisson qui crie et a de l'insomnie.

1° *Hyperexcitabilité mécanique.* — On peut la déceler à l'aide de plusieurs procédés :

1. *Jahr. f. Kinderh.*, 1906.

a) *Procédé de Trousseau.* — On exerce une compression, soit avec la main, soit avec une bande. 1° Sur les muscles des membres. 2° Sur le trajet des nerfs, qui se rendent à ces muscles. 3° Sur le trajet des vaisseaux qui y vont ou en viennent. Cette compression provoque l'accès caractéristique de contracture.

b) *Procédé de Schlésinger*[1]. — Si l'on étend la jambe sur la cuisse et si l'on fléchit assez fortement la cuisse sur le bassin, on voit apparaître en deux minutes une contracture fixant la jambe en extension sur la cuisse et le pied en supination extrême. Ce signe est dû au tiraillement du nerf sciatique.

c) *Procédé de Chvostek et Weiss. Signe du facial.* — On percute la peau sur une ligne allant de l'apophyse zygomatique à la commissure labiale. Les muscles peaussiers se contractent. La percussion à l'angle de l'orbiculaire des paupières et de celui des lèvres provoque la contracture de ces muscles. Il y a dans ce cas excitation directe du nerf facial.

2° *Hyperexcitabilité galvanique des nerfs moteurs* (Erb). — Le nerf cubital est le nerf par excellence pour cette recherche. Avec un courant très faible, inférieur à un milliampère, et appliqué sur le nerf, on obtient une contraction musculaire à la fermeture du courant négatif. — D'après Babonneix[2] au contraire, la contraction à l'ouverture du courant positif est plus constamment observée.

Cet état latent qui est la tétanie elle-même apparaît avant les accès, augmente et diminue avec eux, pour persister un temps variable. *Il n'y a pas de tétanie sans l'état latent. Toute contracture qui n'en est pas précédée, accompagnée ou suivie n'est pas d'essence tétanique.*

La cause qui provoque un accès de contracture est souvent minime (réveil brusque, trouble digestif quelconque).

Accès de contracture. — Elle peut siéger sur tous les muscles du corps, à l'exclusion de l'intestin et principalement à l'extrémité des membres.

1. *Wien. klin. Woch.*, 1909. — 2. *Soc. péd.*, 1909.

« Aux extrémités supérieures, dit Trousseau, le pouce est énergiquement entraîné dans l'adduction forcée, les doigts sont serrés les uns contre les autres et se fléchissent à demi sur lui, le mouvement de flexion ne s'opérant ordinairement que dans l'articulation métacarpo-phalangienne ; la main dont la paume se creuse par le rapprochement de ses deux bords, externe et interne, affecte alors la forme d'un cône..... D'autres fois l'index, plus fortement fléchi que les autres doigts, se place en partie sous eux ; en d'autres cas, la flexion est plus générale et plus complète. Le pouce plié dans la paume de la main, est recouvert par les doigts pliés sur eux-mêmes et si fortement que les ongles s'impriment sur la peau... La convulsion peut n'affecter que le pouce, tandis que les doigts sont à peine contractés. »

En général, dit Escherich, la main en pronation est fléchie sur le bord cubital, le pouce rabattu et recouvert par les autres doigts. Parfois aussi les doigts sont écartés ou se recouvrent les uns les autres à la façon de tuiles, comme dans l'arthrite déformante. On peut aussi rencontrer la main de scribe.

« Aux membres inférieurs, dit Trousseau, les orteils se fléchissent sous la plante du pied, en se resserrant les uns contre les autres, le pouce se portant au-dessous d'eux, la face plantaire se creusant d'une manière analogue à ce qui se passe à la main, tandis que la face dorsale se cambre, le talon est tiré en haut par la contraction des muscles de la partie postérieure des jambes. » Cette attitude est dite « spasme carpo-pédal », par Escherich.

La contracture, au lieu de rester localisée aux extrémités, peut gagner les autres muscles du membre. La main se fléchit à angle aigu sur le poignet, l'avant-bras sur le bras, qui reste étroitement appliqué contre le thorax. Au membre inférieur la jambe est étendue sur la cuisse et celle-ci sur le bassin.

Ces contractures sont beaucoup plus marquées aux membres supérieurs ; elles sont symétriques ; elles résistent au redressement des flexions ou si on parvient à vaincre ces dernières, la flexion se reproduit immédiatement. Les muscles atteints sont durs et le siège de secousses musculaires.

On note parfois dans la région atteinte quelques douleurs qui provoquent des cris, de l'agitation, de l'insomnie. La contracture diminue pendant le sommeil et après l'application de froid. On peut noter, à la région atteinte, de l'œdème, de la cyanose et des troubles trophiques.

L'accès de contracture dure de quelques minutes à quelques heures. La réunion des accès forme une sorte de mal tétanique, qui peut persister plusieurs semaines.

Dans le cours de l'accès, on ne note aucun trouble de sensibilité, aucune fièvre. L'examen dès organes démontre leur intégrité.

Localisations diverses. — La contracture peut être localisée au larynx (spasme glottique, page 569), au diaphragme (Herard, Sabrazès, Soloview), à la face (masseter : trismus ; orbiculaire des lèvres : bouche de carpe — orbiculaire des paupières ; figure pincée et boudeuse), au cou (torticolis), aux yeux (strabisme, immobilité des yeux, inégalité papillaire).

Contracture permanente. — Localisée ou généralisée, elle persiste parfois plusieurs semaines ; dans ces cas, l'état latent est plus difficile à dépister. C'est le pseudo-tétanos, qui, une fois passé, ne récidive pas.

Convulsions. — On note des crises de convulsions pendant lesquelles les contractures persistent (Oddo), soit généralisées avec vomissements et fièvre, soit localisées à la face (ailes du nez, commissure labiale).

Toutes ces formes peuvent se combiner.

La maladie peut coïncider avec le rachitisme et avec la maladie de Paltauf.

Pronostic. — La tétanie guérit et ne récidive pas ; la mort est exceptionnelle (accès de convulsions, spasme glottique). Comme pour les convulsions, certains auteurs (Heubner) pensent que beaucoup d'enfants atteints de tétanie essentielle sont des futurs épileptiques.

Diagnostic. — Chez tout enfant ayant des convulsions ou des raideurs, ou même simplement souffrant, on doit rechercher l'état latent Si on le trouve, on pratiquera la ponction lombaire, qui démontre, en cas de tétanie essentielle, l'intégrité du liquide céphalo-rachidien.

En effet les diverses méningites et les hémorragies méningées peuvent présenter des contractures analogues à la tétanie[1], mais la ponction lombaire permettra d'affirmer leur nature méningée.

Le diagnostic peut être difficile, en cas de pseudo-tétanos, c'est-à-dire de tétanie généralisée. Mais dans le tétanos, on trouve de la fièvre, de la suppuration ombilicale avec bacille tétanique et l'état latent est absent. L'absence de ce dernier permet encore de penser à un pseudo-tétanos dû au bacille de Lœffler et qui guérit par les injections de sérum antidiphtérique (Bitot et Moussous). La maladie spasmodique (page 463) sera facilement diagnostiquée, car elle survient dans les premiers mois de la vie, est généralisée et a pour elle le spasme étendu à tous les muscles fléchisseurs et à tous les viscères. On ne trouve pas l'état latent de la tétanie. Ce spasme de plus est léger et réductible, persiste pendant le sommeil et n'empêche pas les mouvements. Il paraît être l'exagération de la myotonie normale des fléchisseurs (Hochsinger[2]).

Traitement. — Le sein est le meilleur agent curateur, car le lait de femme guérit l'intoxication digestive. Si l'enfant est plus âgé, ou si l'on ne peut avoir recours au sein, la diète d'amidon (Finkelstein) donnera de bons résultats. L'huile de foie de morue est le véritable spécifique de la tétanie. Le bromure, le chloral, le chlorure de calcium, l'opothérapie par les glandes parathyroïdiennes seront de mise. On y joindra la chaleur sous toutes les formes (ouate, bains, enveloppements).

Rythmies ou myoclonies. — La rythmie *essentielle diurne* est caractérisée par des mouvements réguliers, de salutation (spasme nutans) quand l'enfant est assis, ou latéraux, quand il est couché sur le côté. Ces mouvements réguliers surviennent par crises pen

1. Feldmann, *Thèse*, Paris, 1907. — 2. *Rev. mal. enfance*. 1902.

dant le jour et sont accompagnés de nystagmus. Ils cessent par l'occlusion des yeux et pendant le sommeil.

La rythmie *essentielle nocturne* vient la nuit, dès que l'enfant a trouvé la position favorite qui déclanche la crise.

Ces mouvements observés après six mois ne correspondent à aucune lésion et ne doivent pas être confondus avec les rythmies symptomatiques de l'idiotie et de l'épilepsie (accès de fixité du regard, pâleur, pupilles rétrécies, puis dilatées).

Nystagmus, myoclonie congénitale[1]. — Cette affection, observée surtout dans le Finistère, est une manifestation de dégénérescence. Elle est héréditaire et familiale, accompagnée ou non de mouvements réguliers et rythmiques de la tête. Elle ne relève ni de la tétanie, ni de l'épilepsie, ni de l'hystérie.

1. Lenoble et Aubineau, *Rev. méd.*, 1906.

CHAPITRE XXIX

MÉNINGITES

MÉNINGITE CÉRÉBRO-SPINALE

Étiologie. — La maladie est le plus souvent épidémique (crèches, agglomérations). Elle frappe souvent les nourrissons (35 à 46 pour 100 des cas, Netter[1]). Ce fait tient probablement aux larges communications de la cavité crânienne avec le nez, l'oreille et le pharynx (transmission par les trous de la base du crâne). On sait que la maladie est surtout observée en hiver et au printemps. — La maladie est contagieuse par le nez. L'agent est le méningocoque, qui se trouve et dans le mucus nasal et dans les méninges (Weichselbaum, Heubner).

Lésions. — Au degré léger, œdème et congestion des méninges, le liquide céphalo-rachidien est clair. Si la maladie est plus accentuée, les méninges renferment du pus en « nappe de beurre », en îlots ou en traînées à la surface du cerveau et de la moelle. Le pus contient le méningocoque.

Symptomatologie. — Cette maladie présente généralement des signes nets : le diagnostic s'impose de lui-même. Mais, parfois, elle peut revêtir une symptomatologie d'emprunt si bien que le diagnostic est difficile à établir d'emblée.

Examinons d'abord l'aspect classique que présente le plus souvent la méningite cérébro-spinale.

1. *Acad. méd.*, 1909.

Le nourrisson, bien portant jusqu'alors, devient un jour souffrant, mal en train, il a de la fièvre et quelques vomissements. Le début peut en être plus brusque, en peu d'heures l'enfant est sidéré. Rapidement la maladie s'affirme. La fièvre monte à 38°, 39°, 40° ; elle reste en plateau comme la courbe pneumonique, présentant peu de différence entre la température du matin et celle du soir. Mais cela est loin d'être constant, les différences peuvent être d'un degré, un degré et demi.

Le pouls, qui, à l'état normal, conserve pendant plusieurs mois l'activité fœtale, s'accélère; on note 130, 140 pulsations. Il est souvent irrégulier. Un des caractères du pouls dans les maladies du nourrisson est l'absence de fixité. Il peut être à 100 à telle heure et, quelques heures après, monter à 130, 140. A la fin de la maladie, quand la terminaison fatale est proche, on peut noter un ralentissement du pouls qui, bien que la température reste à un taux élevé (39°,5, 40°), tombe à 100, 90. En un mot, il se fait une dissociation entre la température et le pouls (température élevée, pouls ralenti). Nous voyons l'inverse se produire dans la méningite tuberculeuse à forme somnolente, le pouls monte à 130, 140, 150, devient incomptable, tandis que la température demeure à 37°-37°,5.

Dans la méningite cérébro-spinale, l'enfant est agité, ne dort pas et crie. Il a soif, boit avec avidité, a la langue et les lèvres sèches. Il a vomi au début, mais ces vomissements se calment.

Le ventre est ce qu'il était avant l'éclosion de la maladie ; le plus souvent, il existe de la diarrhée sans aucun caractère. On note fréquemment un peu de défense des muscles droits par la pression au niveau des attaches de ce muscle au pubis. C'est une ébauche de ventre en bateau. Il est rare d'observer de la constipation.

Le nourrisson n'a pas faim, refuse le lait, se contente d'eau. Aussi chaque jour l'amaigrissement progresse-t-il de 50 à 100 grammes. Il paraît souffrir, si l'on se fie aux cris fréquents et semble avoir de l'hyperesthésie, car il crie dès qu'on le touche et qu'on l'approche.

Jusque-là, tout indique un état infectieux avec gastroentérite, rien ne montre la prise des méninges. Cependant la position des membres frappe l'observateur. Les membres inférieurs sont raidis en flexion (flexion du genou, flexion de la hanche sur le bassin). L'enfant est en chien de fusil. On ne peut étendre ses membres raidis. Le signe de Kernig est net (impossibilité d'asseoir l'enfant, le genou étendu, etc.). La raideur existe le long de la colonne vertébrale, les muscles forment corde et entraînent la colonne en une courbure à concavité postérieure. Les muscles du cou, en arrière, sont au maximum de la contracture et forment des cordes saillantes qui tirent la tête et tendent à faire toucher l'occiput à l'espace inter-scapulaire : la face regarde en haut. Les yeux sont intacts dans la majorité des cas ; on peut noter du strabisme et de l'inégalité pupillaire. Il faut parfois s'y reprendre pour trouver la raideur du cou (fig. 56).

L'examen de la fontanelle nous la montre, en général, bombée, signe d'hypertension du liquide céphalo-rachidien. On a attribué autrefois une grande importance à ce symptôme, il n'en a par lui-même aucune, car on le rencontre dans bon nombre d'affections. Ce gonflement souvent disparaît après la ponction lombaire, mais il se reproduit rapidement. Ceci est peut-être un meilleur signe que l'existence de la saillie.

On peut observer dans le cours de cette maladie, des érythèmes, de l'herpès aux lèvres ou en un endroit quelconque du corps. En Angleterre et en Amérique les auteurs relatent l'existence fréquente de purpura (spotted fever[1]). On peut rencontrer des arthropathies suppurées soit au début, soit dans la convalescence. On doit les craindre quand on voit apparaître une douleur à une jointure, surtout au cou-de-pied, qui est la jointure le plus souvent atteinte. D'après Herzog[2], leur apparition au début est un signe défavorable, alors que leur venue tardive est l'indice d'une guérison prochaine. La ponction de la jointure permet de recon-

1. Renaud, *Thèse* de Paris, 1904. — Rist et Paris, *Société de pédiatrie*, nov. 1903. — Grenet, *Thèse* de Paris, 1905. — 2. *Central. f. Kinderh.*, 1906.

naître la présence du même microbe que dans l'exsudat méningé. J'en ai observé un cas récemment chez un enfant de quatre mois soumis à la sérothérapie. Dans le cours de l'affection on vit apparaître une arthrite suppurée du cou-de-pied gauche qui

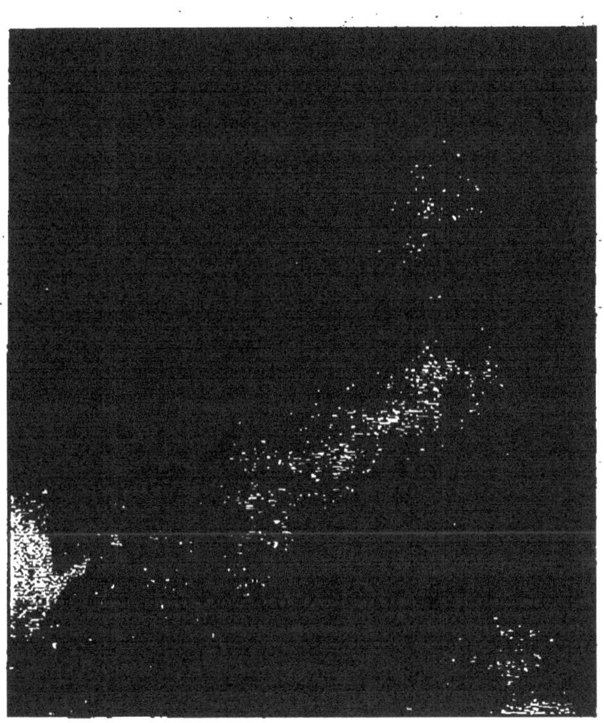

Fig. 56. — Méningite cérébro-spinale (Netter et Debré, *Presse méd.*, 1909, p. 387).

contenait du méningocoque. L'arthrotomie dut être faite et fut suivie de guérison.

La durée de la maladie est de cinq, dix, vingt, trente jours ou davantage. Le cas dont je viens de parler a duré deux mois. La guérison se fait lentement, peu à peu la raideur des muscles disparaît et la température revient à la normale. Avant de conclure à la guérison complète, il faut attendre un temps assez long, car on peut observer des rechutes. Un bon signe est le retour de l'appétit et du sommeil.

Babonneix et Tixier[1] ont avec Terrien étudié l'œil de quelques enfants. Ils ont noté de l'atrophie optique. On comprend que la cécité puisse en résulter. Le degré de fréquence de ces lésions du fond de l'œil n'est pas encore élucidé. La gravité de cette complication ne peut qu'engager à établir un diagnostic rapide afin d'appliquer le traitement spécifique. A la suite de la maladie on observe parfois des troubles cérébraux[2], des paralysies oculaires, diverses paralysies des membres, de la surdité, laquelle engendre la surdi-mutité. La cause de cette surdité est une lésion du nerf auditif analogue à celle du nerf optique (œdème et névrite), car on ne peut guère invoquer l'épanchement purulent qui est presque constant dans l'oreille moyenne du nouveau-né, probablement du fait du décubitus, comme Netter[3] l'a démontré depuis longtemps. On note encore de l'hydrocéphalie[4] secondaire.

Telle est la forme commune, classique, de la méningite cérébro-spinale chez le nourrisson. État infectieux, raideur forte, prononcée et durable des muscles du cou, du dos et des jambes. Cependant la maladie ne se présente pas toujours avec la même franchise de symptômes.

Forme paralytique du cou[5]. — Les muscles du cou n'ont aucune raideur, ils sont au contraire paralysés. La tête ballotte en tous sens, à droite, à gauche, en avant, en arrière, comme chez le nouveau-né dont les muscles du cou n'ont pas encore acquis la tonicité normale. Il est très important de connaître ce symptôme, car on peut faire une erreur de diagnostic. En tant que symptôme, le ballottement de la tête vaut la raideur. Les autres signes sont absolument identiques.

Forme atténuée. — La maladie est rien moins que nette, il faut en dépister les signes essentiels.

1° Ainsi les auteurs anglais Still, Carr et Lees ont décrit sous le nom de « simple posterior basal meningitis of infants », une forme curieuse de la maladie caractérisée par la raideur du cou,

1. *Soc. pédiatrie*, juin 1908. — 2. Marchand, Gassot, Courtellemont, *Thèse* de Paris, 1904. — 3. *Soc. biologie*, 1889. — 4. Petauf, *Société médicale de Vienne*, 1909. — 5. Netter, *Soc. pédiatrie*, janvier 1906.

l'allure subaiguë de la maladie et la fréquence de la cécité. Le nourrisson a de la fièvre pendant une semaine, avec raideur de la nuque, puis la températeur tombe. La raideur persiste. L'enfant ne présente que ce seul signe. Il n'y a pas de souffrance, pas de cri, pas de fièvre, rien à l'appareil digestif, rien aux membres inférieurs. Ces cas sont généralement suivis de guérison, mais ils laissent parfois à leur suite de la cécité. Cette forme monosymptomatique n'est qu'une variante de la maladie. La ponction lombaire l'indique.

2° Tous les signes existent au minimum. Ainsi il y a un peu de diarrhée, quelques vomissements, une fièvre légère, un peu d'agitation, des cris, de l'insomnie. L'enfant est mal en train. Cependant la fontanelle est bombée, le signe de Kernig positif, la raideur du cou est légère quand on la recherche. Souvent il faut s'y prendre à deux fois, car le nourrisson se défend. Il faut patienter et renouveler la recherche. S'il y a le moindre doute, la ponction lombaire s'impose. J'ai le souvenir d'un enfant, observé il y a quatre ans, lequel avait la méningite « au petit pied », car la ponction a vérifié ce diagnostic. Il est devenu sourd et muet à la suite de cette maladie très légère. Aujourd'hui, avec ce que nous savons et avec la sérothérapie que nous possédons, je n'hésiterais pas à pratiquer les injections de sérum. Que d'aveugles et de sourds-muets doivent peut-être l'origine de leur mal à une de ces formes atténuées. Il faut se faire la main, apprendre à dépister les raideurs vagues et à les différencier des raideurs passagères de défense. Je me sers souvent du moyen suivant. Je prends l'enfant nu, au-dessous des bras, et je le tiens en l'air. L'enfant bien portant plie les jambes, les étend. L'enfant atteint de raideur les gardes pliées. En ce cas je vous engage à ne pas hésiter à faire la ponction lombaire. Je n'ai eu qu'à me louer de cette pratique. Récemment, on m'apporta à l'hôpital Hérold un enfant présentant cet état vague de raideur. J'ai fait l'épreuve de la suspension. Elle était positive. La ponction a donné un liquide un peu gris (à polynucléaires) sans microbes. J'ai injecté du sérum de Flexner.

Certes ces cas peuvent guérir seuls, mais a-t-on le droit de rester les bras croisés quand on voit de telles séquelles, à la suite de cette affection.

Autre exemple. Un nourrisson présente une arthrite suppurée du cou-de pied gauche. Il a de la fièvre, rien de net. Je fais une ponction de la jointure et retire du méningocoque. L'examen de l'enfant montre l'existence du signe de Kernig et une légère raideur du cou. Je fais une ponction lombaire (liquide gris à méningocoque). Je n'avais pas de sérum. En attendant je fais 5^{cc} d'électrargol. L'enfant meurt le lendemain. Or, cet enfant était malade, au dire de la mère, depuis dix jours. On avait mis des pansements humides sur l'arthrite. Les signes de la méningite n'avaient pas frappé l'entourage.

Conclusions. — Il est donc indispensable d'étudier de parti pris toute raideur vague, toute défense qui paraît un peu anormale, surtout si ces signes sont fixes et permanents. Il est bon encore de surprendre l'enfant pendant le sommeil.

Forme tétanique. — Guinon et Vieillard[1], puis Babonneix et Tixier[2] ont observé une forme de méningite cérébro-spinale due tantôt au pneumocoque, tantôt au méningocoque, caractérisée par de la tétanie classique avec ses symptômes nets (raideur spéciale, signe de Chvostek, de Weiss, etc.; troubles digestifs, etc.). La ponction et la nécropsie ont montré que les symptômes tétaniques étaient la manifestation extérieure de la maladie.

Forme convulsive. — Baginski a dit, depuis longtemps, qu'un certain nombre d'enfants, mourant en crise de convulsions, étaient atteints d'une forme foudroyante de méningite cérébro-spinale. Je suis absolument de cet avis. On voit des convulsions survenant chez des enfants, bien portants en apparence, et chez lesquels la température monte en quelques heures à 40°. Ceci est classique. On attribue la fièvre aux convulsions. L'enfant meurt après un ou deux jours de mal convulsif. L'autopsie montre qu'il

1. *Soc. pédiatrie*, mars 1908. — 2. *Soc. pédiatrie*, avril 1908

s'agit d'une méningite cérébro-spinale. Aussi ai-je établi comme principe que tout enfant atteint de convulsions doit être soumis à la ponction lombaire et recevoir immédiatement du sérum anti-méningococcique.

Forme cachectique avec fièvre à grandes oscillations. Cachexie méningée[1]. — Nous savons que la méningite peut avoir une convalescence longue, tout en présentant, pendant sa période d'activité, les symptômes classiques. La forme suivante est tout autre.

D'emblée, le nourrisson présente seulement un état cachectique, avec anorexie absolue et prolongée et fièvre à grandes oscillations. On croit à une suppuration profonde, par exemple, une pleurésie purulente. Rien n'attire, au premier abord, l'attention sur les méninges.

Le début est brutal, l'enfant devient subitement inerte et reste pendant quelques heures dans le coma. Bientôt la maladie longue commence. La langue et la bouche sont sèches, l'anorexie absolue : l'enfant se contente de quelques gorgées d'eau. Il ne vomit pas ; la diarrhée est légère, persistante, tenace, sans aucun caractère. Cet état gastrique est accompagné d'un amaigrissement progressif, si bien qu'en quelques jours le nourrisson devient un véritable squelette.

La fièvre présente de grandes oscillations, à la manière d'une fièvre de suppuration (36°,5-37° le matin ; 39°,5-40° le soir), est tenace et résiste à toute médication. Le pouls est des plus variables, suivant les oscillations thermiques.

L'enfant paraît bien portant, tant il est tranquille dans son moïse, ne criant pas et suivant des yeux sa mère qui vaque à ses soins habituels. Le sommeil est léger, entrecoupé de quelques soubresauts.

Cependant, en cherchant — car il faut chercher la cause de cet état maladif — on note que la fontanelle est un peu bombée. Ceci attire naturellement l'attention du côté des méninges. On

1. LESAGE, *Bull. méd.*, 1909.

prend l'enfant et on le suspend ; il reste en chien de fusil. Il y a donc grande possibilité de méningite. La recherche des réflexes fait apparaître un peu de raideur, qui gêne l'examen. Le signe de Kernig existe. Le cou est souple à la surface ; cependant, profondément, les vertèbres cervicales semblent soudées.

Ces divers symptômes sont dus à une méningite cérébro-spinale, comme la ponction lombaire l'indique.

Cette cachexie dure des semaines (cinq à six semaines). Peu à peu, les oscillations fébriles diminuent d'intensité, l'appétit revient et la guérison se fait à la suite d'injections répétées de sérum antiméningococcique.

Forme hyperesthésique[1]. — La méningite cérébro-spinale peut n'être extériorisée que par une hyperesthésie généralisée. Depuis quelques jours, l'enfant est grognon, agité, ne dort pas, a quelques vomissements, de la diarrhée et un peu de fièvre. L'état de nervosisme intense frappe surtout la mère, c'est pour cela qu'elle demande un avis médical. Le nourrisson a de la fièvre, très irrégulière, présentant des oscillations alternant avec des périodes de deux à trois jours, ou d'apyrexie absolue à 37° ou de fièvre en plateau à 40°. Le pouls est des plus variables, subissant l'influence de cette courbe thermique irrégulière ; cependant, il reste élevé à 130, 140, pendant les périodes d'apyrexie.

A voir l'enfant dans son berceau, au repos, on ne le dirait pas malade, tant il est calme. Il s'alimente bien et présente simplement quelques troubles digestifs. On croit à une simple gastro-entérite. Cependant, au moindre bruit, au moindre toucher, l'enfant immédiatement *crie, sursaute, a des secousses musculaires*, un tremblement généralisé, à la manière de la trépidation épileptoïde. Aussi est-il difficile de rechercher l'état des réflexes et le signe de Kernig. Dès que l'excitation cesse, le calme renaît et on ne constate, *de visu*, aucune raideur, le nourrisson ayant toute liberté de ses mouvements. A chaque nouvelle excitation, le même tableau se produit. C'est de l'hyperesthésie, sans aucune

1. LESAGE, *Bull. méd.*, 1909.

raideur apparente. Cependant, si l'on continue l'examen, on note du bombement de la fontanelle, du nystagmus horizontal, persistant, des accès de strabisme interne et du myosis. La ponction lombaire donne issue à du pus contenant, le plus souvent, du méningocoque. Il s'agit donc d'une méningite cérébro-spinale, d'un type spécial.

Pendant toute la durée de la maladie, les symptômes (hyperesthésie, troubles oculaires, etc.) persistent avec tous leurs caractères, même pendant les périodes d'apyrexie. La maladie dure dix à quinze jours. Bientôt le nourrisson tombe dans le coma et meurt. La nécropsie démontre l'existence de la méningite cérébro spinale.

Ponction lombaire[1]. — Le liquide est opalescent ou louche ou franchement purulent, de teinte grise ou jaune, parfois ambrée (hémoglobine), contenant de l'albumine et du glycose. Au microscope : polynucléaires plus ou moins dégénérés, rareté des mononucléaires, parfois présence de grandes cellules conjonctives. — Le méningocoque de Weichselbaum est le microbe caractéristique. Cependant, dans quelques cas, on a rencontré soit le pneumocoque, soit le microbe de Jaeger, soit celui de Pfeiffer.

Nota. — Au début de la maladie ou après traitement, les lymphocytes augmentent d'une façon passagère. Il existe des cas de méningite cérébro-spinale sans cellules, à liquide clair, contenant une culture pure du méningocoque.

Pronostic. — La mortalité de la méningite à méningocoque était de 64 à 75 pour 100, suivant les épidémies. Depuis l'application du sérum, elle est tombée à 16 pour 100. Le pronostic est encore grave dans les méningites dues aux autres microbes.

Traitement. — Dès que la présence du méningocoque est constatée, il est urgent de faire une ponction lombaire, de retirer 5, 10, 20 centimètres cubes de liquide et d'injecter 20 centimètres cubes de sérum antiméningococcique. Netter donne le conseil d'injecter dans tous les cas systématiquement trois jours de suite,

1. Dopter, Congrès de Lille, 1909.

alors même que les symptômes se seraient amendés à la suite de la première injection. Dans la suite, on devra se baser sur l'état des divers symptômes pour renouveler ces injections qui écourtent la durée de l'affection et diminuent les séquelles que laisse souvent la maladie abandonnée à elle-même. A défaut de sérum antiméningococcique ou s'il s'agit de formes dues à d'autres microbes, on injectera du sérum antidiphtérique, de l'électrargol ou du collargol. Les bains chauds répétés (5 par jour) doivent être employés.

MÉNINGITE TUBERCULEUSE

Pendant longtemps on a vécu sur cette idée que la méningite tuberculeuse était exceptionnelle chez le nourrisson, tout simplement parce qu'on ignorait qu'elle peut se présenter sous un aspect différent de la forme classique observée vers quatre ou cinq ans.

Quelques auteurs [1] ayant trouvé des lésions tuberculeuses des méninges ont fait remarquer que la symptomatologie était anormale par rapport à la description classique. Les uns insistaient sur la fréquence de la diarrhée, d'autres des convulsions, du coma, de la distension des fontanelles et d'autres sur l'évolution courte et irrégulière.

Peu à peu se dégagèrent des formes cliniques évidentes : avec Rilliet et Barthez la forme éclamptique ou convulsive ; avec Zappert [2], Marfan [3] la forme hémiplégique.

Quelques auteurs remarquèrent l'immobilité du regard et la somnolence dans laquelle tombent rapidement les enfants et montrèrent l'importance de ces symptômes [4].

1. Guersant, Valleix, Rilliet et Barthez, Pivent (*Thèse*, Paris, 1852). — Lacombe, *Id.*, 1860. — Bouchut, *Traité mal. enf.*, 1873. — Bosselut, *Thèse*, Paris, 1888. — Aviragnet, *Id.*, 1892. — Fourel, *Thèse*, Nancy, 1896. — Baginsky, Hutinel dans leurs traités. — Marfan, Méry et Armand Delille (*Traité Grancher*). — 2. *Jarh. für Kind.*, 1895. — 3. *Traité des maladies de l'enfance.* — 4. Filatow, *Diagnostic et séméiologie des maladies de l'enfance*, 1902.

J'ai pu avec Abrami [1] et Laforcade [2], après l'étude d'un grand nombre de cas, établir les caractères de la forme somnolente que Jemma a réétudiée depuis [3].

Villerval [4], plus récemment, a donné une très bonne étude d'ensemble de la méningite tuberculeuse.

Étiologie. — De toutes les recherches précédentes, il résulte que la méningite tuberculeuse est observée fréquemment chez le nourrisson.

L'origine est une adénite tuberculeuse du hile ou du cou, ou une otite bacillaire [5].

L'autopsie peut montrer une chose importante : en pratiquant des coupes sériées dans les centres nerveux, j'ai parfois rencontré des tubercules cérébraux habituellement caséeux. Ces tubercules, dont le volume varie entre celui d'un pois et celui d'une noisette, et dont l'évolution s'accomplit de façon latente, ont deux sièges de prédilection : le lobe occipital, à quelques millimètres au-dessous de l'écorce, et les lobes latéraux du cervelet. Leur aspect ancien et leur volume semblent indiquer qu'ils sont d'âge antérieur aux lésions méningées et que peut-être c'est là le point de départ de bien des méningites tuberculeuses.

Lésions. — On note peu de granulations à la base et dans la vallée sylvienne. Le plus souvent on trouve seulement dans la région de la selle thurcique une plaque de méningite gris-jaunâtre, élastique, adhérente à la substance nerveuse, contenant peu de granulations et beaucoup de bacilles (amas serré de mononucléaires dans un réseau fibrineux).

Dans la majorité des cas, cette fausse membrane tuberculeuse est très réduite et passe même aisément inaperçue ; elle ne s'impose pas à l'œil et sa nature semblerait imprécise si le microscope n'y décelait la présence des bacilles et si son inoculation ne reproduisait une tuberculose expérimentale typique.

Symptomatologie. — La forme la plus fréquente est la forme somnolente, sans paralysie, ni contracture, ni convulsions.

1. *Soc. méd. hôp.*, 1906. — 2. *Thèse*, Paris, 1908. — 3. *Péd. pratique*, 1906. — 4. *Thèse*, Paris, 1908. — 5. Heike, *Jahrb. für Kinderh.*, 1903.

Il est rare que le nourrisson entre de plain-pied dans la maladie. Le plus souvent il est malade soit de troubles digestifs (vomissements, diarrhée, et on pense à une gastro-entérite), soit de troubles de nutrition (anorexie, pâleur, amaigrissement progressif et inexplicable).

A cette période prémonitoire, on note déjà de l'agitation, des cris et surtout une tachycardie (130-140) procédant par accès et créant ainsi, dès le début, la dissociation du pouls et de la température[1].

Le fond commun de la symptomatologie est ce syndrome à quatre termes, que constituent : la somnolence, la catalepsie oculaire, l'instabilité du pouls, l'amaigrissement. A côté de lui, on peut observer une série de phénomènes accessoires et tout à fait inconstants : troubles thermiques, troubles oculo-paralytiques, troubles moteurs. Et ce qu'il y a de remarquable, parce que ce fait établit encore l'influence manifeste exercée par l'âge sur l'évolution de la méningite tuberculeuse, c'est que ces symptômes accessoires sont en général d'autant plus rares que l'enfant est moins âgé : au-dessous de deux ans, la méningite est le plus souvent réduite à ces seuls signes cardinaux ; à mesure que l'enfant grandit, on voit apparaître et se grouper autour de ceux-là les signes accessoires qui rappellent déjà la méningite tuberculeuse de la seconde enfance.

Nous décrirons donc successivement : les signes constants et les signes accessoires.

La *somnolence* est le symptôme le plus caractéristique et le plus saillant ; elle a quelque chose de si particulier, que lorsqu'on a eu l'occasion de l'observer quelquefois, on se méprend difficilement, par la suite, sur sa signification diagnostique et pronostique.

Au début, elle se manifeste par ce fait que l'enfant qui jusque-là présentait tantôt un aspect à peu près normal, tantôt des signes d'agitation, s'endort brusquement plusieurs fois par jour,

1. Lesage et Abrami, *loc. cit.*

d'un sommeil tranquille et en apparence normal. Dans les cas où, comme nous l'avons dit, la somnolence débute brusquement sans symptômes prémonitoires, ces accès de sommeil étonnent les parents; et très souvent, je les ai vus consulter pour cet unique phénomène. A ce moment d'ailleurs, le sommeil est peu profond ; il suffit le plus souvent d'un simple appel, d'une provocation un peu forte pour déterminer le réveil. C'est la première étape : la tendance au sommeil, l'accès de sommeil.

Cette étape dure peu ; au bout de trente-six à quarante-huit heures, la somnolence se prolonge ; elle devient permanente et de plus en plus profonde. L'enfant repose des heures entières, dans le décubitus dorsal, les muscles mous, en résolution ; il ne s'éveille plus pour demander à boire ; il faut bientôt, pour le tirer de sa torpeur, l'examiner, le palper, imprimer à ses membres des mouvements variés : il semble alors indifférent à tout ce qui l'environne, étranger au monde extérieur ; lui présente-t-on le sein ou le biberon, le réflexe de succion s'ébauche à peine, en général, et rapidement disparaît. A l'accès de sommeil a succédé la torpeur permanente.

Enfin, au bout de quelques jours, cette torpeur a fait de tels progrès que le petit malade est maintenant un être inerte, insensible aux excitations les plus intenses, chez qui toute conscience paraît éteinte. C'est le stade ultime, la phase comateuse, avec son cortège habituel de troubles vaso-moteurs, de petits mouvements automatiques ; la respiration est lente, superficielle, irrégulière. La mort à ce moment ne tarde pas à apparaître ; elle survient habituellement sans brusquerie, sans secousse.

Telle est, dans son ensemble, l'évolution de cette somnolence méningitique ; d'abord intermittente et procédant par accès, puis installée en permanence, torpeur de plus en plus profonde, dont le degré ultime est le coma. Cette allure progressive et continue, sans rémission, est déjà un premier caractère important de la somnolence méningitique.

Il en est un second non moins essentiel, tiré des caractères du facies du petit malade : c'est la *fixité du regard*.

Lorsqu'on observe en effet cet enfant qui dort, on est immédiatement frappé par ce symptôme. Sa valeur séméiologique est considérable, car il ne manque pour ainsi dire jamais. Très souvent, nous l'avons observé dès les premiers accès de sommeil.

L'enfant dort les yeux mi-clos, et fréquemment même grands ouverts ; son regard est atone, sans expression, comme dirigé dans le vide. En examinant les choses de plus près, on s'aperçoit que plusieurs symptômes concourent à la production de cette sorte de catalepsie oculaire qui caractérise l'œil méningitique du nourrisson. Ces symptômes sont dans leur ordre habituel d'apparition : l'absence du clignement palpébral, l'amblyopie, la disparition du réflexe conjonctival.

L'*absence du clignement palpébral* est le phénomène le plus saillant et le plus précoce. Tantôt il est peu marqué, les paupières battant toutes les minutes, toutes les quatre-vingts secondes ; tantôt au contraire il est extrêmement accentué : chez un de nos malades, le clignement ne se produisait que toutes les sept minutes ; chez un autre, toutes les huit minutes. La perte de ce mouvement automatique entraîne plus ou moins rapidement la sécheresse de la conjonctive bulbaire et de la cornée ; aussi n'est-il pas rare de voir survenir, au bout de quelques jours, des accidents congestifs, puis infectieux du côté du globe ; la conjonctivite est assez fréquente, aux stades ultimes de l'affection.

Un autre phénomène concourt à donner au regard de l'enfant cette singulière fixité : c'est l'*amblyopie*. C'est là encore un symptôme constant ; mais son époque d'apparition est assez variable : tantôt, mais rarement, il apparaît dès les premiers accès de sommeil ; tantôt il ne survient que pendant la phase comateuse ; habituellement, je l'ai observé vers le troisième jour de la maladie, alors que l'enfant était en état de torpeur permanente. A ce moment le regard est perdu dans le vague et ne semble pas voir les objets environnants. Ce n'est point là une simple apparence : le globe oculaire ne suit plus, en effet, les objets même rapprochés que l'on déplace devant lui ; le doigt peut être amené presque au contact de la cornée, sans que se produise l'occlusion de défense; enfin la pupille, habituellement dilatée, n'accommode plus à la distance, et très faiblement seulement, à la lumière.

Enfin, la *disparition du réflexe conjonctival,* ou tout au moins son affaiblissement considérable, est le troisième élément constant de l'œil méningitique du nourrisson. Son apparition est généralement plus tardive. Cependant dès que la torpeur est installée en permanence, la sensibilité cornéenne est très sensiblement émoussée, au bout de très peu de jours, l'attouchement de la conjonctive et de la cornée ne détermine plus de mouvement d'occlusion des paupières.

A côté de la somnolence et de la catalepsie oculaire, et sur le même plan qu'elles, se placent les *altérations du pouls,* et avant tout, *son instabilité.* C'est là un symptôme banal au cours des méningites tuberculeuses ; mais il acquiert chez le nourrisson une valeur séméiologique de premier ordre, par sa constance, par son extrême précocité, et par ce fait enfin que c'est généralement l'unique altération que dénote l'examen des pulsations radiales.

S'il est vrai que les caractères du pouls sont dans la plupart des maladies beaucoup plus importants à étudier que ceux de la température, nulle part cette loi n'est plus exacte qu'en matière de méningite tuberculeuse du nourrisson. Très souvent, en effet, le tracé thermique reste muet ; la température, prise toutes les trois heures, ne révèle aucune variation anormale ; l'apyrexie reste complète jusqu'à la mort ; cependant, dès l'apparition de la somnolence, souvent même en pleine période prodromique, le pouls est anormal et décèle la méningite par sa remarquable instabilité. Cette instabilité, au début, se manifeste surtout à plusieurs heures d'intervalles, le pouls battant à 80 ou 90 le matin, à 130, 150, 160 le soir ou inversement ; puis, quand la torpeur est devenue permanente, l'instabilité devient aussi très marquée ; et dans un temps très court on voit le pouls, bien qu'égal et régulier, présenter des variations de rapidité considérables.

Cette instabilité du pouls est le seul caractère constant qu'il présente au cours de ces méningites tuberculeuses ; les inégalités, les arythmies, les ralentissements permanents ou les tachycardies permanentes sont des signes inconstants et qui ne s'observent habituellement qu'à la période comateuse de l'affection. Mais l'instabilité est importante encore à bien connaître à un autre point de vue. Lorsque la température est normale ou à peu près, ce qui est la règle : lorsque l'instabilité se montre précoce, ce qui est très fréquent, on voit se réaliser, au moment des accès tachycardiques, la *dissociation du pouls et de la température*. On sait la valeur de ce symptôme dans la méningite tuberculeuse de la seconde enfance ; mais c'est un signe tardif qui n'apparaît guère que vers le second septénaire, et souvent plus tard encore. A cet âge, au moins dans la majorité des cas, il y a tout d'abord parallélisme à peu près normal entre les tracés thermique et sphygmographique. Chez le nourrisson, au contraire, ce parallélisme est tout à fait exceptionnel ; le pouls et la température semblent, dès le début de l'affection, évoluer de façon indépendante.

L'hypertension des fontanelles que l'on a dit constante est loin de l'être. Je les ai souvent trouvées normales.

Enfin le dernier élément de ce syndrome qui forme la base de la symptomatologie, au cours de ces méningites somnolentes, est l'*amaigrissement*. Cet amaigrissement présente plusieurs caractères : il est précoce, il débute avec la maladie, et dans les cas nombreux où existent des prodromes, c'en est un des plus remarquables ; — il est continu, sans rémission aucune, et, lorsque la mort est lente à venir, il arrive à être squelettique ; — enfin, et c'est là peut-être son caractère le plus important : il est progressif. On n'observe pas, au cours de la maladie, ces chutes considérables et brusques de poids qui caractérisent l'amaigrissement des diarrhées graves du nourrisson ; ici, l'amaigrissement est en lysis, l'enfant perdant chaque jour 40, 60, 80 grammes en moyenne.

Tels sont les symptômes fondamentaux que j'ai constamment observés au cours de ces méningites tuberculeuses à forme somnolente. Après une phase prodromique plus ou moins nette, traduite par des troubles vagues de la nutrition ou des phénomènes de gastro-entérite, la méningite débute par des accès de sommeil : puis l'enfant reste assoupi des heures entières, les yeux fixes, atones, les paupières mi-closes ; son pouls est instable, variant de fréquence d'une heure à l'autre ; son poids baisse progressivement, et en quatre, six, huit jours, rarement plus, la torpeur s'est transformée en coma et la mort survient.

J'ai toujours recherché avec soin les signes habituels ou réputés classiques des méningites infantiles : les raideurs, les convulsions, les troubles pupillaires, les modifications de la fontanelle ; dans un grand nombre d'observations, la température générale a été prise toutes les trois heures. Voici ce que l'examen clinique m'a permis de conclure :

Les *raideurs* sont, dans cette forme, absolument exceptionnelles. L'enfant n'est pas en chien de fusil ; la raideur à la nuque a toujours fait défaut ; le *signe de Kernig*, lorsqu'on prenait soin de le rechercher en laissant l'enfant dans le décubitus dorsal, s'est montré presque toujours négatif. Les réflexes sont exagérés.

Quant aux *convulsions* que j'ai toujours cherché à découvrir soit pendant la phase prodromique, soit au cours de la maladie confirmée, je ne les ai observées qu'une fois. Il s'agissait d'un accès isolé, survenu au sixième jour de l'affection, seize heures avant la mort. On peut observer des tremblements localisés dans un membre.

Les *troubles pupillaires et oculo-moteurs*, si l'on excepte les trois symptômes cardinaux que j'ai signalés, se sont montrés beaucoup plus rares dans les méningites des enfants plus âgés ; la *mydriase* est le plus souvent notée ; puis viennent le nystagmus et le strabisme spasmodique convergent. Le ptosis, l'irrégularité, l'inégalité, l'instabilité des pupilles, m'ont paru tout à fait exceptionnels.

Les modifications de la *température* ne présentent non plus aucune fixité, et l'on peut dire que l'étude du tracé thermique, dans ces formes de méningites tuberculeuses, n'est d'aucun secours pour le diagnostic. J'ai insisté déjà sur ce fait que l'apyrexie est fréquente, soit durant toute l'évolution de l'affection, soit durant les premiers jours. La fièvre, quand elle existe (deux tiers des cas environ), revêt une allure très irrégulière, variable d'un malade à l'autre ; tantôt elle est élevée au début et dès la période prodromique atteint 38°,5, 39° ; puis elle tombe brusquement et graduellement, et les derniers jours se passent dans l'apyrexie. Tantôt elle manque au début, et ne s'élève qu'aux approches de la mort. Tantôt enfin elle est subcontinue, et alors peu élevée, oscillant autour de 38°, 38°,5. Ce dernier type paraît être le plus commun.

Enfin à tous les symptômes précédents, il faut ajouter et opposer les *troubles digestifs* : vomissements plus ou moins répétés, diarrhée plus ou moins abondante, mais rebelle en général aux médications gastro-intestinales, ballonnement du ventre habituellement modéré. Ces signes méritent une place à part ; ce sont certainement, en effet, les plus fréquents parmi les symptômes inconstants de ces méningites ; et d'autre part, ils entraînent des erreurs de diagnostic très communes. Maintes fois j'ai vu le fait se produire, de nourrissons envoyés à l'hôpital pour gastro-entérite et qui n'étaient en réalité que des tuberculeux méningés.

En résumé : si l'on excepte ces troubles digestifs qui sont relativement fréquents, si l'on excepte aussi les troubles thermiques, remarquables par leur irrégularité et leur imprécision, on voit que les symptômes accessoires de la maladie sont les uns très rares (troubles oculaires), les autres exceptionnels (raideurs, convulsions), et qu'il faut par conséquent savoir reconnaître ces méningites tuberculeuses à forme somnolente, sans le secours des signes habituels des méningites infantiles.

Forme éclamptique. — Sans prodromes, brusquement le nourrisson, atteint de diarrhée, est pris d'accès de convulsions (page 601) qui se renouvellent deux ou trois jours. La crise passée, le nourrisson est dans le coma, fièvre à 38°.

Souvent la nuque est un peu raide, l'œil présente du strabisme et de l'inégalité pupillaire et la fontanelle est tendue et saillante. La mort survient rapidement dans une crise convulsive.

Forme paralytique. — On note, entre les accès observés dans la forme précédente, une hémiplégie variable et plus ou moins complète, qui semble relever de phénomènes circulatoires.

Forme avec contracture généralisée[1]. — Elle ressemble à la méningite cérébro-spinale (raideur du cou en arrière, des membres, etc.). Cependant la fièvre légère, l'apparition lente des symptômes, les caractères du pouls (irrégularité, instabilité) sont des signes en faveur de la tuberculose. La ponction seule peut établir le diagnostic.

Forme tétanique[2]. — On est en présence de symptômes de tétanie sans l'état latent. La ponction permet d'affirmer le diagnostic (page 626).

Forme hydrocéphalique (Hutinel). — Le nourrisson, aux prises avec la forme éclamptique, a une augmentation *rapide* d'hydrocéphalie (page 611). Là encore la ponction lombaire s'impose.

Ponction lombaire. — Le *liquide céphalo-rachidien* est clair ; jamais je n'ai observé de méningite à liquide louche, toutes les fois qu'il s'est agi de tuberculose pure. La *formule cytologique* est celle des méningites subaiguës : mononucléose pure ou franchement prédominante (82 à 94 pour 100). Les éléments sont, d'une façon générale, moins nombreux que dans les méningites de l'adulte, mais des ponctions lombaires en série pratiquées chez treize malades m'ont montré que la concentration cellulaire du liquide céphalo-rachidien est sujette, d'un jour à l'autre, à de grandes variations, sans qu'on puisse les rapporter à l'âge plus ou moins avancé des lésions. Une fois seulement j'ai trouvé un liquide spinal louche, avec polynucléose prédominante (73 pour 100) ; il s'agissait d'une méningite bacillaire avec association du diplocoque de Weichselbaum. Il y a ou non hypertension.

L'*examen bactériologique* du culot de centrifugation a décelé la présence de bacilles de Koch sept fois ; dans tous les autres cas, cette recherche est demeurée négative.

1. TIXIER et FELDZER, *Soc. péd.*, 1909. — 2. ESCHERICH. — Art. Tétanie, *Traité de* GRANCHER-COMBY. — CRUCHET, *Gaz. hôp.*, 1904.

Enfin, conformément aux faits étudiés par Widal et Le Sourd, Bezançon et Griffon, etc., la *virulence* du liquide céphalo-rachidien s'est montrée dans *tous les cas* considérable ; j'ai constamment tuberculisé le cobaye avec des doses minimes : un demi-centimètre cube.

Pronostic et traitement. — La méningite tuberculeuse, quelle qu'en soit la forme, est jusqu'à ce jour incurable.

MÉNINGISME ET MÉNINGITE. DIAGNOSTIC DES MÉNINGITES

Le terme de méningisme doit être réservé aux cas où le nourrisson présente des accidents d'allure méningée à début et à terminaison brusques, sans modifications du liquide céphalo-rachidien qui ne contient pas de microbes. Ce sont des phénomènes réflexes qui sont de nature hystérique (dents, coprostase).

Cette définition élimine les cas où la ponction donne ou une culture microbienne avec liquide clair sans cellules et les cas où le liquide contient des cellules, en un mot dans tous les cas où il y a méningite (congestion, œdème ou suppuration), qu'il y ait ou non réaction cliniquement visible.

Diarrhées et méningites. — Rilliet et Barthez [1] ont décrit, sous le nom de forme méningitique de la diarrhée, deux sortes d'accidents, suivant que l'enfant est excité ou somnolent. Les recherches faites en ces dernières années [2] ont montré que dans un grand nombre de cas la diarrhée était accessoire et que le nourrisson était atteint soit de méningite cérébro-spinale, soit de méningite tuberculeuse, soit de septicémie (page 660).

Nous assistons peu à peu au démembrement de ce *caput mortuum,* les gastro-entérites dans lequel on a fait rentrer toutes les maladies du nourrisson. On est tellement obnubilé par cette idée que le nourrisson est « un ventre », que dès qu'il y a des trou-

1. *Traité des mal. enfants.* — 2. Lesage, *Traité des mal. enfants*, 2e édition. *Œuvre méd. Chir.*, 1906.

bles digestifs, on conclut à la « gastro-entérite » et on met l'enfant au traitement. On devra donc chez tout nourrisson atteint de diarrhée avec symptômes cérébraux ou médullaires, rechercher les signes des diverses méningites et des septicémies, à l'aide de la ponction lombaire. La maladie d'été avec sa symptomatologie si spéciale (agitation, hypothermie cutanée, élévation de la température centrale, etc.) sera facile à distinguer : la ponction lombaire étant négative.

On peut observer, dans le cours de la maladie dite d'agitation (page 600), des diverses intoxications digestives, des diverses infections, des accès soit de somnolence, soit d'excitation, soit de raideur, soit de Kernig, qui sont *passagers* et peuvent être accompagnés d'hypertension du liquide céphalo-rachidien, avec saillie des fontanelles. L'intégrité du liquide et l'absence de microbes sont caractéristiques. Ces accès d'intoxication ont pour signe fréquent l'hypertension simple. Dans les faits de somnolence, l'absence d'accélération du pouls, la brusquerie d'apparition du sommeil, l'occlusion des paupières, la disparition des signes après l'émission de selles ou d'urine sont caractéristiques.

On ne confondra pas le tétanos, ni le pseudo-tétanos, avec la méningite cérébro-spinale. L'absence du Kernig, l'existence d'une plaie ombilicale avec présence du bacille de Nicolaïer ou du bacille diphtérique, l'intégrité du liquide céphalo-rachidien éliminent la méningite. De même pour la tétanie, l'absence de fièvre, la présence de l'état tétanoïde et l'intégrité du liquide.

Les septicémies peuvent être accompagnées d'infection des méninges par leur microbe producteur (présence du microbe, absence de réaction cellulaire). En ce cas il n'existe souvent aucun signe clinique. Mais dans d'autres cas, il existe une réaction *passagère* cellulaire avec coexistence de phénomènes cliniques méningés. Le diagnostic sera difficile à établir sur le moment. Il suffira d'attendre ; les signes se calmeront rapidement et les réactions cellulaires disparaîtront de même.

L'hémorragie méningée avec ses symptômes d'excitation peut simuler une méningite cérébro-spinale, mais la ponction montre la présence du sang. De plus cet accident se produit chez un nouveau-né, à la suite d'un accouchement lent.

Il est souvent difficile de distinguer de la méningite cérébro-spinale les formes d'excitation de la méningite tuberculeuse ; cependant l'absence de fièvre ou sa faible élévation, l'apparition lente des symptômes, l'élévation du pouls et ses caractères (dissociation, instabilité), l'absence d'herpès et d'érythème sont des signes en faveur de la tuberculose.

Il ne faut pas confondre ni la méningite tuberculeuse, ni la méningite cérébro-spinale avec la *maladie spasmodique rapide et intense,* dont j'ai décrit la forme ordinaire (page 463). Il s'agit, en général, d'enfants âgés de cinq, six mois, qui sont pris de diarrhée avec fièvre (38°), et accélération du pouls à 130-140. Après deux à trois jours de cet état intestinal, on voit apparaître *rapidement,* en arrière du cou, une *raideur extrêmement prononcée,* qui de temps en temps se calme et permet les mouvements de la tête. L'examen de l'enfant augmente cette raideur et peut provoquer une crise.

Intensité et instabilité de la raideur du cou en arrière. La fièvre tombe en deux à trois jours à 37°, alors que le pouls reste à 120-130. Les membres sont intacts, les réflexes normaux ; il n'y a pas de Kernig, pas d'état latent tétanoïde. L'œil est intact. L'enfant boit bien et a son intellect parfait. Cet état dure huit à dix jours (pouls 130, 37°, raideur intense et intermittente du cou, aucun autre signe). L'amaigrissement est léger.

Peu à peu on voit survenir le spasme de tous les muscles fléchisseurs des membres et tous les signes de la maladie spasmodique avec atrophie progressive.

La ponction lombaire est négative.

Il s'agit, dans ces cas, de la maladie spasmodique tardive et à marche rapide que l'on doit rapprocher de la forme lente des enfants moins âgés.

Quant à la forme somnolente de la méningite tuberculeuse, sa symptomatologie suffit pour établir le diagnostic.

CHAPITRE XXX

MORT SUBITE[1], SURRÉNALITE

La mort subite est fréquente chez le nouveau-né et le nourrisson.

1° *Nouveau-né.* — L'enfant meurt de suite, à la naissance[2], ou vit quelques instants. En ce cas le cri est faible, grêle, timide et éteint. Après quelques minutes, la respiration s'affaiblit, tend à s'arrêter ; l'enfant fait plusieurs inspirations fortes, s'endort et meurt rapidement.

Cette mort s'observe dans les hémorragies du cordon ou le mœlena. Mais le plus souvent, la perte de sang n'y est pour rien et on trouve à l'autopsie, soit une hémorragie ou cérébrale ou méningée (pages 287, 289), ou péritonéale intense[3] qui a foudroyé l'enfant ou une hémorragie d'une ou des deux capsules surrénales. La surrénalite hémorragique est de plus en plus observée, depuis que Sergent a attiré l'attention sur sa fréquence.

La surrénalite est due à la lenteur du travail, à la compression du cordon, à la syphilis héréditaire (Fournier) ou à une septicémie, comme beaucoup d'hémorragies à cet âge.

2° *Nourrisson.* — A toutes les périodes de la première enfance, on peut observer la mort subite.

Nous ne trouvons plus ici les traumatismes obstétricaux, les hémorragies traumatiques, les hémorragies septiques, qui fou-

1. Brelet, *Thèse*, Paris, 1907. — 2. Bonnet-Laborderie, *Thèse*, Lille, 1907. — 3. Goy, *Thèse*, Lyon, 1909.

droyent l'enfant, mais, dans la majorité des cas, la surrénalite hémorragique, qui peut survenir dans toutes les septicémies et les maladies infectieuses, que ce soit la septicémie éberthienne[1], la diphtérie, la scarlatine ou la syphilis[2].

Dans tous ces faits, on trouve le syndrome Sergent-Bernard (asthénie intense, hypotension, faiblesse du pouls et du cœur, douleurs violentes abdominales, raie blanche, collapsus, coma, mort subite).

Autres causes de mort subite. — Dans certains cas, on note l'hypertrophie du thymus, qui a été considérée comme la cause de bien des morts subites, par compression brusque des nerfs ou de la trachée.

Dans les cas, où il n'a pas trouvé l'altération du thymus, Paltauf a attribué la mort au « status lymphaticus », affection qui rendrait le système nerveux plus sensible (page 409).

Maintenant que l'attention est attirée sur les lésions des capsules surrénales, il est indispensable de les examiner dans toute autopsie de nourrisson mort subitement.

1. Pearson Javine, Vibert, Velice. — 2. Triboulet, *Soc. péd.*, 1909.

CHAPITRE XXXI

MALADIES INFECTIEUSES[1]

Les diverses maladies infectieuses précises qui frappent l'enfant âgé ou l'adulte, sont moins souvent observées chez le nourrisson. Ce fait peut tenir à plusieurs causes :

1° Le nourrisson protégé et isolé se trouve moins en contact avec des personnes susceptibles de le contagionner.

2° Il se peut qu'il soit encore en puissance de cette immunité naturelle que lui a procurée la mère, qualité qui disparaît progressivement. La persistance de cette immunité paraît beaucoup plus longue, chez l'enfant au sein.

3° Sous le masque vague et mal défini de « septicémie », il se peut au contraire que ces maladies infectieuses soient plus fréquentes, mais qu'elles affectent une allure particulière, du fait de l'absence de symptômes caractéristiques. La maladie devient septicémique, car, dit-on, par suite de la faiblesse de la phagocytose, le microbe causal n'est plus retenu à la porte d'entrée et envahit le sang.

Il est donc nécessaire, avant de passer en revue, les diverses maladies infectieuses, d'étudier les septicémies.

1. A propos de chaque maladie infectieuse, je ne parlerai que de ce qui est spécial au nourrisson.

SEPTICÉMIES (FIÈVRE ET HYPOTHERMIE SANS LOCALISATIONS APPARENTES)

Septicémie! Mais c'est toute la pathologie du nourrisson. En effet toute affection avec fièvre ou hypothermie qui n'a pas une localisation nette et précise est une septicémie.

Ainsi en présence d'un nourrisson ayant de la fièvre et des symptômes pulmonaires, nous disons : broncho-pneumonie, bronchite capillaire, etc. De même : dermite infectée si la fièvre est accompagnée d'accidents cutanés et ainsi pour toutes les maladies. En un mot la fièvre disparaît derrière le symptôme, qui fixe localement la maladie.

Mais si l'examen des organes ne permet pas de trouver la cause de la fièvre — et c'est fréquent — nous ne pouvons nous accrocher à un diagnostic d'organes, nous disons : septicémie. Comme le plus souvent il existe de la diarrhée, on pense que la fièvre est d'origine intestinale : de là cette extension abusive du terme gastro-entérite, qui a envahi toute la pathologie du nourrisson. Or un enfant à cet âge ne peut avoir la moindre infection (méningite, broncho-pneumonie, dermite, etc.), sans présenter de la diarrhée. Dire qu'un enfant a de la diarrhée ne signifie pas plus que de dire qu'il a de la fièvre.

Ce terme entérite se limite donc de plus en plus aux cas où les troubles digestifs existent seuls. C'est la diarrhée apyrétique atrophiante (page 506). De temps en temps, à la suite d'un écart de régime, on voit apparaître dans son évolution des petits accès de fièvre, des crochets qui relèvent de l'intoxication alimentaire (toxicose). Je crois qu'il faut limiter à ces accès le terme toxicose, car ils ne sont pas d'origine microbienne.

Au contraire les diarrhées pyrétiques (page 508) et estivales (page 511) tendent de plus en plus à rentrer dans le cadre des septicémies, c'est-à-dire des maladies microbiennes. On ne confondra pas les septicémies avec la fièvre de déséquilibre (page 472), dont l'accès survient dès que l'on « change » les diverses habitudes du nourrisson.

Quelle est maintenant la nature de ces septicémies? Le microbe, *qui est dans le sang*, varie (bacille d'Eberth, paratyphiques, micrococcus melitensis, streptocoque, staphylocoque, méningocoque, pneumocoque, etc.) (page 509). En un mot un des nombreux microbes connus. Cependant il existe d'autres septicémies (coquelucheuse, morbilleuse, etc.) dont nous ne connaissons pas le microbe, nous pensons alors à la nature « coqueluche » de la septicémie, parce que la fièvre et la diarrhée surviennent chez des nourrissons en plein foyer de coqueluche, parce que ces enfants ainsi malades peuvent donner la coqueluche à d'autres, et que l'affection est longue. Ce que je dis de la coqueluche peut être dit de toutes les maladies infectieuses qui affectionnent chez le nourrisson l'allure septicémique.

Étiologie. — La porte d'entrée du microbe varie suivant l'âge.

1° L'enfant, en naissant, prend une septicémie, soit au contact du liquide amniotique infecté par la rupture prématurée des membranes, soit au passage dans la filière pelvienne. L'infection se fait-elle par le nez ou le tube digestif?

2° Il peut être infecté par la voie ombilicale et cette septicémie apparaître au premier jour ou être tardive jusqu'à la fin de la première semaine (page 299).

3° A peine au monde, l'enfant entre en « septicémie », soit par misère, abandonné en haillons au froid sous le porche d'une église, soit par le séjour dans une couveuse infectée. Le prématuré est une proie facile à ces infections.

4° Plus tard, durant les premiers mois, l'enfant surtout s'il est au biberon et mal nourri, est susceptible de prendre une septicémie par le nez, la bouche, la peau, les yeux, etc. (bains souillés par d'autres malades, linge non stérile, contagions dans les salles communes, etc.).

5° Une cause fréquente de septicémie est une otite ancienne : de la fièvre apparaît tout à coup et on n'en trouve l'explication qu'à l'autopsie (foyer d'otite ancienne).

Symptomatologie. — **1° Septicémie sans symptômes d'organes.** — *a) Forme hypothermique*[1] (page 275). — Le refroidissement de l'organisme est le mode habituel de la septicémie chez le prématuré. L'enfant s'endort, se refroidit, se cyanose et s'atrophie en quelques heures. Le pouls faiblit, la température baisse à 35°, 33°, sauf quelques petites tentatives à 36°, 37°. Les respirations sont faibles et superficielles, la bouche est sèche et on note un peu de diarrhée et parfois des accès de pâleur rythmique aux extrémités cyanosées (Finkelstein). L'examen des organes est négatif. Le prématuré est rapidement enlevé.

b) Forme hémorragique (page 291). — Joint à ce tableau, on voit apparaître du mœlena, des hématémèses, des hémorragies du cordon. La note sanglante est le signe le plus important de la septicémie chez le nouveau-né.

c) Forme fébrile. — Le nouveau-né à terme et le nourrisson plus âgé font en général leur septicémie avec de la fièvre qui monte à 39°-40° et peut affecter toutes les modalités reproduites plus haut (pages 509, 510). Le pouls est accéléré, la peau sèche et présentant souvent des érythèmes. La soif est vive et la bouche sèche. On note de la diarrhée et de la dyspnée qui sont légères. L'examen des organes est négatif. — Le pronostic est moins grave que chez le prématuré. La durée varie beaucoup. Cette septicémie fébrile peut présenter quelques particularités, suivant la prédominance de la dyspnée ou de la diarrhée.

2° **Septicémie avec symptômes diffus d'organes.** — Avec le même tableau clinique, on rencontre un peu de tout dans les divers organes qui sont effleurés par l'infection. On note de la diarrhée et du tympanisme, de l'hypertrophie du foie, des râles dans les deux poumons, de la sécheresse de la bouche, quelques convulsions, la fontanelle bombée, un peu de Kernig passager.

1. Delestre, *Thèse*, Paris, 1901. — *Arch. gynéc. et obstét.*, 1901.

Rien de net en un mot. En général ce mode septicémique a une durée plus longue que lorsque l'examen des organes est négatif.

3° **Septicémie et fièvre d'oreille.** — Je n'insiste pas sur les signes de l'otite aiguë à laquelle il faut toujours penser et ne citerai que quelques faits spéciaux très trompeurs et embarrassants.

1° L'enfant crie, est agité, a de la fièvre. On examine par principe minutieusement tous les organes et on trouve une otite, bien qu'il n'existe aucun signe attirant l'attention du côté de l'oreille.

2° Le nourrisson est pris brusquement de fièvre à 40°, avec diarrhée. Le ventre est mou, plat « en linge mouillé », comme dans le choléra infantile. Mais l'enfant est chaud, sans aucune trace d'algidité et sans agitation. Il est, au contraire, somnolent, tette à peine et refuse le biberon. Il ne souffre pas et ne crie pas. Souvent un léger strabisme supérieur tire les yeux en haut. Parfois l'enfant souffre à la pression de l'attache inférieure des muscles droits. L'examen des organes est négatif. Brusquement le mystère s'éclaircit : le tympan crève, du pus s'écoule. Les accidents relevaient d'une otite aiguë.

3° Un enfant superbe atteint de maladie cutanée spéciale (page 411) est — sans que l'on ait changé quoique ce soit à son régime, sans que la poussée cutanée soit rentrée et sans que les ganglions aient augmenté de volume — pris brusquement de fièvre à 40° avec ventre mou, légère diarrhée et surtout *somnolence*. Est-ce une crise de l'affection cutanée? Ne doit-on pas craindre la mort subite qui est si fréquente? Nullement. Quelques heures après le tympan crève sans qu'il y ait eu quoique ce soit d'apparent à l'oreille et les accidents cessent, alors que l'affection cutanée n'a pas changé.

Il est bon de noter que dans le cours des septicémies d'oreille, on peut observer la mort subite (endocardite infectieuse).

Recherches microbiennes[1]. — Dans toute septicémie, il faut

1. On trouvera dans l'article de Fischl (*Traité Grancher-Comby*) toutes les indications bibliographiques sur ces recherches.

rechercher le microbe et dans le sang et dans le liquide céphalo-rachidien où on le trouve souvent en culture pure.

A l'autopsie, on ne trouve dans les organes que de la congestion sans lésions appréciables. En cas d'hémorragie, on note de l'anémie des organes, avec des petits foyers hémorragiques dans la paroi digestive.

Traitement. — Dans toute septicémie, le régime alimentaire a relativement peu d'importance, car les troubles digestifs dépendent de l'état septique. Si celui-ci s'améliore, la diarrhée se calme, pourvu que le régime soit léger. Avant douze mois, je soumets l'enfant au lait faiblement écrémé (120 à 140 grammes par kilogramme). Après le douzième mois, je soumets l'enfant au bouillon léger uni à la gélatine. La base du traitement consiste à traiter la septicémie par des injections d'huile camphrée, de sérum artificiel et par la balnéation à 35°. Si la fièvre est très élevée, l'eau sera refroidie à 33°, 30°. — La septicémie chez le prématuré nécessite des soins spéciaux.

PALUDISME

L'hérédité n'existe pas, car le parasite ne passe pas de la mère à l'enfant (Pezopoulos et Cardamatis).

L'enfant indigène piqué par un moustique infecté peut, sans fièvre et avec toutes les allures d'une bonne santé, avoir le parasite dans le sang (Koch, Stephens et Christophers, Concetti et Valagussa).

L'enfant importé prend, au contraire, un paludisme « cliniquement » visible. Peu fréquent avant six mois, le paludisme l'est ensuite davantage (Concetti).

Signes[1]. *Paludisme aigu.* — Après une incubation de six à huit jours, le nourrisson est pris d'accidents (agitation, pâleur,

1. Bouchut-J. Simon (Conférences sur les mal. des enfants). — Crespin, *Rev. mal. enfance.* Congrès d'Alger, 1907. — Glatard, *Rev. prat. gynéc. obst. et péd.*, 1906.

algidité et cyanose durant un quart d'heure, puis brusquement fièvre à 40° qui dure une demi-heure, cesse avec la même brusquerie et qui est suivie de moiteur). Pendant cet accès, la rate est grosse et douloureuse.

L'accès, qui revient chaque soir, dure quelques heures : il peut être masqué par une convulsion ou une diarrhée cholériforme.

Parfois on note, en plus, de l'ictère avec hépatomégalie. Le pronostic immédiat de l'accès n'est pas toujours grave. La guérison apparente peut survenir, mais l'enfant reste paludéen et la maladie évolue suivant le mode chronique. Cependant un accès pernicieux peut tuer l'enfant après quelques heures de convulsions ou de coma. C'est la pernicieuse éclamptique ou comateuse.

Paludisme chronique. — Il suit le paludisme aigu ou apparaît d'emblée. — Le nourrisson maigrit, se cachectise, la peau devient bistrée, le ventre bombé par suite de l'hypersplénie ou de l'hépatomégalie. L'anémie est intense : les muqueuses sont pâles et décolorées. Le teint est terreux. L'augmentation de volume de la rate qui est dure et résistante est caractéristique. L'hépatomégalie n'est pas constante.

Souvent apparaissent des œdèmes qui, d'après Crespin, obéissent à la loi du sel. La croissance subit le contre-coup de l'infection et reste stationnaire (infantilisme paludéen).

Diagnostic. — On pensera au paludisme toutes les fois que la rate sera grosse et on recherchera l'hématozoaire.

On ne peut le confondre avec l'anémie pseudo-leucémique car dans ce cas l'enfant est pâle, l'état du sang est tout à fait particulier, l'hématozoaire est absent et la quinine sans effet.

La syphilis augmente souvent le volume de la rate, mais les autres symptômes permettront d'affirmer la nature spécifique de la splénomégalie.

Traitement. — Dans tous les pays paludéens, le nourrisson doit être soumis à la quinine préventive et garanti des piqûres d'anopheles. Dès l'apparition de la maladie, donner pendant trois jours la quinine cinq heures avant l'accès supposé (page 726). — En cas de paludisme chronique, le changement de pays est le seul traitement efficace.

KALA-AZAR[1]

Il existe dans les pays tropicaux et même en Égypte, Tunisie et Algérie, une fièvre d'allure paludéenne accompagnée d'hypertrophie du foie et de la rate, qui ne relève pas de l'hématozoaire et résiste à la quinine. C'est la fièvre noire, « dum-dum ».

Donnovan a montré qu'elle était due à la présence dans les globules rouges d'un sporozoaire le Leishmania Donnovani (petits éléments piriformes, tantôt libres, tantôt endoglobulaires). Nicole et Novy ont pu cultiver ce parasite et reproduire la maladie chez le chien. La puce la transmet à l'homme. On trouve le parasite dans la rate, le foie, la moelle osseuse, les ganglions où il est inclu dans les grandes cellules mononucléaires.

La maladie peut être observée chez le nourrisson qui présente des accès de fièvre d'allure paludéenne durant deux ou trois semaines. Après une période apyrétique de durée variable, la fièvre se rallume avec la même allure. La répétition de ces accès entraîne un état de cachexie analogue à celui de la cachexie paludéenne. La peau devient bistrée, terreuse ; le ventre grossit, le foie et la rate s'hypertrophient à mesure que l'amaigrissement progresse. Les cheveux deviennent cassants et tombent : on peut voir survenir des hémorragies (purpura, epistaxis, etc.).

L'examen du sang démontre une anémie très prononcée sans globules rouges à noyau ni myélocytes et avec une leucopénie manifeste.

1. Leishmann, *Brit. med. Journ.*, 1903. — Donnovan. *Id.*, 1903. — Laveran et Mesnil, Acad. méd., 1903. — Rogers, *The Lancet*, 1907. — Nicolle et Cassuto, *Presse méd.*, 1908 ; *Ann. Inst. Pasteur de Tunis*. 1908 ; *Soc. Path. exot.*, 1909. — Sluka et von Zarfl, Roch et Zarfl, *Deutsch. Arch. für klin. med.*, 1909.

Le pronostic est très grave. La mort peut venir en quelques mois. L'absence d'hématozoaire, la présence du Leishmania Donnovani dans les globules rouges de la rate (ponction) établissent le diagnostic. On ne peut le confondre ni avec la syphilis (existence d'autres signes, absence de fièvre et du parasite de Donnovan, réaction de Wassermann et présence du tréponème), ni avec l'anémie pseudo-leucémique, où existent dans le sang des globules rouges à noyau et des myélocytes.

DIPHTÉRIE

Le nourrisson est peu atteint par la maladie qui ne présente aucun signe particulier. Nous trouvons ici, comme chez l'enfant plus âgé, d'une part la localisation de la culture microbienne sous la forme d'une fausse membrane siégeant, dans le nez, le pharynx ou le larynx et d'autre part les phénomènes généraux d'intoxication par la toxine diphtérique. Il est certain, qu'à part le larynx, la fausse membrane ne joue par elle-même aucun rôle et que toute la clinique de la diphtérie réside dans l'étude de l'intoxication.

La fièvre est légère (38°) et a pour caractère essentiel d'être accompagnée de pâleur et d'asthénie. Plus l'intoxication est forte et plus l'asthénie augmente, plus le pouls s'élève et devient petit ; il tend à se faire comme dans l'intoxication tuberculeuse une dissociation entre le pouls et la température, qui reste peu élevée. Le pouls est certes le meilleur criterium du degré de l'empoisonnement : il est accéléré, irrégulier, intermittent. Si l'intoxication est intense apparaissent les signes terminaux (adynamie, sécheresse de la bouche et de la langue, albuminurie, cyanose, collapsus).

Traitement[1]. — On doit s'appuyer sur l'état général, pour

1. FOURNIOLS, *Thèse*, 1901.

juger de la dose de sérum. Le minimum est un flacon. On en injectera deux ou trois, si l'intoxication est forte. Roux, le premier, dans sa communication initiale du congrès de Buda-Pesth, a indiqué que la dose était proportionnelle au degré d'intoxication, cependant la majorité des médecins n'a pas suivi cette opinion et s'est contentée d'injecter de faibles doses, ne recourant aux doses plus fortes que très timidement. On a réagi contre cette tendance et on revient à l'opinion initiale (Barbier, Lesage, Thomas, Delearde, Minet, Bricout, Méry et Parturier). L'intoxication forte doit être traitée par la sérothérapie intensive. C'est une erreur de croire que les doses massives de sérum donnent des accidents. On attend deux jours et on recommence si cela est nécessaire ; ce procédé est meilleur que celui d'injecter tous les jours une petite dose. La dose ne dépend pas de l'âge de l'enfant, mais du degré d'intoxication : j'injecte au nourrisson 50 à 60 centimètres cubes de sérum, si la diphtérie est toxique, et 20 centimètres cubes à l'enfant âgé, si l'intoxication est légère. Il faut injecter de suite et ne pas attendre l'examen bactériologique.

Vaccination[1]. — Tout enfant, en contact avec des diphtériques, doit être vacciné, quelque soit l'âge. Ainsi à l'hôpital Hérold, tout entrant, tout enfant se présentant à la consultation et ayant la gorge rouge, est vacciné (un flacon).

Accidents du sérum. — L'enfant supporte bien le sérum. J'ai fait, jusqu'à ce jour, dix mille inoculations et n'ai jamais observé de phénomènes d'anaphylaxie. Je constate seulement une poussée d'urticaire six à douze jours après l'injection, dans 12 pour 100 des cas. Dans 1 pour 100 des cas, j'ai pu noter une éruption scarlatiniforme ou morbilliforme.

Les accidents sériques sont plus souvent observés avec les petites doses répétées journellement. Aussi le mieux est de faire, dès le premier jour, une forte dose, que l'on renouvellera, si cela est nécessaire deux jours après. Les accidents graves que l'on observe

1. Laplace, *Thèse*, 1906.

surtout en Allemagne, tiennent à la concentration trop forte du sérum et à l'absence de chauffage[1].

MALADIES DIVERSES EXCEPTIONNELLES

Typhus exanthématique, typhus récurrent, peste, charbon, rage. — Aucun signe particulier.

Grippe[2]. — Quelques rares cas d'avortement et de septicémie grippale ont été signalés à la naissance (Chambrelent, Townsend).

L'enfant prend rarement la grippe de la nourrice[3] et l'allaitement doit être continué.

Les signes étant très vagues, on n'y pense que s'il existe une épidémie dans l'entourage.

a) La température monte brusquement à 40°, accompagnée de dépression comateuse ou de cris[4] ou de parésie musculaire. La durée est courte (deux jours). La convalescence est longue et traînante.

b) Tout à coup le nourrisson est pris de dyspnée toxique avec cyanose et dépression extrême du pouls ; il n'a pas de fièvre et le ventre est gros et douloureux. Pronostic grave (Flesch).

Fièvre ganglionnaire[5]. — Observée surtout après six mois. C'est une fièvre à début brusque (40°) avec apparition au cou, soit d'un côté ou des deux, de petits ganglions durs, douloureux avec torticolis. La *gorge est normale*. Peu à peu la résolution apparaît, parfois un ganglion suppure et donne un abcès latéro-pharyngé. Les complications (néphrite, Heubner et Starck) sont exceptionnelles. Le diagnostic ne peut être porté que si le nez, le cavum et la gorge sont normaux.

1. Leibovici, *Thèse*. Paris, 1908. — 2. Campbell, Mease, Vicq d'Azyr. — 3. Dauchez, d'Astros, Comby. — 4. Sevestre, *Soc. méd. hôp.*, 1890. — Comby. — Riccardo Curti, *La Pédiatria*, 1895. — Ausset, *Péd. pratique*, 1907. — 5. Pfeiffer, Starck, Protassow, *Jahr. f. Kind.*, 1889-90-91. — Neumann, *Berlin. klin. Woch.*, 1891. — Moussous, *Rev. mal. enf.*, 1893. — Comby, *Méd. inf.*, 1894. — Gourichon, *Th.*, Paris, 1895. — Morichau-Beauchant, *Arch. méd. Poitou*, 1908.

Choléra asiatique. — Le choléra de la mère provoque souvent l'avortement ou l'accouchement prématuré (Thoinot). L'enfant meurt à la naissance et présente des lésions intestinales analogues à celles du choléra[1].

On a pensé que le bacille virgule traversait le placenta, mais les recherches de Rosario, Simmonds, n'ayant pu déceler, chez le fœtus, le bacille spécifique, il est probable que ces lésions sont dues à la toxine cholérique.

En général quand le choléra envahit une maternité, tous les enfants sont atteints. Toute nourrice cholérique donne le choléra à son nourrisson : aussi est-il indispensable de les séparer. En dehors de ces cas le nourrisson est peu atteint.

Rien ne peut distinguer le choléra asiatique du choléra infantile observé chaque été. L'épidémicité seule permet d'y penser. Pour l'affirmer il faut rechercher le bacille virgule dans les déjections. — Le pronostic est grave ; mortalité 90 à 100 pour 100.

Fièvre jaune. — Elle est exceptionnelle chez le nourrisson[2]. Ainsi sur 38 942 décès dus à la fièvre jaune dans la ville de Rio de Janeiro on n'en a observé que 93 chez le nourrisson. D'après Marchoux et Simond[3] cependant, elle serait plus fréquente mais passerait inaperçue, les signes étant tellement frustes à cet âge. Ces auteurs admettent que l'immunité de la race indigène est due à une attaque légère survenue dans le jeune âge. La fréquence de l'avortement dans le cours de la fièvre jaune permet de penser que la maladie se transmet de la mère au fœtus (Tixeira). La fièvre jaune est souvent silencieuse et n'éclate qu'à la dernière période, sous la forme d'un vomissement noir ; mais dans la majorité des cas, tout se borne à un embarras gastrique (38°-39°).

Tétanos. — Aucun signe spécial. On ne confondra pas le trismus du tétanos qui est douloureux et augmente au moindre

1. Griesinger, Mayer, Güterbock, Bühl, Mouchet, Strauss. — 2. Corre, Beranger-Feraud, Moncorvo. — 3. *Ann. de l'Institut Pasteur*, 1906.

toucher avec le trismus d'origine dentaire qui est indolore et cesse avec un effort soutenu.

Érysipèle. — Ne présente aucun signe spécial. Sur 2411 cas, Roger n'en a observé que 25 chez le nourrisson. Il est grave surtout avant trois mois (11 décès sur 25 dont 9 avant trois mois, Roger, Hutinel et Darré).

Oreillons[1]. — Sur 58331 cas Ringbery n'en a observé que 205 chez le nourrisson. Celui-ci prend exceptionnellement la maladie à sa nourrice, d'où la continuation de l'allaitement s'impose. On signale quelques cas de transmission par la voie placentaire. — Aucun signe particulier.

Rhumatisme articulaire aigu[2]. — Widerhofer n'a observé que 71 cas chez le nourrisson sur 70000. Une mère en crise de rhumatisme donne exceptionnellement le jour à un enfant atteint de sa maladie. — Aucun signe particulier.

Rhumatisme noueux. — Deux cas (Guinon et Legendre).

Arthrites septiques. — On les rencontre surtout au genou, dans l'ophtalmie des nouveau-nés, la rhinite, la vulvite et la méningite cérébro-spinale. Le genou devient douloureux, gonflé, chaud, rosé. La fièvre est en rapport avec la maladie initiale. On peut noter de l'hypothermie (Griffon). L'arthrotomie est de mise. On y trouve le microbe de la maladie causale.

Varicelle. — Aucun signe particulier, sinon que l'éruption est souvent formée de bulles très petites, qu'il ne faut pas confondre avec le strophulus (éruption papuleuse, qui peut se recouvrir d'une toute petite vésicule).

COQUELUCHE

Une mère peut contagionner son enfant à la naissance (Rilliet

1. GAUTIER, *Rev. méd. Suisse romande*, 1883. — WHITE, *Brit. med. Jour.*, 1902. — GROGNOT. *Gaz. méd. Nantes*, 1907. — 2. GOODHART, HENOCH, BOUCHUT, GRIFFITH, *Arch. of Ped.*, 1908. — PEACOCK, *Lancet*, 1882. — SCHÖFER, *Berlin. klin. Woch.*, 1886. — KOPLIK, *New-York med.*, 1888.

et Barthez). La coqueluche est fréquente[1]. Aucun signe particulier dans beaucoup de cas.

Parfois la quinte est remplacée par un accès de secousses expiratrices, sans reprise inspiratoire, qui provoquent l'asphyxie (comme dans le spasme laryngé) ou par une crise de convulsions. On ne pense à la coqueluche que si le nourrisson est dans un milieu infecté.

La maladie peut de même, dans certains cas, n'être caractérisée que par la fièvre et la diarrhée avec ventre normal et spasme des muscles des bras. Cette septicémie coquelucheuse peut communiquer la coqueluche.

Complications : *a*) On voit la température monter brusquement à 40° (foyer de congestion pulmonaire, broncho-pneumonie) et la mort survenir en deux à quatre jours avec des convulsions. L'accès de congestion peut être passager et disparaître en vingt-quatre heures.

b) L'enfant est pris de convulsions qui se rapprochent et sont suivies ou de syncope, le pouls s'arrête alors, et reprend après quelques minutes, ou de mort.

c) La mort subite peut être observée. Plus l'enfant est débile[2], mal nourri ou atrophié, plus la coqueluche est grave. La gravité dépend surtout des complications pulmonaires.

VARIOLE

Depuis l'application constante de la vaccine, on ne voit plus qu'exceptionnellement cette maladie chez le nourrisson.

La variole est une des rares maladies infectieuses contre laquelle le nourrisson n'est pas en immunité naturelle.

a) L'enfant peut être contagionné in utero et naître soit avec des cicatrices soit avec des pustules.

1. Brevet, *Thèse*, Lyon, 1907. — 2. Porak et Durante, *Arch. méd. enf.*, 1904.

b) L'enfant, né prématurément d'une mère en puissance de variole, présente au huitième jour de la vie des signes de variole caractérisée par des petits éléments papuleux, de l'hypothermie avec ictère[1] et somnolence. Le nouveau-né s'alimente à peine et meurt en pleine septicémie dont on diagnostique la nature, du fait de la maladie de la mère (mortalité 100 pour 100).

c) Chez le nourrisson plus âgé, la variole ne présente aucun signe particulier (mortalité 50 pour 100). La vaccination est le seul moyen de prévenir la maladie.

ROUGEOLE ET ÉRYTHÈMES RUBÉOLIFORMES

Le nourrisson est en immunité naturelle contre la rougeole pendant quelque mois.

Le nombre des cas signalés est minime[2] et la maladie légère. On sait d'ailleurs que la rougeole de la mère se transmet exceptionnellement au fœtus[3]. Il y a lieu cependant de ne pas rejeter complètement l'existence de la maladie pendant les premiers mois, car elle peut se présenter sous la forme d'une fièvre avec diarrhée, d'une septicémie avec un léger coryza (ce que l'on appelle grippe). Cette petite maladie est contagieuse sous forme de rougeole. On peut penser à sa nature morbilleuse d'après les caractères de la fièvre en escalier tant à la montée qu'à la descente (fig. 58).

Symptomatologie. — *Rougeole normale.* — La rougeole chez le nourrisson suit l'évolution classique de la maladie (fig. 57).

1° Incubation *silencieuse* de 9 jours (parfois très petit accès de fièvre le jour de la contagion, baisse de poids, leucocytose).

2° *Période de doute et de contagiosité.* — Du 9ᵉ au 13ᵉ jour.

1. Roger, *Soc. méd. hôp.*, 1901. — 2. Sevestre, Hutinel, Sperk, *Soc. méd.*, Vienne, 1909. — 3. Tyler, *Méd. Times*, 1847. — Smith, *Amer. Journ. of med. sc.*, 1870. — Underhill, *Obst. Journ. great. Brit.*, 1880. — Mason, *The Boston med. and surg. Journ.*, 1908.

— A ce moment la contagion existe par contact direct ou dans

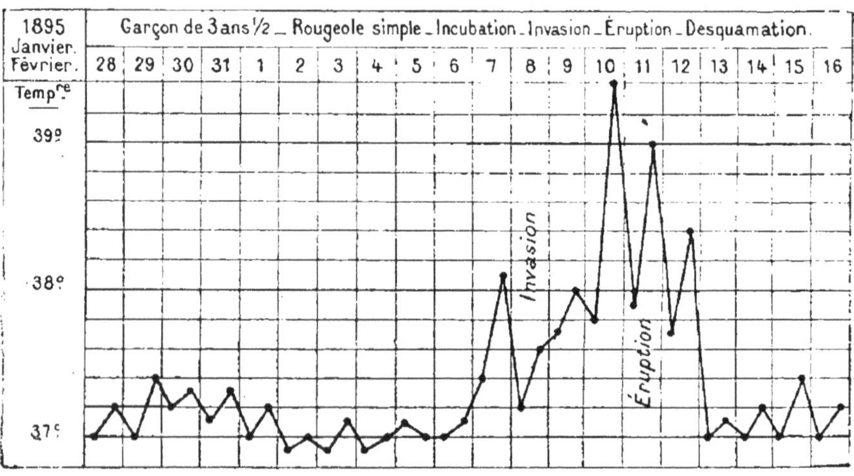

Fig. 57. — In *Traité des maladies de l'enfance*, Comby, t. I, p. 328.

une zone ambiante de quelques mètres (Sevestre) *et peut être*

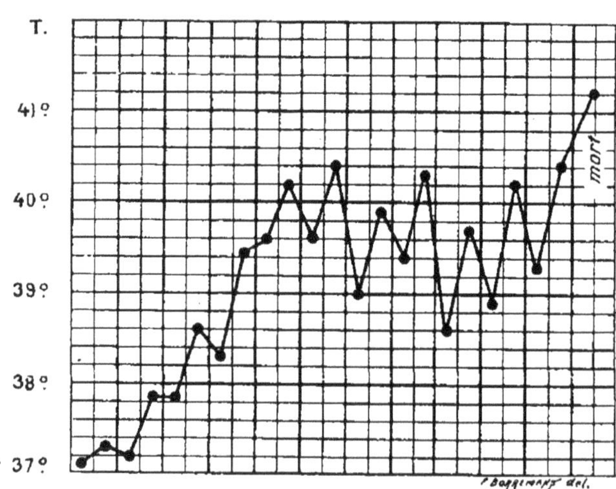

Fig. 58. — Rougeole septique sans lésions pulmonaires.

observée jusqu'à la disparition de la fièvre (en général, le troisième jour de l'éruption ; à moins qu'il y ait rougeole pulmonaire, car dans ce cas la fièvre persiste et la durée de la contagion est plus longue).

Dans cette période de doute et de contagiosité, on note : *a*) la *fièvre en escalier* (fig. 58). Il faut se défier de toute fièvre *brusque* avec éruption morbilleuse : le plus souvent elle n'est pas d'essence rougeoleuse. La fièvre perd ce caractère « en escalier » si la rougeole vient compliquer une autre maladie (coqueluche). Avec la fièvre on note : la chaleur, l'accélération du pouls, l'insomnie, la soif, les cris, l'agitation ; *b*) *le catarrhe oculo-nasal classique* ; *c*) *la toux sèche et férine* ; *d*) *le signe de Koplik.*

3° *Période d'éruption.* — Vers le 12ᵉ et 13ᵉ jour, apparition de l'éruption classique ; à ce moment la fièvre est à son maximum et en trois jours descend en escalier à 37°, alors que l'éruption pâlit et disparaît en laissant une desquamation dont l'intensité dépend de l'intensité de l'éruption Chez certains nourrissons, gros et gras, on peut voir persister pendant longtemps des macules violacées (vestiges de l'éruption).

Conclusion. — La rougeole ordinaire du nourrisson a pour signe spécial la fréquence et l'intensité de la diarrhée.

Rougeole septique sans localisation (fig. 58). Le nourrisson, surtout dans les agglomérations et les salles communes des hôpitaux, présente souvent une rougeole septique et grave. D'emblée, avec l'éruption dès le 12ᵉ jour, apparaissent les signes de gravité (fièvre à 40°-41°, pouls petit à 140°, teint plombé et gris, langue et lèvres sèches et rôties, peau sèche, catarrhe oculo-nasal épais, se concrétant rapidement en croûtes, dyspnée toxique avec angoisse — car le poumon est intact — éruption pâle et sans force). Après trois ou quatre jours de lutte, l'adynamie augmente, les yeux s'excavent, les lèvres et les extrémités se cyanosent, le cœur faiblit et l'enfant meurt en pleine intoxication morbilleuse sans localisation. On peut penser à la septicité d'une rougeole, dès que la température reste plus de un ou deux jours à 40° et qu'apparaissent les symptômes généraux précédents.

Le pronostic est grave et doit être réservé, quoique l'enfant puisse guérir[1].

1. *Arch. méd. enfants.* 1909. — ODDO et SAUVON, *Idem*, 1908.

Rougeole septique avec localisation pulmonaire (fig. 59 et 60). — Même tableau clinique, mais en plus on trouve une localisation pulmonaire de l'infection morbilleuse (congestion pulmonaire suraiguë, catarrhe suffocant, bronchite capillaire, bronchopneumonie). Cette localisation est l'expression la plus intense de la septicémie morbilleuse.

Rougeole septique avec diarrhée intense. — Nous savons que,

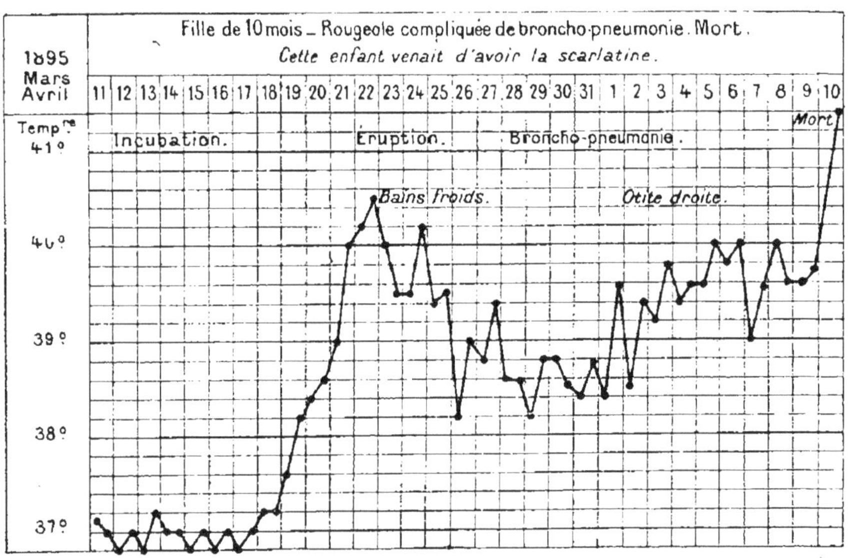

Fig. 59. — In *Traité des maladies de l'enfance*, Comby, t. I, p. 341.

chez le nourrisson, toute rougeole, même la plus bénigne, a pour symptôme spécial la diarrhée ; chez certains enfants, la rougeole septique présentant le tableau précédent, peut localiser son action, non pas sur le poumon, mais sur l'intestin : la diarrhée est *intense,* abat l'enfant en quelques heures, à la manière de la diarrhée estivale.

Rougeole des nourrissons cachectiques. — Si l'enfant est cachectique, atrophié ou hypotrophié, la rougeole au lieu d'être grave et septique, comme on pourrait le penser, est au contraire légère (38°, éruption discrète, catarrhe oculo-nasal au minimum).

L'organisme épuisé ne peut faire les frais de la maladie et l'enfant meurt plus de son affection antérieure que de la rougeole.

Rougeole et tuberculose. — Si le nourrisson présente des lésions latentes tuberculeuses des ganglions du hile et s'il contracte la rougeole, celle-ci évolue comme à l'état normal, mais la fièvre

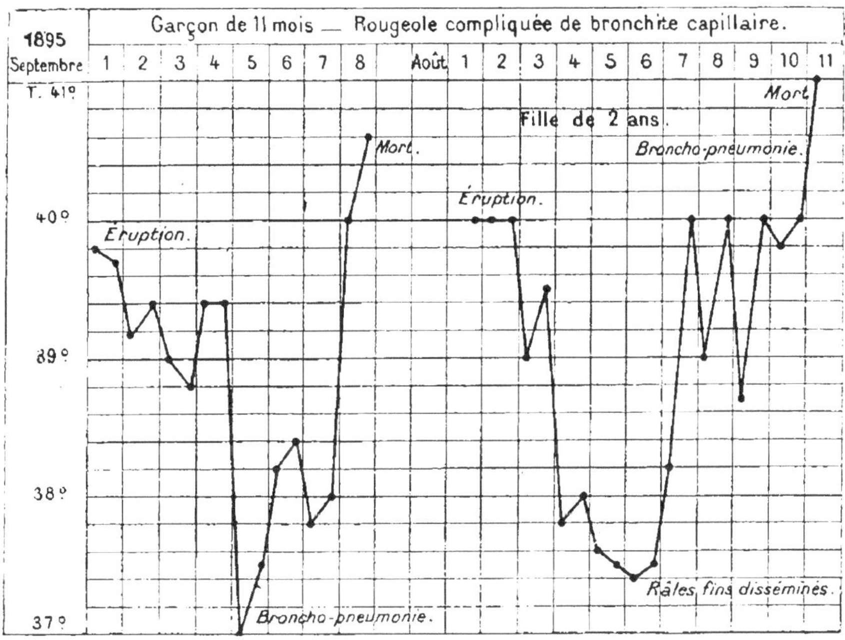

Fig. 60. — In *Traité des maladies de l'enfance*, Comby, t. I, p. 341.

vers le second jour ne tombe pas, devient irrégulière et persiste pendant des semaines. Le nourrisson maigrit progessivement : la tuberculose latente est déclanchée (à l'autopsie, broncho-pneumonie morbillo-tuberculeuse, tuberculose ganglionnaire).

L'association de la rougeole et de la tuberculose est fréquente (80 pour 100 des décès d'après mes recherches). On se rappellera que, dans ces états morbilleux, l'organisme tuberculeux ne réagit pas à la tuberculine.

Complications. — Le nourrisson peut présenter toutes les complications habituelles de l'affection (laryngite, broncho-pneumonie tardive, otite, méningite, pyélite, etc.).

Un mot sur la diarrhée que l'on observe, principalement au moment du sevrage, dans la convalescence de la maladie. Vers le quatrième jour, l'enfant ayant un peu de constipation, un purgatif lui est administré. Celui-ci déclanche de la diarrhée qui est tenace et épuise le malade au point de le tuer. Il faut donc s'abstenir de tout purgatif, dans le cours ou le déclin de la rougeole.

Pronostic. — La rougeole simple est bénigne mais elle acquiert de la gravité dans les agglomérations où l'enfant subit des contagions multiples (mortalité 22 pour 100, Vallin). On ne saurait trop s'élever contre la pratique de ville, de réunir dans une même chambre plusieurs enfants atteints de la même maladie.

Prophylaxie. — 1° L'idéal serait que les enfants ne se fréquentassent pas et que tout enfant fut isolé à la moindre indisposition. A l'hôpital Hérold, dans le but d'éviter des contagions, tous les enfants se présentant à la consultation sont isolés en box[1].

2° Tout enfant atteint de rougeole doit être isolé pour éviter les complications.

3° La rougeole n'étant plus contagieuse dès que l'éruption est terminée (sauf s'il y a broncho-pneumonie), il est abusif de tenir l'enfant isolé pendant plus longtemps comme l'indiquent certains règlements. On isole trop après et pas assez avant (Grancher, Comby).

Traitement. — 1° Pratiquer la sérothérapie antidiphtérique préventive (Netter, Richardière, Lesage).

2° Lutter contre la lésion pulmonaire et la faiblesse du cœur par les bains tièdes à 35°, sinapisés ou non suivant les cas, les enveloppements humides de la poitrine, les injections sous-cutanées d'huile camphrée, d'électrargol, les ventouses scarifiées ou sèches.

3° Éviter de faire des lavages de nez et de gorge qui provoquent

1. *Gazette des Hôpitaux*, 1909.

trop souvent des otites. On se contentera de moucher l'enfant et d'humecter la bouche. Depuis que j'ai supprimé toute cette thérapeutique dans mon service, je n'observe qu'exceptionnellement des complications auriculaires.

4° Soigner toute infection de la peau.

5° Tenir le plus possible l'enfant assis.

Régime alimentaire[1]. — 1° Pendant les quatre premiers jours de la maladie, la quantité d'urée éliminée est faible et la teneur du régime en albumine n'augmente pas cette élimination. Il y a baisse de poids que l'on peut atténuer en ajoutant de 3 à 5 grammes de sel à l'alimentation. Ce n'est pas qu'il y ait rétention d'eau, car l'examen montre que les chlorures sont éliminés en proportion de leur ingestion. Il y a là une action biologique heureuse des chlorures. Ajoutons que le lait n'a aucune action sur cette élimination.

2° Vers le cinquième jour l'élimination augmente progressivement pour atteindre son maximum du neuvième au douzième jour et revenir ensuite à la normale. La teneur du régime en albumine augmente l'élimination. On ajoute alors au lait des potages et œufs : le poids remonte.

Diagnostic. — 1° *Érythèmes morbilliformes.* — On peut observer chez le nourrisson des érythèmes morbilleux toxiques qui relèvent le plus souvent d'une intoxication intestinale ou du sérum. L'éruption dans un certain nombre de cas est sans fièvre. L'absence de cette dernière et du catarrhe oculo-nasal, la durée courte et fugace de l'éruption suffisent pour éliminer la rougeole. A mon avis, il faut partir de ce principe *qu'il n'y a pas de rougeole sans fièvre et sans catarrhe oculo-nasal.*

Dans quelques cas, l'érythème morbilliforme toxique peut être accompagné d'une fièvre légère à 38°, mais les caractères de cette dernière (ascension brusque, absence de l'escalier si caractéristique de la fièvre morbilleuse) suffisent pour éliminer la rougeole, d'autant que le catarrhe oculo-nasal manque.

1. Ramus, *Thèse*, Paris, 1906.

2° *Éruption sudorale.* — Tout nourrisson, trop nourri et gavé, peut, au moment d'un accès de fièvre, de nature quelconque, présenter une éruption sudorale avec rougeur morbilleuse qui peut faire croire à la rougeole. Là encore les caractères de la fièvre, l'absence de catarrhe oculo-nasal, la présence du semis fin des sudamina, permettront d'affirmer la nature sudorale de l'éruption.

3° *Suette miliaire épidémique*[1]. — Au moment d'une épidémie, le nourrisson peut être atteint par l'affection : il présente alors tous les signes de la rougeole, mais l'existence de sueurs profuses et de sudamina abondantes, de symptômes nerveux intenses (irrégularités cardiaques, oppression), d'une desquamation abondante et prolongée suffisent à éliminer la rougeole.

4° *Difficultés de diagnostic à la période de doute et de contagiosité.* — Il est certainement difficile d'affirmer qu'un enfant atteint de catarrhe oculo-nasal avec fièvre est au début d'une rougeole. On devra y penser, si la fièvre est en escalier et s'il existe le signe de Koplik. En tout cas, l'enfant devra toujours être isolé, car c'est à cette période que la rougeole est le plus contagieuse.

SCARLATINE[2]

La scarlatine est une infection spécifique générale dont la localisation essentielle et caractéristique siège au maximum sur la langue et le pharynx et s'éteint en descendant sur les voies digestives.

Elle est suivie ou non de phénomènes cutanés toxiques (démangeaisons, éruptions) d'intensité variable. Elle est contagieuse et épidémique. Il est classique de prendre l'éruption comme base

1. Brouardel, Thoinot, Parmentier, Hontang, *Rev. méd.*, 1894. — 2. Picot, *Dict. méd. pratique.* — Buttura, *Thèse*, Paris, 1851. — Graves, Trousseau, Dreyfus-Brissac, etc. — J'étudierai un peu longuement la scarlatine, car les recherches faites dans ces dernières années tendent à modifier l'axe de description de la maladie.

de l'étude de la scarlatine ; cependant tous les auteurs ont été frappés d'une part et de sa fugacité ou de son absence fréquente et d'autre part du fait que de telles scarlatines sans éruption sont tout aussi contagieuses que des scarlatines avec éruption. Ne savons-nous pas (Colin, Kelsch, Vaillard, etc.) que, dans une épidémie de scarlatine, on observe souvent une épidémie d'angine sans éruption.

L'éruption est donc un symptôme accessoire sur lequel on ne peut se fier pour établir un diagnostic précis : il faut par conséquent chercher une autre base. Ne voyons-nous pas tous les jours cette erreur de mettre dans une salle commune une scarlatine parce qu'elle n'est pas accompagnée d'éruption, alors que les autres symptômes existent cependant. Certes l'éruption a son importance, mais il ne faut pas compter sur elle. Sur quoi se fier alors ? Sur la fièvre, les troubles digestifs, l'état de la gorge et de la langue comme l'ont indiqué Trousseau et Moizard.

L'état de la gorge n'a pas plus de valeur que celui de la langue et de l'appareil digestif : c'est la réunion de ces divers signes qui permet de porter le diagnostic de scarlatine.

Je ne crois pas, contrairement à l'opinion de Bergé, de Gallois, que la scarlatine soit une vulgaire angine streptococcique. Je pense que le microbe inconnu de la maladie réveille le streptocoque normal comme le font la rougeole, la diphtérie, etc.

Étiologie et contagion[1]. — Pendant longtemps on a vécu sur cette idée que la scarlatine n'est contagieuse qu'à la période de desquamation. Rilliet et Barthez[2], Girard[3] ont établi que la contagion existe, au contraire, dès le début de la maladie. Voici les conclusions de nombreuses recherches.

1° La scarlatine est contagieuse, à son début dès le premier jour par les mucosités des cavités nasale, buccale et pharyngée[4]

1. Le lecteur trouvera tous ces faits détaillés dans la revue de COMBY (*Arch. méd. enf.*, 1909) et de LESAGE (*Gaz. hôp.*, 1909). — 2. *Dict. méd.*, 1844. — 3. *Bull. Soc. méd. hôp.*, 1865. — 4. CAMEROUN, *The Lancet*, 1882. — MABBOUX, *Gaz. hebd.*, 1886. — RANDSOM, *Brit. med. Journ.*, 1887. — SEVESTRE, *Clin. infant.*, 1889. — LEMOINE, *Soc. méd. hôp.*, 1895.

et, à mon avis, tant que l'évolution bucco-pharyngée n'est pas terminée (une quinzaine de jours)[1].

Ne voit-on pas bien souvent des scarlatines sans éruption et sans desquamation, des scarlatines purement « gutturales », provoquer l'apparition des scarlatines avec éruption ?

L'expérimentation a permis de reproduire la scarlatine à l'aide du mucopus pharyngé[2].

2° L'affection bucco-pharyngée peut persister plusieurs semaines (Lesage)[3]. Parfois l'envahissement d'une cavité voisine de la gorge (sinusite-otite) permet à l'agent contagieux de s'éterniser (Zilgien[4]). Ces faits de persistance expliquent les contagions tardives d'enfant à enfant, sans qu'on ait besoin de penser aux squames.

3° L'observation a montré que les squames *seules* ne sont pas contagieuses[5]. L'expérimentation a confirmé cette notion : on n'a jamais pu reproduire la maladie par les squames[6].

4° Les cas de transmission *à distance* par les squames *seules* sont exceptionnels[7] et peuvent être expliqués par le transport de mucus desséché.

5° La contagion se fait surtout par contact direct ou par l'air, dans une zone restreinte. La transmission par l'intermédiaire est, comme pour la rougeole, des plus problématiques.

6° La virulence des épidémies varie.

7° Il existe des terrains favorables à la maladie (Angleterre) et d'autres réfractaires (Japon).

8° Le nourrisson présente pendant les premiers mois une immunité naturelle vis-à-vis de la scarlatine.

1. Lesage, *loc. cit.* — 2. Stickler, *Med. Record*, 1909. — 3. *Gaz. hôp.*, 1909. — 4. *Journal méd.*, 1908. — 5. Gibson, *Sem. méd.*, 1894. — Lemoine, *Soc. méd. hôp.*, 1895. — Mittard, *Soc. hôp. Londres*, 1902. — Lemoine, André Berger et Boisson, *Rev. hyg. pub. et méd. lég.*, 1906. — N. Barlow, *The Pract.*, 1907 — Zilgien, *loc. cit.* — Hermann, *Arch. of Ped.*, 1909. — Comby, *Arch. méd. enf.*, 1909. — Lesage, *loc. cit.* — 6. Stoll, Miquel, Leroy d'Etiolles, Harwood, Ashmead. — 7. Sanné, *Traité mal. enfance*. — Grasset, *Ann. hyg. publ.*, 1895. — Schoull, Fox, *Sem. méd.*, 1889. — Du Cazal in Moizard, *Traité Grancher et Comby*.

Symptomatologie. — *Scarlatine simple ordinaire :*

a) Période d'incubation ; 6 jours ; aucun signe apparent.

b) Au sixième jour, *brusquement*, l'enfant éprouve des troubles digestifs (anorexie, nausées, vomissements bilieux, diarrhée, hyperesthésie abdominale, météorisme, point appendiculaire [1]. Tous symptômes qui indiquent la prédilection de l'affection pour les voies digestives. On pense à un embarras gastrique, cependant en examinant l'enfant, on est frappé par l'existence de deux symptômes : 1° l'état de la muqueuse bucco-pharyngée; 2° l'état général.

Muqueuse bucco-pharyngée. — La signature de la scarlatine est inscrite sur la langue et la gorge [2].

Langue. — Au sixième jour de la période d'incubation, alors que la maladie semble éclater, la langue est déjà modifiée depuis quelques jours, par suite du développement de la culture microbienne spécifique. Le cycle lingual va évoluer.

1er stade. La langue est allongée, rouge vif sur les bords et à la pointe, alors que sur le dos, est un enduit pultacé, blanc, épais. Ce contraste entre les deux teintes est caractéristique (blanc sur rouge vif).

De plus quand on fait sortir la langue au dehors de la bouche, on est également frappé par le contraste entre celle-ci et la peau du visage qui est pâle.

Cet état de la langue persiste avec ces mêmes caractères pendant deux à quatre jours.

2e stade. — Peu à peu le dépôt pultacé diminue d'étendue et tombe d'avant en arrière, si bien que le liséré rouge vif s'élargit sur les côtés et forme un V qui circonscrit le V blanc ; ce que le premier gagne, le second le perd.

3e stade. — Vers le septième, huitième jour, toute la langue est ainsi dépouillée, rouge, enflammée, écarlate « framboise ». La desquamation a mis à nu les papilles qui font saillie, n'étant plus

1. Kauffmann, *Thèse*, Paris, 1906. — 2. Trousseau, Moizard, Lesage, *Gaz. hôp.*, 1909.

masquées par les couches épithéliales. Cet aspect spécial dure deux à quatre jours, et peu à peu l'épithélium se refait, les papilles deviennent moins saillantes : à ce moment le processus scarlatineux, qui est tout de desquamation, est terminé.

4e stade. — La langue se refait, cesse d'être pointue et redevient normale. Elle perd sa teinte rouge écarlate, devient lisse et vernissée pour reprendre vers le quinzième jour son aspect normal. A mon avis, ce qui forme la base de cette étude de la langue est la congestion écarlate masquée par une prolifération intense de l'épithélium. Celui-ci desquamant, le fond congestif de la langue apparaît dans son plein. La scarlatine est, en un mot, une glossite proliférative, exfoliatrice, aiguë, spécifique.

Anomalies du cycle lingual. — La scarlatine peut rester stationnaire à ces diverses périodes. Ainsi huit, dix, vingt jours au premier ou au second stade. Ce n'est qu'un arrêt, car bientôt le cycle reprend. Ce sont ces foyers persistants maladifs, qui permettent d'expliquer les contagions tardives.

Gorge. — Le même cycle existe sur la muqueuse de la gorge et des amygdales, qui est rouge vif, écarlate et recouverte d'un dépôt pultacé blanc, épais. Après sa chute (2 à 3 jours), ce dépôt laisse à nu la muqueuse lisse, sèche, écarlate, vernissée. Les amygdales sont gonflées et tendent à se rapprocher et à fermer l'isthme du gosier.

Le dépôt épithélial est moins adhérent sur la gorge que sur la langue et par conséquent tombe plus vite. Cet état de la gorge est accompagné de sécheresse, de cuisson, de gonflement des ganglions angulo-maxillaires. Comme pour la langue, la muqueuse du pharynx reprend peu à peu son aspect normal.

État général. — Au sixième jour de la période d'incubation, quand apparaissent les signes d'embarras gastrique, on note une fièvre légère à 38°, qui apparaît brusquement, en pleine santé accompagnée d'une élévation du pouls à 120-140, plus forte que ne le donne en général une fièvre à 38°. L'urine est peu abondante, chargée en urates et ne contient pas d'albumine. Dans la moitié des cas, la fièvre est à 38°. Elle peut monter plus haut, du fait même de la scarlatine, si le processus congestif guttural est très accentué (Variot et Devé). Cette fièvre avec signes digestifs dure deux à trois jours et la température revient à la normale, pendant que langue et gorge vont continuer jusqu'au quinzième jour à

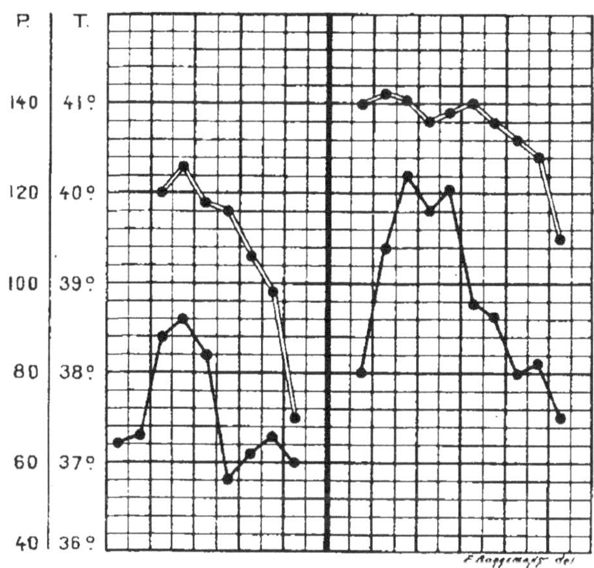

Fig. 61. — Scarlatine bénigne. Fig. 62. — Scarlatine moyenne.

présenter leur cycle d'évolution. On notera cependant que le pouls conserve pendant quelques jours encore une certaine fréquence. Telle est la scarlatine pure, simple, la scarlatine « bucco-pharyngée » banale, isolée de toute complication. Elle est des plus fréquentes, passe inaperçue et explique les contagions latentes, si nombreuses (fig. 61-62).

Des symptômes cutanés dans le cours de la scarlatine « bucco-pharyngée ». — Ils sont accessoires, d'ordre toxique et manquent dans la moitié des cas. Leur intensité varie. Ils peuvent apparaître à toutes les périodes de l'évolution du cycle lingual, tant que la langue n'est pas revenue à la normale et être accompagnés d'un crochet fébrile (fig. 63). Les éruptions apparaissent donc au premier, au cinquième, au dixième, ou vingtième jour, à n'importe quelle période du cycle, tant que celui-ci n'est pas terminé

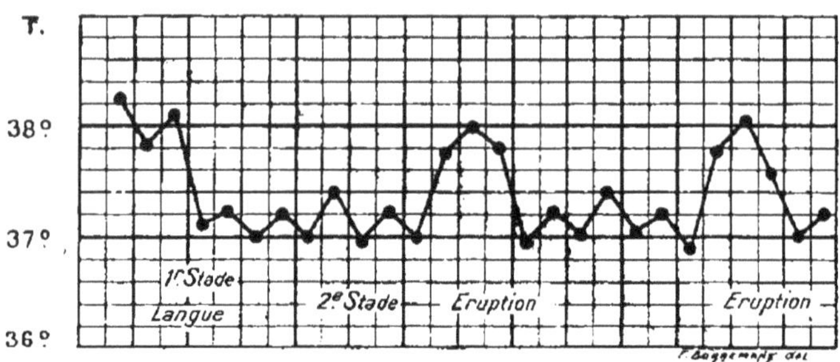

Fig. 63. — Séries d'éruptions. — Éruption tardive après le second stade de la langue.

(fig. 63). Ainsi j'ai vu l'éruption apparaître au vingt-huitième jour de la maladie, la langue ayant conservé son type « framboise » jusqu'à ce moment. A mon avis, si l'on attend après l'éruption cutanée pour faire le diagnostic, le malade peut contagionner d'autres personnes. Que de fois ne voyons-nous pas entrer à l'hôpital, des enfants, qui sont à la période « framboise » de leur langue, alors que l'éruption date du jour même. Sur 615 cas, 609 fois l'éruption est apparue alors que la langue était déjà en évolution. Dans six cas seulement, la langue n'avait pas l'aspect scarlatineux mais la gorge le possédait, quand l'éruption est apparue. Deux jours après la langue se dépouillait à son tour, après avoir présenté un dépôt pultacé très léger. Ces faits sont rares.

Les manifestations cutanées toxiques sont ou le prurit (Trousseau, Rilliet et Barthez), ou de l'œdème de la figure et des mains ou une éruption, qui peut durer quelques heures et passer inaperçue ou être plus stable, quoique d'intensité variable. C'est le pointillé classique, l'éruption bien connue, qui n'a aucun rapport avec le cycle lingual et angineux. Ces deux éléments sont indépendants et évoluent chacun de leur côté. On peut noter l'existence de sudamina claires ou suppurées, qui se desséchant, produisent une desquamation précoce due à la suette. L'éruption peut réapparaître après quelques jours accompagnée d'un petit crochet fébrile (fig. 63).

Cinq à six jours après l'éruption, apparaît la desquamation classique, qui semble être d'autant plus intense que l'éruption a été plus forte. L'étude de la scarlatine doit être basée sur l'état de la langue et de la gorge et non sur les éruptions, qui, d'ordre toxique, apparaissent dans cette maladie, à titre accessoire comme dans les infections intestinales, rénales, etc.

Scarlatine toxique (fig. 64). — Dans certains cas, la maladie est grave par elle-même, le virus est septique. Au sixième jour de la période d'incubation apparaît la scarlatine « bucco-pharyngée » décrite plus haut, mais on remarque que les muqueuses de la bouche, de la langue, de la gorge, tout en ayant le caractère scarlatineux, sont *sèches* et *rôties*. D'ailleurs, la septicité du virus est indiquée par l'intensité des phénomènes généraux (fièvre à 40° ; pouls petit à 140-150 ; pâleur ; sécheresse de la peau ; délire, agitation ; soubresauts des tendons, dyspnée sans lésions). Dans ces cas très toxiques, l'éruption apparaît au premier jour, en même temps que la langue. Le rein peut être alors très touché par le virus scarlatineux (albuminurie du début). Le pronostic est grave, car après trois ou quatre jours de cet état sérieux, l'enfant intoxiqué meurt souvent, quoique cela ne soit pas fatal.

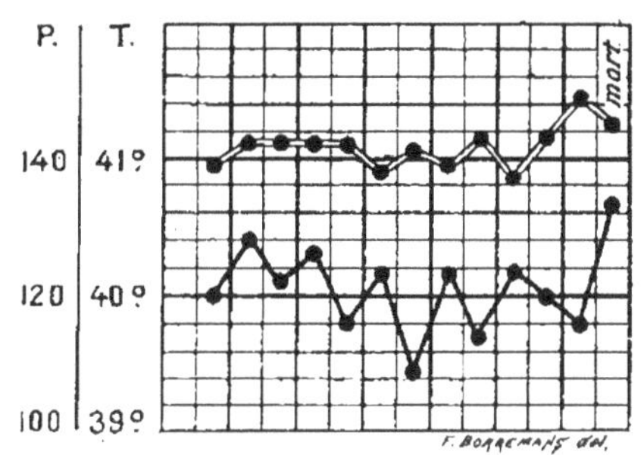

Fig. 64. — Scarlatine toxique.

Scarlatine grave par ses localisations digestives. — 1° Les troubles digestifs du début sont *intenses* (vomissements et diarrhée), et tiennent le premier plan.

2° La douleur appendicitaire du début peut être accentuée et prendre le masque de l'appendicite. Le fait que l'appendicite scarlatineuse vient en pleine affection n'est pas une contre-indication à l'intervention (Legueu, Kauffmann).

Complications de la scarlatine. — 1° *Naso-pharyngée.* — Elle est la plus importante et la plus grave. Certains enfants, porteurs de streptocoque ou de bacilles diphtériques, cultivent abondamment ces microbes, dès que le virus scarlatineux a enflammé la muqueuse des premières voies. Cette complication a

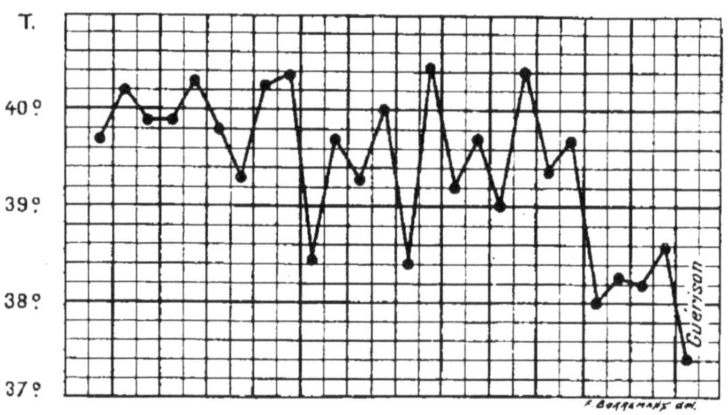

Fig. 65. — Scarlatine compliquée. — Infection naso-pharyngée.

été prise souvent pour la scarlatine elle-même. Ce qui la caractérise est 1° l'élévation de la fièvre avec tous les signes analogues à ceux de la scarlatine toxique ; 2° le *jetage du nez et de la gorge,* alors que dans la scarlatine pure le nez est sec. La sécrétion du nez et de la gorge est muco-purulente, abondante et sort par tous les orifices (nez, bouche). Elle est septique, donne de la rougeur et de l'œdème à l'orifice du nez et à la lèvre supérieure.

L'examen de la gorge montre de la rougeur, des ulcérations, des zones noires sphacélées, des fausses membranes ; on y trouve le streptocoque, le bacille de Lœffler. La réaction ganglionnaire est forte : ganglions du cou gros, douloureux, noyés dans de l'œdème (cou proconsulaire) pouvant suppurer ou se résoudre (fig. 65).

2° *Surrénalite* (page 657).

3° *Albuminurie tardive.* — Elle apparaît à la fin de la première semaine ou au début de la seconde, alors que la maladie est à peu près disparue. Son étiologie a été très discutée. Je crois qu'une des principales causes en est l'intoxication diphtérique concomitante[1]. En effet :

1° Le bacille de Lœffler est fréquent dans le nez et la gorge des scarlatineux.

2° La sérothérapie antidiphtérique faite aux premiers jours de la scarlatine diminue dans une forte proportion le nombre de ces cas d'albuminurie (2 pour 100 au lieu de 12 à 20 pour 100 quand la sérothérapie n'est pas mise en pratique).

3° L'albumine disparaît souvent, si on la traite, comme la paralysie diphtérique, par les injections répétées de sérum.

Pronostic. — Le pronostic est sérieux, si la scarlatine est toxique et s'il existe une complication naso-pharyngée ou surrénale.

Prophylaxie et traitement. — 1° Tout enfant présentant la langue et la gorge scarlatineuse doit être isolé, tant que le cycle évolutif n'est pas terminé (une quinzaine de jours environ). A ce moment, si la muqueuse a repris son aspect normal, s'il n'existe aucune complication (sinusite, otite), l'enfant pourra reprendre sa vie habituelle.

On éviterait bien des contagions si, à l'entrée des agglomérations (écoles, consultations), on isolait tout enfant ayant une langue douteuse.

2° Tout scarlatineux sera soumis à la sérothérapie antidiphtérique préventive (le bacille de Lœffler étant fréquent dans la gorge et l'albumine obéissant souvent au sérum).

3° Régime — 15 premiers jours, régime lacté absolu ; du 15ᵉ au 25ᵉ lait et purées. Ensuite alimentation quelconque.

Examen de l'urine tous les quatre jours. En cas d'albumine, reprise du lait ; si elle persiste injections successives de sérum antidiphtérique.

1. Pougaud, *Thèse*, Paris, 1910.

4° Éviter les lavages de gorge et de nez qui provoquent souvent des otites, sauf en cas de jetage intense (un ou deux lavages).

5° En cas de fièvre élevée, quelle qu'en soit la cause, balnéation à 33° refroidie.

6° Le sérum antistreptococcique peut donner quelques résultats, en cas d'infection due au streptocoque.

7° En cas de gravité : huile camphrée, électrargol.

8° Injecter de l'adrénaline, s'il existe quelque signe de surrénalite.

Diagnostic. — Tout repose sur le cycle évolutif de la langue et de la gorge coexistant avec des troubles digestifs, de la fièvre à début brusque et la sécheresse de la peau.

La langue blanche du 1er stade entourée d'un liséré rouge vif, écarlate ne peut être confondue que :

1° Avec la langue de l'embarras gastrique, qui est *large, étalée, pâle, épaisse* recouverte d'un enduit épais, blanc jaunâtre, limoneux. La congestion sous-jacente manque.

2° Avec la langue de la rougeole qui est *uniformément rose*, recouverte d'une légère couche blanchette. Le contraste du liséré rouge vif avec le dépôt pultacé manque complètement. De plus si on observe cette langue pendant quelques jours elle ne présente pas de cycle évolutif.

3° Avec la langue grippale. Dans ce cas la langue peut être simplement saburrale, blanchâtre, ou se présenter sous la forme spéciale décrite par Faisans. Elle est d'un blanc bleuté analogue à la teinte de la porcelaine et rappelant celle des plaques muqueuses bucco-pharyngées. C'est la langue opaline de la grippe, qui dure tout le temps de la maladie.

4° Avec certaines langues atteintes de glossite exfoliatrice qui peuvent présenter des parties framboisées. Mais l'absence de rougeur et l'existence de la carte géographique établiront le diagnostic.

Érythèmes scarlatiniformes (page 695).

Coexistence de la rougeole avec la scarlatine. — La rougeole et la scarlatine peuvent coïncider chez un même enfant [1]. Si elles ont été prises en même temps : la scarlatine (incubation six jours) sort la première et quand la langue est à son sixième ou septième jour, la rougeole apparaît.

Comme la scarlatine peut passer inaperçue par suite de l'absence fréquente d'éruption, il s'en suit que la maladie est déjà avancée quand la rougeole apparaît et que l'on attribue à cette dernière les caractères de la langue qui sont le propre de la scarlatine. En un mot, les deux maladies coexistentes gardent leur indépendance. Tout rougeoleux ayant une langue de scarlatine doit être regardé comme ayant les deux affections.

Rubéole. — Cette affection, rarement observée chez le nourisson, se différencie de la rougeole par l'absence de catarrhe oculo-nasal, la coexistence d'une éruption scarlatineuse, l'existence d'une adénopathie généralisée (ganglions gros, durs et douloureux), de même de la scarlatine par la coexistence d'une éruption rubéolique, de l'adénopathie et l'absence du cycle lingual.

Quatrième maladie (Duckes). — Elle est une rubéole à prédominance éruptive, scarlatineuse ; on la différenciera de la scarlatine par les mêmes moyens.

Cinquième maladie. — Elle consiste en un érythème apyrétique d'abord net sur le visage, puis s'étendant sur les membres en allant de la racine à l'extrémité. On ne constate ni gonflement des ganglions, ni modifications de la langue. Cette affection, décrite en Allemagne, me paraît rentrer dans la catégorie des érythèmes toxiques d'origine intestinale.

1. Bez, *Thèse*, Paris, 1877. — Lereboullet, *Progrès méd.*, 1908.

CHAPITRE XXXII

MALADIES DE LA PEAU

AFFECTIONS CONGÉNITALES

Ichthyose fœtale ou hyperkératose. — Plaques d'un jaune sale, dures, épaisses, fissurées, craquelées, sans poils ni glandes, recouvertes de squames très épaisses. Ouvertures palpébrale et buccale béantes : aspect hideux de la figure. Mort en quelques heures.

Ichthyose. — Peau écailleuse, rude, sèche, sans sécrétions, avec desquamation et saillie des follicules pileux. Intégrité des endroits où la peau est fine. Maladie héréditaire et familiale.

Kératodermie. — Amas épithéliaux aux mains et pieds (endémie de Melleda, île de Dalmatie).

Maladie des kystes épidermiques[1]. — Kystes épidermiques sur le dos des mains, du volume d'une tête d'épingle, blancs, détachés facilement par l'ongle et laissant une cicatrice blanche et souple. Coexistence d'hypertrichose.

Érythrodermie ichthyosiforme à poussées bulleuses avec hyperépidermotrophie (Brocq). — Ichthyose du corps avec séborrhée du cuir chevelu, anomalie des poils et des ongles. Accès d'érythème avec poussées bulleuses.

Dermatose bulleuse. — Bulles à la moindre pression, laissant des cicatrices aux ischions et aux extrémités.

1. Grandjean, Bayard, *Soc. péd.*, 1908.

Neurofibromatose généralisée (Reklinghausen). — Tumeurs fibreuses, dures et indolores, de la peau avec tumeurs douloureuses sur les nerfs et diverses anomalies (nævus, verrues, etc.).

Dysgénésie pilaire. — Ou atrophie (Nicolle et Halipré) : peu ou pas de poils, lenteur d'apparition d'un léger duvet caduc et incolore ou hypertrichose : surabondance de cheveux ou dépigmentation.

Anomalies diverses. — Taches café au lait sans relief et fixes, plaques achromiques, verrues, nævus, molluscum, adénomes.

Toutes ces malformations congénitales bénéficient largement de l'application du radium et de l'électrolyse.

AFFECTIONS ACQUISES

Erythème normal ou dermatite exfoliatrice du nouveau-né [1]. — A la naissance l'état congestif normal est suivi vers le dixième jour, d'une desquamation. Parfois sans fièvre, la rougeur et la desquamation sont intenses (cuissons, démangeaisons, fissures) et peuvent gagner les muqueuses (dessiccation, ulcérations). Durée : huit à quinze jours. Dermatite suppurée secondaire due aux mauvais soins.

Érythèmes toxiques [2]. — En cas d'intoxication, le plus souvent digestive, la peau « se plaint à sa manière » (Ricord), et se recouvre d'érythème, qui peut s'infecter et devenir dermite suppurée.

1° **Érythème localisé, fessier** — Toute intoxication digestive provoque l'érythème fessier, qui en est le premier signe. L'influence irritante de la diarrhée est indéniable, mais elle est accessoire et manque souvent. Peau rouge cerise, chaude, lisse, déplissée, luisante, vernissée, douloureuse ; au niveau des plis, fissures douloureuses, suintantes et poissant le lange. La der-

1. Billard, Epstein, Ritter, *Cent. f. Kind.*, 1878-79. — 2. Valleix, Bouchut, Trousseau, Parrot, Jacquet, *Thèse*, Paris, 1888 — Ferrand, *Thèse*, Paris, 1908,

mite érythémateuse peut s'ulcérer : petites vésicules à liquide plus ou moins louche qui crèvent et donnent de petites érosions

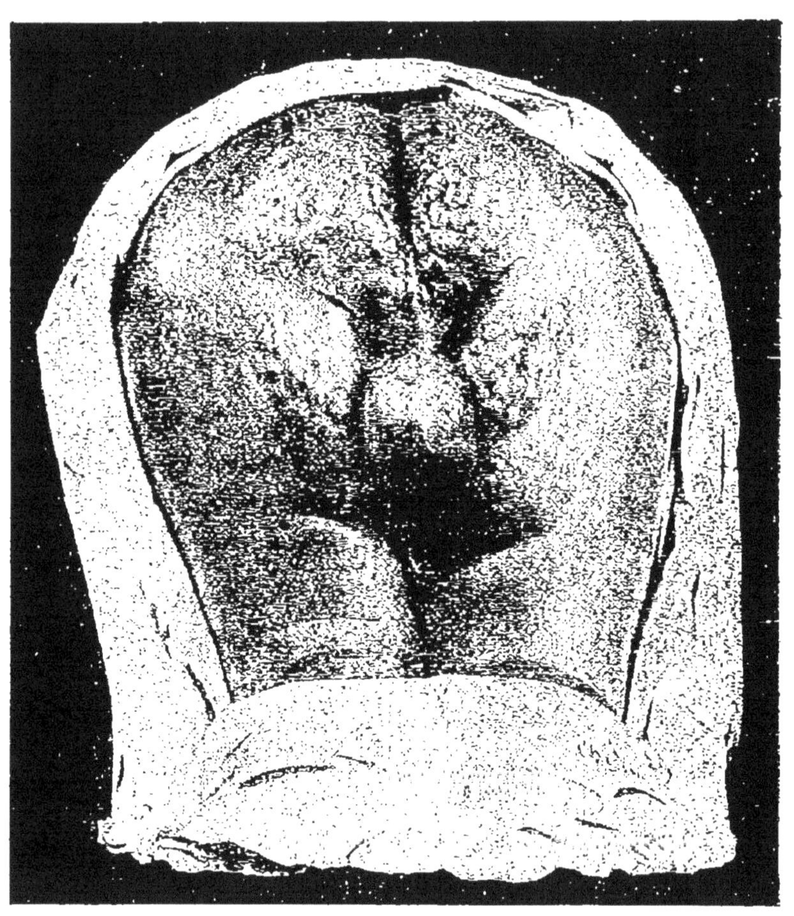

FIG. 66. — Érythème papulo-érosif, in *Traité des maladies de l'enfance*, Grancher et Comby, t. IV, p. 718.

dermiques, ponctiformes, rouge vif, qui s'unissant entre elles produisent des plaies diverses (rondes, polycycliques, etc.) (fig. 66).

Dermite papuleuse. — Ces ulcérations rondes se réparent et donnent souvent des cicatrices qui, au lieu d'être en creux, bourgeonnent en saillie papuleuse (papulo-érosif), lenticulaire, rouge, entourée d'un plissement fin, rayonné, frangé et recouverte d'un épiderme nouveau lisse et luisant. Cette cicatrice hypertrophique se fait en quelques heures chez les enfants vigoureux.

Siège. — Cet érythème siège sur les fesses et s'arrête par une ligne de dermarcation droite et nette là où les deux fesses s'accolent pour refermer le sillon interfessier. Chez les atrophiques, il peut gagner ce pli et le pourtour de l'anus, qui est fissuré. L'érythème partant des fesses s'étend parfois aux bourses et aux cuisses. Chez les enfants de la seconde année, il peut être suivi d'une desquamation en masse par grands lambeaux luisants, analogues à la pellicule de collodion (érythème collodionné). Il ne faut pas confondre cette éruption avec le pemphigus des fesses.

La durée de l'érythème toxique varie : il cesse rapidement dès que l'intoxication disparaît.

Lésions[1]. — *a*) Œdème et gonflement des cellules épithéliales des couches granuleuse et cornée (protoplasma incolore, noyau coloré). *b*) Accentuation de l'œdème et soulèvement de la couche cornée (vésicule). *c*) Lésions superficielles du derme (dilatation des vaisseaux, amas leucocytaires, thromboses hyalines leucocytaires intravasculaires). *d*) Bourgeonnement terminal des papilles infiltrées et vascularisées. *e*) Absence du tréponème.

Diagnostic. — Les papules syphilitiques sont plates, dures, cuivrées. La vaccinoïde papuleuse[2] est une papulo-pustule, qui ressemble à la vaccine, mais qui est inoculable au même organisme.

2° **Érythème séborréique toxique.** — La séborrhée peut être un signe d'intoxication : elle siège à la tête sous la forme de croûtes sales grasses, imprégnées de poussières (calotte, toque, chapeau, croûtes de lait). Souvent la peau est irritée et érythémateuse.

3° **Érythème toxique généralisé** ou **scarlatiniforme (érythrodermie desquamative de Leiner et Aubry**[3]), observé surtout chez les nourrissons cachectiques et caractérisé par des accès de

1. Parrot, Jacquet, Ferrand, Hodara, *Monatshefte für prakt. dermat.*, 1905. — 2. Besnier, *Bull. méd.*, 1887. — Fournier, *Id.*, 1889. — 3. Leiner, *Arch. für dermat. und syphilis.* — Audry, *Rev. méd. et chir.*, 1908.

rougeur généralisée, sèche, sans prurit ni papules ni vésicules et suivie d'une desquamation fine, blanche et peu adhérente.

La langue ne présente pas le cycle évolutif observé dans la scarlatine : elle est souvent dépouillée comme dans l'atrophie.

4° **Dyshydrosis toxique.** — Caractérisé par un érythème avec vésicules sudorales fines et transparentes, accompagné de prurit et de cris (lésions de grattage). Parfois la température monte à 41° et l'enfant est enlevé en quelques heures (septicémie avec suette).

5° **Érythème polymorphe toxique.** — Observé surtout au moment du sevrage et caractérisé par un mélange d'éruptions rubéoliforme, scarlatiniforme, purpurique, papuleuse, sans prurit. On peut le rencontrer dans les diverses infections surtout digestives.

On ne confondra pas cet érythème avec la dermatite herpétiforme de Duhring ou polymorphe douloureuse de Brocq. On trouve en effet, dans cette dernière, du prurit, des douleurs, des lésions concomitantes d'urticaire, de bulles, de vésicules. Son évolution est chronique par poussées successives et n'est pas accompagnée de modifications de l'état général, quoique Hallé ait observé des accès fébriles avec troubles digestifs.

6° **Prurigo toxique** (strophulus). — Le prurigo toxique est une éruption rapide, qui se fait surtout la nuit, à la surface du corps, sauf à la face interne des membres et aux extrémités. Ses stades évoluent en quelques heures. C'est d'abord une papule d'urticaire rose entourée d'une auréole rouge dont le centre est jaune et présente une petite vésicule. La partie ortiée diminue et il ne reste que le centre sous la forme d'une papule miliaire coiffée d'une petite croûte brune (reliquat de la vésicule) ; puis tout disparaît laissant simplement une macule un peu surélevée. Il se fait ainsi chaque nuit de nouvelles éruptions éphémères. Le signe capital est le prurit qui est lié à l'éruption, en occupe le siège et dont l'intensité lui est proportionnelle. Les accès de prurigo peuvent se renouveler pendant quelques jours, quelques semaines et même quelques mois. On l'observe surtout l'été.

Avec l'âge, ce prurigo toxique devient le prurigo d'Hébra. La différence tient à ce que dans ce dernier cas, les éléments ne se disséminent plus mais se groupent en nappes et que le prurit, à la longue, les lichénifie, si bien que les caractères initiaux disparaissent.

Le prurigo dû aux piqûres de moustique siège sur les parties découvertes.

7° **Prurit toxique.** — Il est fréquent chez les enfants au sein d'une nourrice, qui se suralimente ou qui absorbe trop de boissons excitantes. Il suffira de changer l'hygiène de cette dernière. L'enfant au biberon sera réglé à tous points de vue, le prurit étant dû à la suralimentation.

8° **Pemphigus des fesses** (Lesage). — Le nourrisson est pris de fièvre avec un peu de diarrhée. Brusquement, la peau des fesses, qui jusque-là était normale, devient rouge, comme dans l'érythème fessier, mais se recouvre d'une série de bulles, qui se réunissent formant une vaste ampoule sur chaque fesse. Cette ampoule est à demi-gonflée, flétrie, épaisse, grise, trouble avec liquide clair contenant quelques rares leucocytes. L'examen montre que la peau soulevée doit son épaisseur à un exsudat fibrineux épais, sans bacilles diphtériques, comme Eddeves et Hare[1] en ont rencontrés dans certains cas.

Après un ou deux jours la fièvre baisse, l'éruption fessière persiste seule, on croit la maladie terminée, quand survient une nouvelle poussée de pemphigus sur tout le corps. Le pronostic devient grave. On ne confondra pas le pemphigus des fesses avec l'érythème toxique collodionné (p. 695).

Le pemphigus ne peut être confondu avec la syphilide pemphigoïde, la varicelle (petites bulles en séries laissant une croûtelle rouge brun), la maladie de Duhring (bulle noyée au milieu d'éléments polymorphes : érythème, papules, urticaire).

9° **Urticaire pigmenté**[2]. — Ce sont des poussées d'urticaire

1. *The Lancet*, 1908. — 2. *Nettleship*, 1869. — Raymond, *Thèse*, Paris, 1888.

formées d'élevures brunes, fermes, arrondies, qui se ramollissent et laissent à leur suite des taches pigmentées. On note le dermographisme. L'affection est bénigne et guérit seule.

Maladies diverses. — Toutes les autres affections cutanées (gale, phtiriase, favus, teigne, érythème pernio, zona, tuberculose, hydroa vacciniforme, érythème noueux, acné, xérodermie, sclérodermie, lèpre, lichen plan) peuvent *exceptionnellement* être observées et ne présentent aucun caractère spécial.

Impétigo contagieux de Tilbury Fox. — Il est contagieux[1], dû à un streptocoque[2] inoculable soit au même sujet par auto-inoculation, soit à une personne étrangère (épidémies de crèches). Sur une tache rose apparaît en quelques heures une bulle demi-remplie de sérosité limpide dont le centre se concrète en une croûte molle grasse onctueuse jaune d'or. Si la sécrétion continue, de nouvelles croûtes se forment au-dessous des premières qu'elles refoulent (aspect d'écaille d'huître). Au-dessous de cette croûte apparaît la surface du derme exulcérée qui se cicatrise rapidement. Les éléments de nombre variable sont isolés ou agglomérés en placards. Au pourtour des orifices, du fait des mouvements, les croûtes tombent et laissent à nu des ulcérations qui saignent et suppurent facilement.

Les orifices du nez sont rouges, luisants, tuméfiés, encombrés de croûtes qui gênent la respiration. Les paupières sont gonflées, la conjonctive est souvent congestionnée (kératite phlycténulaire).

L'impétigo siège surtout à la face et au cuir chevelu ; par auto-inoculation, il peut s'étendre aux mains et aux ongles (tourniole), à la bouche (stomatite impétigineuse), à la vulve (vulvite). S'il coexiste de la phtiriase, l'auto-inoculation par le grattage est plus étendue. Les cheveux sont agglomérés par les croûtes, qui deviennent granuleuses. S'il coexiste de la gale, on trouvera les signes de la maladie (sillons, etc.).

1. Devergie et Tilbury Fox. — 2. Leroux, Balzer et Griffon, Sabouraud.

La durée de l'affection peut être longue du fait soit des auto-inoculations successives, soit de la pyodermite secondaire, soit du terrain cachectique ou lymphatique (œdème du visage, adénopathie). L'impétigo ne laisse pas de cicatrices, mais parfois il peut provoquer une alopécie passagère. Il peut être accompagné d'érythème ou d'eczéma, de folliculite (Bockardt) qui laisse une petite cicatrice et une alopécie péladiforme pseudo-cicatricielle.

Le pronostic est bénin : les complications viscérales (néphrite, urémie, etc.) sont rares[1]. On ne confondra pas l'affection avec le favus dont la croûte jaune est sèche, a la forme d'un godet, laisse des cicatrices et contient le champignon caractéristique. L'impétigo chronique recouvre parfois une ulcération tuberculeuse ou syphilitique.

Impétigo annulaire rodens. — Il est fréquent au cuir chevelu des nourrissons cachectiques. On peut suivre chez le même enfant tous les stades de l'évolution (fig. 67 et 68).

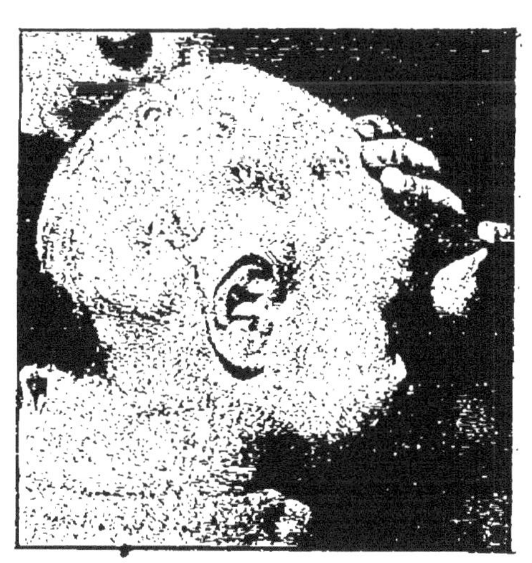

Fig. 67. — Impétigo rodens.

1er jour. Liséré circulaire rouge (*a*) entourant à distance une toute petite vésico-pustule (*b*) s'étendant les deux jours suivants par sa périphérie et marchant vers le liséré, alors que celui-ci reste le même. Vésico-pustule et liséré se confondent bientôt et forment par dessiccation une croûte (*c*) grise noirâtre qui tombe et laisse à nu une ulcération à pic. Celle-ci se comble peu à peu et se cicatrise (cicatrice indé-

1. Marfan, Guinon, Auché, Jeanselme.

lébile). On ne confondra pas cette affection avec le pemphigus rodens (page 701), ni avec les vésicules de varicelle infectées et ulcérées. Ces deux dernières maladies ne présentent pas le cycle d'évolution.

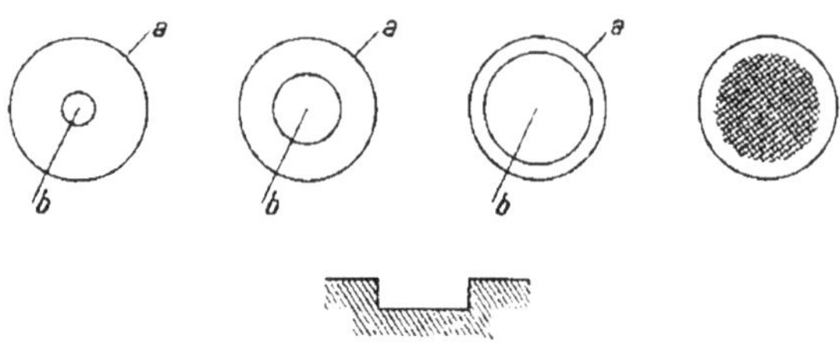

FIG. 68. — Impétigo rodens (schéma de l'évolution).

Ecthyma. — L'ecthyma n'est qu'un impétigo dont l'ulcération creuse le derme, par suite de l'état cachectique de l'enfant et peut-être aussi de la déclivité, quand il siège aux membres inférieurs. Ses signes sont identiques, mais la différence réside dans l'ulcération.

Celle-ci est plus profonde, à pic, en plein derme, entourée d'un bourrelet d'infiltration d'épaisseur variable, qui rend encore l'ulcération plus creuse. La base est dure, inflammatoire, bleuâtre. La sécrétion est le plus souvent roussâtre. Si l'organisme est affaibli, l'ecthyma persiste et tend à s'étendre en surface et surtout en profondeur. S'il se relève, la réparation se fait rapidement, laissant à sa suite une cicatrice, qui montre que le derme a été atteint profondément.

Pemphigus. — Le pemphigus est contagieux d'enfant à enfant et inoculable[1]. Son incubation est de soixante heures. Il débute brusquement sous la forme d'une tache rouge, ronde, de la largeur d'une pièce de deux francs qui se recouvre rapidement d'une bulle contenant un liquide clair, citrin, limpide. Après quelques jours, la bulle se flétrit, crève et laisse à nu une exulcération

1. KOCH, *Jahr. für Kind.*, 1873. — VIDAL, *Soc. Biol.*, 1874. — COLRAT, *Rev. méd.*, 1884.

ronde qui se répare rapidement sans laisser de cicatrices et donne seulement une desquamation d'intensité variable (pemphigus foliacé de Casenave). Elle peut suppurer. Le pemphigus est observé sur tout le corps, sauf à la paume des mains et à la plante des pieds ; il vient par poussées qui peuvent durer plusieurs mois (Comby). Tout se réduit à cette éruption, mais souvent, elle peut être accompagnée d'un état septique[1] (40° ; prostration, pouls petit, bronchopneumonie), suivi de mort rapide.

Pemphigus rodens. — Chez certains enfants, la bulle crève, mais au lieu de former une surface rouge, analogue à celle qui suit l'application d'une mouche, donne une exulcération superficielle légère, qu'il ne faut pas confondre avec l'impétigo rodens. On ne le confondra pas avec le pemphigus syphilitique (page 335).

Pyodermite. Diathèse purulente des nourrissons d'Hervieux[2]. — La peau est constamment recouverte de microbes qui pénètrent l'épiderme en s'infiltrant à travers ses plans cellulaires, jusque dans les parties superficielles du derme.

L'infection varie, suivant la constitution même de la peau, suivant les sécrétions sudorales et sébacées et suivant l'état général de l'enfant (débilité ou cachexie). Au total l'infection cutanée est parallèle au défaut de réaction de l'organisme (insuffisance de la phagocytose et peu de développement du système lymphatique, processus intense de la desquamation et faiblesse de la couche cornée, Hulot). La pyodermite est une maladie de misère entretenue et aggravée par la saleté et le manque d'hygiène. Les microbes jusque-là inoffensifs provoquent des suppurations locales épidermiques, dermiques ou sous-dermiques. Le point de départ obtenu, la pyodermite pourra être transportée à distance par auto-inoculation et grattage. Une infirmière qui ne prend aucune précaution peut contagionner d'autres enfants : de là ces épidémies de salles, qui disparaissent par l'isolement individuel et les règles de l'hygiène qui l'accompagnent.

1. MOREAU, *Journ. mal. cut. et syphil.*, 1894. — COMBY, *Traité mal. enfance*. — 2. ESCHERICH, *Münch. med. Woch.*, 1886. — HULOT, *Th.*, Paris, 1895.

Plus le parasite passe sur un grand nombre d'organismes, plus il devient actif[1].

La moindre irritation, la plus petite porte d'entrée peuvent être l'origine d'une pyodermite : par exemple l'application de linge blanchi à l'eau de Javel et non stérilisé (Weill) ou un bain sale. Citons encore les affections cutanées (eczéma, impétigo) mal soignées ou accompagnées de grattage. Le nourrisson peut être contagionné par sa nourrice (galactophorite)[2].

Symptomatologie. — *a*) *Dermite à pustulettes*, caractérisée par des petits soulèvements de la couche cornée, formés d'emblée de pus jaune ou blanc, siégeant aux fesses, mains et pieds et parfois généralisés en quelques heures à la manière d'une varicelle. Ces pustulettes en se desséchant donnent une petite croûte jaune. *b*) *Abcès multiples*. Ce sont des nodosités du volume d'un pois, enchâssées dans le derme, dures, indolentes, violacées, contenant une goutte de pus. L'abcès est torpide ; incisé il guérit plus ou moins vite suivant le degré de la cachexie.

État général. — Plus la cachexie s'accentue, plus la torpidité et le nombre des abcès augmentent. Chaque nouvel abcès est précédé d'un léger mouvement fébrile. Souvent on constate une véritable septicémie purulente (diarrhée, bronchopneumonie, fièvre à 40°, gros foie, grosse rate) suivie de mort rapide[3]. On trouve des abcès miliaires dans tous les organes, soit à l'œil nu, soit au microscope.

Vaccine. — En temps d'épidémie, ou si l'enfant naît d'une mère atteinte de variole, la vaccination doit être pratiquée, de suite à la naissance.

En temps ordinaire, on peut attendre jusqu'à six mois, car le vaccin souvent ne prend pas avant cet âge. S'il y a insuccès, recommencer dans les trois mois.

On fait trois piqûres très superficielles au bras ou à la cuisse

1. Hutinel et Labbé, *Arch. de méd.*, 1896. — 2. Budin, *Bull. Acad. méd.* — Damourette, *Thèse* de Paris, 1893. — Marfan, *Rev. mal. enf.*, 1893. — Brindeau, *Soc. obst.*, 1904. — Mesnil, *Thèse*, Paris, 1903. — 3. Hulot, *loc. cit.* — Hutinel et Labbé, *Arch. gén. méd.*, 1896.

sur la peau aseptique avec une lancette stérile. On doit simplement soulever la couche cornée et ne pas faire saigner.

Évolution. — Les 3 premiers jours : rien ; fin du 3ᵉ : petite papule rosée ; fin du 4ᵉ : papule plate, qui augmente le 5ᵉ ; 6ᵉ jour : pustule lisse, aplatie, à contours nets, qui augmente le 7ᵉ : 8ᵉ jour : pustule bien ombiliquée, gonflée, à contours nets avec auréole périphérique et induration intra-dermique sous-jacente ; 9ᵉ jour : début de la dessiccation par le centre ; 10ᵉ jour : dessiccation et épaississement progressifs de la croûte qui tombe vers le 25ᵉ jour, en laissant la cicatrice caractéristique.

Toute inflammation surajoutée doit être traitée par les pansements d'eau bouillie. On évitera les antiseptiques.

Traitement des affections cutanées. — 1° Extrême propreté de la peau et emploi de linges fins stériles, non irritants (Weill) ; 2° Pansement fermé à l'abri de l'air ; 3° Éviter tout topique, toute pommade, tout antiseptique ; 4° Couper les cheveux ras ; 5° Pansement en permanence à l'eau bouillie pour déterger la surface et diminuer l'inflammation. Changer une fois par jour ; 6° Continuer jusqu'à la disparition de la rougeur ; 7° En cas de chronicité, applications de teinture d'iode (au tiers), ou d'eau d'Alibour (au dixième, puis au cinquième, puis à moitié), ou de vin aromatique ; alterner ces topiques ; 8° Inciser, dès son apparition, tout abcès dermique.

Conjonctivite des nouveau-nés. — L'œil à la naissance est très sensible aux infections. On prévient l'ophtalmie en instillant quelques gouttes de nitrate d'argent à 1 pour 100 ou toutes les trois heures pendant deux jours deux gouttes d'une solution de protargol (1 gramme pour 5 grammes d'eau distillée).

CHAPITRE XXXIII

AFFECTIONS DU REIN ET DES ORGANES GÉNITAUX

1° **Pollakiurie.** — Le nourrisson a normalement de l'incontinence et de la pollakiurie, surtout s'il est nourri au sein, car l'urine est abondante et claire. Les excitations (vulvite, phimosis, dentition) l'augmentent.

2° **Polyurie.** — Elle est diabétique (page 271) ou essentielle et familiale (Lacombe, Pain, Weill). Elle débute dans ce cas vers l'âge de six mois et la mort survient en quatre à six mois.

3° **Hémoglobinurie** (page 404).

4° **Hématurie.** — Elle est presque caractéristique du sarcome du rein, car la néphrite aiguë est exceptionnelle. Il existe une hématurie congénitale et familiale caractérisée par des crises indolores, qui durent trois à quatre jours et cessent (Guthrie[1]) : elle tient probablement à la débilité rénale (page 261).

5° **Congestion passive.** — **Thrombose rénale.** — C'est une trouvaille d'autopsie[2]. La thrombose (veine dure avec caillot noir) occupe ou tout le tronc de la veine : le rein est globuleux, bosselé, noir, comme truffé avec pyramides noires, apoplectiformes et infarctus uratiques, ou une branche de la veine : la partie oblitérée présente seule cet aspect noir. La thrombose peut être septique (infarctus suppurés, gris ayant la forme d'un cône

1. AITKEN, *Lancet*, 1909. — SAUNDBY, *Méd. Times*, 1880. — 2. Athrepsie de PARROT. — HUTINEL, *Rev. mens. méd. et chir.*, 1877.

à pointe vers le bassinet entouré d'une zone congestive noire). Cette lésion s'observe chez les atrophiques et coïncide souvent avec la thrombose des sinus. L'hématurie est exceptionnelle ; le coma et les convulsions peuvent être rencontrés. Mais, le plus fréquemment, la maladie ne présente aucun signe.

Néphrites. — L'état du rein est le reflet de la vie organique. Si l'organisme subit une intoxication le rein peut participer à ce processus; mais contrairement à l'adulte, cette altération est ordinairement latente[1].

Cependant, on a signalé, chez le nourrisson, de l'albuminurie à doses légères dans la rougeole[2], la varicelle[3], la scarlatine, les affections gutturales[4], l'intoxication par les œufs, au moment du sevrage[5], les eczémas, le coup de froid, l'arthritisme[6]. Il est exceptionnel qu'il y ait de l'œdème et des signes d'urémie. Nos connaissances sont donc très limitées.

Pyélo-néphrite. — Rare[7]. Le nourrisson a de la fièvre irrégulière avec pâleur et amaigrissement et refuse de s'alimenter. On trouve la cause de cet état, dans l'émission d'urine purulente et acide (à l'autopsie, lésions de pyélo-néphrite).

Phlegmon périnéphrétique. — Il est exceptionnel[8], peut être traumatique[9] et venir à la suite de chute (fièvre, hématurie, douleur lombaire, œdème, abcès).

Lithiase rénale. — Les premières urines débarrassent le rein des infarctus uratiques qui peuvent servir de centre de concrétion à un petit calcul. La lithiase est fréquente en Hongrie et à Moscou, elle est rare dans les autres pays[10]; Bokay en a observé 42 cas en première année et 120 en seconde année.

Le diagnostic est difficile : on y pensera, si l'urine tache le

1. MENSI, *Rev. clinic. méd.*, 1903. — 2. BAGINSKY, D'ESPINE et PICOT, MOSÈS. *Sem. méd.*, 1896. — 3. HENOCH, *Traité mal. enfants.* — 4. GALLOIS, *Bull. méd.*. 1897. — 5. CHIRAY, *Th.*, Paris, 1906. — 6. TEISSIER, *Les albuminuries curables*, 1900. — 7. HOLT, *Soc. Americ. ped.*, 1894. — THOMSON, *The scott. med. and. surg. Journ.*, 1902. — 8. GIBNEY, *Cli. med. Journ.*, 1886. — 9. BUSCARLET, *Rev. méd. Suisse romande.* — 10. BOKAY, *Traité mal. Enfance* (GRANCHER et COMBY).

lange en rouge. On peut deviner une crise de colique néphrétique si l'enfant crie, est en chien de fusil, pâle, avec les extrémités froides et s'il n'urine pas. Dès que la crise cesse, l'urine réapparaît foncée, chargée en acide urique. Ces faits sont surtout observés dans les familles d'arthritiques.

Hydronéphrose[1]. — Elle peut être le résultat de l'oblitération par une masse d'infarctus uratiques.

Rein mobile. — C'est une malformation congénitale due à la dégénérescence ou à la syphilis. Le pédicule est long et n'est pas entouré de graisse. C'est par hasard, en examinant le ventre que l'on trouve le rein flottant.

Tumeurs du rein. — On peut observer :

1° La maladie kystique congénitale caractérisée par la transformation d'un ou de plusieurs organes de l'économie en tumeurs polykystiques.

Cette maladie familiale et héréditaire[2] transforme soit un rein soit les deux en une tumeur formée d'un grand nombre de petits kystes.

2° L'hydronéphrose congénitale due à l'oblitération de l'uretère qui empêche le passage de l'urine (oblitération incomplète, sténose, coude au niveau du bassinet[3], masse d'infarctus[4], etc.).

3° Le sarcome d'origine congénitale[5].

On n'observe pas le kyste hydatique.

Signes. — *a*) La tumeur est unilatérale. Le flanc est bombé, saillant. L'enfant étant couché ou assis, le diaphragme est refoulé et provoque de la dyspnée. Dès qu'il est debout la dyspnée diminue et la tuméfaction descend un peu.

L'examen manuel permet de reconnaître une tumeur du rein

1. BERNARD, *Arch. méd. enf.*, 1898. — 2. LEJARS, *Th.*, Paris, 1888. — ALBARRAN et IMBERT, *Tumeurs du rein*, 1903. — BOISSET et RAYBAUD, *Rev. méd.*, 1903. — 3. BRINON, *Th.*, Paris, 1896. — ENGLISH, *Deutsch. Zeitsch. of Chir.*, 1879. — CHEVRIER, *Th.*, 1899. — VEAU, *Gaz. Hôp.*, 1897. — BERTIER, *Lyon méd.*, 1904. — 4. *Arch. med. Enfants*, 1898. — 5. Traité d'ALBARRAN et IMBERT, 1903. — MOUCHET, Congrès Gynécol., Alger, 1907. — JACOBI, Congrès de Stockolm, 1884.

indolore, fixe, lisse ou bosselée, résistante ou fluctuante, recouverte de l'intestin sonore.

L'urine est normale, car l'autre rein supplée. Il n'y a pas d'état général, tout se réduit à une gêne locale de dyspnée et parfois à des phénomènes de compression sur les nerfs et l'intestin.

On peut penser, s'il est bosselé, à la maladie polykystique. Il est difficile de distinguer l'hydronéphrose du sarcome. Cependant s'il existe de la fluctuation évidente, on devra plutôt pencher vers l'hydronéphrose. Si la tumeur est énorme, bien collée à la paroi, on pensera plutôt au sarcome. Mais tôt ou tard, s'il s'agit de sarcome, le diagnostic s'imposera, dès l'apparition des signes généraux : cachexie due à l'intoxication par la toxine cancéreuse, hématurie, fièvre 38°-39°. D'ailleurs la marche sera rapide. Le nourrisson se cachectisera de plus en plus et mourra.

On peut guérir d'une hydronéphrose unilatérale après intervention ou ponctions[1].

b) La tumeur est bilatérale. C'est une double hydronéphrose[2] ou un double rein polykystique. Les signes sont alors bilatéraux et le ventre est énorme. Il y a anurie et, de ce fait, la mort survient rapidement.

On ne confondra pas cette affection avec l'ascite qui siège en bas du ventre, subit le déplacement et donne la sensation de flot.

Cystite[3]. — On admet généralement que le B. coli en est la cause. La maladie survient à la suite d'une entérocolite (surtout chez les petites filles) ; le parasite passant directement de l'intestin dans la vessie par la voie périnéale. On peut voir apparaître la cystite dans le cours des diverses infections.

Signes. — La vessie étant agacée, l'enfant urine peu et constamment, il crie et s'agite à chaque miction. L'urine est trouble, alcaline, chargée de muco-pus, contenant parfois quelques glo-

1. Baum et Hensinger, Thomson, Skirlow, *Brit. med. Journal*, 1901. — 2. Broca et Lesné, *Soc. péd.*, 1905. — 3. Escherich, Congrès méd. Steiermark, 1894. — Finkelstein, *Jahrb. f. Kind.*, 1896. — Trumpp, *Münch. med. Woch.*, 1896. — Hutinel, *Presse méd.*, 1896. — Comba, *Revista di Clin. pediatria*, 1904. — Cecchi, *Id.*, 1904. — Caccia, *Arch. méd. enfants*, 1907.

bules rouges. L'examen microscopique permet de reconnaître le pus et les éléments cellulaires ou microbiens.

L'état général est rarement atteint. En ce cas, il existe une fièvre irrégulière à 38°, 39°, avec pâleur, amaigrissement et signes d'infection. Il n'est pas rare d'observer à l'autopsie, surtout chez les atrophiques, la présence d'une cystite, qui était restée latente pendant la vie.

Henoch, Comby[1] ont démontré l'existence d'une cystite du col, due à l'abus de la viande au moment du sevrage. L'urine est hyperacide et provoque une légère polyurie accompagnée de quelques cris à la miction. Il suffit de changer l'alimentation pour la faire disparaître.

Toute cystite sera soignée par l'eau d'Évian, de Vittel, de Vichy-Célestins, le lait, les bains chauds et les lavements chauds. Dans les cas intenses, le lavage de la vessie avec de l'eau boriquée chaude est tout indiqué. On peut donner 0gr,25 d'urotropine par jour.

Tumeurs de la vessie. — On a observé quelques cas de sarcome du bas-fond de la vessie[2]. L'hématurie unie aux signes de cystite attire l'attention sur ces tumeurs. Le pronostic en est grave comme pour le sarcome du rein.

Vulvo-vaginite[3]. — Il en existe deux variétés : l'une simple non contagieuse, l'autre contagieuse due au gonocoque.

1° *Variété simple.* — Due à la malpropreté, à l'herpès ou à l'impétigo. Normalement pendant les premiers jours, les organes génitaux sont le siège d'une desquamation accompagnée de mucus épais, visqueux, blanc gélatineux ; la muqueuse n'est pas rouge et l'exsudat ne contient pas de leucocytes. S'il y a vulvo-vaginite simple, la muqueuse est rouge enflammée, œdématiée et suppure, surtout dans la zone vulvaire et parfois seulement à la face interne des petites lèvres qu'elle accole. Le pus est séreux,

1. *Traité des mal. de l'enfance.* — 2. MARTIN, SAVORY, COMBY, *Arch. méd. enfants*, 1901. — 3. FAILLE, *Thèse*, Paris, 1880. — POTT, *Jahr. f. Kind.*, 1883. — DE AMICIS, *Rev. clinic.*, 1884. — AUBERT, *Lyon méd.*, 1884. — SÉE, *Thèse*, Paris, 1896. — EPSTEIN, *Traité mal. enfance de Grancher et Comby.*

filant, contenant des leucocytes et tachant le linge en gris : il peut se dessécher en croûtes qui recouvrent une surface excoriée. L'urètre et l'utérus sont indemnes. Cette suppuration simple ne provoque aucune complication et n'est pas contagieuse. Il suffit de quelques lavages et de l'interposition d'un tampon d'ouate pour la voir disparaître.

2° *Variété contagieuse.* — Elle est due au gonocoque (transmission par les mains, le thermomètre, etc.). Il y a suppuration, comme dans le premier cas, mais ici le pus est épais, vert. La muqueuse est beaucoup plus enflammée, saillante et le siège de petites ulcérations. L'orifice urétral est atteint et peut être à la longue le siège de petits polypes, qui occasionnent des hémorragies. L'urétrite concomitante provoque de la difficulté de la miction avec cris. La durée de la maladie est longue, car le mal est tenace et récidive à la moindre cause (avec la marche et à la puberté).

Le gonocoque peut être transporté et donner naissance à de la conjonctivite et à de l'arthrite.

Le traitement consiste en lavages avec du permanganate de potasse chaud à 0gr,25 pour 1 000, ou du protargol à 1 pour 100. On fera des lavages vaginaux avec une petite sonde. Entre temps, interposition constante d'un tampon d'ouate aseptique. Pour éviter toute contagion les mains seront lavées après le pansement.

Vulvites septiques[1]. — L'inflammation peut être violente accompagnée d'un gros œdème et de plaques grises, sphacéliques sur les bords libres des petites lèvres. Cette affection gangreneuse est parfois suivie de phénomènes septiques graves (fièvre, etc.). On peut noter l'apparition d'un érysipèle.

1. Epstein, *Etude sur les injections septiques des muqueuses chez les enfants*, 1879. — Politzer, Henoch.

CHAPITRE XXXIV

INTOXICATIONS

Intoxication alcoolique[1]. — A la suite des recherches faites par Weller, Cat, Guénot, Meunier et surtout Nicloux [2], on sait que l'alcool passe dans le sang et le lait. On le retrouve dans le sang du fœtus.

Le nourrisson peut donc être intoxiqué de naissance ; plus tard il l'est par le lait de la nourrice qui souvent prend du vin, de la bière alcoolisée, des vins fortifiants pour augmenter le lait et boit en cachette en faisant usage de pastilles de menthe pour masquer l'odeur d'alcool. Il peut l'être également par des vapeurs d'alcool ou par ingestion directe, comme ceci se voit souvent en Normandie. On donne à l'enfant de l'alcool pour obtenir le sommeil et pouvoir l'abandonner pour vaquer aux occupations journalières.

L'alcoolisme héréditaire engendre l'avortement, la débilité

1. Dufrenois, *Journal de méd. et chir. prat.*, 1833. — Jacquemier, art. Allaitement. *Dict. Dechambre.* — Vallin, Acad. méd., 1896. — Decaisne, *Revue méd.*, Bordeaux, 1886. — Charpentier, *Soc. protect. enfance.* 1888. — Toulouse, *Gaz. hôp.*, 1891. — Rouvier, *Le lait*, 1893. — Perier, *Ann. méd. et chir. inf.*, 1898. — Combe, *Idem*, 1898. — Farez, *Trib. méd.*, 1900. — Millon, *Soc. du IXe*, 1899. — Leudet, Tourdot, Brunon, Acad. méd., 1907. — Zuber et Cany, *Soc. péd.*, 1909. — 2. Nicloux, *Thèse*, Paris, 1900.

(Ballantyme Pinard), les malformations physiques, l'idiotie et l'abaissement de la taille.

L'alcoolisme chronique (à petites doses journalières) produit de l'amaigrissement, des troubles digestifs et des convulsions.

L'alcoolisme aigu intense provoque de l'ivresse. Le nourrisson tombe dans un état de stupeur et de résolution avec anesthésie, visage vultueux, suppression des réflexes de la cornée et de la pupille, dyspnée et fréquence extrême du pouls. La mort peut survenir dans cet état.

Si l'ingestion a été moins forte, le nourrisson est excité, crie, a de l'insomnie, des colères « rouges » (Brunon), quelques convulsions et parfois même du méningisme[1]. Il crie surtout dès qu'on le touche à l'émergence des nerfs.

Le traitement consiste à supprimer l'ingestion, à changer la nourrice, si elle ne veut pas cesser d'obéir à son penchant. Les accidents disparaîtront rapidement. Quant aux signes de l'ivresse intense, on les traitera par les bains chauds avec affusions froides et l'ingestion d'ammoniaque.

Intoxication saturnine. — La mortalité est élevée chez les enfants issus de parents saturnins. Cette influence du plomb est beaucoup plus intense si la mère est intoxiquée et si elle allaite, car le plomb passe dans le lait. On a cité des cas de saturnisme chez l'enfant prenant le sein frictionné avec une pommade au plomb (Bouchut), ou le biberon avec certaines tetines, qui contiennent jusqu'à 13 pour 100 de leur poids en plomb ; de même, en portant à la bouche des jouets ou la toile cirée de sa petite voiture (cette toile contient, d'après Gautier, une forte dose de plomb).

Le saturnisme héréditaire engendre l'atrophie. L'intoxication aiguë se manifeste par de petites coliques sans cause ou des paralysies caractéristiques des bras.

Intoxication par le tabac. — La nourrice qui fume ou chique peut intoxiquer son enfant, qui est pris de troubles digestifs,

1. Ausset, *Arch. méd. enf.*, 1899. — Meunier, *Jour. de. Lucas-Championnière*, 1898.

d'agitation avec dyspnée, ralentissement du pouls, état syncopal, collapsus et algidité, suivie de mort.

On sait qu'une mère travaillant dans les manufactures de tabac ne mène pas à bien sa grossesse (avortement) dans une grande proportion des cas. Cependant l'enfant peut naître avant terme et dans un état de débilité, qui rendra l'élevage difficile (223 décès sur 376 cas à la manufacture du Havre) (Piasecki).

Intoxication par l'opium. — Les morphinomanes[1] donnent naissance à des débiles, qui meurent souvent après quelques jours.

Si l'enfant naît à terme et si la mère a cessé l'usage de la morphine, on voit bientôt chez le nourrisson apparaître de l'agitation, des cris, de la fièvre à 39°, avec anorexie et dyspnée sans lésions. La morphine passant par le lait, il est donc indispensable de continuer ce médicament chez la mère et de la déshabituer peu à peu : les accidents de l'enfant disparaîtront bientôt[2].

Il faut se défier de l'opium chez le nourrisson. La morphine n'a pas les mêmes inconvénients (Lesage[3]) et peut être employée à dose légère (page 726). Febling et Pinzani ont pu faire prendre 5 centimètres cubes de morphine à des nourrices sans que l'enfant présente quoique ce soit d'anormal.

Les intoxications observées sont consécutives à l'usage du pavot, du laudanum et de l'opium, substances qui doivent être proscrites.

1. Delorme, *Thèse*, Paris, 1898. — 2. Bise, *Soc. thér.*, 1906. — 3. Lemarignier, *Thèse*, Paris, 1908.

CHAPITRE XXXV

DIETÉTIQUE ET POSOLOGIE

LAITS MODIFIÉS

Tous les laits dont je vais parler ont été jugés excellents par leurs promoteurs. Ceci tient (Moëller) à ce que tout lait peut donner un bon résultat dans 70 pour 100 des cas par entraînement chez un enfant ayant un bon fond naturel. Tous ces laits ont souvent été très bien supportés, car on les employait en allaitement mixte : or il suffit d'une ou deux tetées de sein pour faire supporter bien des laits. On est, au contraire, obligé d'être réservé, si le lait est employé seul et longtemps. De plus pour juger de la valeur d'un lait, celui-ci doit être employé dès la naissance, car si l'enfant reçoit le sein pendant trois à quatre mois, n'importe quel lait donnera un meilleur résultat que s'il est employé de suite après la naissance. Cette remarque faite, examinons les divers laits modifiés.

1° **Lait homogénéisé ou fixé.** — On a reproché au lait stérilisé (110°-115°), vendu dans le commerce, de se séparer, après quelques jours, en laissant monter à sa surface le beurre qui y forme des grumeaux compacts. Cet inconvénient tient à ce que l'émulsion normale des globules de graisse est modifiée par la stérilisation. On a cherché à homogénéiser le lait, c'est-à-dire, à rendre les globules de graisse plus fins, en augmentant la puissance de l'émulsion, à l'aide de la machine de Gaulin[1]. En effet les globules sont beaucoup plus petits, moins visibles au microscope et montent difficilement à la surface, du fait de la diminution de leur force ascensionnelle : le lait est dit « fixé ». Le coagulum par les acides est fin et friable, car les grains de caséine sont entourés d'une couche de graisse fine, qui gêne la coagulation ; il suffit d'enlever la graisse par l'éther, pour que le caillot redevienne normal. Le lait homogénéisé est bien digéré et peut donner de bons résultats (Variot).

2° **Lait humanisé. Lait de Backhaus**[2]. — Pensant que la caséine est le gros écueil de l'alimentation artificielle chez les enfants qui ne supportent pas le lait de vache ordinaire, on a essayé d'enlever une partie de la caséine de façon à le rapprocher du lait de femme. Winter et Vigier[3], puis Gärtner[4], Dufour[5], Szekely[6] ont fabriqué des laits de ce genre. Mais à ce jour, le lait de Backhaus est le seul employé et même son usage diminue, depuis que l'on craint moins la caséine.

Le lait, étant pasteurisé et écrémé, est mis en contact pendant une demi-heure avec du lab ferment. La moitié de la caséine est transformée en peptone, l'autre moitié se coagule. On filtre. On ajoute une quantité de lactose et de crème identique à la composition du lait de femme. Le lait est ensuite stérilisé. Son emploi donne parfois de bons résultats[7].

3° **Lait écrémé absolu.** — On sait que, surtout avant quatre mois, le gros écueil de l'alimentation n'est pas la caséine, mais la graisse. Aussi a-t-on écrémé le lait que l'on vend stérilisé. A ce sujet on le soumet à la centrifugation électrique avant la stérilisation. Il ne reste plus que 0^{gr},50 de beurre. Son emploi peut donner de bons résultats[8].

1. Chevalier, Congrès des gouttes de lait de Bruxelles, 1907. — 2. Excellente revue générale par Decherf, *Arch. méd. enfants*, 1908. — 3. *Soc. méd. et chir. pratiques*, Paris, 1892. — 4. *Wien. med. Woch.*, 1894. — 5. *Revue mal. enfance*, 1896. — 6. *Revue hyg. et méd. infant.*, 1903. — 7. Backhaus, 22e Congrès des enfants, Méran, 1905. — Cordier, Institut des prématurés de Bruxelles. — Berchould, *Lyon méd.*, 1904. — 8. De Rotschild, *Rev. hyg. méd. inf.*, 1905.

4° **Lait écrémé partiellement**[1]. — Ce que je reproche au lait *complètement* écrémé est de ne plus laisser de graisse, or si l'enfant avant trois mois supporte peu la graisse, il lui en faut cependant une petite quantité, de sorte que l'on ne peut longtemps prolonger l'emploi du lait *complètement* écrémé, alors que l'emploi du lait *partiellement* écrémé peut être supporté depuis la naissance jusqu'à trois mois (page 245). De plus ce lait a l'avantage de pouvoir être employé frais.

Pour cela, il suffit de laisser monter la crème pendant quelques heures, puis de l'enlever ou de soumettre le lait à une écrémeuse à faible vitesse. La quantité de graisse restant en émulsion oscille entre 6 et 12 grammes par litre. Cet écrémage faible a l'avantage de ne pas disloquer l'émulsion si fragile du lait.

LAITS ARTIFICIELS A LA FORMULE

Mélanges de Biedert[2]. — Le principe consiste à diminuer la caséine et la graisse dans des proportions variables, suivant l'âge du nourrisson. Le n° 1 est réservé aux nouveau-nés et les n°s 2, 3, etc., aux enfants plus âgés. On augmente de ce fait la quantité de caséine et de graisse à mesure que l'enfant prend de l'âge. L'emploi de cette « crème de Biedert » est délicat, car elle est difficile à préparer, à conserver fraîche et à être convenablement émulsionnée. Elle supporte peu la stérilisation. Le tableau suivant indique sa composition.

	CASÉINE	GRAISSE	SUCRE
	Gr.	Gr.	Gr.
I. 200 centimètres cubes de crème.. . .	7,0	25,00	10
100 — de lait écrémé. .	3,50	0,30	5
700 — d'eau.	»	»	»
35 grammes de lactose.	»	»	35
	10,50	25,30	50

1. Lesage, Acad. méd., 1909. — 2. *Deutsch. med. Wochen.*, 1896.

		CASÉINE	GRAISSE	SUCRE
		Gr.	Gr.	Gr.
II.	210 centimètres cubes de crème.. 200 — de lait écrémé. 590 — d'eau. 30 grammes de lactose.	14,30	26,80	50
III.	220 centimètres cubes de crème.. 300 — de lait écrémé. 480 — d'eau. 24 grammes de lactose.	18,00	28,00	50
IV.	230 centimètres cubes de crème.. 350 — de lait écrémé. 420 — d'eau. 21 grammes de lactose.	20,00	30,00	50
V.	250 centimètres cubes de crème.. 500 — de lait écrémé. 250 — d'eau. 15 grammes de lactose.	26,00	32,00	50

Méthode américaine de Morgan Rotch [1]. — Elle est dérivée de la méthode de Biedert. Les substances isolées du lait (caséine, graisse, lactose) se vendent dans des laboratoires spéciaux (Milk Laboratory).

Le médecin formule l'alimentation en indiquant le nombre de grammes de chacune de ces substances, comme une véritable ordonnance. Le lait de synthèse est ensuite pasteurisé ou stérilisé, suivant la température extérieure et suivant que le lait doit être consommé de suite ou après un certain temps.

Laits condensés. — Ce lait est employé dans les grands voyages en mer : il est produit par l'évaporation du lait au quart ou au cinquième de son volume. Au moment de s'en servir, on le dilue de cinq fois son volume d'eau, ce qui donne, d'après Marfan [2], par litre d'eau : 31 grammes de graisse, 35 grammes de caséine et 30 grammes de lactose.

Mélange de Finkelstein [3]. — C'est un lait contenant moins

1. *Pédiatrics*, 1906. — 2. *Traité d'allaitement*. — 3. *Berlin. klin. Woch.*, 1910.

de sucre, de petit-lait et de sels que le lait normal. Dans ce but, on fait cailler un litre de lait et on sépare par filtration le coagulum de caséine et de graisse, que l'on mélange avec un demi-litre d'eau. On ajoute un demi-litre de babeurre.

On a ainsi l'Eiweissmilch ou lait albuminé, qui contient 14 grammes de sucre, 5 grammes de sels, 25 grammes de caséine, 22 grammes de corps gras.

Ce lait convient au traitement des diarrhées aiguës. La diminution des sels est la base de cette méthode.

PRÉPARATIONS BASÉES SUR LA TRANSFORMATION DE L'AMIDON

On sait que pendant les premiers mois, les voies digestives peuvent *difficilement* modifier l'amidon cuit et lui faire subir la transformation en dextrine, maltose et glycose. Elles peuvent, au contraire, pourvu que la quantité en soit légère, digérer et absorber l'amidon modifié (dextriné, maltosé).

On s'est ingénié à transformer l'amidon et l'on s'est adressé à la torréfaction ou à l'extrait de malt.

1° **Torréfaction.** — En portant, pendant quelques minutes, à une certaine température dans un four sec, une farine finement pulvérisée, l'amidon subit un commencement de saccharification (dextrine, puis maltose). On vend dans le commerce des farines ainsi préparées qui ne contiennent ni sucre, ni lactose, ni cacao. On ajoute à la quantité de lait journalière de 10 à 20 grammes de ces farines. Après douze mois, l'enfant peut en supporter une dose plus élevée.

Les farines de blé et de riz pouvant occasionner de la constipation, on ajoute de la farine d'orge, qui obvie à cet inconvénient. Certaines farines sont vendues ainsi mélangées.

2° **Action de l'extrait de malt.** — Czerny, Keller, Gregor (1898) ont montré qu'en faisant agir à chaud de l'extrait de malt, sur l'amidon, celui-ci est liquéfié, alors que l'action à froid aboutit à la saccharification (dextrine, maltose, glycose). Terrien [1], après essai avec l'amidon ainsi liquéfié et l'amidon ainsi saccharifié, a établi que le premier mode est bien préférable pour la digestion de l'amidon, car la saccharification est parfois trop avancée, si bien que l'enfant, absorbant du glycose en notable quantité, est pris de diarrhée. Keller a fait ainsi une soupe (Maltzuppe), qui a été modifiée par Terrien.

Soupe de Keller. — A deux tiers d'eau et un tiers de lait, ajouter en mélangeant 50 grammes de farine de riz; cuire puis laisser un peu refroidir et ajouter 100 grammes d'extrait de malt Loefflund; après quelques minutes, porter à l'ébullition, en agitant constamment.

Soupe de Terrien. — On prépare d'abord l'infusion de malt : 20 grammes d'orge fraîche concassée portés à 60° pendant une demi-heure dans 150 grammes d'eau. Filtrer.

Préparation de l'amidon. — Un demi-litre d'eau, 70 grammes de farine de riz. Cuire doucement en mélangeant constamment jusqu'à ébullition. Éteindre. Ajouter 50 grammes de sucre ordinaire. Continuer à mélanger. Dès que la température est descendue à 80°, ajouter l'infusion de malt préparée. Remuer dix minutes ; l'amidon compact devient fluide, filant. Remettre à l'ébullition, pour tuer la diastase et conserver la préparation.

Ces soupes sont employées mélangées au tiers ou à la moitié de lait et données aux mêmes doses que le lait ordinaire.

Si l'on compare l'amidon torréfié et l'amidon malté, on remarquera que le second est certainement mieux supporté que le premier, par suite de la modification différente.

FARINES COMMERCIALES

Il existe dans le commerce, une quantité innombrable de fa-

1. *Soc. péd.*, 1905. — *Arch. méd. enfants*, 1906.

rines. Les unes *torréfiées* sont mauvaises, car elles sont : *a*) pures (blé, riz) et donnent de la constipation ; *b*) additionnées d'une trop forte quantité de lactose ou de sucre ou de cacao, ce qui produit également des troubles digestifs (constipation, débâcles) et de la cachexie (page 548).

Variot s'est élevé avec juste raison contre l'emploi abusif de ces farines[1] et cite la formule suivante d'une farine (cacao, amidon de pomme de terre, fleur de riz, de chaque 250 grammes, sucre 500 grammes et phosphate de chaux 25 grammes). Cette formule frappera par son taux élevé de cacao, d'amidon, et de sucre. Or on sait que l'excès de ces substances produit des accidents.

D'autres farines sont mauvaises, parce qu'elles sont nature, non torréfiées et de ce fait peu digestibles.

PRÉPARATIONS MICROBIENNES

Nous avons passé en revue les opinions émises sur le rôle des microbes dans l'intestin et l'action de l'acide lactique. Cette action a été démontrée par Hayem et moi[2].

L'acide lactique n'est pas toxique. Nous avons pu faire absorber à des nourrissons 15 et 20 grammes par jour sans aucun accident. Il est bien toléré, pourvu que sa solution soit sucrée et prise à doses filées. Dans ce cas il passe facilement et rapidement dans l'intestin, car on ne le trouve plus dans l'estomac une heure après la prise de 1 gramme (Jaworski). La démonstration de ce passage nous est fournie par l'expérimentation. Le tyrothrix tenuis, découvert par Duclaux dans le lait, sécrète un poison qui provoque (après inoculation sous la peau de l'animal) une *desquamation intestinale intense* avec diarrhée très abondante. En un mot, un véritable choléra intestinal dans tout l'intestin grêle, depuis le duodénum. Si, après avoir ainsi

1. *Clin. inf.*, 1907. — 2. *Thèse*, Paris, 1889.

inoculé le cobaye, on attend 3 à 4 heures, si on injecte alors dans l'estomac, à l'aide d'une sonde, une solution lactique à 3 et 4 grammes pour 100 d'eau (10 grammes toutes les demi-heures) et si on *tue* l'animal après 4 ou 5 injections, on observe le résultat suivant : la première moitié de l'intestin grêle est *acide,* contient de l'acide lactique en nature et présente une notable dessiccation de la muqueuse. Il n'y a pas trace de diarrhée et les produits épithéliaux de desquamation sont desséchés, formant une véritable pulpe sèche. Au contraire, dans la dernière partie de l'intestin grêle où l'acide n'a pas encore pénétré, le contenu est alcalin, la cavité est distendue par du liquide diarrhéique séreux dans lequel nagent des flacons épithéliaux abondants (grains riziformes). On note ainsi et d'une façon évidente l'action astringente de ce médicament. L'acide lactique jouit en outre de propriétés antiseptiques évidentes.

Depuis ces recherches toute une thérapeutique s'est basée sur l'action de cet acide.

Certains auteurs (Metchnikoff et son école) ont pensé que les diarrhées infantiles tiennent le plus souvent, à une flore toxique contre laquelle on peut agir en faisant ingérer un microbe producteur d'acide lactique dans l'intestin, au contact des hydrocarbonés (sucres, amidon). L'enfant absorbe une solution de ces dernières substances dans laquelle est une culture de microbes acidifiants (bouillons, pastilles, laits spéciaux[1], Lebeu raib d'Égypte, Yahourth des Balkans, Lebeu d'Algérie, Prostokwacha et Varinetz de Russie). Ce mode de traitement modifie la flore et diminue les fermentations intestinales (diminution de l'odeur des selles et des sulfo-éthers dans les urines).

Le képhyr est une fermentation totale du lait bouilli par la Dispora Caucasica, qui décompose le lactose et produit de l'acide lactique, carbonique et de l'alcool. Ce lait fait donc pénétrer dans les voies digestives une flore acidifiante et de l'acide lactique.

1. Rist et Khoury, *Ann. Inst. Pasteur,* 1902.

Toutes ces préparations microbiennes ne sont bien tolérées qu'après l'âge de six mois et passagèrement.

Babeurre[1]. — On pasteurise, puis on centrifuge le lait, de façon à le débarrasser à peu près complètement de sa graisse. On l'additionne de bacilles lactiques, qui décomposent le lactose et produisent de l'acide lactique. On arrête la fermentation quand 7 centimètres cubes mélangés à 100 centimètres cubes de la solution normale de soude produisent une teinte rose. C'est en un mot une solution d'acide lactique (6 grammes par litre) et de caséine. On filtre et on cuit lentement à feu doux (20 minutes), puis on mélange à 10 à 20 grammes de farine (riz, blé) et 80 grammes de sucre par litre, de façon que le mélange soit homogène. On le répartit en biberons que l'on stérilise à 120°. La stérilisation tue les bacilles et laisse l'acide lactique. On donne par jour 6 biberons de 30 à 50 grammes, dont on augmente peu à peu la quantité. On peut l'alterner avec le sein ou avec le lait ordinaire.

Inconvénients du babeurre[2]. — Il peut donner des vomissements, de la diarrhée, de la fièvre (Tugendreich), qui sont dus au sucre, car ces symptômes cessent dès sa suppression ; mais le babeurre non sucré a le grand désavantage d'être moins absorbé et moins nutritif (Schaps). Rivet[3] pense que la fièvre est due à l'apport abondant de matériaux nutritifs et à une poussée d'intoxication intestinale.

On pourra continuer le babeurre, malgré ces accidents, s'ils sont légers et si la fièvre est à 38° : on cessera si la fièvre monte à 39°-40°. Après l'administration du babeurre, la diarrhée peut se calmer (que les vomissements persistent ou non), les selles devenir consistantes, homogènes, sans grumeaux et sans odeur. La réaction est alcaline. L'examen montre que l'amidon est bien absorbé, que la flore prend le type de celle de l'enfant au sein

1. On trouvera dans le rapport de Graanbom — 2e Congrès des gouttes de lait, Bruxelles, 1907 — un exposé de la question du babeurre. — 2. Voir Pehu, *Aliment des enfants*, 1908. — 3. Rivet, *Thèse*, Paris, 1908.

(Nobécourt et Rivet), et que la digestion est parfaite, parce que, dit-on, il n'y a pas de graisse et qu'il y a de l'acide lactique.

CRITIQUE

Toutes ces diverses préparations de diététique peuvent en somme donner de bons résultats, mais, comme le lait a subi des transformations, des dislocations, l'organisme ne peut les supporter longtemps. Le lait est, en effet, une émulsion naturelle qu'il faut toucher le moins possible. Aussi parmi toutes les préparations, est-il bon de prendre celles qui sont le moins « cuisinées ». Tel le lait à la pegnine, le lait faiblement écrémé. En un mot ces diverses préparations sont bonnes pour lancer un enfant souffrant, mais leur emploi ne peut être prolongé, sous crainte de voir apparaître de l'intolérance digestive et des accidents de nutrition.

HYDROTHÉRAPIE INTERNE ET EXTERNE

Lavages d'estomac. — Même technique que chez l'adulte. Ils ne sont presque plus usités, car ils fatiguent le nourrisson. On les emploie, quand tous les autres moyens échouent.

Lavages d'intestin. — L'idée dominante est que les diarrhées sont d'origine infectieuse et que le lavage par sa répétition doit éliminer les microbes producteurs. La pratique montre qu'il n'en est rien et que l'abus des lavages journaliers fatigue l'enfant, sans aucun bénéfice. Je ne fais de lavages d'intestin que si l'enfant se refroidit et présente de l'algidité ; le but étant d'introduire le plus possible d'*eau chaude* pour lutter contre le refroidissement.

Je ne répète les lavages d'eau de guimauve *chaude,* que dans la maladie spasmodique. Les lavages, augmentant la constipation on les évitera le plus possible, en les remplaçant par le régime, le suppositoire et les laxatifs.

Enveloppements frais. — On prend une serviette ou un petit drap, que l'on trempe dans de l'eau à la température de la chambre. On l'essore et on entoure soit le thorax soit le corps entier avec ce linge mouillé. On peut le laisser en permanence ; en ce cas, on le recouvre d'une feuille de taffetas gommé.

Bains. — On ajoute au bain 250 grammes d'amidon ou un kilogramme de sel ou 50 grammes de fleurs de tilleul ou 60 grammes de farine de moutarde (ici le bain est à 25°). On emploie le bain frais (35°) pendant dix minutes ou le bain chaud à 38° suivant l'existence ou non de la fièvre.

POSOLOGIE

Les médicaments doivent être peu employés chez le nourrisson et ils doivent l'être à faible dose, car si les tissus à cet âge absorbent et éliminent bien les médicaments, ils les supportent, mais avec une forte réaction. « L'enfant, dit Comby, est un bon filtre, mais d'une trame délicate et fragile. »

Médicaments internes.

	Doses journalières en potion ou lavement ou suppositoire	
	1re année	2e année
Antipyrine.	0gr,20	0gr,30
Acétate d'ammoniaque. .	0 ,10	0 ,20
Acide lactique.	3 à 5 grammes	5 à 10 grammes
Alcool.	une cuillerée à café	une cuillerée à entremets
Bromure de sodium. . .	0gr,10	0gr,30
Bicarbonate de soude. .	0 ,10	0 ,20
Eaux de chaux. . . .	60 grammes par litre	
Chlorure de calcium. . .	0gr,20	0 ,30
Chloral (Hydrate de). .	0 ,05	0 ,10
Calomel (doses modificatrices). . .	Un quart de centigramme (4 jours de suite) tous les vingt jours.	
— (dose purgative).	0gr,01 à 0gr,02	0gr,05
Calmants (sirops). . . . Codéine, Diacode et Belladone.	1 gramme	2 grammes

Citrate de soude. . . .	5^{gr} pour 300 d'eau. Une cuillerée à café avant chaque tetée.	
Citron.	1 par jour	
Digitale (poudre de feuilles).	$0^{gr},05$	$0^{gr},10$
Fer (Protoxalate). . . .	0 ,10	0 ,20
Gélatine.	1 gramme : un tube par biberon = 6 grammes par jour (solution à 100 pour 1 000 d'eau, en tubes de 10 grammes).	
Huile de foie de morue. .	une cuillerée à café	une cuillerée à entremets
Huile de ricin.	une demi-cuillerée à café	une cuillerée à café
Iodure de sodium. . . .	$0^{gr},10$	$0^{gr},30$
Lactose.	10 grammes	20 grammes
Magnésie purgative. . .	$0^{gr},20$	$0^{gr},30$
Manne.	6 grammes	10 grammes
Morphine (Sirop) (Bordes).	1 gramme à 1 mois. — 5 grammes à 3 mois. — 9 grammes à 6 mois. — 13 grammes à un an. — 18 grammes en seconde année.	
Pegnine.	10 grammes dans un litre de lait. Après coagulation, agiter. Donner le lait tel que. Donner une pincée deux minutes avant, chez l'enfant au sein.	
Pepsine et pancréatine. .	$0^{gr},10$	$0^{gr},20$
Paraldéhyde.	0 ,10	0 ,20
Quinine.	$0^{gr}.10$ (dose préventive)	0 ,10
	$0^{gr}.50$ en 4 doses	1 gramme en 4 doses
Sulfate de soude. . . .	2 grammes	4 grammes
Soufre (en miel soufré). .	$0^{gr},02$	$0^{gr},05$
Salicylate de soude. . .	0 ,20	0 ,30
Santonine.	0 ,01	0 ,02
Van Swieten (liqueur au millième).	1 gramme	2 grammes
Théobromine.	$0^{gr},10$	$0^{gr},20$
Teinture (aconit. belladone).	2 gouttes	4 gouttes
Valérianate d'ammoniaque.	$0^{gr},10$	$0^{gr},20$
Véronal.	0 ,05	0 ,10

Lavements.

Purgatif en cas d'embarras gastrique :

Miel de mercuriale.	10 à 20 grammes.
Follicule de Séné.	n° I.
Eau.	100.

Injections sous-cutanées.

Adrénaline. . . . . 1 gramme.
Eau physiologique. . . . . 1 litre.

On ajoute 5 grammes de chloretone pour maintenir la limpidité.

Chaque centimètre cube contient un milligramme. — On injecte un demi-centimètre cube. — Voie buccale : 10 à 20 gouttes de la solution.

Cacodylate de soude.. . . . . . . 0gr,10 cent.
Eau distillée.. . . . . 10 grammes.

Un centimètre cube par jour, pendant 10 jours. — Cesser 20 jours. — Reprendre.

Caféine. . . . . } àâ 1 gramme.
Benzoate de soude. . . . . }
Eau distillée.. . . . . 10 cent. cubes.

Un demi-centimètre cube sous la peau.

Huile camphrée — à 10 pour 100. . 1 demi-cent. cube.

Biiodure d'hydrargyre.. . . . . . 0gr,05.
Iodure de sodium. . . . . 0 ,05.
Eau distillée.. . . . . 20 grammes.

Chaque centimètre cube contient 2 milligrammes et demi de biiodure. — Injecter tous les jours pendant dix jours, un demi-centimètre cube.

Huile grise. . . . . 1 cent. cube par semaine, pendant six semaines.

Chlorhydrate de morphine. . . . Solution à 0gr,10 centigrammes pour 20 grammes d'eau distillée = un demi-centigramme par centimètre cube. — On injecte un quart de centimètre cube avant un an ; un tiers de centimètre cube pendant la seconde année. — Si après trois heures, le calme n'est pas apparu, nouvelle dose plus élevée.

Sérum artificiel ou eau de mer.

a) *Dose massive.* — Cas graves. — Une ou deux injections journalières de 30 centimètres cubes. — Cesser après 48 heures. — On peut les unir aux piqûres d'huile camphrée.

b) *Doses toniques.* — 1 à 5 centimètres cubes tous les jours contre les cacheries. — Ne pas prolonger les injections plus d'une semaine, pour éviter l'insomnie, les cris et l'augmentation de volume des ganglions [1].

Bichlorhydrate de quinine. — Cas graves de paludisme — on injecte $0^{gr},15$ à $0^{gr},20$ par jour.

Sérum gélatiné. . . . . 20 à 50 cent. cubes.

Collargol. . . . . Solution à 1 pour 100.
Injection intra-veineuse de 2 centimètres cubes.

Electrargol. . . . . Un demi ou un centimètre cube.

Solutions pour usage externe.

Nitrate d'argent. . . . . 1/100 — 1/200.

Collargol. . . . . Pommade à 15 pour 100.
2 grammes par jour.

Bleu de méthylène.. . . . . . . $0^{gr},25$ par litre.

Eau d'Alibour. . . . . Coupée moitié ou d'un tiers d'eau.

Huile mentholée. . . . . 1/100e.

Salicylate de méthyle. . . . . . 5 grammes.
Vaseline. . . . . 30 grammes.

Rejeter l'emploi de la liqueur de Van Swieten et de toutes les solutions antiseptiques. L'eau bouillie et le vin aromatique suffisent.

1. Hutinel, *Sem. méd.*, 1895. — Lesage, *Traité mal. enfance*. Art. gastro-entérite.

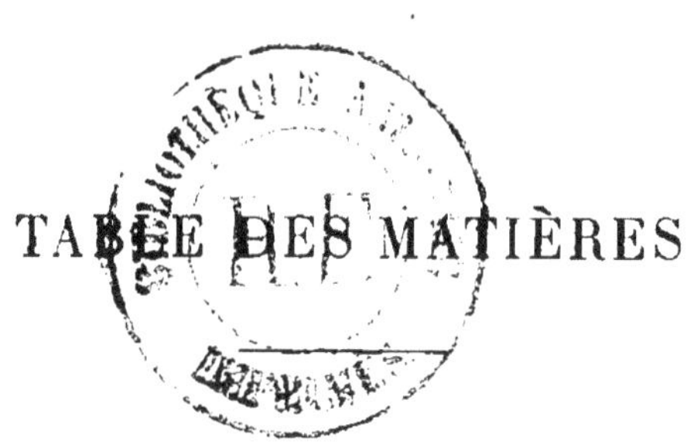

TABLE DES MATIÈRES

CHAPITRE PREMIER

Pages.

Historique. 1

Obstacles à l'allaitement naturel. 6

Fatigue. — Tetée artificielle. — Inégalité du volume des seins. — Peut-on allaiter avec un seul sein ? — Brièveté du mamelon. — Crevasses. — Grossesse. — Retour de la menstruation. — Toxines du lait. — Émotions. — Maladies.

L'impossibilité de l'allaitement peut tenir à l'enfant. 22

Débilité. — Enfants sages. — Intolérance pour le lait de femme. — Refus de prendre le sein.

CHAPITRE II

Constitution du fœtus. 24

CHAPITRE III

VIE NORMALE

Digestion. 28

Généralités. — Sécrétions salivaires : salive active, salive inactive. — Sécrétions de l'estomac : suc gastrique. — Durée de la digestion stomacale. — Sécrétions pancréatique et intestinales. — Sécrétion biliaire. — Déchets de la digestion. — Caractères des matières fécales. — Microbes et digestion. — Musculature et absorption intestinale. — Échanges nutritifs.

Fonction urinaire. 86

Circulation. 92

Rate et moelle osseuse. 97

Sang et système lymphatique. 97

Glandes à sécrétion interne. 97

Système nerveux et organes des sens. 101

Système musculaire. 107

Système osseux. 108

Fonction respiratoire.. 112
Fonction cutanée. 113
Température. 115
Hygiène 117
Croissance. 123

En poids, en taille, rapports de la taille au poids.

CHAPITRE IV

Lait. 140

Colostrum. — Composition et variations de composition des laits (femme, vache). — Microbes du lait. — Lait cru et stérilisé. — Influence de la chaleur sur la composition du lait. — Étude du lait à l'ultra-microscope.

Étude clinique des divers laits.. 175
Lait cru 181

CHAPITRE V

Ration alimentaire. 182

Historique. — Étude des échanges nutritifs, des besoins d'énergie, des calories. — Ration d'entretien et loi des surfaces. — Calorimétrie. — Mesures de la surface. — Ration d'accroissement. — Influence de la chaleur sur les besoins d'énergie, — Contradictions dans la loi des surfaces.

Coupage. 206
Tetées et quantités de lait. 213
Méthodes diverses.. 214

De Czerny, anglaise, américaine.

Étude critique.. 221

Ration alimentaire normale. — Parallèle entre l'enfant au sein et l'enfant au biberon. — Différences des laits d'après la caséine, les graisses, le petit-lait.

CHAPITRE VI

Pratique de l'allaitement. 238

Enfant à terme et non débile. — Allaitement au sein. — Allaitement mixte. — Allaitement artificiel. — Allaitement artificiel de l'enfant pendant les deux premiers mois.

CHAPITRE VII

Sevrage. 250

Progression des aliments. — Périodes.

Dentition et ses accidents. 256

CHAPITRE VIII

Hérédité. 259
Hérédité fixe totale. — Hérédité fixe de système. — Hérédité d'intoxication.

Hérédité arthritique. 262
Obésité. — Arthritisme biliaire. — Acholie. — Asthme et migraines. Toux incessante. — Crises nasales, hépatiques, cutanées, rénales, hémorroïdaires, diabétiques.

CHAPITRE IX

Débilité congénitale. 273
Étiologie. — Signes. — Évolution. — Pronostic. — Traitement.

CHAPITRE X

Maladies du nouveau-né. 284
Cordon ombilical. — Hémorragie et rupture du cordon. — Mort apparente. — Hémorragies traumatiques. — Hémorragies septiques. — Traitement des hémorragies. — Sclérème et œdème. — Infection ombilicale. — Septicémie puerpérale. — Tétanos. — Ictères : infectieux, hémolytique, par oblitération des voies biliaires. — Néphrite et éclampsie. — Troubles urinaires : spasme de Bokay. — Engorgement des seins.

CHAPITRE XI

Syphilis héréditaire. 329
Étiologie et anatomie pathologique. — Symptomatologie. — Syphilis fœtale : hydramnios, septicémie fœtale, malformations congénitales. — Syphilis de la première semaine : mort subite, hémorragies, pemphigus, atrophie et débilité. — Ulcère de l'ombilic. — Syphilis des semaines suivantes : coryza, syphilides cutanées, fissures, pseudo-psoriasis, alopécie, onyxis, langue. — Syphilis viscérale : foie, rate, os, etc. — Pronostic. — Hérédité syphilitique. — Immunité et réinfection. — Syphilis acquise. — Diagnostic : méthodes de Wassermann et Forges. — Traitement.

CHAPITRE XII

Tuberculose du nourrisson. 350
Degré de fréquence. — Tuberculose héréditaire. — Tuberculose acquise : les portes d'entrée, contagion aérienne (origine humaine), contagion par le lait (origine bovine). — Opinion de Koch. — Contagion du bacille humain par ingestion. — Opinion de Behring. — Étude anatomique : polyadénite, tuberculose bronchique et pulmonaire, tuberculose massive de la rate.

Symptomatologie.
Tuberculose lymphatique chronique : forme latente floride, forme cachectique apyrétique, forme fébrile, forme abdominale, forme scrofuleuse. — Tuberculose aiguë : forme typhoïde.
Pronostic et diagnostic : méthodes de recherches.

CHAPITRE XIII

LES DYSTROPHIES

Atrophie et hypotrophie. 380
Anémie et chlorose. 395
Hémoglobinurie. 404
Hémophilie. 404
Dystrophies lymphatiques. 408
Dystrophie simple, intense. — Maladie de Pœtauf — Diathèse exsudative. — Scrofule. — Cachexie dermolymphatique. — Mort subite.
Leucémie. 418
Maladie de Barlow. 419
Rachitisme.. 492
Ostéomalacie. 442
Achondroplasie. 443
Fragilité osseuse. 444
Dysplasie périostale. 444
Achondroplasies anormales. 445
Dysostose cléido-crânienne. 446
Hypertrophie du thymus. 447
Hypertrophie du corps thyroïde. 452
Myxœdème et Mongolisme.. 455
Maladie d'Addison. 457

CHAPITRE XIV

Affections digestives indépendantes de l'intoxication et de l'infection. 459
Tumeur pylorique. — Maladie spasmodique. — Aérophagie.

CHAPITRE XV

Inanition pure.. 470
Chez le nouveau-né, l'enfant au sein, l'enfant au biberon.

CHAPITRE XVI

Fièvre de déséquilibre. 472

CHAPITRE XVII

Coup de chaleur. 475
Étiologie. — Signes.

CHAPITRE XVIII

Troubles digestifs chez l'enfant au sein. 477

Gavage. — Modifications du lait de la nourrice.

CHAPITRE XIX

Troubles digestifs chez l'enfant au biberon. 481

Historique et anatomie pathologique. — Étiologie : gavage, surcharge alimentaire et intoxication intestinale, intoxication par les divers éléments du lait, difficulté de l'organisme à digérer le lait de vache. — Toxine du lait due à une alimentation spéciale. — Conservateur ajouté au lait. — Poison produit dans la fermentation du lait exposé à l'air. — Botulisme lacté. — Influence des microbes du lait. — Septicémie.

Séméiologie et formes cliniques des diarrhées : diarrhées avant le sevrage, en dehors de la période estivale, sans fièvre ou avec fièvre. — Diarrhées avant le sevrage au moment de la période estivale. — Diarrhées du sevrage.

Traitement des diarrhées. — Diète hydrique. — Diète hydrique à l'amidon. — Reprise du lait. — Régime sec.

Critique. — Opinion personnelle. — Traitement des diverses formes cliniques.

CHAPITRE XX

Dysenterie. 530

Étiologie : bacille de Sigha, amibes. — Anatomie pathologique. — Formes cliniques : grave, sèche, ordinaire et atténuée.

CHAPITRE XXI

Malformations congénitales de l'intestin. 536

Constipation congénitale. — Rétrécissement de l'intestin. — Maladie de Bednar-Jacobi. — Maladie de Hirschprung.

CHAPITRE XXII

Constipation acquise. 542

CHAPITRE XXIII

Affections diverses abdominales. 544

Ulcère rond. — Affections du pancréas. — Affections du foie : ictères, cirrhose épidémique de Calcutta, maladie des iles de l'archipel. — Splénomégalies. — Péritonites.

CHAPITRE XXIV

Maladies du sevrage. 548

Cachexie due à l'uniformité alimentaire. — Cachexie d'origine hépatique. — Gavage. — Crises d'intoxication. — Diarrhées aiguës.

CHAPITRE XXV

Affections du canal naso-pharyngé et de la bouche. 555

Cavités nasales. — Obstruction aiguë. — Coryza : gonococcique, simple, citrin, arthritique, syphilitique, impétigineux. — Obstruction et coryza chroniques.

Complications septiques : otite, sinusite, bronchite, septicémie pulmonaire sans signes locaux. — Complications réflexes : toux pharyngée, asthme, spasme glottique. — Complications osseuses.

Abcès rétro-pharyngien. — Angines.

Stomatites simples : glossite érythémateuse, muguet, langue scrotale, blanche, rouge, noire, glossite exfoliatrice marginée, kystes épider-dermoïdes, maladie de Riga-Fede. — Stomatites à ulcérations : herpétique, aphteuse, varicelleuse, impétigineuse, perlèche ou bridou, stomatite nécrosante des nouveau-nés, noma. — Traitement.

Angine de Ludwig. — Sous-maxillite.

CHAPITRE XXVI

Affections des voies respiratoires. 569

Stridor. — Spasme laryngé. — Laryngite striduleuse. — Croup. — Traitement des spasmes laryngés.

Infections des bronches. — Étiologie. — Anatomie pathologique. — Symptomatologie. — Formes cliniques : bronchitique simple et septique, bronchite capillaire, forme mobile congestive, forme fixe, forme latente.

Coup de sang pulmonaire à frigore. — Bronchite chronique et emphysème. — Dilatation des bronches. — Emphysème interstitiel. — Gangrène pulmonaire.

Pneumonie : signes, formes cliniques. — Pleurésies. — L'inégalité pulmonaire et l'adénopathie trachéo-bronchique.

CHAPITRE XXVII

Maladies du cœur.. 588

Affections congénitales : hypertrophie totale, hypertrophie avec atrésie de tout le système vasculaire, atrophie, myocardite, anomalie de la cloison ventriculaire, de la cloison interauriculaire, de l'artère pulmonaire, de l'aorte, du canal artériel, des valvules.

Symptomatologie de ces affections. — Maladie bleue.

CHAPITRE XXVIII

Maladies du système nerveux. 599

Séméiologie. — Excitation nerveuse. — Cris. — Convulsions. — Hémiplégie cérébrale. — Diplégie cérébrale. — Somnolence. — Coma. — Troubles cérébraux.

Diagnostic : 1° De l'intoxication intestinale à forme nerveuse ordinaire, à forme anesthésique et tabéto-spasmodique, à forme hydrocéphalique.

2° Troubles circulatoires : congestion active, congestion passive. — Hémorragie cérébrale. — Hématomyélie. — Hémorragie méningée.

3° Méningo-encéphalite et encéphalite chronique. — Sclérose cérébrale. — Méningite chronique épendymaire. — Hydrocéphalie acquise.

4° Maladie de Little. — Idiotie amaurotique familiale.

5° Maladie de la moelle. — Paralysie infantile. — Polio-encéphalite. — Myélite diffuse syphilitique. — Amyotrophie spinale à type Werding-Hoffmann. — Mal de Pott.

6° Myopathies : Myatonie ou maladie d'Oppenheim. — Hématome du sterno-cléido-mastoïdien. — Torticolis. — Paralysies diverses (faciale, plexus-brachial, radiale). — Hémispasme congénital de la lèvre inférieure. — Paralysie unilatérale de l'hypoglosse. — Névroses. — Tétanie essentielle. — Rythmies ou myoclonies.

CHAPITRE XXIX

MÉNINGITES

Méningite cérébro-spinale. 635

Étiologie. — Lésions. — Signes. — Formes cliniques : ordinaire, paralytique du cou, atténuée, tétanique, convulsive, cachectique avec fièvre à grandes oscillations, cachexie méningée, forme hyperesthésique.

Méningite tuberculeuse. 644

Historique. — Étiologie. — Lésions. — Signes. — Formes cliniques : somnolente, eclamptique, paralytique, avec contracture généralisée, tétanique, hydrocéphalique.

Méningisme et méningite. — Diagnostic des méningites.

CHAPITRE XXX

Mort subite. — Surrénalite.. 657

CHAPITRE XXXI

Maladies infectieuses.. 659

Septicémies. — Paludisme. — Kala-Azar. — Diphtérie. — Grippe. — Fièvre ganglionnaire. — Choléra asiatique. — Fièvre jaune. — Tétanos. — Érysipèle. — Oreillons. — Rhumatismes. — Arthrites. — Varicelle. — Coqueluche. — Variole. — Rougeole et érythèmes rubéoliformes. — Scarlatine. — Rubéole. — 4e et 5e maladie.

CHAPITRE XXXII

Maladies de la peau. 692

Affections congénitales. — Icthyose fœtale. — Kératodermie. — Ma-

ladie des kystes épidermiques. — Érythrodermie de Brocq. — Dermatose bulleuse. — Neurofibromatose généralisée. — Dysgénésie pilaire.
Affections acquises : Dermatite exfoliatrice du nouveau-né. — Érythèmes toxiques : fessier, séborréique, scarlatiniforme, dyshydrosique, polymorphe. — Prurigo toxique. — Prurit. — Pemphigus des fesses. — Impetigo de Tilbury Fox. — Impetigo annulaire rodens. — Ecthyma. — Pemphigus. — Pyodermite. — Vaccine. — Conjonctivite.

CHAPITRE XXXIII

Maladies des reins et des organes génitaux. 704
Pollakiurie. — Polyurie. — Hématurie. — Congestion rénale. — Thrombose rénale. — Néphrites. — Pyélo-néphrite. — Phlegmon périnéphrétique. — Lithiase rénale. — Hydronéphrose. — Rein mobile. — Tumeurs du rein. — Cystite.
Valvo-vaginite. — Vulvites septiques.

CHAPITRE XXXIV

Intoxications. 710
Intoxication alcoolique, saturnine, tabagique, opiacée.

CHAPITRE XXXV

Diététique et Posologie. 713
Laits modifiés : homogénéisé, fixé, humanisé, écrémé absolu, partiellement écrémé. — Laits artificiels à la formule : formules de Biedert. Morgan Rotch, Finkelstein. — Préparations basées sur la transformation de l'amidon : torréfaction, action de l'extrait de malt, Soupes de Keller et Terrien. — Farines commerciales. — Préparations microbiennes : acide lactique, képhyr, babeurre. — Critiques. — Hydrothérapie interne et externe. — Formulaire.

CHARTRES. — IMPRIMERIE DURAND, RUE FULBERT.

COLLECTION DE PRÉCIS MÉDICAUX (Suite et fin).

Précis de Dermatologie

PAR **J. DARIER**
Médecin de l'Hôpital Broca

1 *vol. de* XVI-708 *pages, avec* 122 *figures*. . . . . **12** *fr.*

Précis de Pathologie exotique

PAR

E. JEANSELME
Professeur agrégé à la Faculté de Paris
Médecin des hôpitaux

Ed. RIST
Médecin des hôpitaux
de Paris

1 *vol. de* VIII-810 *pages, avec* 160 *fig. et* 2 *planches en couleurs*. **12** *fr.*

Vient de paraître :

Précis de Parasitologie

Par E. BRUMPT
Professeur agrégé à la Faculté de Paris.

1 *volume de* VIII-892 *pages, avec* 681 *figures et* 4 *planches hors texte en couleurs*

Précis de
Pathologie Chirurgicale

PAR MM.

BÉGOUIN, BOURGEOIS, PIERRE DUVAL, GOSSET, JEANBRAU, LECÈNE, LENORMANT, R. PROUST, TIXIER

4 *volumes in-8°, cartonnés toile anglaise.*

Vient de paraître :

***TOME I*. — PATHOLOGIE CHIRURGICALE GÉNÉRALE, MALADIES GÉNÉRALES DES TISSUS, CRANE ET RACHIS**

Par MM. **P. Lecène**, **R. Proust**, Professeurs agrégés à la Faculté de Paris, chirurgiens des Hôpitaux, et **L. Tixier**, Professeur agrégé à la Faculté de Lyon, chirurgien des Hôpitaux.

1 *volume in-8° de* XVI-1028 *pages, avec* 349 *figures*. . . . . . **10** *fr.*

***TOME II*. — TÊTE, COU, THORAX**

Par MM. **H. Bourgeois**, Oto-rhino-laryngologiste des Hôpitaux de Paris et **Ch. Lenormant**, Professeur agrégé à la Faculté de Paris, chirurgien des Hôpitaux.

1 *volume in-8° de* XII-984 *pages, avec* 312 *figures*. . . . . . . **10** *fr.*

Pour paraître en Octobre 1910 :

TOME III. — **GLANDES MAMMAIRES, ABDOMEN**, par MM. Pierre Duval, A. Gosset, P. Lecène, Ch. Lenormant.

Pour paraître en 1910 :

TOME IV. — **ORGANES GÉNITO-URINAIRES, MEMBRES**, par MM. P. Bégouin, E. Jeanbrau, R. Proust, L. Tixier.

BIBLIOTHÈQUE DE THÉRAPEUTIQUE CLINIQUE
à l'usage des Médecins praticiens (*suite*)

Vient de paraître :

Les Régimes usuels

PAR LES DOCTEURS

P. LE GENDRE — Médecin de l'Hôpital Lariboisière | **A. MARTINET** — Ancien interne des Hôpitaux de Paris

1 vol. in-8° de IV-434 *pages, broché* . . . . **5** *fr.*

I. Régimes à l'état normal. — II. Régimes systématiques. — III. Régimes dans les Maladies. — IV. Alimentation artificielle. — V. Annexes.

Vient de paraître :

Les Aliments usuels

Composition — Préparation

Par le Dr Alfred MARTINET

DEUXIÈME ÉDITION ENTIÈREMENT REVUE

1 *volume in-8° de* VIII-352 *pages avec figures* . . . . **4** *fr.*

Préface. — **Des aliments en général.** — *Aliments minéraux* : Chlorure de sodium. Phosphates. — *Aliments organiques* : Graisses. Hydrates de carbone. Albuminoïdes.— **Des aliments en particulier** : *Aliments animaux* : Viande de boucherie. Animaux de basse-cour. Gibier. Poissons. Crustacés. Œufs. Lait et dérivés. — *Aliments végétaux* : Féculents. Céréales. Légumineuses. Légumes aqueux. Fruits. Végétaux huileux. Régime végétarien. — *Boissons* : Eau Café. Thé. Cacao, etc. L'alcool en thérapeutique. Vins. Bières. Cidres. — *Condiments.*

Clinique Hydrologique

PAR LES Drs

F. BARADUC (de Châtel-Guyon),
Félix **BERNARD** (de Plombières), **M. E. BINET** (de Vichy),
J. COTTET (d'Evian), **L. FURET** (de Brides),
A. PIATOT (de Bourbon-Lancy), **G. SERSIRON** (de La Bourboule),
A. SIMON (d'Uriage). **E. TARDIF** (du Mont-Dore).

1 *volume in-8° de* X-636 *pages* . . . . **7** *fr.*

G.-M. DEBOVE
Doyen de la Faculté de Médecine, Membre de l'Académie de Médecine.

Ch. ACHARD	J. CASTAIGNE
Professeur agrégé à la Faculté, Médecin des Hôpitaux.	Professeur agrégé à la Faculté, Médecin des hôpitaux.

DIRECTEURS

Vient de paraître :

Manuel des
Maladies du Foie et des Voies Biliaires

Par J. CASTAIGNE et M. CHIRAY

1 vol. de 884 pages avec 300 figures dans le texte. . . . . . **20** *fr.*

Manuel des
Maladies du Tube digestif

Tome I

BOUCHE, PHARYNX, OESOPHAGE, ESTOMAC

PAR

G. PAISSEAU, F. RATHERY, J.-Ch. ROUX

1 vol. grand in-8° de 725 pages, avec figures dans le texte. **14** *fr.*

Tome II

INTESTIN, PÉRITOINE, GLANDES SALIVAIRES PANCREAS

PAR

M. LOEPER, Ch. ESMONET, X. GOURAUD, L.-G. SIMON, L. BOIDIN et F. RATHERY

1 vol. grand in-8° de 810 pages, avec 116 figures dans le texte. **14** *fr.*

Manuel des
Maladies des Reins
et des Capsules surrénales

PAR MM.

J. CASTAIGNE, E. FEUILLIÉ, A. LAVENANT, M. LOEPER R. OPPENHEIM, F. RATHERY

1 vol. grand in-8°, de VI-792 pages, avec figures dans le texte. **14** *fr.*

BIBLIOTHÈQUE
d'Hygiène thérapeutique

FONDÉE PAR

le professeur PROUST

Membre de l'Académie de Médecine, Inspecteur général des Services sanitaires

Chaque ouvrage forme un volume cartonné toile et est vendu séparément : **4** *francs.*

VOLUMES PUBLIÉS

L'Hygiène du Goutteux (2e *édition*), par le Dr A. MATHIEU.
L'Hygiène de l'Obèse (2e *édition*), par le Dr A. MATHIEU.
L'Hygiène des Asthmatiques, par le Pr E. BRISSAUD.
Hygiène et Thérapeutique thermales, par G. DELFAU.
Les Cures thermales, par G. DELFAU.
L'Hygiène du Neurasthénique (3e *édition*), par le Pr G. BALLET.
L'Hygiène du Tuberculeux (2e *édition*), par le Dr CHUQUET.
Hygiène et Thérapeutique des Maladies de la bouche (2e *édition*), par le Dr CRUET.
L'Hygiène des Maladies du cœur, par le Dr VAQUEZ.
L'Hygiène du Dyspeptique (2e *édition*), par le Dr LINOSSIER.
Hygiène thérapeutique des Maladies des Fosses nasales, par les Drs LUBET-BARBON et R. SARREMONE.
Hygiène des Maladies de la Femme, par le Dr A. SIREDEY.
Hygiène du Syphilitique (2e *édition*), par le Dr H. BOURGES.

L'Alimentation et les Régimes
chez l'homme sain ou malade

Par Armand GAUTIER

Professeur à la Faculté de Médecine, Membre de l'Institut.

TROISIÈME ÉDITION, REVUE ET CORRIGÉE

1 *volume in*-8° *de* VIII-756 *pages, avec figures* . . . . **12** *fr.*

Ce qu'il faut savoir d'Hygiène

PAR

R. WURTZ
Professeur agrégé à la Faculté de Médecine de Paris
Médecin des Hôpitaux.

H. BOURGES
Ancien chef du Laboratoire d'hygiène de la Faculté de Médecine de Paris.

1 *vol. petit in*-8°, *de* VI-333 *pages, avec figures dans le texte* . . **4** *fr.*

Vient de paraître :

OUVRAGE COMPLET

Abrégé d'Anatomie

PAR

P. POIRIER
Professeur d'Anatomie
à la Faculté de Médecine de Paris.

A. CHARPY
Professeur d'Anatomie
à la Faculté de Médecine de Toulouse.

B. CUNÉO
Professeur agrégé à la Faculté de Médecine de Paris.

TOME I. — EMBRYOLOGIE — OSTÉOLOGIE — ARTHROLOGIE — MYOLOGIE.

TOME II. — CŒUR — ARTÈRES — VEINES — LYMPHATIQUES — CENTRES NERVEUX NERFS CRÂNIENS — NERFS RACHIDIENS.

TOME III. — ORGANES DES SENS — APPAREIL DIGESTIF ET ANNEXES — APPAREIL RESPIRATOIRE — CAPSULES SURRÉNALES — APPAREIL URINAIRE — APPAREIL GÉNITAL DE L'HOMME — APPAREIL GÉNITAL DE LA FEMME — PÉRINÉE — MAMELLES — PÉRITOINE.

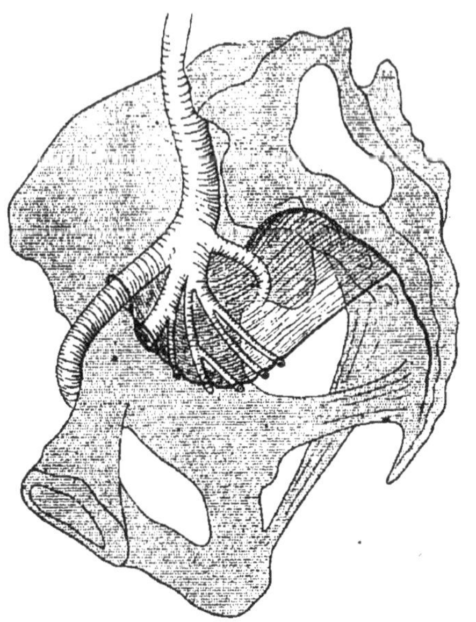

Fig. 953. — Schéma de la gaine hypogastrique (d'après Marcille).

3 *volumes in-8°, formant ensemble* 1620 *pages avec* 976 *figures en noir et en couleurs dans le texte, richement reliés toile*. . . . . **50** *fr.*

P. POIRIER — A. CHARPY

Traité d'Anatomie Humaine

Nouvelle édition entièrement refondue par

A. CHARPY ET **A. NICOLAS**

Professeur d'anatomie à la Faculté de médecine de Toulouse. — Professeur d'anatomie à la Faculté de médecine de Paris.

AVEC LA COLLABORATION DE

O. AMOEDO — ARGAUD — A. BRANCA — R. COLLIN — B. CUNÉO — G. DELAMARE
PAUL DELBET — DIEULAFÉ — A. DRUAULT — P. FREDET — GLANTENAY — A. GOSSET
M. GUIBÉ — P. JACQUES — TH. JONNESCO — E. LAGUESSE
L. MANOUVRIER — P. NOBÉCOURT — O. PASTEAU — M. PICOU — A. PRENANT
H. RIEFFEL — ROUVIÈRE — CH. SIMON — A. SOULIÉ — B. DE VRIESE — WEBER

5 volumes grand in-8°, avec figures en noir et en couleurs. . . . . **160** fr.

Vient de paraître :

TOME I. — (*3e édition refondue*) : **Introduction. Notions d'embryologie. Ostéologie. Arthrologie,** *avec 825 figures* . . . . **20** fr.

Précédemment publiés :

TOME II. — 1er Fasc. (*2e édit. entièrement revue*): **Myologie,** *avec 331 fig.* **12** fr.

2e Fasc. (*2e édition entièrement revue*) : **Angéiologie** (Cœur et Artères) Histologie, *avec 150 figures*. **8** fr.

3e Fasc. (*2e édition entièrement revue*): **Angéiologie** (Capillaires. Veines). *avec 83 figures*. . . . . **6** fr.

4e Fasc. : **Les Lymphatiques** (*2e édit. entièrement revue*) *avec 126 fig.* **8** fr.

TOME III. — 1er Fasc. (*2e édition entièrement revue*) : **Système nerveux** (Méninges. Moelle. Encéphale). Embryologie. Histologie, *avec 265 fig.* **10** fr.

2e Fasc. (*2e édition entièrement revue*): **Système nerveux** (Encéphale), *avec 131 figures* . . . . **10** fr.

3e Fasc. (*2e édition entièrement revue*) : **Système nerveux** (Les Nerfs. Nerfs crâniens. Nerfs rachidiens), *avec 228 figures* . . . . **12** fr.

TOME IV. — 1er Fasc. (*2e édition entièrement revue*) : **Tube digestif,** *avec 201 figures*. . . . . **12** fr.

2e Fasc. (*2e édit. entièrement revue*): **Appareil respiratoire,** *avec 121 fig.* **6** fr.

3e Fasc. (*2e édit. entièrement revue*) : **Annexes du tube digestif. Péritoine.** *1 vol. avec 448 figures*. . . . . **16** fr.

TOME V. — 1er Fasc. : **Organes génito-urinaires** (*2e édition entièrement revue*), *avec 431 figures*. . . . . **20** fr.

2e Fasc. : **Les Organes des sens. Les Glandes surrénales,** *avec 544 figures*. . . . . **20** fr.

SIXIÈME ÉDITION, REVUE ET AUGMENTÉE DU

Traité de

Chirurgie d'urgence

PAR

Félix LEJARS

Professeur agrégé à la Faculté de Médecine de Paris,
Chirurgien de l'hôpital Saint-Antoine, Membre de la Société de chirurgie.

1 *vol. grand in-8° de* VIII-1185 *pages, avec* 994 *figures, et* 20 *planches hors texte, relié toile* . . . . **30** *fr.*

Fig. 910. — Désarticulation tibio-tarsienne, procédé de Syme. 3ᵉ temps. — Dénudation de la face postéro-inférieure du calcanéum.

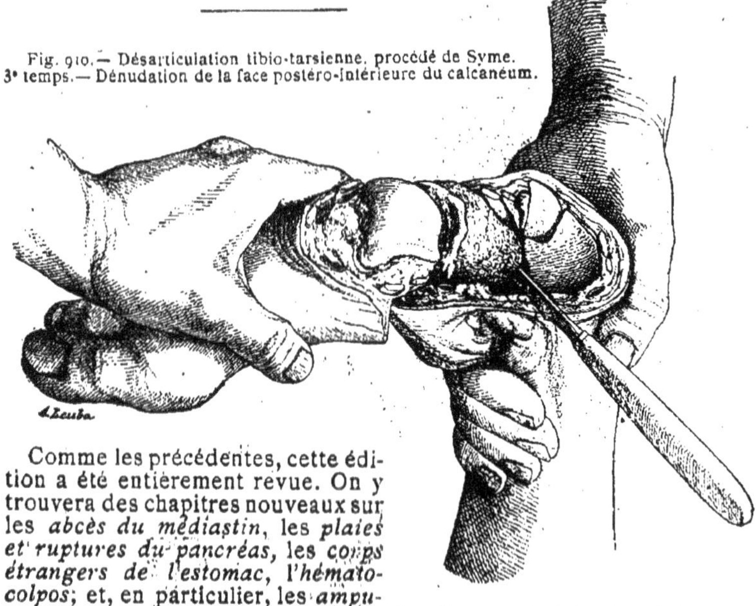

Comme les précédentes, cette édition a été entièrement revue. On y trouvera des chapitres nouveaux sur les *abcès du médiastin*, les *plaies et ruptures du pancréas*, les *corps étrangers de l'estomac*, l'*hématocolpos*; et, en particulier, les *amputations d'urgence*. De nombreux chapitres ont été singulièrement étendus ou remaniés, spécialement ceux qui ont trait aux *coups de feu de l'oreille*, à la *mastoïdite* (*thrombose du sinus*), aux *plaies de poitrine*, aux *plaies de l'uretère* et aux *modes de réunion ou d'anastomose de l'uretère divisé*, aux *luxations et fractures du carpe*. Du reste le chapitre des *fractures, de leurs divers types, de leurs modes de réduction et de traitement* a été l'objet cette fois encore d'additions nombreuses et d'une revision détaillée.

90 figures nouvelles portent à 994 le nombre total des illustrations, auxquelles s'ajoutent 20 planches hors texte.

MÉDECINE OPÉRATOIRE

DES

VOIES URINAIRES

Anatomie Normale et
Anatomie Pathologique Chirurgicale

Par J. ALBARRAN

Professeur de clinique des Maladies des Voies urinaires à la Faculté de Médecine de Paris, Chirurgien de l'Hôpital Necker.

Un volume grand in-8° de XII-992 *pages, avec* 561 *figures dans le texte en noir et en couleurs, relié toile* . . . . **35** fr.

Dans ce volume, l'auteur a voulu exposer les procédés opératoires employés par lui pour le traitement des maladies de l'appareil urinaire qui nécessitent l'intervention chirurgicale; il n'a pas cru utile d'indiquer toutes les variantes, il a voulu seulement, par sélection, exposer les procédés opératoires, dont il a reconnu, à l'expérience, la supériorité.

Enfin, sachant l'importance capitale des soins post-opératoires et n'ignorant pas qu'il y a là une source de graves difficultés, le professeur Albarran n'a pas hésité à donner un grand et parfois minutieux développement à la description des soins à donner aux opérés.

Vient de paraître :

Des principales Affections Chirurgicales dans l'Armée

PAR

le Dr A. MIGNON

Professeur au Val-de-Grâce.

1 *vol. gr. in-8°, de* IV-541 *pages, avec* 183 *figures dans le texte.* **10** *fr.*

Précis d'Obstétrique

PAR MM.

A. RIBEMONT-DESSAIGNES
Professeur à la Faculté de médecine
Accoucheur de l'hôpital Beaujon
Membre de l'Académie de médecine

G. LEPAGE
Professeur agrégé à la Faculté de médecine de Paris
Accoucheur de l'hôpital de la Pitié

SIXIÈME ÉDITION

AVEC 568 FIGURES DANS LE TEXTE, DONT 400 DESSINÉES PAR M. RIBEMONT-DESSAIGNES

1 *vol. grand in-8° de* 1420 *pages, relié toile.* **30** *fr.*

Iconographie Obstétricale

Par A. RIBEMONT-DESSAIGNES
Professeur à la Faculté de Médecine de Paris

FASCICULE I

Rétention du Fœtus mort dans l'Utérus avec intégrité des membranes

12 *planches en couleurs gr. in-8°, avec texte explicatif et observations* . . . . **12** *fr.*

FASCICULE II

Anomalies et Monstruosités fœtales

12 *planches en couleurs gr. in-8°, avec texte explicatif et observations* . . . . **12** *fr.*

FASCICULE III

Anomalies et Monstruosités fœtales
Anomalies de la colonne vertébrale

12 *planches en couleurs gr. in-8°, avec texte explicatif et observations* . . . . **12** *fr.*

Vient de paraître :

FASCICULE IV

Anomalies et Monstruosités fœtales

12 *planches en couleurs gr. in-8°, avec texte explicatif et observations* . . . . **12** *fr.*

L'ŒUVRE MÉDICO-CHIRURGICAL (Dr CRITZMAN, Directeur).

Suite de Monographies Cliniques

SUR LES QUESTIONS NOUVELLES
EN MÉDECINE, EN CHIRURGIE ET EN BIOLOGIE

Chaque Monographie est vendue séparément . . . . 1 fr. 25

Il est accepté des Abonnements pour une série de 10 Monographies consécutives, au prix à forfait et payable d'avance de 10 francs pour la France et 12 francs pour l'Etranger (port compris).

DERNIÈRES MONOGRAPHIES PUBLIÉES :

41. **Le Traitement de la Syphilis** par le professeur E. GAUCHER.
42. **Tics**, par le Dr HENRY MEIGE.
43. **Diagnostic de la Tuberculose par les nouveaux procédés de laboratoire**, par le Dr NATTAN-LARRIER.
44. **Traitement de l'hypertrophie prostatique par la prostatectomie**, par R. PROUST, professeur agrégé à la Faculté de Paris.
45. **De la Lactosurie** (*Etudes urologiques de médecine comparée sur les états de grossesse, de puerpéralité et de lactation chez la femme et les femelles domestiques*), par M. CH. PORCHER, professeur à l'Ecole vétérinaire de Lyon.
46. **Les Gastro-entérites des nourrissons**, par le Dr A. LESAGE.
47. **Le Traitement des Gastro-entérites des nourrissons et du Choléra infantile**, par A. LESAGE.
48. **Les Ions et les médications ioniques** par le Pr S. LEDUC.
49. **Physiologie de l'acide urique**, par P. FAUVEL, docteur ès sciences, professeur à l'Université catholique d'Angers.
50. **Le Diagnostic fonctionnel du cœur**, par W. JANOSWSKI, professeur agrégé à l'Académie médicale de Saint-Pétersbourg.
51. **Les Arriérés scolaires**, par R. CRUCHET.
52. **Artério-Sclérose et Athéromasie**, par le Pr J. TEISSIER.
53. **Les Sulfo-éthers urinaires** (*physiologie et valeur clinique dans l'auto-intoxication intestinale*), par H. LABBÉ et G. VITRY.
54. **Les injections mercurielles intra-musculaires dans le traitement de la Syphilis**, par le Dr A. LEVY-BING.
55. **Anticorps antigènes et Méthode de déviation du Complément** (*Le Mécanisme de l'Immunité*) par P.-F. ARMAND-DELILLE, ancien chef de clinique à la Faculté de Paris (*3e tirage*).
56. **L'Anaphylaxie et les réactions anaphylactiques** (*Maladie du sérum ; cuti et ophtalmo-réaction à la tuberculine*), par le Dr P.-F. ARMAND-DELILLE (*2e tirage*).
57. **Les Sutures vasculaires**, par L. IMBERT, professeur et J. FIOLLE, chef de clinique, à l'Ecole de Médecine de Marseille.
58. **L'Hérédité normale et Pathologique**, par CH. DEBIERRE, professeur d'anatomie à l'Université de Lille.
59. **Traitement chirurgical de la Tuberculose pulmonaire.** (*Pneumectomie. — Pneumotomie. — Collapsthérapie. — Méthode de Freund*), par les Drs TUFFIER, professeur agrégé à la Faculté de Médecine de Paris et J. MARTIN, chef de clinique chirurgicale à la Faculté de Montpellier.
60. **La Rachicentèse**, par MM. P. RAVAUT, médecin des hôpitaux de Paris, GASTINEL et VELTER, internes des hôpitaux de Paris.
61. **Les Métaux colloïdaux électriques en thérapeutique**, par MM. L. BOUSQUET et H. ROGER, chefs de clinique à la Faculté de Montpellier.

Encyclopédie Scientifique des Aide-Mémoire

Publiée sous la direction de **H. LÉAUTÉ,** Membre de l'Institut

Au 15 Juin 1910, 400 VOLUMES publiés

Chaque ouvrage forme un volume petit in-8°, vendu : Broché, **2** fr. **50**

Cartonné toile, **3** fr.

DERNIERS VOLUMES PUBLIÉS DANS LA SECTION DU BIOLOGISTE

MALADIES DES VOIES URINAIRES, URÈTRE, VESSIE, par le Dr Bazy, chirurgien des hôpitaux, membre de la Société de chirurgie, 4 vol.

I. *Moyens d'exploration et traitement.* 2e édition. II. *Sémiologie.* III. *Thérapeutique générale. Médecine opératoire.* IV. *Thérapeutique spéciale.*

BIOLOGIE GÉNÉRALE DES BACTÉRIES, par le Dr E. Bodin, professeur de Bactériologie à l'Université de Rennes.

LES BACTÉRIES DE L'AIR, DE L'EAU ET DU SOL, par E. Bodin.

LES CONDITIONS DE L'INFECTION MICROBIENNE ET L'IMMUNITÉ, par E. Bodin.

L'OREILLE, par Pierre Bonnier, 5 vol.

I. *Anatomie de l'oreille.* II. *Pathogénie et mécanisme.* III. *Physiologie : Les Fonctions.* IV. *Symptomatologie de l'oreille.* V. *Pathologie de l'oreille.*

TECHNIQUE RADIOTHÉRAPIQUE par le Dr H. Bordier, professeur agrégé à la Faculté de Médecine de Lyon.

PRÉCIS ÉLÉMENTAIRE DE DERMATOLOGIE, par MM. Brocq et Jacquet, médecins des hôpitaux de Paris. 2e édition, entièrement revue. 5 vol.

I. *Pathologie générale cutanée.* II. *Difformités cutanées, éruptions artificielles, dermatoses parasitaires.* III. *Dermatoses microbiennes et néoplasies.* IV. *Dermatoses inflammatoires.* V. *Dermatoses d'origine nerveuse. Formulaire.*

LA PELADE, par A. Chatin, membre de la Société de Dermatologie, et F. Trémolières, ancien interne à l'hôpital Saint-Louis.

TRAITEMENT DE LA SYPHILIS, par L. Jacquet, médecin de l'hôpital Saint-Antoine, et M. Ferrand, interne à l'hôpital Broca.

LA PSYCHOLOGIE MORBIDE COLLECTIVE, par le Dr A. Marie, médecin des Asiles de Villejuif.

EXAMEN ET SÉMÉIOTIQUE DU CŒUR, par les Drs Pierre Merklen, médecin de l'hôpital Laënnec et Jean Heitz. 2 vol.

I. *Inspection, palpation, percussion, auscultation* (*4e édition*).

II. *Le Rythme du cœur et ses modifications.*

LES APPLICATIONS THÉRAPEUTIQUES DE L'EAU DE MER par le Dr Robert-Simon.

LA MÉNOPAUSE par Ch. Vinay, professeur agrégé à la Faculté de Médecine de Lyon.

LES AMÉTROPIES ET LEUR CORRECTION PAR LES LUNETTES, par H. Spindler, médecin major de l'armée.

MALADIES DES ORGANES RESPIRATOIRES, Méthode d'exploration : signes physiques, par le Dr Léon Faisans, Médecin de l'Hôpital de la Pitié (*4e édition*).

66827. — Imprimerie LAHURE, 9, rue de Fleurus, à Paris

www.ingramcontent.com/pod-product-compliance
Ingram Content Group UK Ltd.
Pitfield, Milton Keynes, MK11 3LW, UK
UKHW020125220726
13923UKWH00001B/9

9 782019 286958